Terapéutica en
ENDOCRINOLOGÍA II

Terapéutica en
ENDOCRINOLOGÍA II

Dr. Francisco J. Gómez Pérez

Dr. Alfredo A. Reza Albarrán

Dr. Carlos A. Aguilar Salinas

Coordinadores

UNIVERSIDAD NACIONAL AUTÓNOMA DE MÉXICO

Mc Graw Hill

MÉXICO • BOGOTÁ • BUENOS AIRES • GUATEMALA • LONDRES
MADRID • MILÁN • NUEVA DELHI • NUEVA YORK • SAN JUAN
SANTIAGO • SAO PAULO • SIDNEY • SINGAPUR • TORONTO

Vice President and Group Publisher Professional: James Shanahan
Director General de Latinoamérica: Martín Chueco
Director Editorial: Hans Serrano
Gerente de Portafolio de Salud: Víctor López Suero
Editora de Desarrollo: Jahel Merediz
Gerente de Preprensa: José Palacios

NOTA

La medicina es una ciencia en constante desarrollo. Conforme surjan nuevos conocimientos, se requerirán cambios de la terapéutica. El (los) autor(es) y los editores se han esforzado para que los cuadros de dosificación medicamentosa sean precisos y acordes con lo establecido en la fecha de publicación. Sin embargo, ante los posibles errores humanos y cambios en la medicina, ni los editores ni cualquier otra persona que haya participado en la preparación de la obra garantizan que la información contenida en ella sea precisa o completa, tampoco son responsables de errores u omisiones, ni de los resultados que con dicha información se obtengan. Convendría recurrir a otras fuentes de datos, por ejemplo, y de manera particular, habrá que consultar la hoja informativa que se adjunta con cada medicamento, para tener certeza de que la información de esta obra es precisa y no se han introducido cambios en la dosis recomendada o en las contraindicaciones para su administración. Esto es de particular importancia con respecto a fármacos nuevos o de uso no frecuente. También deberá consultarse a los laboratorios para recabar información sobre los valores normales.

Este volumen
Terapéutica en Endocrinología II
Francisco J. Gómez Pérez, Alfredo A. Reza Albarrán y Carlos A. Aguilar Salinas
Primera edición: 12 de julio de 2019

ISBN volumen impreso: 978-607-30-1910-1
ISBN volumen electrónico-xml: 978-607-30-1912-5
ISBN volumen electrónico-epub: 978-607-30-1914-9
ISBN volumen electrónico-pdf: 978-607-30-1908-8

Colección TERAPÉUTICA EN
José Halabe Cherem y Manuel Ramiro Hernández, coordinadores generales

Esta obra fue aprobada por el Comité editorial de la Facultad de Medicina, UNAM, su contenido es responsabilidad de sus autores.

Editado, impreso y publicado, con autorización de la Universidad Nacional Autónoma de México, por:

McGRAW-HILL INTERAMERICANA EDITORES, S.A. DE C.V.
Prolongación Paseo de la Reforma 1015, Torre A, Piso 16, Col. Desarrollo Santa Fe,
Alcaldía Álvaro Obregón
C. P. 01376, Ciudad de México, México.
Miembro de la Cámara Nacional de la Industria Editorial Mexicana Reg. No. 736

1 2 3 4 5 6 7 8 9 0 INF 24 23 22 21 20 19
Impreso en México *Printed in Mexico*

Catalogación en la publicación UNAM. Dirección General de Bibliotecas
Nombres: Gómez Pérez, Francisco Javier, editor. | Reza Albarrán, Alfredo, editor. | Aguilar Salinas, Carlos Alberto, editor.
Título: Terapéutica en endocrinología II / Francisco Gómez, Carlos Aguilar, Alfredo Reza, coordinadores.
Otros títulos: Endocrinología.
Descripción: Primera edición. | México : Universidad Nacional Autónoma de México : McGraw-Hill, 2019. | Serie: Colección terapéutica en.
Identificadores: LIBRUNAM 2044337 | LIBRUNAM 2046803 (libro electrónico) | ISBN 978-607-30-1910-1 (impreso) | ISBN 978-607-30-1914-9 (electrónico epub) | ISBN 978-607-30-1912-5 (electrónico xml) | ISBN 978-607-30-1908-8 (electrónico pdf).
Temas: Endocrinología – Enfermedades.
Clasificación: LCC RC648.T47 2019 | LCC RC648 (libro electrónico) | DDC 616.4–dc23

Responsable editorial UNAM: María de la Paz Romero Ramírez

Terapéutica en Endocrinología II, Este libro se terminó de imprimir en Septiembre de 2019 en los talleres de Impresora y Editora Infagon, S.A de C.V, en Escobillería No 3 Col. Paseos de Churubusco, Ciudad de México C.P. 09030
El tiraje consta de 2 000 ejemplares de 16.5 × 23 cm, **384** páginas cada uno, a una tinta, encuadernación cartoné. En su composición se utilizó la familia Proxima Nova y URW Palladio de 9/10 puntos. Se empleó papel bond de 75g para páginas interiores.

CONTENIDO

AUTORES

Dr. Miguel Ángel Gómez Sámano, Msci
Médico endocrinólogo
Coordinador de la Clínica de Infusión Continua de Insulina y Monitoreo (CLIBIM)

Dr. Jesús Higuera Calleja, Msci
Profesor titular del curso de Alta Especialidad en Diagnóstico Radiológico en Neurología
Médico adscrito, Área Neurovascular del Departamento de Imagen

Dr. Francisco J. Gómez Pérez
Internista endocrinólogo
Jefe del Departamento de Endocrinología y Metabolismo
Profesor titular Especialización en Endocrinología, Facultad de Medicina UNAM

Dr. Alfredo A. Reza Albarrán
Internista endocrinólogo
Coordinador de la Clínica de Enfermedades del Metabolismo Mineral
Profesor del Curso de Especialización en Endocrinología, UNAM-INCMNSZ

Dr. Juan Manuel Ríos Torres
Internista endocrinólogo
Adscrito al Departamento de Endocrinología y Metabolismo,
Instituto Nacional de Ciencias Médicas y Nutrición Salvador Zubirán

Dr., PhD. Alfredo Ulloa Aguirre
Médico internista
Especialista en Endocrinología de la Reproducción
Director de la Red de Apoyo a la Investigación (RAI) UNAM-INCMNSZ

Dra. Sandra I. Rodríguez Carranza
Internista endocrinóloga
Adscrita al Departamento de Endocrinología y Metabolismo
Instituto Nacional de Ciencias Médicas y Nutrición Salvador Zubirán

Dr., PhD. Daniel Cuevas Ramos
Internista neuroendocrinólogo
Coordinador de la Clínica de Neuroendocrinología
Profesor del Curso de Alta Especialidad en Neuroendocrinología, UNAM-INCMNSZ

Dra. Nicole M. Iñiguez-Ariza
Internista endocrinóloga, tiroidóloga
Investigadora C, adscrita a la Clínica de Tiroides INCMNSZ

Dra., PhD. Ivette Cruz Bautista
Internista endocrinóloga
Investigadora C Unidad de Investigaciones Metabólicas INCMNSZ

Dr., PhD. Moisés Mercado Atri
Internista endocrinólogo
Posdoctorado en Endocrinología en Norwestern University
Jefe de la Unidad de Medicina Experimental en Endocrinología, CMN Siglo XXI IMSS

Dra. Coralys Abreu Rosario
Endocrinóloga
Alta Especialidad en Tiroides, Hospital 20 de Noviembre ISSSTE

Dr. Ernesto Sosa Eroza, Msci
Internista endocrinólogo
Profesor adscrito al Servicio de Endocrinología, CMN Siglo XXI
Editor de la Revista Mexicana de Endocrinología, Metabolismo y Nutrición

Dra. Ana Laura Espinosa de Los Monteros
Internista endocrinóloga
Adscrita al Servicio de Endocrinología, Centro Médico Nacional Siglo XXI, IMSS

Dr. Gerardo Guinto Balanzar
Neurocirujano
Coordinador del Subcomité Académico de Neurocirugía UNAM

Dra. Mónica Chapa Ibargüengoitia, Msci
Especialista en Radiología e Imagen
Profesora del Curso de Imagenología Diagnóstica y Terapéutica INCMNSZ

Dra. Eli Hernández Chávez
Neurocirujana
Profesora del diplomado en Cirugía de Base de Cráneo UNAM

Dra. Norma Aréchiga Ramos
Neuróloga oncóloga
Hospital ABC, Santa Fe

Dr. José Roberto Gómez Cruz, Msci
Internista endocrinólogo
Jefe del Departamento de Educación Médica
Centro de Alta Especialidad Dr. Rafael Lucio, Xalapa, Veracruz

Dr. Raúl Rivera Moscoso
Internista endocrinólogo
Adscrito a la Clínica de Tiroides INCMNSZ

Dr. Gustavo Enrique Marciaga Real
Internista endocrinólogo Centro Médico Pitilla, Panamá
Posgrado de Alta Especialidad en Enfermedades Tiroideas INCMNSZ

Dr. Bernardo Pérez Enríquez
Internista endocrinólogo
Coordinador de la Clínica de Tiroides INCMNSZ
Profesor titular de Endocrinología, Facultad de Medicina UNAM

Dr. Jaime Guillermo Rodríguez Rivera
Internista endocrinólogo
Jefe del Departamento de Endocrinología
Facultad de Medicina Universidad Autónoma San Luis Potosí

Dra. Irma Hernández García
Internista endocrinólogo
Biología de la Reproducción Humana, CMN Siglo XXI, IMSS

Dr. Juan Pablo Pantoja Millán
Cirujano especialista en Cirugía Endocrina INCMNSZ

Dr. Rafael Humberto Pérez Soto
Cirujano y profesor
Curso de Alta Especialidad Cirugía Endocrina INCMNSZ

Dra. Alma Vergara López
Internista endocrinólogo
Profesor titular de Alta Especialidad en Enfermedades Tiroideas
Posgrado de Endocrinología, Hospital 20 de Noviembre ISSSTE

Dr. Jorge Anselmo Valdivia López
Médico endocrinólogo
Servicio de Endocrinología, Centenario Hospital Miguel Hidalgo, Aguascalientes

Dra. Ana Paula Piana Bezauri
Médico radióloga, Unidad PET/CTY
Especialista PET-CT, Facultad de Medicina UNAM

Dr. Luis David Sol Oliva
Internista endocrinólogo
Residente de Alta Especialidad en Enfermedades Tiroideas INCMNSZ

Dr., PhD. Miguel Herrera Hernández
Médico adscrito y especialista en cirugía Bariátrica y Endocrina
Departamento de Cirugía INCMNSZ

Dra. Nayeli Martínez Cruz
Médico endocrinólogo
Departamento de Biología de la Reproducción, Instituto Nacional de Perinatología

Dr. Juan Manuel Malacara Hernández
Internista endocrinólogo
Departamento de Ciencias Médicas, Universidad de Guanajuato

Dra., PhD. Martha Durand Carbajal
Profesora adjunto del curso de Biología de la Reproducción Humana
Departamento de Biología de la Reproducción INCMNSZ

Dr. Julio Mayorga Camargo, Msci
Médico endocrinólogo
Departamento de Biología de la Reproducción INCMNSZ

Dr., PhD. Saúl Lira Albarrán
Investigador titular
Departamento de Biología de la Reproducción INCMNSZ.

Dr. Juan Carlos Garnica Cuellar
Internista endocrinólogo
Departamento de Endocrinología, Hospital 20 de Noviembre ISSSTE

Dr. Ricardo Choza Romero
Internista endocrinólogo Alta Especialidad en Diabetes
Director médico Clínica de Endocrinología DOT, Aguascalientes

Dr. Andrés Muñoz Solís
Internista endocrinólogo
Departamento de Endocrinología Clínica, CMN La Raza

Dra. Claudia Ramírez Rentería, Msci
Médico endocrinólogo e investigadora asociada del E1
Unidad de Investigación en Endocrinología Experimental CMN Siglo XXI IMSS

Dr. Andrés David Litardo Mosquera
Residente de segundo año de Endocrinología, Centro Médico La Raza

Dr. Mauricio Sierra Salazar
Cirujano adscrito de Cirugía Endocrina y Laparoscopia Avanzada INCMNSZ

Dra. Victoria Mendoza Zubieta, Msci
Jefa del Departamento de Endocrinología, CMN Siglo XXI IMSS

Dr. José Gotes Palazuelos, Msci
Internista endocrinólogo adscrito a la Dirección de Medicina INCMNS.

Dr. Antonio Felipe del Río Prado
Internista endocrinólogo
Jefe del Departamento de Endocrinología
Hospital General de Zona, Clínica 6, IMSS Monterrey, Nuevo León

Dra. Consuelo Barrón Uribe
Pediatra endocrinóloga. Consulta privada

Dra., PhD. Patricia Guadalupe Medina Bravo
Médico adscrita y presidenta del Consejo Mexicano de Endocrinología
Posgrado en Alta Especialidad en diabetes *mellitus* en niños y adolescentes
Hospital Infantil de México Federico Gómez

Dra. Ana Carolina Hill de Titto
Jefa del Departamento de Educación de pre y posgrado
Hospital Infantil de México Federico Gómez

Dr., PhD. Alfonso Gulías Herrero
Internista endocrinólogo
Subdirector de Medicina INCMNSZ

Dra. Mariana Díaz Zamudio
Médico adscrita al Departamento de Radiología e Imagen INCMNSZ

Dr. Carlos Ortega González
Internista endocrinólogo
Jefe del Departamento de Endocrinología, Instituto Nacional de Perinatología

Dr. Andrés León Suárez
Internista endocrinólogo
Alta Especialidad en Neuroendocrinología INCMNSZ

Dr. Raúl Calzada León
Jefe del Departamento de Endocrinología
Instituto Nacional de Pediatría

Dr. Alfredo Nava de la Vega
Internista, Alta Especialidad en Neuroendocrinología
Hospital Adolfo López Mateos ISSSTE

Dra. Marcia Janneth Bermeo Cabrera
Internista endocrinóloga
Alta Especialidad en Obesida, INCMNSZ

Dr. Valentín Sánchez Pedraza
Jefe del Departamento de Endocrinología
Profesor titular del Curso de Alta Especialidad en Endocrinología
Hospital General de México, Facultad de Medicina UNAM

Dra. Anabel Rodríguez Romo
Internista endocrinóloga Clínica de Especialidades Indianilla ISSSTE
Alta Especialidad en Enfermedades del Metabolismo Mineral

Dra. Lourdes Josefina Balcázar Hernández
Endocrinóloga y Msci en Investigación Clínica Experimental, CMN Siglo XXI IMSS

Dr. Mauricio Vera Zertuche
Internista endocrinólogo INCMNSZ

Dra. Ana Cristina García Ulloa, Msci
Internista endocrinóloga Alta Especialidad en Obesidad
Centro de Atención Integral del Paciente con Diabetes INCMNSZ

Dra. Mitzi Zaira Fong Ponce
Internista endocrinóloga, cirujana
Universidad Autónoma de Guadalajara

PRESENTACIÓN

Este volumen, que forma parte de la colección de libros dedicada a cada una de las especialidades médicas que avala la División de Estudios de Posgrado de la Facultad de Medicina de la UNAM, tiene como principal objetivo actualizar a los médicos residentes en el programa académico que comprende parte del contenido del Plan Único de Especialidades Médicas, diseñado desde hace muchos años y que de forma continua se actualiza en los aspectos normativos, conceptuales y operativos de cada especialidad. La obra es llevada a cabo por el Subcomité Académico de cada especialidad, así como por los Profesores Titulares y Adjuntos.

Los temas que se abordan en estos volúmenes fueron seleccionados por los docentes universitarios y representan las patologías más frecuentes de cada especialidad.

El conocimiento médico, la tecnología, así como los procesos de enseñanza y aprendizaje están en constante proceso de evolución, de ahí la importancia de la publicación de este libro. Además se contemplan las implicaciones particulares de cada una de las patologías en el contexto nacional, lo que concuerda con los problemas epidemiológicos y de salud pública que atañen a la población mexicana.

La calidad académica de cada uno de los autores y editores de este volumen garantiza que los temas expuestos sean de actualidad. Seguramente el contenido servirá al lector para reforzar los conocimientos que aplica en su actividad cotidiana.

El compromiso de la Dirección de la Facultad de Medicina de la UNAM y de la División de Estudios de Posgrado en particular es facilitar el conocimiento a residentes de las diferentes especialidades y, con este primer texto, comprometemos a los profesores de la División a que continúen ya con la segunda edición de estos volúmenes.

Dr. Germán Fajardo Dolci
Director de la Facultad de Medicina
UNAM

PREFACIO

La generación de conocimientos en Medicina es incesante. Vale decir, las tecnologías, los modelos de atención, las técnicas quirúrgicas, así como los contenidos académicos y los métodos de enseñanza e investigación, están en proceso de constante mejora. De ahí la importancia de este volumen, el cual forma parte de la colección de libros **Terapéutica en**... sobre cada una de las especialidades que avala la División de Estudios de Posgrado de la Facultad de Medicina de la Universidad Nacional Autónoma de México (UNAM).

En esta colección, que reúne en calidad de editores y autores a auténticos líderes en cada uno de los campos estudiados, se plasma una actualización de los conocimientos universales, a la vez que se hace énfasis en problemáticas particulares que enfrentan día a día los galenos mexicanos.

Estos volúmenes están dirigidos principalmente a los médicos residentes de las diferentes especialidades; sin embargo, serán también de utilidad para los alumnos de pregrado y para los especialistas ya formados. El contenido temático está basado en el Plan Único de Especialidades Médicas, y el objetivo esencial es facilitar la trasmisión de conocimientos, en esta ocasión, gracias a la experiencia de los profesores que firman cada uno de los capítulos.

El propósito fundamental del quehacer cotidiano de un médico es velar por la seguridad y bienestar físico y mental del paciente, y para ello se requiere de una gran disciplina de estudio, a fin de ponerse al día científica y metodológicamente. En cierto modo, el peor daño que puede infligirle un médico a su paciente es no estudiar, no estar actualizado para brindarle una atención de excelencia.

Desde ese convencimiento, la División de Estudios de Posgrado de la UNAM aportará estos textos de manera permanente.

Dr. José Halabe Cherem
Jefe de la División de Estudios de Posgrado
Facultad de Medicina, UNAM

PRÓLOGO

La Endocrinología es un área de la Medicina en la que suelen existir pocas dudas para establecer conclusiones diagnósticas, pues el estudio clínico y las pruebas de laboratorio y gabinete hoy disponibles permiten definir claramente el contexto de las enfermedades que se atienden en este campo. La evolución del conocimiento, el desarrollo de nuevas tecnologías y el descubrimiento de nuevas moléculas para el tratamiento han llevado a un avance acelerado que permite mantener un interés continuo y optimista en el desarrollo de la especialidad.

En este segundo tomo de Terapéutica en Endocrinología se plantean los mecanismos fisiopatológicos y las manifestaciones de los trastornos endocrinológicos de una manera simplificada y accesible, lo que permite planear y aplicar tratamientos con bases racionales de estas entidades.

Recurrimos, en la realización de esta obra, a la experiencia particular de cada uno de los autores, para contar con el enfoque de cada tema por el experto; ello permite ofrecer una visión más práctica y autorizada.

Cada capítulo tiene como apoyo referencias bibliográficas selectas, que fundamentan y extienden el conocimiento de cada tema. Como en el tomo I, el abordaje de cada tópico pretende aportar lo más básico de la fisiopatología, seguido del análisis clínico y el énfasis en las medidas terapéuticas prácticas de las entidades nosológicas.

La obra no pretende substituir a los libros de texto extensos, sino ofrecer una fuente de consulta rápida y práctica para el clínico que atiende pacientes endocrinológicos. Si el clínico encuentra que la obra le brinda los elementos para abordar y tratar de una mejor manera los problemas de sus pacientes, se habrán cumplido los objetivos de los autores de este libro.

Dr. Francisco J. Gómez Pérez
Dr. Alfredo A. Reza Albarrán
Dr. Carlos A. Aguilar Salinas

CAPÍTULO 1

Anatomía y fisiología del eje hipotálamo-hipófisis

Dr. Miguel Ángel Gómez Sámano

Introducción

La hipófisis es una glándula neuroendocrina que está situada en la silla turca, cavidad ósea del hueso esfenoides en la base del cráneo; también se le conoce como la "glándula maestra" porque en ella se producen las hormonas que regulan a las demás glándulas endocrinas. Tiene un peso aproximado de 500 mg y sus dimensiones son de 12 x 8 mm.

Anatomía y fisiología

La glándula está dividida en dos regiones que tienen embriología, anatomía y función diferentes. La adenohipófisis (región anterior), incluye la *pars distalis* o lóbulo anterior, la *pars intermedia* o lóbulo intermedio y la *pars tuberalis* o tallo hipofisario. La neurohipófisis o región posterior está subdividida en *pars nervosa*, el tallo infundibular y la eminencia media.

La adenohipófisis contiene seis subtipos celulares: corticotropos, productores de ACTH; tirotropos, productores de TSH; lactotropos, productores de prolactina; somatotropos, productores de hormona del crecimiento; los gonadotropos, productores de LH y FSH y, los melanotropos, productores de hormona estimulante de melanocitos. La neurohipófisis está formada por las terminaciones axonales de las neuronas magnocelulares del hipotálamo; dichas terminaciones axonales contienen vesículas de las hormonas oxitocina y vasopresina (hormona antidiurética o ADH [*antidiuretic hormone*]).

Importantes estructuras rodean la hipófisis. El quiasma óptico en la parte superior, a los lados el seno cavernoso con las arterias carótidas internas y los pares craneales: III, IV, la primera y segunda rama del V y el VI. Así, si hay algún tumor en la hipófisis, los síntomas y signos más comunes son visuales (diplopía, alteraciones en campos visuales).

El origen embrionario de la hipófisis es diferente para las dos subdivisiones: la adenohipófisis se origina de la bolsa de Rathke (ectodermo oral), mientras que la neurohipófisis y el tallo se desarrollan a partir de una prolongación del diencéfalo derivada del ectodermo neural.

Múltiples factores de transcripción están involucrados en el desarrollo hipofisario, como son: Nkx2.1, BMP-4, FGF-8, LHX-3, SHH, GLI2, SRY, SOX2, SOX3, PROP1, PITX1, PITX2, LIM, HESX1, NeuroD1, por mencionar algunos.

Durante la vida normal, las células de la hipófisis tienen una baja tasa de proliferación, sin embargo, en el embarazo o la lactancia existe un incremento de células del lactotropo o corticotropo. En la hipófisis normal existe 0.03% de células madre.

En la fisiopatología hipofisaria está involucrada la proteína p21, ya que esta regula la senescencia celular que impide la proliferación celular. La senescencia se define como el bloqueo de la célula para proliferar, sin embargo, se mantiene viable y metabólicamente activa. Hay tres tipos: por acortamiento de telómeros, estrés oxidativo, estrés genético o inducido por oncogenes.

La irrigación arterial de la hipófisis está dada por las arterias hipofisarias superior e inferior, ramas de la arteria carótida interna. El sistema porta-hipofisario comunica, de manera vascular, la eminencia media del hipotálamo y el tallo hacia la adenohipófisis, vía de transporte de las hormonas liberadoras producidas en el hipotálamo a la hipófisis. El drenaje venoso va hacia el seno cavernoso y a la vena yugular interna.

Así se forma el sistema hipotálamo-hipófisis-glándula blanco, que está regulado, en su mayoría, por mecanismos de retroalimentación negativa. Es decir, la hormona que se produce en el órgano blanco inhibe negativamente la liberación de su hormona reguladora. Existen muy pocos ejemplos de la retroalimentación positiva. Un ejemplo de este mecanismo es cuando el aumento de estrógenos provoca el pico de liberación de LH.

La oxitocina y la vasopresina se producen en los núcleos supraópticos y paraventricular del hipotálamo y se liberan en la neurohipófisis cuando hay pérdida del volumen sanguíneo e incrementos en la osmolaridad sanguínea.

Un cambio de 1% de la osmolalidad produce una respuesta en los niveles de ADH, mientras que se requiere una pérdida de 10 a 15% del volumen sanguíneo para que haya liberación de la hormona.

La vida media de estas hormonas es corta y se calcula que es de 5 a 15 minutos. La concentración plasmática de ADH ronda entre 1 y 5 pg/mL.

Un hombre hidratado tiene normalmente una osmolalidad plasmática de 287 mmol/kg, concentración plasmática de hormona antidiurética en 2 pg/mL y una osmolalidad urinaria de 500 mmol/kg. Si la osmolalidad aumenta, se secreta ADH para reabsorber agua y volver a la normalidad; si la osmolalidad disminuye, se deja de secretar ADH y la orina se diluye.

Recién se ha visto que la medición de copeptina en suero, después de la infusión de una solución hipertónica, es mejor que la prueba de deshidratación para el diagnóstico de la diabetes insípida. La prueba de deshidratación tuvo una exactitud diagnóstica de 76.6%, mientras que la de infusión de solución salina y medición de copeptina con un punto de corte de >4.9 pmol/L determinó el diagnóstico correcto en 96.5% de los pacientes.

La vasopresina u hormona antidiurética tiene tres distintos receptores: el V1 (previamente V1a) se encuentra en los vasos sanguíneos y sirve para aumentar la presión arterial y disminuir el riesgo de sangrado variceal esofágico; el V2, en el epitelio de los túbulos colectores, sirve para concentrar la orina mediante la expresión de acuaporinas 2 en los túbulos colectores y el V3 (previamente V1b) es responsable de la estimulación de la secreción de ACTH en la hipófisis anterior, por ejemplo, cuando se hace el cateterismo de senos petrosos que se puede estimular con CRH (no disponible en México) o con vasopresina. Los receptores V2 también estimulan la secreción de factor VIII de coagulación y del factor de Von Willebrand.

La oxictocina está involucrada en la lactancia, el parto y el comportamiento.

Referencias bibliográficas

1. **Ilahi S, Ilahi TB.** *Anatomy, Adenohypophysis (Pars Anterior, Anterior Pituitary).* Florida: Treasure Island; 2018.
2. **Treier M. Rosenfeld MG.** The hypothalamic-pituitary axis: co-development of two organs. *Curr Opin Cell Biol.* 1996 Dec;8(6):833–843.
3. **Larkin S, Ansorge O.** *Development And Microscopic Anatomy Of The Pituitary Gland.* In: De Groot LJ, Chrousos G, Dungan K, *et al.*, eds. Massachusetts: South Dartmouth; 2000.
4. **Davis SW, *et al.*** Pituitary gland development and disease: from stem cell to hormone production. *Curr Top Dev Biol.* 2013;106:1–47.
5. **Chesnokova V, Zonis S, Ben-Shlomo A, *et al.*** Molecular mechanisms of pituitary adenoma senescence. *Front Horm Res.* 2010;38:7–14.
6. **Fenske W, *et al.*** A Copeptin-Based Approach in the Diagnosis of Diabetes Insipidus. *N Engl J Med.* 2018 Aug;379(5):428–439.

CAPÍTULO

2 Hipopituitarismo

Dr. Juan Manuel Ríos Torres

Introducción

El hipopituitarismo es la reducción parcial o total de la secreción de una o varias hormonas hipofisarias. Sus causas son múltiples (véase cuadro 2-1). Las manifestaciones clínicas dependen del tipo, variedad y magnitud de los defectos secretores. El hipopituitarismo puede ser de origen pituitario o hipotalámico. Cualquier enfermedad hipotalámica puede afectar la secreción de una o más hormonas hipofisarias. Su causa más frecuente son los tumores pituitarios.

Cuadro clínico

El inicio puede ser súbito o gradualmente progresivo. La deficiencia funcional puede incluir a todos los grupos de células tróficas hipofisarias (panhipopituitarismo), sólo a algunos de ellos o únicamente a uno (formas monotrópicas de hipopituitarismo). Puesto que la hipófisis produce varias hormonas, es posible observar la pérdida secuencial de distintas de ellas. Aún más, la producción de cada hormona puede sufrir una reducción paulatina. Este deterioro gradual y diferencial en la función pituitaria obliga a una evaluación clínica y bioquímica en forma completa y periódica.

Según la etiología del hipopituitarismo, se pueden observar diferencias tanto en el tipo de células tróficas afectadas como en el orden de aparición de los defectos secretores. Algunos ejemplos son: a) el hipopituitarismo asociado a daño hipofisario por tumor o posradioterapia afecta primero la función del somatotropo y gonadotropo, luego al tirotropo y al corticotropo en proporción variable, al final puede haber panhipopituitarismo. Aunque este patrón es el más frecuente en el caso de tumores agresivos, el panhipopituitarismo puede aparecer completo desde un principio; b) en la hipofisitis linfocítica, la deficiencia del corticotropo es más frecuente y más temprana que en otras formas de hipopituitarismo; c) en la necrosis posparto de la hipófisis, la primera manifestación clínica suele deberse a lesión del lactotropo y la siguiente, a lesión del gonadotropo; en ciertos casos, pueden pasar algunos años antes de que los defectos del tirotropo y corticotropo se hagan manifiestos; d) en las causas genéticas de hipopituitarismo, el patrón de afección entre los grupos de células tróficas hipofisarias depende del factor de transcripción en que se encuentre la mutación (véase cuadro 2-2); e) en la infundibuloneurohipofisitis linfocítica, la deficiencia de vasopresina es predominante. Esta lista de ejemplos no intenta ser exhaustiva, pues existen muchas combinaciones posibles, una en cada situación clínica específica.

La deficiencia aislada (monotrópica) de cada hormona hipofisaria puede ser de origen hipotalámico o pituitario. La deficiencia aislada de gonadotropinas es la forma más frecuente. La mayoría de los casos de deficiencias monotrópicas son de causa genética, pero entre las formas adquiridas está la hipofisitis linfocítica. La deficiencia monotrópica se ha reportado asociada a ipilimumab, medicamento contra el inhibidor de puntos de control inmunitario del linfocito T, aprobado en el tratamiento del melanoma.

El defecto secretor de cada grupo de células tróficas hipofisarias tiene sus propias manifestaciones clínicas (véase cuadro 2-3). Además, los procesos expansivos selares debidos a tumores hipofisarios, hipofisitis linfocítica o de cualquier otra etiología, causan síntomas por la compresión de

Cuadro 2-1. Etiología del hipopituitarismo

A. Causas adquiridas	
Neoplásicas y ocupativas	
• Adenoma pituitario • Craneofaringioma • Glioma (nervio óptico, hipotálamo, tercer ventrículo) • Meningioma • Ependimoma • Gangliocitoma • Germinoma	• Hamartoma hipotalámico • Depósitos metastásicos hipofisarios • Linfoma • Leucemia • Masa paraselar • Quiste de la bolsa de Rathke • Quistes y tumores dermoides • Quiste aracnoideo
Traumáticas	
• Cirugía • Radioterapia/radiocirugía • Traumatismo craneoencefálico	• Hemorragia subaracnoidea • Hematoma subdural en niños
Infiltrativas/Inflamatorias/Autoinmunes	
Hipofisitis primarias • Linfocítica • Neuroinfundibulohipofisitis • Granulomatosa • Xantomatosa	**Hipofisitis secundarias** • Sarcoidosis • Histiocitosis de células de Langerhans • (Histiocitosis X, Hand-Schuller-Christian, Abt-Letterer-Siwe) • Granulomatosis con poliangitis (Wegener) **Hemocromatosis**
Infecciosas	
• Abscesos pituitarios • Tuberculosis • Micóticas (histoplasmosis, aspergilosis)	• *Pneumocystis jiroveci* • Parasitarias (toxoplasmosis) • Virales (citomegalovirus)
Vasculares	
• Necrosis isquémica posparto (Sheehan) • Apoplejía pituitaria (infarto tumoral hemorrágico) • Aneurisma selar de la carótida interna	• Evento vascular isquémico • Drepanocitosis • Arteritis de Takayasu
Funcionales	
• Desnutrición • Restricción calórica • Ejercicio excesivo • Estado crítico • Enfermedad aguda • Nefropatía crónica • Hepatopatía crónica	• Hiperprolactinemia • Hipercortisolismo • Estrógenos exógenos • Terapia supresiva con levotiroxina • Anabólicos esteroideos • Análogos de somatostatina • Análogos de GnRH
B. Causas genéticas	
Defectos de factores de transcripción hipotalámicos/hipofisarios	
(Véase cuadro 2-2)	
Mutaciones en genes de receptores	
• Receptor de GnRH en células gonadotrópicas • Receptor de TRH en células tirotrópicas	• Receptor de CRH en células corticoptópicas • Receptor de GHRH en células somatotrópicas
Mutaciones en genes de hormonas hipofisarias	
• Hormona del crecimiento • Subunidad β de FSH • Subunidad β de LH	• Subunidad β de TSH • Propiomelanocortina (POMC)

estructuras adyacentes a la silla turca (hemianopsia bitemporal, cefalea, diplopía). Por último, la búsqueda intencionada de datos clínicos de disfunción hipotalámica es importante en la evaluación etiológica del hipopituitarismo.

Diagnóstico

La evaluación del hipopituitarismo requiere, primero, de un examen clínico para buscar los signos y síntomas que indican déficit de cada hormona en la unidad hipotálamo/hipófisis (véase cuadro 2-3). Después, viene la evaluación bioquímica que debe ser completa e incluye:

a. Todas las hormonas producidas por la hipófisis.
b. La evaluación basal completa del eje hipotálamo-hipófisis-glándula blanco.

Se debe incluir, como mínimo, la medición de la hormona trófica hipofisaria y de la(s) hormona(s) secretada(s) por la glándula blanco. Es de fundamental importancia que la medición sea simultánea. Además, se deben tomar en cuenta los ciclos biológicos de secreción hormonal, especialmente para evaluar la función del corticotropo (cortisol y ACTH deben medirse a las 8 a.m. y no a cualquier otra hora) y del gonadotropo.

Una concentración sérica de cortisol <3 µg/dL, con una ACTH inapropiadamente normal a las 8 a.m., indica insuficiencia suprarrenal secundaria, mientras que un valor de cortisol ≥18 µg/dL, la excluye. Valores intermedios de cortisol ameritan pruebas de reserva funcional del corticotropo. La evaluación del somatotropo debe incluir medición de GH e IGF-1, la del gonadotropo debe incluir LH, FSH y testosterona o estradiol, según el caso. La evaluación del tirotropo debe incluir, por lo menos, TSH y T4 libre. Debe medirse prolactina. Todos los ejes deben ser evaluados.

Cuadro 2-2. Mutaciones en los genes que regulan la expresión de los factores de transcripción hipotalámicos/hipofisarios y que causan deficiencia hormonal pituitaria combinada

Gen	Hormonas afectadas	Alteraciones asociadas
HESX1	GH, PRL, TSH, LH, FSH, ACTH	Displasia septoóptica Agenesia del cuerpo calloso
SOX2	GH, PRL, TSH, LH, FSH, ACTH	Anomalía del hipocampo Anoftalmia/microftalmia Anomalía del cuerpo calloso Hamartoma hipotalámico
SOX3	GH, PRL, TSH, LH, FSH, ACTH	Agenesia del cuerpo calloso
LHX3	GH, PRL, TSH, LH, FSH	Sordera neurosensorial
LHX4	GH, PRL, TSH, LH, FSH	Hipoplasia del cuerpo calloso
PITX2	GH	
PROP1	GH, PRL, TSH, LH, FSH, ACTH	
POU1F1	PRL, GH, TSH	
IGSF1	PRL, GH, TSH	
TBX19	ACTH	
NR5A1	LH, FSH	
NR0B1	LH, FSH	

Cuadro 2-3. Manifestaciones clínicas del hipopituitarismo

Deficiencia hormonal	Síntomas y signos
GH	En niños: detención del crecimiento. En adultos (los síntomas y signos son inespecíficos): fatigabilidad, falta de energía, talante deprimido, aislamiento social, pobre concentración, capacidad física reducida. Adiposidad central, sarcopenia, osteopenia, engrosamiento de la íntima carotidea, enfermedad macrovascular.
LH, FSH	En mujeres: amenorrea, infertilidad, pérdida de caracteres sexuales secundarios. En hombres: disminución de la libido, desde disfunción eréctil hasta impotencia, pérdida de caracteres sexuales secundarios.
TSH	Cansancio, intolerancia al frío, estreñimiento, piel seca, somnolencia, dificultad para concentrarse, bradilalia, bradipsiquia, bradicardia, reflejos tendinosos lentos, hiponatremia, ganancia de peso.
ACTH	Fatigabilidad, hipotensión postural, náuseas, anorexia, mialgias, letargia, tendencia a la hipoglucemia, hiponatremia dilucional sin hipercaliemia. Crisis suprarrenal en situaciones de estrés.
Prolactina	Agalactia.

Las pruebas que miden la reserva funcional hipofisaria (véase cuadro 2-4) se restringen a la evaluación de la reserva secretora del corticotropo y del somatotropo. En casos excepcionales, el uso de hormonas liberadoras hipotalámicas (TRH, CRH, GnRH, GHRH) permite distinguir el origen hipotalámico o hipofisario, del déficit de cada eje hormonal específico y ayuda a evaluar la reserva funcional pituitaria. La mayoría de estas hormonas liberadoras ya no está disponible comercialmente. En la evaluación de la reserva funcional hipotálamo/neurohipófisis, es útil la prueba de deshidratación.

Para evaluar la reserva del corticotropo la prueba inicial es la de estimulación con ACTH. Se fundamenta en que la ausencia prolongada de ACTH produce atrofia adrenocortical. Una respuesta subnormal a ACTH confirma el diagnóstico de insuficiencia suprarrenal secundaria, pero una respuesta normal no descarta la posibilidad de baja reserva del corticotropo, por lo que se debe proceder a una prueba de hipoglucemia. En la prueba de ACTH se utiliza un análogo sintético de ACTH (cosyntropin).

El estándar de oro para evaluar la integridad del eje hipotálamo-hipófisis-suprarrenales es la prueba de hipoglucemia. El estrés por hipoglucemia estimula al máximo la secreción de CRH. La prueba es también útil para evaluar la reserva del somatotropo. Requiere que el médico esté presente en toda su duración. Está contraindicada en pacientes con crisis convulsivas, baja reserva coronaria, enfermedad cerebrovascular y en adultos mayores. El tiempo cero es el momento de la hipoglucemia (glucemia ≤40 mg/dL), debe haber síntomas adrenérgicos, se debe corregir la hipoglucemia con alimento y continuar la prueba, en casos graves debe administrarse glucosa IV.

La evaluación neurorradiológica es parte integral del estudio del hipopituitarismo, especialmente es útil en la identificación de la causa y su localización.

Tratamiento

El reemplazo hormonal, en caso de deficiencia de hormonas tróficas, es el mismo que en la insuficiencia primaria de la glándula blanco. Si se desea fertilidad, deben utilizarse menotropinas o FSH recombinante para inducir maduración folicular y, secuencialmente, hormona gonadotropina coriónica para inducir ovulación. El reemplazo con GH recombinante, si no existen contraindicaciones, es 0.02-0.05 mg/kg/día SC en niños y 0.2 mg/día con incrementos hasta 1 mg/día SC en adultos. La meta de tratamiento es mantener valores de IGF-1 a la mitad del rango de referencia ajustado para sexo y edad.

Cuadro 2-4. Pruebas para medir la reserva funcional hipofisaria

Prueba	Método	Muestras	Respuesta normal
Hipoglucemia	Insulina regular IV 0.1-0.15 U/kg peso 0.2-0.3 U/kg en obesos, síndrome de Cushing o acromegalia 0.05 U/kg con sospecha de panhipopituitarismo	0, 30, 45, 60, 90 minutos	Glucosa: Tiempo 0 ≤40 mg/dL Cortisol ≥18 a 20 µg/dL o incremento ≥8 µg/dL GH ≥5 ng/mL
Estimulación con ACTH	Cosyntropin (ACTH 1-24) 250 µg IV	0, 30, 60 minutos	Cortisol ≥18 a 20 µg/dL
Metopirona	30 mg/kg VO a las 11 p.m.	8 a.m. del día siguiente	11-DOC ≥7 µg/dL Cortisol ≤7 µg/dL ACTH ≥75 pg/dL
CRH	1 µg/kg IV	0, 15, 30, 60 minutos	ACTH ≥ basal x 2 Cortisol ≥18-20µg/dL Incremento ≥8 µg/dL
Glucagón	1 mg IM	0, 30, 60, 90, 120, 150 y 180 minutos	GH ≥3 ng/mL
L-arginina	0.5 g/kg (máx. 30 g) IV durante 60 minutos		GH ≥5 ng/mL

Referencias bibliográficas

1. **Burt MG, Ho KKY.** Hypopituitarism and growth hormone deficiency. In: Jameson JL, De Groot LJ, Kretser DM, *et al*. *Endocrinology: Adult and Pediatric*. 7th ed. Elsevier Saunders; 2016.
2. **Kaiser U, Ho KKY.** Pituitary Physiology and Diagnostic Evaluation. In: Melmed S, Polonsky KS, Larsen PR, Kronenberg HM. *Williams Endocrinology*. 13th ed. Elsevier Saunders; 2016.
3. **Javorsky R, Aron DC, Findling JW, Tyrrell B.** Hypothalamus and Pituitary Gland. In: Gardner DG, Shoback D. *Greenspan's Basic & Clinical Endocrinology*. 10th ed. Lange; 2018.
4. **Gómez-Sámano MA.** Hipopituitarismo. En: Cuevas-Ramos D, Gómez MA, Gómez-Pérez FJ. *Hipófisis*. 1ª ed. Permanyer; 2016.

CAPÍTULO 3

Imagenología en enfermedades hipotálamo-hipofisarias

Dr. Jesús Higuera Calleja

Introducción

En el estudio de las alteraciones endocrinas centrales, la resonancia magnética (RM) es la técnica fundamental para la valoración del eje hipotálamo-hipofisario y las estructuras paraselares.

Resonancia magnética hipotálamo-hipófisis

El protocolo de estudio básico debe incluir secuencias FSE ponderadas en T1 y T2, en tres planos ortogonales y una secuencia del encéfalo en cortes axiales ponderados en T2. Imágenes adicionales tras la administración de contraste paramagnético mejoran la sensibilidad en la detección de lesiones intrahipofisarias y la visualización del tallo.

Anatomía

La hipófisis tiene un origen embriológico doble, la adenohipófisis proviene de una evaginación del ectodermo del techo de la boca, de la que derivan el lóbulo anterior, el intermedio y la *pars tuberalis*. La hipófisis posterior deriva del neuroectodermo hipotalámico y consta de tres partes: la eminencia media hipotalámica, el tallo hipofisario y la neurohipófisis.

El lóbulo anterior, de origen epitelial, tiene una estructura típicamente glandular, por lo que se denomina adenohipófisis. Muestra una señal homogénea isointensa a la corteza cerebral, tanto en T1 como T2. En cuanto a su tamaño, parámetro controvertido, su altura debe ser entre 3 y 6 mm, con mucha variabilidad en estudios volumétricos. El tallo posee un doble componente vascular y neuronal, con un grosor máximo de 3 mm a nivel de la eminencia media y de 2 mm en su inserción a la hipófisis, no necesariamente central y de poca especificidad su lateralización en la localización lesional.

Muestra tres subdivisiones: *Pars distalis*, la propia glándula; *pars intermedia*, remanente vestigial que se encuentra entre los lóbulos anterior y posterior, y la *pars tuberalis*.

La neurohipófisis presenta una marcada hiperintensidad de señal característica en las imágenes T1, que se ha relacionado con la presencia de fosfolípidos de membrana de las vacuolas transportadoras de vasopresina. Su presencia se considera un marcador funcional de la neurohipófisis.

El hipotálamo está compuesto por varios núcleos y haces de fibras dispuestos simétricamente a lo largo del suelo y la superficie medial del III ventrículo. La RM delimita los tres principales haces mielinizados: comisura anterior, pilares anteriores del fórnix y haces mamilotalámicos. En el suelo del hipotálamo se distinguen los cuerpos mamilares y el *tuber cinereum*.

En los primeros meses de vida, la adenohipófisis se observa voluminosa, con borde convexo e hiperintensa en las imágenes T1. Este aspecto se correlaciona con la hiperfunción propia de esta edad y el consecuente alto contenido proteico de la glándula, durante la pubertad y, como reflejo de la característica hiperplasia fisiológica, el borde dorsal se hace convexo, sin exceder en su altura los 8 mm en niños y 12 mm en niñas.

Alteraciones del tamaño del tallo

La presencia de un infundíbulo engrosado (mayor de 3 mm) con aumento en la captación de contraste, es un dato directo de patología infiltrativa. Este hallazgo, debe orientar a la presencia tumoral, una infundibulohipofisitis o una histiocitosis de células de Langerhans. Hay que mencionar que la semiología por RM de estas entidades infiltrantes del tallo se solapa en fases iniciales, por lo que son necesarios controles seriados cada 3 o 6 meses. Un crecimiento de la lesión, con eventual infiltración de la hipófisis o el hipotálamo, hace muy probable el diagnóstico de tumor, en tanto que una atrofia evolutiva del tallo y la adenohipófisis orienta hacia un proceso inflamatorio.

Patología hipofisaria

Incidentalomas

Como su nombre indica, son hallazgos incidentales que corresponden a áreas de hipointensidad focal comunes en estudios con contraste, la mayoría <1 cm. Con frecuencia, su causa son microadenomas no funcionantes o microquistes. La mayoría no tiene significación clínica, aun así, algunas guías clínicas endocrinológicas recomiendan un estudio más completo del paciente.

Neoplasias hipofisarias

Por límite y características del manual, la extensión y enfoque se limita a la patología más frecuente.

Adenomas hipofisarios

Los adenomas hipofisarios se originan de distintos tipos celulares presentes en la adenohipófisis. Aproximadamente 5% tiene un origen en síndromes tumorales familiares que afectan a la hipófisis.

Se clasifican de manera arbitraria, en relación con su tamaño en microadenomas (<1 cm) y macroadenomas (>1 cm).

Microadenoma

Por su tamaño es necesario el uso de contraste y cortes finos. En las imágenes morfológicas existen cambios sutiles que nos pueden orientar a su presencia: abombamiento asimétrico del contorno de la glándula, remodelamiento en la silla turca (>4 mm de depresión) o desviación del tallo o infundíbulo.

En RM suele ser una lesión isointensa en T1 al tejido glandular normal, isointensa o sutilmente hipertensa en secuencias potenciadas a T2; tras la administración de contraste muestran una región de realce tardío, con un comportamiento variable en fases tempranas desde pobre captación (más común) hasta hipercaptantes.

Los diagnósticos diferenciales más frecuentes son el **quiste de Rathke** (característicamente hiperintenso en T1 con caída de su señal en T2) y el **quiste de la *pars intermedia*** (hipointenso en todas las secuencias).

Macroadenoma

Mayor de 10 mm, por su tamaño es frecuente su extensión dorsal. Es típico que el diafragma selar le dé la forma de un 8.

La RM es la modalidad a elegir, no sólo para valorar la superficie de la lesión, sino también la afectación de estructuras adyacentes. La intensidad de señal es variable según sus componentes:

típicamente isointensa a la sustancia gris, moderada en todas las secuencias, o intensa tras la administración de contraste. En caso de sospecha de hemorragia, hay que completar el estudio con secuencias T2* (eco gradiente) que incrementan la sensibilidad para detectar hemorragia. En secuencias convencionales la apariencia de la hemorragia dentro del tumor dependerá del tiempo desde que se produjo el ictus y de la degradación de la hemoglobina. Los niveles líquido-líquido son muy sugestivos de macroadenoma hipofisario hemorrágico, en ocasiones también se visualizan en los craneofaringiomas.

Craneofaringioma

El craneofaringioma es un tumor de composición variable: componente quístico, quístico-sólido o cálcico. Comparte un origen común con la adenohipófisis, de situación selar o supraselar. El comportamiento de los craneofaringiomas en la RM varía en dependencia de la proporción de componente sólido y quístico, la mayor o menor cuantía de calcificaciones y la composición de un eventual quiste.

Las porciones sólidas suelen ser isointensas o hipointensas en T1 e hiperintensas en T2 y pueden presentar realce tras contraste. Los quistes muestran hiperseñal en T1, lo que indica su alto contenido proteináceo o hemorrágico. La calcificación tumoral puede apreciarse mejor en la tomografía computarizada (TC), y es particularmente frecuente.

Referencias bibliográficas

1. **Lorgi ND, Allegri AEM, Napoli F, Bertelli E, *et al.*** The use of neuroimaging for assessing disorders of pituitary development. *Clin Endocrinol.* 2012;76:161-176.
2. **Osborn Anne.** *Neurorradiología diagnóstica.* 1996;Cap 15:649-652.
3. **Kirgis HD, Locke W.** Anatomy and embryology. En: Locke W, Schally AV, eds. *The hypothalamus and pituitary in health and disease.* Springfield, IL: Charles C. Thomas; 1972:3-65.
4. **Central Brain Tumor Registry of the United States (CBTRUS).** *Statistical Report: Primary Brain Tumors in the United States, 2004-2008.* Hinsdale, Ill: CBTRUS; 2012.

CAPÍTULO 4

Tumores no funcionantes de hipófisis y craneofaringioma

Dr. Andrés León Suárez ▪ Dr. Daniel Cuevas Ramos

Introducción

Los tumores hipofisarios o hipotalámicos representan de 10 a 20% de todos los tumores del sistema nervioso central y se presentan en 10.6% de la población. La mayoría de ellos son asintomáticos y se encuentran como incidentalomas.

Un incidentaloma es una lesión que aparece en un estudio de imagen, ya sea por tomografía o resonancia magnética, en un paciente asintomático al que se le hace el estudio por cualquier otra razón que la búsqueda del tumor. Su prevalencia va de 1.5-26% en las distintas series reportadas. En diferentes reportes de autopsias se ha encontrado de 15 a 20% de adenomas hipofisarios incidentales.

Hay muchas etiologías de los tumores en la región, pero el adenoma hipofisario benigno es el más frecuente (90%). Los carcinomas hipofisarios son extremadamente raros. Otros tumores a descartar en la región son quiste de la bolsa de Rathke, craneofaringioma, cordoma, meningioma, hamartoma, aneurisma, etc.

También es causa del aumento de tamaño de la hipófisis la hiperplasia fisiológica del lactotropo, que se encuentra durante el embarazo debido a concentraciones elevadas de estrógenos. Se puede presentar hiperplasia del tirotropo en pacientes con hipotiroidismo primario no tratado de larga evolución, por estimulación continua de la hormona liberadora de tirotropina (TRH, *thyrotropin-releasing hormone*).

La mayoría de los adenomas hipofisarios son de origen monoclonal, es decir, una célula es el origen del tumor. De los adenomas hipofisarios, 95% son esporádicos, sólo 5% se presenta en el contexto de síndromes como neoplasia endocrina múltiple tipo 1 (NEM-1), complejo de Carney o adenomas hipofisarios familiares solitarios.

En casos esporádicos, el oncogén *gsp* es el mayormente afectado. La subunidad alfa de la proteína G está afectada en 40% de los productores de GH, y las mutaciones en AIP (proteína que interactúa con el receptor de hidrocarburos arilados) causan 15% de los casos de adenomas hipofisarios familiares solitarios.

De acuerdo con su tamaño, los adenomas hipofisarios se clasifican en microadenomas (<1 cm) y macroadenomas (>1 cm). Otra forma de clasificarlos es como productores de hormonas o funcionantes y no productores o no funcionantes. Los productores de prolactina se denominan prolactinomas, los de ACTH dan origen a la enfermedad de Cushing y los de GH causan acromegalia. El más frecuente de los funcionantes es el prolactinoma (25-41%).

Los adenomas hipofisarios no funcionantes son los tumores más frecuentes de la región sellar (30-50%).

Generalmente, los síntomas en este tipo de tumores son por compresión de estructuras vecinas, por tanto, los macroadenomas son los más sintomáticos.

Las estructuras que se encuentran alrededor de la silla turca, y que pueden ser susceptibles a daño por parte de una masa sellar en crecimiento, son: quiasma óptico, arteria carótida, nervios craneales III, IV, VI y V (rama maxilar y oftálmica), seno cavernoso, seno esfenoidal y lóbulo temporal.

Son los síntomas visuales los que el paciente refiere con mayor frecuencia. A la exploración se puede encontrar pérdida de la visión temporal o central, unilateral o bilateral, por lo general asimétrica. Puede haber alteraciones pupilares si hay daño de los nervios craneales adyacentes. Sólo 10% de los pacientes tienen pérdida completa de la visión y es raro que se presente en un paciente previamente asintomático. Otros síntomas referidos son diplopía o pérdida de la percepción de la profundidad.

La cefalea se presenta en 40-60% de todos los pacientes y es causada por el aumento de la presión intracraneal e invasión de las meninges.

En la evaluación de todo paciente con un adenoma hipofisario se deben realizar estudios de la función hipofisaria. Se debe descartar que sea un adenoma productor, pero también que no condicione deficiencia de ninguna de las hormonas hipofisarias.

Los adenomas no funcionantes pueden causar hipopituitarismo por distintos mecanismos: por compresión del tallo hipofisario que impide el paso de las hormonas liberadoras, compresión del tejido hipofisario adyacente sano y por invasión hacia el hipotálamo. La afección del somatotropo se produce en 85% de los pacientes, seguida por la del gonadotropo en 75%. La afección del tirotropo y el corticotropo ocurre en menor medida.

Estos tumores se pueden presentar con hiperprolactinemia por compresión del tallo hipofisario, generalmente con valores menores de 100 µg/L. Valores mayores de 100 deben hacer pensar en otras causas, como el prolactinoma.

El mejor estudio para evaluar las características de los adenomas hipofisarios es la resonancia magnética. En la secuencia T1 simple, estos suelen ser hipo o isointensos; con la administración del contraste son hipointensos, y el tejido pituitario sano circundante es hiperintenso. Con este método de imagen se puede hacer diagnóstico diferencial con otros tumores como los meningiomas, que son hiperintensos después de la administración del contraste y, los quistes, que son hiperintensos en la secuencia T2.

En cuanto al manejo, las opciones terapéuticas que tenemos disponibles son: resección quirúrgica, medicamentos o radioterapia. Los microadenomas y los macroadenomas no funcionantes menores de 2 cm que están lejos del quiasma se pueden vigilar con imagen cada año por 3 años y después cada 2 años, si no hay crecimiento. Igualmente, a todos se les hace una evaluación hormonal anual, y campimetría a los macroadenomas.

Sin tratamiento, de 23 a 50% de los macroadenomas y 10% de los microadenomas presentan crecimiento en un seguimiento a 5 años, y hasta 10% pueden presentar apoplejía hipofisaria espontánea.

Las indicaciones para realizar la resección quirúrgica son alteraciones en la campimetría, oftalmoplejia por compresión de nervios craneales, lesión que contacte o comprima los nervios ópticos o el quiasma en una resonancia magnética, apoplejía hipofisaria con alteraciones visuales y crecimiento significativo durante el seguimiento. Se puede considerar también en pacientes con cefalea intratable por el adenoma, pacientes con hipopituitarismo y pacientes mujeres con lesiones cercanas al quiasma y deseo de embarazo.

Para asegurar una adecuada resección, la intervención quirúrgica debe ser realizada por un neurocirujano con experiencia en este tipo de tumores. El abordaje generalmente es transesfenoidal y se puede realizar con un microscopio o con un endoscopio. El abordaje transcraneal se reserva para los pacientes con gran extensión supraselar.

Posterior a la cirugía, 89-100% de los pacientes mejoran su cefalea, en 56-90%, mejora el déficit visual, y en 2-73%, mejora el hipopituitarismo. La mejoría visual y del hipopituitarismo suele ser mayor en los pacientes con poco tiempo de evolución y menor en los pacientes con macroadenoma.

Se debe dar seguimiento anual con resonancia magnética y estudios hormonales a todos los pacientes posoperados. Los que quedan con remanente del tumor tienen 60% de riesgo de presentar crecimiento o recurrencia a 5 años de seguimiento.

A los pacientes con crecimiento del remanente o recurrencia se les puede ofrecer tratamiento con radioterapia. Se prefiere la estereotáctica o la radiocirugía a la convencional, por presentar menos riesgo de hipopituitarismo y complicaciones asociadas. Se reporta una tasa de control de la enfermedad de 85 a 95% a 10 años de seguimiento.

En cuanto a los medicamentos, el que más se usa es la cabergolina, cuya tasa de control del crecimiento del tumor es de 85% con una dosis alrededor de 2 a 3.5 mg. Se puede utilizar en pacientes que tengan contraindicaciones para cirugía, no deseen operarse o en los que se decida vigilancia para evitar crecimiento.

Se han utilizado también los análogos del receptor de somatostatina como el octreotide o lanreotide, pero, debido a su alto costo y baja eficacia para el control del crecimiento (12%), no se recomiendan de forma rutinaria.

La temozolamida es un agente alquilante que se indica a pacientes con tumores agresivos, recurrentes, resistentes a radioterapia y pacientes con carcinoma hipofisario.

Craneofaringioma

Los craneofaringiomas son tumores raros de origen embrionario que se presentan en la región sellar o supraselIar.

Aunque tienen una tasa alta de supervivencia (87-95% a 20 años), la calidad de vida de los pacientes está disminuida por las secuelas que causa su tratamiento. Los craneofaringiomas en adultos tienen una mortalidad elevada en comparación con la población general.

Tienen una incidencia de 0.5 a 2 casos por millón por año, y hasta 50% se presenta en niños, representan 4% de todos los tumores intracraneales en ese grupo de edad. Presentan un pico de incidencia bimodal, el primero en la infancia (entre los 5 y 15 años) y el segundo alrededor de la quinta década de la vida.

Son tumores sólidos con un componente quístico, adheridos a las estructuras vasculares y el tejido cerebral adyacente a expensas de nidos celulares infiltrados en la zona de gliosis reactiva peritumoral. Hay 2 tipos histológicos: los adamantinomatosos y los papilares. Los primeros provienen del epitelio escamoso del ducto craneofaríngeo embrionario. Los papilares son producto de la metaplasia de células de la adenohipófisis en la *pars tuberallis*.

Se han encontrado múltiples mutaciones en genes que controlan la expresión de las β-cateninas en los pacientes con estos tumores.

Son supraselIares (hipotálamo) 95%, pero pueden aparecer en cualquier porción del ducto craneofaríngeo.

Los síntomas del tumor son por crecimiento e invasión a estructuras vecinas. Al ser tumores de crecimiento lento, los síntomas son insidiosos e inespecíficos, lo que habitualmente retrasa el diagnóstico entre 1 y 2 años.

En la infancia, lo más frecuente son las alteraciones visuales, los síntomas y signos secundarios a hipertensión intracraneal (cefalea, irritabilidad, náusea, vómito, papiledema) y la alteración del desarrollo y del crecimiento. En la edad adulta, los síntomas más frecuentes son el hipogonadismo con disfunción eréctil, alteraciones menstruales (45-65%) y las alteraciones visuales. Los síntomas de afección hipotalámica, como hiperfagia, obesidad, poliuria, polidipsia, se presentan a cualquier edad.

En la imagen, generalmente miden más de 2 cm y suelen ser mixtos (sólidos y quísticos). Se recomienda realizar una tomografía para evaluar las calcificaciones que son características hasta en 90% de la población. En una resonancia magnética se puede valorar, aparte del edema perineural, la gliosis reactiva y la invasión tumoral.

El tratamiento inicial es la sustitución hormonal de las deficiencias causadas por el tumor. Se debe tener cuidado de sustituir primero la falla suprarrenal central, para evitar precipitar crisis suprarrenales con el tratamiento de hormonas tiroideas.

La resección quirúrgica es el tratamiento inicial de la lesión y el objetivo es realizar una resección total, o casi total, tratando de preservar todo el tejido circundante sano y de no afectar estructuras vecinas. Gran parte de la disminución de la calidad de vida en estos pacientes se debe a resecciones muy agresivas que los dejan con complicaciones incapacitantes, como disfunción intelectual, pérdida de la visión o alteración en nervios craneales.

Después de la cirugía, se debe ofrecer radioterapia a los pacientes con remanente de la lesión. La supervivencia libre de progresión tras cirugía radical es de 70% a los 10 años, mientras que es sólo de 9% después de una cirugía subtotal sin radioterapia. Se puede utilizar radiocirugía o radioterapia estereotáctica fraccionada, con una tasa de control de enfermedad de 80% y respuesta completa de 20%.

Las lesiones quísticas recurrentes pueden ser drenadas por medio de aspiración con aguja estereotáxica o por cistostomía, y se ha llegado a utilizar la colocación de un depósito de colección del líquido (depósito de Ommaya), que puede drenarse por punción transcutánea.

Posterior a la cirugía, de 73 a 100% queda con deficiencias hormonales que deben sustituirse de por vida. Alrededor de 61% puede presentar obesidad por hiperfagia y 19%, diabetes insípida, por afección hipotalámica.

Referencias bibliográficas

1. **Dekkers, *et al*.** Treatment and Follow-Up of Clinically Nonfunctioning Pituitary Macroadenomas. *J Clin Endocrinol Metab*. 2008;93:3717–3726.
2. **Molitch ME.** Nonfunctioning pituitary tumors and pituitary incidentalomas. *Endocrinol Metab Clin North Am*. 2008;37:151–171.
3. **Kronenberg H, Melened S, *et al*.** Masas y tumores hipofisarios. En: *Williams. Tratado de Endocrinología*. 11ª ed. México: Elsevier; 2009: vol. 2.
4. **Freda, *et al*.** Pituitary Incidentaloma: An Endocrine Society Clinical Practice Guideline. *J Clin Endocrinol Metab*. 2011;96:894–904.
5. **Orjija IB, *et al*.** Pituitary Incidentaloma. *Best Pract Res Clin Endocrinol Metab*. 2012;26:47–68.
6. **Mehta GU, Jane JA.** Pituitary Tumors. *Curr Opin Neurol*. 2012,25:751–755.
7. **Venegas, *et al*.** Guía práctica del manejo y tratamiento de los craneofaringiomas y otras lesiones paraselares. *Endocrinol Nutr*. 2015;62:e1-e13.
8. **Penn, *et al*.** Management of non-functioning pituitary adenomas: surgery. *Pituitary*. 2018;21:145-153.
9. **Minitti, *et al*.** Management of non-functioning pituitary adenomas: radiotherapy. *Pituitary*. 2018;21:154-161.
10. **Huang W, Molitch ME.** Management of nonfunctioning pituitary adenomas (NFAs): Observation. *Pituitary*. 2018;21:162-167.
11. **Even-Zohar N, Greenman Y.** Management of NFAs: medical treatment. *Pituitary*. 2018;21:168-175.
12. **Herrmann ML.** Craniopharyngioma. *Endocrine Reviews*. 2014;35:513–543.
13. **Boop FA.** Craniopharyngioma. *J Neurosurg*. 2007;106:1–2.
14. **Zoicas F, Schöfl C.** Craniopharyngioma in adults. *Front Endocrinol*. 2012;3:46.
15. **Karavitaki N, Cudlip S, Adams CBT, Wass JAH.** Craniopharyngiomas. *Endocr Rev*. 2006;27:371-97.4.

CAPÍTULO 5

Apoplejía hipofisaria

Dra. Coralys Abreu Rosario ▪ Dr. Moisés Mercado Atri

Introducción

La apoplejía hipofisaria (AH) es un síndrome agudo que se caracteriza por el desarrollo súbito de cefalea, alteraciones visuales y del estado de alerta, así como de inestabilidad hemodinámica. La AH se debe a necrosis hemorrágica de un adenoma hipofisario, aunque existen reportes aislados de AH en hipófisis no tumorales. No tratada esta emergencia endocrinológica, puede poner en peligro la vida del paciente. Es importante aclarar que el término AH alude al síndrome clínico anteriormente mencionado y no al hallazgo aislado de hemorragia en estudios de imagen. Se estima que ocurre en 5-20% de todos los adenomas hipofisarios. Si bien los pacientes con adenomas clínicamente no funcionantes parecen tener una mayor incidencia de AH que aquellos con lesiones hormonalmente activas, existe controversia al respecto ya que en, muchos casos, la necrosis presente en el tejido disponible para estudio histopatológico impide una evaluación inmunohistoquímica adecuada.

Fisiopatología

El lóbulo anterior, o adenohipófisis, está irrigado por las arterias hipofisarias superiores que son ramas directas de la arteria carótida interna. Sin embargo, más de 80% del suministro sanguíneo de la hipófisis anterior viene de la circulación portal hipofisaria que se origina en capilares localizados en la eminencia media. El drenaje sanguíneo de la hipófisis es a través de senos venosos (seno petroso inferior) que desembocan en las venas yugulares. Este complejo sistema circulatorio hipofisario explica en parte por qué los adenomas hipofisarios sangran con más frecuencia que cualquier otro tumor intracraneano. Es controversial si la AH resulta de una hemorragia primaria del adenoma, o si se trata de un infarto hemorrágico. La explicación fisiopatológica más popular es que en la AH el crecimiento del macroadenoma rebasa la capacidad de su suministro sanguíneo; no obstante, los microadenomas también pueden sangrar. Otro mecanismo propuesto es que el crecimiento cefálico del tumor comprime los vasos hipofisarios superiores, lo que resulta en isquemia; sin embargo, la mayor parte del suministro sanguíneo de los adenomas hipofisarios proviene de las arterias inferiores que forman el sistema portal. Una tercera hipótesis sostiene que los adenomas hipofisarios tienen una vasculopatía intrínseca que los hace más susceptibles de sufrir una hemorragia.

Factores desencadenantes

Aunque la AH puede ocurrir espontáneamente, existen ciertas condiciones y factores que pueden desencadenarla. Las situaciones que tienen como común denominador un estado de la coagulación, tales como el embarazo, la cirugía cardiaca y ortopédica y el uso de anticoagulantes y antitrombóticos, son quizás las más reportadas (véase cuadro 5-2). También se han implicado como desencadenantes potenciales de AH al traumatismo cráneoencefálico, la hipertensión arterial y la diabetes *mellitus*, si bien las asociaciones son de dudosa significancia estadística (cuadro 5-2). La AH ha sido asociada con la realización de pruebas dinámicas hipofisarias con hormonas hipotalámicas como la hormona liberadora de gonadotropinas, la hormona liberadora de TSH y la hormona liberadora de corticotropina, así como con la hipoglucemia inducida por insulina (cuadro 5-2). El tratamiento con agonistas dopaminérgicos como la bromocriptina y la cabergolina también se ha relacionado con el desarrollo de AH, al igual que el tratamiento con estrógenos y con citrato de clomifeno (cuadro 5-2). A este respecto, se sabe que la mayoría de los adenomas hipofisarios (no solamente los prolactinomas) expresan el receptor dopaminérgico D2 y existe evidencia directa de que la bromocriptina y, en menor grado, la cabergolina producen fibrosis perivascular y necrosis hemorrágicas de los adenomas productores de prolactina.

Presentación clínica

La AH es la primera manifestación de un adenoma hipofisario en 50-75% de los casos. El cuadro agudo se caracteriza por cefalea, anomalías visuales, alteraciones en el estado de alerta e inestabilidad hemodinámica (véase cuadro 5-2). La cefalea con frecuencia se describe como retroorbitaria, y se debe a una combinación de irritación meníngea, compresión de la duramadre, crecimiento de las paredes de la silla turca e involucramiento de la rama superior del trigémino en el seno cavernoso. Las alteraciones visuales se deben a la compresión e irritación de la vía óptica y de los pares craneales III, IV y VI en el seno cavernoso, e incluyen la disminución de la agudeza visual y, más raramente,

Cuadro 5-1. Factores desencadenantes de apoplejía hipofisaria

Cirugía • Cardiaca • Ortopédica • Prostática	**Pruebas dinámicas** • TRH • CRH • GnRH • Hipoglucemia insulínica
Medicamentos • Antitrombóticos • Anticoagulantes • Estrógenos • Clomifeno • Agonistas dopaminérgicos: BEC, CBG	Embarazo Traumatismo craneoencefálico Diabetes? Hipertensión?

TRH (*thyrotropin-releasing hormone*): hormona liberadora de tirotropina; CRH (*corticotropin-releasing hormone*): hormona liberadora de corticotropina; GnRH (*gonadotropin-releasing hormone*): hormona liberadora de gonadotropina; CBG: cabergolina; BEC: bromocriptina.

Cuadro 5-2. Frecuencia de síntomas y signos de apoplejía hipofisaria

Cefalea	100%
Náusea y vómito	60-80%
Disminución de la agudeza visual	50-90%
Parálisis oculomotora	50-80%
Alteraciones campimétricas	50-80%
Alteraciones en el estado de alerta	20-50%
Fiebre	10-20%
Meningismo	10-15%

amaurosis, así como diplopía por parálisis oculomotora (cuadro 5-2). De hecho, el involucramiento de los nervios craneanos III, IV y VI es extremadamente raro en pacientes con adenomas hipofisarios no complicados y debe hacernos pensar en diagnósticos alternativos, como la presencia de metástasis en la región selar o enfermedades infiltrativas. En casos de AH la oftalmoplejía se reporta en 20-70% de los pacientes.

Las alteraciones en el estado de alerta se reportan en 20% de los casos y se deben a varios factores que incluyen hemorragia subaracnoidea, hipertensión endocraneana, hidrocefalia y compresión hipotalámica. Clínicamente los pacientes presentan desde letargo hasta estupor y coma. Otros síntomas y signos son la náusea, el vómito y la rigidez de nuca, los cuales resultan tanto de la irritación meníngea, como de la inestabilidad hemodinámica. La inestabilidad hemodinámica se debe a hipocortisolismo central agudo y puede ir desde hipotensión hasta franco colapso vascular que no responde al manejo con soluciones intravenosas ni con vasopresores.

Más del 80% de los casos de AH presentan deficiencia de una o más hormonas hipofisarias. La más relevante de estas deficiencias es la de hormona adrenocorticotrópica (ACTH, *adrenocorticotropic hormone*), con la consecuente insuficiencia suprarrenal secundaria, ya que es la causa principal del colapso hemodinámico de estos pacientes. La deficiencia de GH se presenta en cerca de 90% de los pacientes, mientras que los déficits de ACTH, tirotropina (TSH, *thyroid-stimulating hormone*) y gonadotropinas (LH/FSH, *luteinizing hormone/follicle stimulating hormone*) ocurren en 45-70%; el panhipopituitarismo, definido como la deficiencia de 3 o más hormonas hipofisarias se reporta en 25-30% de los casos. En la AH la prolactina puede estar discretamente elevada, usualmente por interrupción del tono dopaminérgico descendente o bien disminuida debido a un aumento en la presión intraselar; la hipoprolactinemia es un dato de mal pronóstico para la recuperación de los déficits hormonales hipofisarios. La diabetes insípida ocurre en menos de 10% de los pacientes y es usualmente transitoria. En el caso de los adenomas hipofisarios funcionantes, la AH puede dar lugar a la resolución clínica y bioquímica del síndrome de hipersecreción hormonal, aunque esto está documentado solamente en casos de acromegalia.

Diagnóstico por imagen

- **Tomografía axial computarizada (TAC):** una hemorragia reciente aparece como una lesión hiperintensa que no refuerza con la administración de medio de contraste. Conforme pasan los días, la hiperdensidad de la lesión va disminuyendo y comienza a haber reforzamiento en anillo tras la administración de medio de contraste. Por TAC, una hemorragia de 5 a 7 días de evolución puede confundirse con un adenoma con degeneración quística, un absceso o un infarto localizado.
- **Resonancia magnética nuclear (RMN):** La hemorragia se ve hiperintensa en imágenes T1 (véase figura 5-1). Esta señal hiperintensa depende de la conversión de desoxihemoglobina a metahemoglobina, por lo que en etapas muy tempranas o agudas de la AH puede no estar presente. En imágenes T2 la hemorragia aparece como una "mancha oscura", esto es, hipointensa al encéfalo. Conforme pasa el tiempo, la hiperintensidad en T1 puede disminuir y comienza a verse reforzamiento con la administración de gadolinio.

Evaluación bioquímica y hormonal

La biometría hemática puede mostrar discreta leucocitosis, aunque suele ser normal. El sodio puede estar normal, disminuido o elevado, en dependencia de la existencia de hipocortisolismo o diabetes insípida; sin embargo, la AH es causa de secreción inapropiada de hormona antidiurética, por lo que el hallazgo de hiponatremia no es infrecuente.

Cuando el paciente se presenta en estado agudo con datos de colapso hemodinámico, es conveniente obtener muestras de sangre para medición de cortisol sérico, si bien esto no debe retrasar el inicio del tratamiento con glucocorticoides. En estos casos encontramos niveles bajos de cortisol o, en ocasiones, inapropiadamente normales tomando en cuenta el estrés que el paciente está viviendo. Se debe hacer una evaluación hormonal completa una vez que el paciente se ha estabilizado. La gran mayoría de los pacientes tienen algún déficit hormonal hipofisario. La deficiencia de GH se diagnostica con la determinación de niveles bajos de IGF-1 (factor de crecimiento insulinoide-1) ajustados por edad y con diversas pruebas de estimulación de GH, de las cuales la hipoglucemia inducida por insulina es el estándar de oro. El hipotiroidismo central se caracteriza por niveles bajos de tiroxina libre, en presencia de una TSH disminuida o inapropiadamente normal; el hipogonadismo hipogonadotrópico consiste en niveles bajos de estradiol o testosterona, en presencia de niveles bajos de LH y TSH.

Diagnóstico diferencial

Se debe hacer diagnóstico diferencial con hemorragia subaracnoidea por ruptura de aneurisma y con meningitis, ya que ambos cursan con cefalea, datos de irritación meníngea y alteraciones visuales y del estado de alerta. En la mayoría de los casos, el estudio de imagen confirma el diagnóstico. Ante la sospecha de AH, se debe evitar la realización de punción lumbar ya que la descompresión aguda del líquido cefalorraquídeo puede dar lugar a herniación de amígdala. Los estudios de imagen actuales hacen necesaria la realización de angiografía cerebral.

Manejo

El tratamiento inicial tiene como objetivo estabilizar hemodinámicamente al paciente con soluciones intravenosas y glucocorticoides. Existen distintos regímenes, pero el más usado consiste en 100 mg de

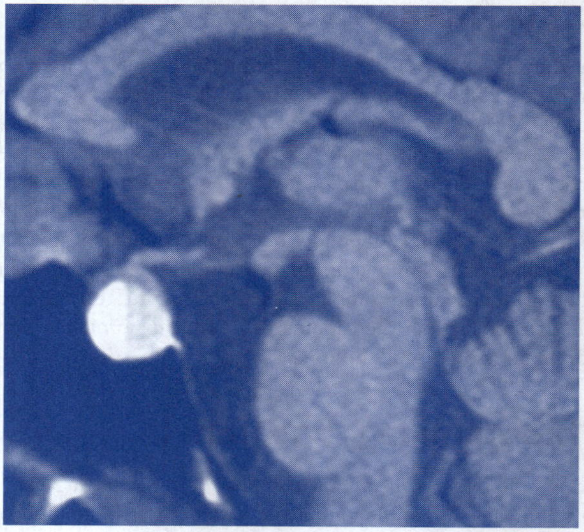

Figura 5-1. Resonancia magnética nuclear, corte sagital, secuencia T1 sin contraste. Muestra lesión hiperintensa que ocupa casi la totalidad de la glándula y se corresponde a la hemorragia hipofisaria.

hidrocortisona por vía intravenosa hasta que la hipotensión arterial se haya normalizado y el paciente esté lo suficientemente alerta para tolerar la vía oral. Una vez estable el paciente se puede convertir la hidrocortisona IV a hidrocortisona oral (10 mg en la mañana y en la tarde) o bien a prednisona (5 mg en una sola toma en la mañana) en dosis sustitutivas. Es fundamental identificar los factores desencadenantes y corregirlos. Aunque nunca se han llevado estudios prospectivos aleatorizados, el tratamiento quirúrgico temprano no parece ofrecer ventaja alguna sobre el manejo conservador en cuanto a la recuperación de los déficits hormonales se refiere. Varios estudios retrospectivos sugieren que la cirugía temprana resulta en una mayor probabilidad de recuperación de los campos visuales, mas no de la agudeza visual ni de los déficits hormonales. En la actualidad, la cirugía descompresiva de emergencia está indicada cuando existe un deterioro progresivo de la agudeza o los campos visuales o del estado de alerta, a pesar de una estabilización hemodinámica adecuada.

La mayoría de los pacientes requerirán manejo quirúrgico para resecar el adenoma hipofisario, el cual se puede hacer por vía transesfenoidal en muchos casos. Es importante reevaluar a los pacientes una vez que se hayan estabilizado para identificar los déficits hormonales existentes y realizar el reemplazo correspondiente con hormona tiroidea y esteroides gonadales.

Referencias bibliográficas

1. **Ayuk J, McGregor EJ, Mitchell RD, Gittoes NJ.** Acute management of pituitary apoplexy—surgey or conservative management. *Clin Endocrinol*. 2004;61:747-742.
2. **Möller-Göede DI, Brändle M, Landau K, *et al*.** Pituitary apoplexy: re-evaluation of risk factors for bleeding into pituitary adenomas and impact on outcome. *Eur J Endocrinol*. 2011;164:3943.
3. **Ranabir S, Borna MP.** Pituitary apoplexy. *Indian J Endocrinology Metab*. 2011;15(suppl.3):S188-S196.
4. **Ranveva HS, Schoebel J, Byrne J, *et al*.** Classical pituitary apoplexy: clinical factors, management and outcome. *Clin Endocrinol*. 1999;51:181-188.
5. **Semple PI, Jane JA, Jr, Laws ER, Jr.** Clinical relevance of precipitating factors in pituitary apoplexy. *Neurosurgery*. 2007;61:956-962.
6. **Vargas G, González B, Guinto G, *et al*.** Pituitary apoplexy un non-functioning pituitary macroadenomas: A case-control study. *Endocr Pract*. 2014;1274-1280.

[illegible]

[illegible]

[illegible]

[illegible]

CAPÍTULO

6

Deficiencia de hormona del crecimiento en niños

Dr. Raúl Calzada León

Introducción

La hormona del crecimiento (GH, *growth hormone*) se encuentra en la circulación fetal desde la 10ª semana de gestación, pero no regula el crecimiento hasta los 18-24 meses de vida, y no hay correlación entre los valores de GH y los de IGF-1 e IGFBP-3 en el recién nacido, por la falta de receptores para GH (insensibilidad fisiológica).

Esta hormona se secreta en forma pulsátil, con picos más altos y anchos en la noche. Al unirse a su receptor activa al sistema JAK–STAT, que regula la síntesis de IGF-I, IGFBP3 y de la subunidad ácido-lábil. El receptor de IGF-I tiene homología estructural con el de insulina (ambos estimulan tirosina-cinasa). IGF-I actúa sobre el crecimiento, desarrollo y diferenciación celular, y la insulina, en la homeostasis metabólica, pero puede haber acciones cruzadas.

Cuadro clínico

Etapa neonatal

- Peso, talla, perímetro cefálico y proporciones corporales normales al nacer y acordes con la edad gestacional.
- Talla y peso normales el primer año en ausencia de otras deficiencias hormonales.
- Hipoglucemia neonatal de fácil control con aporte de glucosa, e ictericia prolongada, sobre todo cuando hay hipocortisolismo asociado a hipopituitarismo congénito.
- Micropene y/o criptorquidia, particularmente cuando existe hipogonadismo asociado a hipopituitarismo congénito.
- Pueden existir alteraciones de la línea media: disminución de la distancia interocular, úvula pequeña o malformada, paladar alto y/o hendido, labio leporino, nistagmo horizontal (particularmente cuando hay defectos del septum).

Etapa de la niñez a la pubertad

- Talla baja por disminución moderada a severa de la velocidad de crecimiento.
- Edad ósea retrasada que llega a ser más de 2 años menor que la cronológica.
- A los defectos de la línea media, se puede agregar incisivo central único.
- Distribución central de la grasa, con o sin sobrepeso.
- Frente prominente, puente nasal deprimido, hipoplasia medio facial, voz aguda.
- Proporciones corporales armónicas (ligero acortamiento del segmento inferior).
- Micropene y/o criptorquidia cuando hay hipogonadismo asociado.

Diagnóstico

- En la primera semana de vida posnatal, se considera anormal una GH basal <25 ng/mL, sin que influya el patrón de lactancia ni el tipo de leche.

- A partir de los 2 años de edad, la GH basal puede oscilar entre 0 y 5 ng/mL, por lo que no permite discriminar entre deficiencia y suficiencia de GH.
- IGF-1 e IGFBP3 basales, bajas (alta sensibilidad, pero baja especificidad).
- Dos pruebas de estimulación de la secreción de GH con clonidina, insulina, glucagón (sobre todo en neonatos), arginina, etc., o sus combinaciones, con un valor máximo de GH de 3 ng/mL (deficiencia absoluta), 5 ng/mL (deficiencia severa), 7 ng/mL (deficiencia leve) o 10 ng/mL (deficiencia dudosa). Los valores de corte son muy discutibles porque: a) dependen del tipo de ensayo utilizado; b) hay poca reproductibilidad; c) están influidos por edad, pubertad, obesidad, estado de salud, duración del ayuno, medicamentos, estrés y otros; y d) hay muchas respuestas falsas. Se ha propuesto cebamiento con esteroides sexuales sin que haya consenso al respecto.
- A cualquier edad se debe descartar deficiencia múltiple de hormonas de la hipófisis, malformaciones de línea media y tumores intracraneanos, y hacer TAC o RMN de hipotálamo e hipófisis + prolactina, cortisol, ACTH, TSH, T4 libre. En la etapa neonatal o a partir de los 10 años (mujeres) y 12 años (varones), se debe hacer LH, FSH, estradiol/testosterona).

Tratamiento

- Hormona del crecimiento recombinante humana, ya sea obtenida mediante ingeniería genética en *Escherichia coli* o en células de mamíferos.
- La administración debe ser subcutánea y todos los días durante todo el tiempo de manejo, independientemente de que existan enfermedades concomitantes.
- Se recomienda administrar en las noches.
- La dosis debe ser establecida por el endocrinólogo pediátrico.
- Cuando existe deficiencia de una o más hormonas hipofisarias, la GH debe iniciarse al mismo tiempo o después, pero nunca antes de que se haya establecido el tratamiento sustitutivo para las demás deficiencias hormonales.

Referencias bibliográficas

1. **Ranke MB, Lindberg A, Tanaka T, *et al*.** Baseline characteristics and gender differences in prepubertal children treated with growth hormone in Europe, USA, and Japan: 25 Years' KIGS Experience (1987-2012) and Review. *Horm Res Paediatr*. 2017;87(1):30-41.
2. **Calzada-León R.** Uso de hormona de crecimiento humana recombinante. *Rev Med Inst Mex Seguro Soc*. 2017;55(2):196-213.

CAPÍTULO 7

Tratamiento del adulto con deficiencia de hormona del crecimiento

Dr. Ricardo Choza Romero

Introducción

El tratamiento con hormona del crecimiento en adultos con deficiencia de esta hormona fue aprobado en Estados Unidos a partir del año 1996. A pesar de que, de manera general, el tratamiento es seguro y eficaz, hay algunas áreas que aún deben ser aclaradas, como la influencia del medicamento en la tolerancia a la glucosa y si en realidad disminuye eventos cardiovasculares al mejorar parámetros de composición corporal y en los niveles de lípidos; además, hay que esclarecer su posible relación con neoplasias en el tratamiento a largo plazo.

La dosis inicial debe ser individualizada, considerando entre otros factores: peso, edad, estatura y, sobre todo, la respuesta en cada paciente y los efectos colaterales. En términos generales, se acepta que debe iniciarse con dosis bajas y estas deberán ser tituladas de acuerdo a la respuesta clínica, especialmente, a los efectos colaterales que pudieran presentarse y, además, deberán tomarse en cuenta los niveles de IGF-1.

En pacientes entre los 30 y los 60 años puede iniciarse el tratamiento con 200 a 300 µg/día (0.6 a 0.9 unidades/día) en aplicación **subcutánea**. La dosis puede ser incrementada cada 30 a 60 días, entre 100 y 200 µg/día, de acuerdo a la respuesta clínica y a la presencia de efectos colaterales (véanse cuadros 7-1 y 7-2).

El tratamiento para mayores de 60 años se inicia con dosis menores, por ejemplo, con 100 a 200 µg/día (0.3 a 0.6 US/día), y se irá incrementando de manera progresiva. En menores de 30 años se inicia con dosis más altas, por ejemplo, de 400 a 500 µg/día.

En pacientes con emaciación debido a VIH, la HC ha demostrado mejorar la puntuación en la evaluación de lipodistrofia y un aumento en el número de células T "*Naive*" CD4.

Su uso en atletas, para aumentar la masa y la fuerza muscular, no está autorizado; la hormona induce un incremento en el nivel de masa magra y disminución de masa grasa.

El tratamiento con HC en personas seniles con deficiencia de HC ha mostrado, en lo general, mejorar la calidad de vida, aunque los resultados de la evaluación de calidad de vida (Qol, *quality of life*) han sido variables y han dependido, en gran medida, de la edad de los sujetos evaluados. Al mejorar la fuerza muscular y la movilidad en pacientes en cama por periodos prolongados, o incapacitados, este tratamiento puede contribuir a disminuir el riesgo de desarrollo de úlceras por decúbito o puede contribuir a la recuperación una vez que estas han aparecido.

Cuadro 7-1. Recomendaciones para terapia de reemplazo con HC en adultos deficientes

Dosis de inicio:
Edad mayor de 60 años: 0.1 a 0.2 mL al día.
Edad de 30 a 60 años: 0.2 a 0.3 mL al día.
Menos de 30 años: 0.4 a 0.5 mL al día (puede ser mayor para pacientes en transición de dosis pediátrica a dosis de la vida adulta).
*** Utilizar dosis menores de HC (0.1 a 0.2 mL al día) en todos los pacientes con diabetes, intolerancia a la glucosa o factores de riesgo.

Cuadro 7-2. Recomendaciones para terapia de reemplazo con HC en adultos deficientes

- **Objetivos:**
  El objetivo para los niveles séricos de IGF-I deberá estar a la mitad del rango normal apropiado para edad y género, a menos que los efectos colaterales sean severos.
  Considerar un intento de mayor dosis de HC para determinar si esto produce un mayor beneficio y el paciente no experimenta efectos colaterales.
- **Titulación de la dosis:**
  Entre 1 y 2 meses se debe aumentar la dosis en incrementos de 0.1 a 0.2 mg por vía subcutánea, cada 24 horas, con base en la respuesta clínica, en los niveles séricos de IGF-I, en los efectos colaterales y en consideraciones individuales, como intolerancia a la glucosa.
  En pacientes ancianos pueden necesitarse incrementos más pequeños a intervalos más largos.

Referencias bibliográficas

1. **Hoybye C, Jens Sandahl CH.** Growth hormone replacement in adults-current standards and new perspectives. *Best Practice.* 5.(Suppl.2):1-29. *Research Clinical Endocrinology and Metabolism.* 2015;29:115-123.
2. **Cook D, Yuen KC, Biller B, Vance ML.** American Association of Clinical Endocrinologist Medical Guidelines for Clinical Practice for Growth Hormone use in Growth Hormone Deficient Adults and Transition Patients 2009 UPDATE. *Endocrine Practice*. 2009;15:(Suppl.2):1-29.
3. **Díez J, Sangiao AI.** Treatment with Growth Hormone for Adults with Growth Hormone Deficiency Syndrome: Benefits and Risks. *Int J Mol Sci*. 2018;19:893:1-19.
4. **Backeljaw ADB, Bidlingmaier M, Biller B, *et al.*** GH safety workshop position paper: a critical appraisal of recombinant human G therapy in children and adults. *Europ J Endocrinol*. 2016;174:1-9.
5. **Elbornsson M, Götherstro G, Bosæus I, *et al.*** Fifteen years of GH replacements improves body composition and cardiovascular risk factors. *Europ J Endocrinol*. 2013;168: 745-753.
6. **Molitch M, Clemmons D, Malozowski S, *et al.*** Evaluation and Treatment of Adult Growth Hormone Deficiency: An Endocrine Society Clinical Practice Guideline. *J Clin Endocrinol Metab*. 2011;96:(6):1587-1609.
7. **Stocholm K, Gudmundur J.** Reviewing the safety of GH replacement therapy in adults. *Growth Hormone and IGF Research*. 2015;25:149-157.
8. **Ho Ken K.Y. K.K.Y.H. on behalf of the 2007 GH Deficiency Consensus Workshop Participants.** Consensus guidelines for the diagnosis and treatment of adults with GH deficiency: a statement of the GH Research Society in association with the European Society for Pediatric Endocrinology, Lawson Wilkins Society, European Society of Endocrinology, Japan Endocrine Society and Endocrine Society of Australia. *European Journal of Endocrinology*. 2007;157:695-700.
9. **Drake WM, Howell SJ, Manson JP, Shalet SM.** Optimizing GH Therapy in Adults and Children. *Endocrine Reviews*. 2001;22:425-450.10.
10. **Meinhardt U, Nelson E, Birznlece HJ, *et al.*** The Effects of Growth Hormone on Body Composition and Physical Performance in Recreational Athletes. A Randomized Trial. *Ann Intern Med*. 2010;152:568-577.11.
11. **Koutkia P, Canavan B, Breu J.** Growth Hormone-Releasing Hormone in HIV-Infected Men with Lipodystrophy. A Randomized Controlled Trial. *JAMA*. 2004;292(2):210-218.

CAPÍTULO

8 Hipofisitis y patologías similares

Dr. Francisco J. Gómez Pérez ▪ Dr. Luis David Sol Oliva

Introducción

La hipófisis puede afectarse por procesos inflamatorios de origen autoinmune o infeccioso, granulomas mal definidos etiopatogénicamente, procesos infiltrativos por células de origen hematopoyético, o por diversos materiales como en la hemocromatosis y la amiloidosis. Aunque la hipofisitis se considera una patología poco frecuente, su prevalencia parece subestimada por un infradiagnóstico. En especímenes hipofisarios de diversas series quirúrgicas se han reportado cifras de 0.30 a 0.88%.

Es importante conocer esta entidad, ya que suele confundirse con adenomas hipofisarios y, por ende, inducir a una resección quirúrgica terapéutica, cuando podrían utilizarse otras estrategias no invasivas de beneficio.

Clasificación

En el cuadro 8-1 se muestra la clasificación propuesta de hipofisitis.

Cuadro clínico

Las manifestaciones pueden agruparse en 4 categorías:

1. **Por efecto de masa:** cefalea, trastornos visuales.
2. **Por hipofunción adenohipofisaria:** puede existir disfunción a través de daño por inflamación, afección celular por mecanismos autoinmunes y/o compresión mecánica del tejido normal que, ocasionalmente, es secundaria a edema. Las más comunes son defectos del corticotropo en 33%, tirotropo en 13%, lactotropo en 31% y gonadotropo en 26%.
3. **Por hipofunción neurohipofisaria:** diabetes insípida.
4. **Por hiperprolactinemia:** hipogonadismo y/o galactorrea.

Diagnóstico

Los casos de inflamación de naturaleza infecciosa son aún menos frecuentes, en la actualidad predominan los de naturaleza autoinmune. El diagnóstico suele ser de exclusión y asociación, según el contexto observado, ya que desafortunadamente no siempre se puede contar con evidencia histopatológica y los anticuerpos dirigidos contra antígenos hipofisarios carecen de una adecuada especificidad (véase cuadro 8-2). Se debe realizar un estudio de imagen del área selar, para ello, es de elección la resonancia magnética contrastada con secuencias y cortes apropiados para dicha región. En el cuadro 8-3 se incluyen una serie de características que pueden ayudar a diferenciar una hipofisitis de un adenoma, que, como se mencionó, suele confundirse con esta patología. Una situación que debe llevar al clínico a sospechar una hipofisitis es el hecho de que el grado de hipofunción esté en desproporción con el tamaño de la tumoración que revele el estudio de imagen. En la figura 8-1 se muestran algunas variedades de imagen que se han descrito en esta patología. Otras veces la imagen puede ser indistinguible de un adenoma. La deficiencia hormonal en un contexto de autoinmunidad personal o familiar, sobre todo cuando la imagen de "tumor" es pequeña, puede orientar al diagnóstico.

Cuadro 8-1. Clasificación de la hipofisitis

Primarias

1. Hipofisitis linfocítica
- Adenohipofisitis linfocítica
- Infundíbuloneurohipofisitis linfocítica
- Hipotalamitis linfocítica

2. Hipofisitis granulomatosa idiopática

3. Hipofisitis relacionada con IgG4

4. Hipofisitis necrotizante (entidad pobremente definida, podría tratarse de la evolución final de una hipofisitis autoinmune)

Secundarias

1. Enfermedades sistémicas granulomatosas
- Infecciosas (tuberculosis, otras bacterias, virus u hongos)
- Sarcoidosis
- Linfomas
- Granulomatosis con poliangeitis
- Quiste de bolsa de Rathke infectado
- Arteritis de Takayasu
- Enfermedad de Crohn

2. Diversos tipos de histiocitosis

Hand Schuller Christian

Otras

3. Enfermedades infiltrativas
- Hemocromatosis
- Amiloidosis

4. Iatrogénicas
- Anticuerpos monoclonales anti CTLA-4
- Interferón alfa

5. Enfermedades que asemejan hipofisitis
- Germinoma
- Astrocitoma

Cuadro 8-2. Algunas pruebas indicadas según la sospecha de la etiología de la afección hipofisaria

Sospecha etiológica	Pruebas
Hipofisitis linfocítica	Anticuerpos antitiroideos, anti-Ro/SSA, anti-La/SSB o de acuerdo con la sospecha de otras afecciones autoinmunes
Lesiones granulomatosas	Estudios de imagen de tórax, estudios de imagen de cráneo, estudios de LCR, pruebas para tuberculosis, niveles de ECA, ANCA
Enfermedad relacionada con IgG4	Medición de IgG4 sérica, biopsia con estudio histopatológico, PET con FDG
Germinoma	Mediciones séricas y en LCR de AFP y hCG
Histiocitosis	Biopsia con estudio histopatológico, gammagrama óseo, PET con FDG
Otras enfermedades infecciosas o infiltrativas	DHL sérica, biopsia con estudio histopatológico, estudios de LCR

LCR: líquido cefalorraquídeo, ECA: enzima convertidora de angiotensina, ANCA: anticuerpos anticitoplasma de neutrófilos, PET: tomografía por emisión de positrones, FDG: fluorodesoxiglucosa, AFP: alfafetoproteína, hCG (*human chorionic gonadotropin*): gonadotropina coriónica humana, DHL: deshidrogenasa láctica

Cuadro 8-3. Datos diferenciales en resonancia magnética contrastada entre hipofisitis autoinmune y adenomas hipofisarios

	Hipofisitis autoinmune	Macroadenoma hipofisario
Lesión asimétrica	-	+
Señal homogénea previo al contraste	+	-
Reforzamiento homogéneo con el contraste	+	-
Piso selar intacto	+	-
Extensión supraselar	+	+
Engrosamiento del tallo hipofisario	+	-
Desplazamiento del tallo hipofisario	-	+
Pérdida de la hiperintensidad fisiológica de la neurohipófisis	+	-

+ más frecuente, - menos frecuente

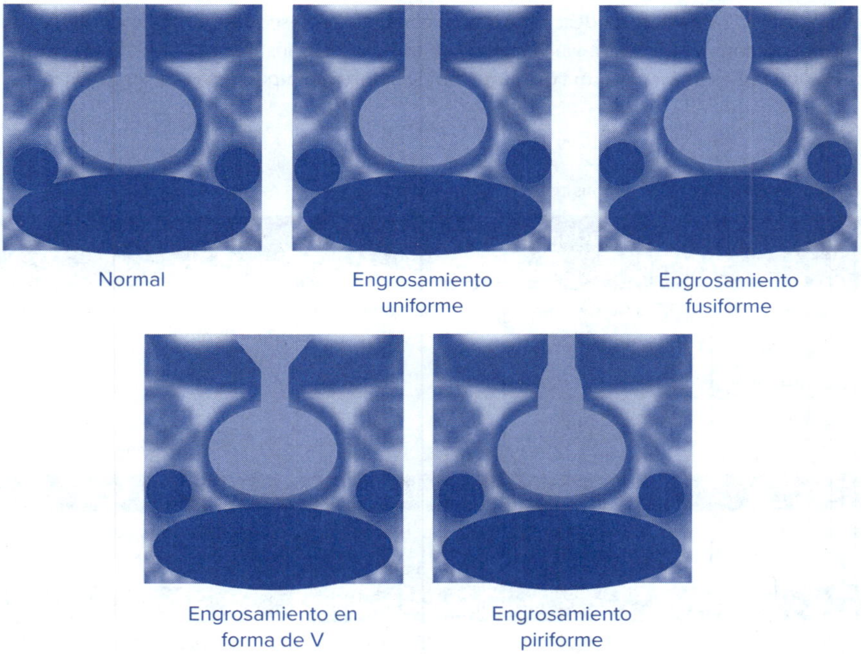

Figura 8-1. Diversas variedades de engrosamiento del tallo.

Tratamiento

El tratamiento dependerá de la etiología de la hipofisitis o condiciones que la asemejen, por ejemplo, se deberá dar tratamiento antifímico ante una afección por tuberculosis, terapia inmunosupresora ante una afección por poliangitis granulomatosa, etc. En el caso de la hipofisitis autoinmune primaria, el objetivo será la disminución del tamaño hipofisario cuando existe compresión de las vías ópticas, e intentar obtener la recuperación de la función hormonal. Debido a la baja incidencia de la enfermedad (tomando en cuenta el infradiagnóstico), no se tienen estudios controlados que permitan establecer un consenso para una conducta terapéutica uniforme, por lo que están descritos en la literatura esquemas con diversos fármacos, dosificaciones y tiempos de duración (véase cuadro 8-4). Aunque algunos de estos casos pueden llegar a autolimitarse y algunos autores señalan la posibilidad de una conducta expectante con vigilancia estrecha, la progresión de la enfermedad, desde el punto de vista de crecimiento hipofisario y disminución progresiva de las deficiencias hormonales, se ha demostrado en la mayoría de los casos, por lo que un tratamiento temprano debe ser la conducta apropiada.

Nosotros tuvimos un caso de granulomatosis de Wegener con diabetes insípida que mejoró con el tratamiento sistémico de la enfermedad y que recayó cuando la enfermedad se reactivó. Igualmente, en un caso con datos de hipofisitis, pero con un linfoma no Hodgkin difuso de células B con diabetes insípida, pudo controlarse la diabetes insípida, en este caso sin recaída, con el tratamiento a base de CHOP sistémico IV con dexametasona y metotrexate.

Es importante señalar que la cirugía debe considerarse sólo en casos con manifestaciones compresivas críticas y/o de curso acelerado y, en casos de duda, después de haber realizado un estudio no invasivo razonablemente completo y haber ensayado un tratamiento inmunosupresor de prueba sin mejoría, con la intención de descomprimir mediante una resección limitada de tejido con fines terapéuticos (descompresión de la vía visual) y con utilidad diagnóstica, ya que se ha demostrado que la solución quirúrgica se asocia a una disminución de la función hipofisaria adicional a la ya existente.

Cuadro 8-4. Tratamiento de la hipofisitis autoinmune primaria

Fármaco	Dosificación	Duración	Indicaciones
Glucocorticoides orales			
Prednisona	7.5 a 60 mg/día	2 a 136 semanas	Considerar como primera línea de tratamiento
Prednisolona	5 a 80 mg/día		
Metilprednisolona	30 a 120 mg/día		
Hidrocortisona	60 a 200 mg/día		
Dexametasona	1 a 8 mg/día		
Glucocorticoides intravenosos			
Metilprednisolona	60-120 mg/día	2 semanas	Manifestaciones compresivas moderadas o graves
	500-1 000 mg/día	3 días	
Otros inmunosupresores			
Azatioprina	100-200 mg/día	6-12 meses	Alternativa a glucocorticoides, ahorrador de glucocorticoides, segunda línea de tratamiento
Metotrexate	7.5-12.5 mg/semana	No definida (varios meses)	
Ciclosporina A	25 mg/día	18 meses	

Referencias bibliográficas

1. **Bizzarro BA, Coronella C, Bellastella, *et al*.** Lymphocytic hypophysitis: a rare or underestimated disease? *Eur J Endocrinol*. 2003;149:363–376.
2. **Sugihara H.** Review on Recent Topics in Hypophysitis. *J Nippon Med Sch*. 2017;84:201-208.
3. **Guaraldi F.** Pituitary Autoimmunity. Fr*ont Horm Res*. Basel, Karger, 2017;48:48–68.
4. **Pérez G, Almeda-Valdés P, Cuevas-Ramos D, *et al*.** Hipofisitis autoinmune: serie de casos y revisión de la literatura. *Gaceta Médica de México*. 2013;149:229-236.
5. **Faje A.** Hypophysitis: Evaluation and Management. *Clin Diabetes Endocrinol*. 2016;2:15.
6. **Caturegli P, Newshchaffer C, Olivi A, *et al*.** Autoimmune hypophysitis. *Endocrine Rev*. 2005;26(5):599-614.
7. **Leon Suárez A, Roldan-Sarmiento P, Gómez-Sámano MA, *et al*.** Infundibulo-hypophysitis-like radiological image in a patient with pituitary infiltration of a diffuse large B-cell non-hodgkin lymphoma. *Endocr Diab Metab Case Reports*. 2016. Disponible en: http;//www.edmcasereports.com.

CAPÍTULO

9

Diabetes insípida

Dr. Valentín Sánchez Pedraza

Introducción

La homeostasis del agua corporal está determinada por los ingresos y egresos de esta. Los egresos o pérdidas de líquido se llevan a cabo a través de respiración, sudoración, defecación y excreción urinaria. Los ingresos básicamente dependen de la ingesta de líquidos. Mientras muchos de estos procesos ocurren de forma automática en sujetos sanos, ciertas situaciones pueden alterar el estado de equilibrio del agua corporal.

Fisiología de la secreción de la hormona antidiurética

Los cambios en el volumen sanguíneo intravascular son sensados por barorreceptores, mientras que los cambios en la osmolaridad plasmática ("centros de la sed") son sensados por osmorreceptores localizados en regiones específicas del hipotálamo, como el órgano vasculoso de la lámina terminal (OVLT) y el órgano subfornical (SFO, *subfornical organ*). Por otra parte, la hormona antidiurética arginina-vasopresina (AVP), sintetizada en los núcleos paraventricular y supraóptico y almacenada en la neurohipófisis, es esencial para mantener el equilibrio hídrico ya que responde a cambios en el volumen intravascular y/o osmolaridad plasmática al recibir información procedente de estos receptores. En estados de deshidratación o hipernatremia estos receptores se activan, lo cual genera sensación de sed y, por tanto, incremento en la ingesta de agua.

Aproximadamente 90% del agua filtrada en el glomérulo se reabsorbe en el túbulo próximal y rama descendente del asa de Henle; el ajuste en la reabsorción de agua depende principalmente de la liberación de AVP que se une a receptores específicos en el riñón.

Arginina-vasopresina

La vasopresina es un nonapéptido producido en las neuronas magnocelulares del hipotálamo (núcleo supraóptico y paraventricular), así como en neuronas parvoceulares de los núcleos paraventriculares; el gen que codifica para vasopresina se localiza en el cromosoma 20p. Las acciones de la vasopresina están mediadas a través de receptores acoplados a proteínas G, que actualmente se clasifican en V1 (vascular), V2 (renal), V3 (hipofisario).

Receptor V2 para arginina-vasopresina

La arginina vasopresina se une a nivel renal a los receptores V2 en la membrana basolateral del túbulo colector y se genera la activación de adenil-ciclasa (AC) a través de la subunidad "s" de la proteína G, con la consiguiente elevación intracelular de AMPc y la activación de la proteína cinasa A (PKA, *protein kinase A*). Luego la acuaporina 2 (AQP2) se fosforila y trasloca hacia la membrana plasmática apical, lo que incrementa la permeabilidad al agua a través de un transporte pasivo mediante las AQP2, y es liberada por medio de AQP3 y 4 expresadas en la membrana basolateral.

Esta es la forma clásica en la que AVP interactúa con su receptor, pero se han descrito otros mecanismos de regulación de las AQP2, como la vía de señalización de la MAPK, fosfodiesterasas, GMPc, oxitocina y mecanismos inhibidores como prostaglandina E2, bradicinina, dopamina, endotelina-1, acetilcolina y factor de crecimiento epidérmico, entre otros. La relevancia clínica de cada uno de estos mediadores aún no ha sido bien determinada.

Diabetes insípida

La diabetes insípida fue descrita por primera ocasión en el siglo XVIII y se define como una deficiencia en la liberación de vasopresina por la neurohipófisis (diabetes insípida central) o por una falta de acción a nivel tubular renal (diabetes insípida nefrogénica).

Cuadro clínico

La edad de presentación depende de la etiología, por lo que puede estar presente a cualquier edad; habitualmente afecta por igual a ambos géneros. Las principales manifestaciones clínicas son poliuria, polidipsia (ingesta de 2-20 litros por día), hipostenuria, deshidratación e hipernatremia.

Cuando se presenta durante el embarazo puede causar oligohidramnios, preeclampsia y, ocasionalmente, insuficiencia hepática.

En casos severos de diabetes insípida nefrogénica congénita los pacientes excretan de 10-20 litros de orina por día.

Etiología de la diabetes insípida central

Se conoce que 50% de la diabetes insípida central es idiopática; sin embargo, es importante dar seguimiento a estos pacientes y sospechar un crecimiento lento de lesiones intracraneales, cáncer de pulmón o mama, leucemia o linfoma que se han asociado a este tipo de diabetes.

En traumatismo craneoencefálico severo, se presenta hasta en 16% de los casos.

Otras causas de diabetes insípida central son enfermedades infiltrativas (histiocitosis y sarcoidosis), anorexia nerviosa, infecciones (menigitis virales, toxoplasmosis), lupus eritematoso sistémico, posterior a procedimientos quirúrgicos, por alteraciones vasculares (aneurisma, encefalopatía hipóxica, síndrome de Sheehan) y por infundibulohipofisitis de diversos orígenes principalmente autoinmune.

Se han tratado de identificar factores predisponentes para diabetes insípida posterior a procedimientos quirúrgicos de hipófisis y se ha observado que un cambio en el porcentaje de Na pre y posoperatorio de 1.4% (OR1.39 IC 95%1.15-1.69), un sodio sérico preoperatorio de 139.2 mmol/L (OR 1.19 IC 95% 1.02-1.40) y el abordaje quirúrgico por craneotomía (OR 5.48 IC 95% 1.60-18.80) incrementan de manera significativa el riesgo de presentar diabetes insípida.

Etiología de diabetes insípida nefrogénica

Puede ser secundaria al uso de fármacos (demeclociclina, amfotericina B, aminoglucósidos, cisplatino, didanosina, litio), posobstructivo urinario, alteraciones vasculares (necrosis tubular aguda), alteraciones metabólicas (hipercalcemia, hipocaliemia), enfermedades infiltrativas (amiloidosis, síndrome de Sjögren), genéticas (ligada a cromosoma X, mutaciones en el receptor V2, mutaciones en acuaporina 2, hiperactivación de Nrf2).

En diabetes insípida nefrogénica congénita se ha determinado mutación del receptor V2 en 90% de los casos y se encuentra ligada al cromosoma X; el otro 10% es de transmisión autosómica dominante o recesiva por mutaciones en acuaporina 2.

Diagnóstico

Es importante tomar en cuenta los diagnósticos diferenciales, entre ellos: polidipsia psicógena, diuresis osmótica, hipertrofia prostática, diabetes *mellitus*, síndrome de Cushing, poliuria nocturna en enfermedad de Parkinson y alteraciones metabólicas.

Para distinguir diabetes insípida de otras causas de poliuria se requiere determinar: glucosa plasmática, osmolaridad plasmática, bicarbonato, electrólitos séricos, examen general de orina y osmolaridad urinaria.

La polidipsia primaria se relaciona con sodio sérico <140 meq/L, con orina diluida y osmolaridad urinaria <100 mOsm/kg.

La prueba de deshidratación permitirá distinguir entre otras causas de poliuria.

Prueba de deshidratación, precauciones en su realización e interpretación

Los pacientes deben suspender tabaco, café y alcohol 24 horas antes de la prueba. La respuesta normal ante una deprivación de agua es el aumento de vasopresina en plasma con el subsecuente incremento de la osmolaridad urinaria. El efecto máximo de la vasopresina se obtiene cuando la osmolaridad plasmática se encuentra entre 295-300 mOsmol/kg, o cuando el sodio sérico se encuentra en 145 meq/L.

Se recomienda realizar la prueba por la mañana con el paciente en ayunas, aunque este puede ingerir líquidos hasta el inicio de la prueba. Se coloca una vía venosa para extracción de muestras, se obtiene el peso del paciente, se determina cuál, y se determina la osmolaridad plasmática inicial; pasadas 2-3 horas, se mide el peso (se determina cual sería el peso al perder 3% de este), el volumen urinario y la osmolaridad cada hora, y el sodio plasmático y osmolaridad plasmáticas.

La prueba continúa hasta que se alcanzan los siguientes objetivos:

a. La osmolaridad urinaria alcanza un valor de 600 mOsm/kg.
b. El sodio plasmático incrementa más de 145 meq/L.
c. La osmolaridad plasmática se encuentra entre 295-300 mOsmol/kg.
d. El peso ha disminuido más de 3% (pero nunca más de 5%).

En estas circunstancias la interpretación es una respuesta normal a la prueba con una liberación de vasopresina conservada.

Por otra parte, si no se logran los objetivos previamente descritos y tras alcanzar un *plateu* de la osmolaridad urinaria con un incremento inferior a 30 mOsmol/kg por lo menos en tres horas, deberá administrarse, a continuación, desmopresina subcutánea o intravenosa 4 mcg o intranasal 10 mcg. El volumen urinario, osmolaridad urinaria y plasmática deberán ser monitoreadas, y se interpretan de la siguiente forma:

a. En diabetes insípida central posterior a la administración de desmopresina, la osmolaridad urinaria aumentará más de 300 mOmol/kg (incremento mayor a 50%).
b. En diabetes insípida central parcial posterior a la administración de desmopresina, la osmolaridad urinaria aumentará entre 15-50% de la basal.
c. En diabetes insípida nefrogénica posterior a la administración de desmopresina, la osmolaridad urinaria aumentará 9% o permanecerá sin cambios.

La prueba se interrumpirá si el paciente presenta pérdida de peso igual o superior a 5% sobre su peso inicial, o si hubiera descenso importante de la presión arterial.

Tratamiento

El tratamiento de elección en diabetes insípida central es desmopresina. Se inicia por la noche y las dosis diurnas se ajustan con base en la respuesta del paciente. La presentación oral se prefiere en los pacientes que presentan sinusitis. La dosis oral de inicio es 0.05 mg dos veces al día con un máximo de 0.4 mg cada 8 horas en caso de ser necesario. La preparación nasal contiene (100 µg/mL) y se inicia a dosis de 0.05-0.1 mL cada 12-24 horas.

Durante el embarazo el tratamiento de elección es desmopresina. Otras alternativas de tratamiento en diabetes insípida central parcial pueden ser carbamazepina, cloropropamida, indapamida.

En diabetes insípida nefrogénica las tiazidas son el tratamiento de elección (hidroclorotiazida con titulación de la dosis). Recientemente se ha reportado el uso de estatinas al mostrar un efecto pleiotrópico e incrementar la expresión de acuaporina 2, sin embargo, se requiere de más estudios para determinar dosis y tiempo de tratamiento.

Se encuentran en desarrollo nuevas alternativas para diabetes insípida nefrogénica por mutación del receptor V2, como activadores de calcio, agonistas del receptor acoplado a proteínas G o inhibidores de fosfodiesterasa.

Referencias bibliográficas

1. **Boone M, Deen P.** Physiology and pathophysiology of the vasopressin-regulated renal water reabsorption. *Eur J Physiol*. 2008;456:1005-1024.
2. **Dummias KM, Veenema AH.** Vasopressin and Oxytocin receptor systems in the brain: sex differences and sex-specific regulation of social behavior. *Front Neuroendocrinol*. 2016;40:1-23.
3. **Wang YF, *et al.*** GABAergic inhibition through synergic astrocytic neuronal interaction transiently decreases vasopressin neuronal activity during hypo osmotic challenge. *Eur J Neurosci*. 2013;37(8):1260-1269.
4. **Wilson JL, *et al.*** Vasopressin and the Regulation of Aquaporin-2. *Clin Exp Nephrol*. 2013;17(6).
5. **Ando F, Uchida S.** Activation of AQP2 water channels without vasopressin: therapeutic strategies for congenital nephrogenic diabetes insipidus. *Clin Exp Neph*. 2018;22:501-507.
6. **Makita N, *et al.*** Analysis of the V2 Vasopressin Receptor (V2R) Mutations Causing Partial Nephrogenic Diabetes Insipidus Highlights a Sustainable Signaling by a Non-peptide V2R Agonist. *J Biol Chem*. 2016;291(43):22460-22471.
7. **Hunter JD, Calikoglu AS.** Etiological and clinical characteristics of central diabetes insipidus in children: a single center experience. *Int J Pediatr Endocrinol*. 2016;3.
8. **Hague W.** Diabetes insipidus in pregnancy. Review Article. *Obstetric Medicine*. 2009;2:138-141.
9. **Faltado AI, *et al.*** Factors Associated with postoperative diabetes Insipidus after Pituitary Surgery. *Endocrinol Metab*.2017;32:426-433.
10. **Suzuky T.** Hyperactivation of Nrf2 in early tubular development induces nephrogenic diabetes insipidus. *Nature communications*. 2017;DOI 10.1038.
11. **Milano S, *et al.*** Hereditary Nephrogenic Diabetes Insipidus: Pathophysiology and Possible Treatment. An Update. *Int J Mol Sci*. 2017;18:2385.

CAPÍTULO 10

Secreción inapropiada de hormona antidiurética

Dr. Ernesto Sosa Eroza

Introducción

La hiponatremia hipoosmolar euvolémica es la alteración que caracteriza la secreción inapropiada de hormona antidiurética (SIHAD). Sus manifestaciones clínicas varían dependiendo de su gravedad y la velocidad con la que se ha instalado.

Cuadro clínico

Los síntomas usualmente no aparecen, a menos que el sodio sérico sea menor de 125 y, por lo general, son inespecíficos. Los síntomas iniciales pueden incluir cefalea, somnolencia, falta de atención, náusea, calambres musculares y debilidad, pero pueden progresar a confusión, alucinaciones, psicosis y disartria, conforme la hiponatremia empeora. La hiponatremia grave puede causar convulsiones, falla respiratoria, hemiplejia y muerte. Es muy importante remarcar que la hiponatremia causada por SIHAD se presenta en el contexto de un paciente euvolémico.

Etiología

1. Enfermedades malignas. Las células de ciertos tipos de cáncer, como el de pulmón, vejiga o próstata (entre otros), son capaces de sintetizar, almacenar y secretar hormona antidiurética (HAD) de manera autónoma (síndromes paraneoplásicos).
2. Alteraciones pulmonares. Las infecciones de todo tipo, el neumotórax o la ventilación con presión positiva pueden provocar aumento de la secreción de vasopresina por estímulo de los barorreceptores.
3. Alteraciones del sistema nervioso central. Se han descrito como causa de SIHAD a la hemorragia subaracnoidea, encefalitis, meningitis, trauma craneoencefálico, hidrocefalia, eventos vasculares cerebrales, psicosis e hidrocefalia, entre otras. En los adenomas hipofisarios prácticamente nunca se presenta SIHAD, pero después del tratamiento quirúrgico de estos o de otras masas de la silla turca, puede presentarse a modo de hallazgo aislado o de manera transitoria, como la segunda fase de la presentación trifásica de las alteraciones de la secreción de HAD posquirúrgicas.
4. Náusea. Se considera que la náusea es un estímulo fisiológico muy intenso para la secreción de HAD. Rara vez es la causa única del síndrome de SIHAD, pero puede contribuir a la hiponatremia o empeorarla.
5. Fármacos. Carbamazepina, oxitocina, cloropropamida, clofibrato, teofilina, oxcarbazepina, citalopram, escitalopram, fluoxetina, sertralina, paroxetina, levetiracetam, venlafaxina, haloperidol, valproato, quetiapina, barbitúricos, lormetazepam, antidepresivos tricíclicos, inhibidores de la monoaminooxidasa, nicotina, «éxtasis», tiazidas, vincristina, vimblastina, ciclofosfamida, cotrimoxazol, ciprofloxacino, etionamida, omeprazol, piroxicam, diclofenaco, indometacina.

Diagnóstico

Descartar otras causas de hiponatremia hipoosmolar euvolémica, como hipotiroidismo e hipocortisolismo, ya sean de origen central o primario.

La base del diagnóstico consiste en la coexistencia de hiponatremia euvolémica con excreción renal de sodio incrementada (>30 mEq/L en una muestra al azar).

El diagnóstico diferencial con el síndrome cerebral perdedor de sal (SCPS) es prioritario (véase cuadro 10-1), porque las diferencias clínicas pueden ser mínimas o difíciles de identificar, pero el tratamiento es diametralmente opuesto, como se verá adelante.

Tratamiento

Los pacientes con SIHAD que tienen sodio sérico de 125 mEq o más y aquellos con una hiponatremia crónica, aunque sea más intensa, rara vez presentan síntomas neurológicos significativos y no requieren una intervención dirigida a subir el sodio sérico; la mayoría responde con una restricción del aporte de agua libre de entre 500 y 750 mL al día, con vigilancia estrecha de evolución del sodio y del estado neurológico. En el cuadro 10-2 se describen las recomendaciones para la reposición de sodio en pacientes con hiponatremia severa (<120 mEq/L). En todos los casos, se deberá suspender el aporte de Na en cuanto el paciente recupere un nivel seguro de alrededor de 123-125 mEq/L. El SCPS empeora si se somete al paciente a restricción de líquidos, de hecho se ha reportado riesgo de daño neurológico irreversible; en este caso, se debe aportar cantidades suficientes de solución salina isotónica o hipertónica para recuperar volumen circulante y mejorar la natremia.

Cuadro 10-1. Diagnóstico diferencial entre SIHAD y SCPS

	SIHAD	SCPS
Na sérico	<130	<130
POsm	<275	<275
Na urinario	>30	>60
UOsm	>100	>100
AU sérico	Bajo	Bajo
AU urinario	Alto	Alto
FeAU	>10%	>10%
FeAU al corregir Na	<10%	>10%
FeP	<10%	>20%
PVC	>6	<6
Volumen urinario	↓	↑

POsm: osmolaridad plasmática; UOsm: osmolaridad urinaria; AU: ácido úrico; FeAU: fracción excretada de ácido úrico; FeP: fracción excretada de fósforo; PVC: presión venosa central en mmHg; ↓: disminuido; ↑: aumentado.

FeAU = (uricosuria x creatinina sérica/uricemia x creatinina urinaria) x 100

FeP = (P urinario x creatinina sérica/P sérico x creatinina urinaria) x 100

Cuadro 10-2. Recomendaciones de tratamiento en pacientes con hiponatremia grave (<120 mEq/L)

Duración	Condición clínica	Síntomas	Tx	Objetivo	Límite de corrección
Algunas horas	Polidipsia psicógena, uso de MDMA: "éxtasis".	Cefalea, vómito, delirio, convulsiones, coma.	Solución salina a 3%* bolo de 100 mL. Hasta 3 bolos.	Elevar de 4 a 6 mEq en las primeras 6 horas.	12 mEq en 24 horas
1-2 días	Poscirugía, enfermedad intracraneal.	Convulsiones, coma, edema cerebral, alto riesgo de herniación.	Solución salina a 3% bolo de 100 mL. Hasta 3 bolos.	Elevar de 4 a 6 mEq en las primeras 6 horas.	10 mEq en 24 horas
Desconocido o >2 días	Alto riesgo de mielinolisis.	Fatiga, confusión calambres, caídas, sin edema cerebral ni riesgo de herniación.	Sólo si el paciente presenta convulsión. Solución salina a 3% bolo de 100 mL.	Elevar de 4 a 6 mEq en las primeras 24 horas.	8 mEq en 24 horas

Tx, *treatment strategy*: estrategia de tratamiento; MDMA: 3,4-metilendioximetanfetamina.
*Cómo preparar solución salina a 3%: agregar a 500 mL de solución salina a 0.9% (77 mEq de Na) 6 ámpulas de NaCl a 17.7% (180 mEq de Na). Así quedan 560 mL que contienen 257 mEq de sodio: solución salina a 3%.

Referencias bibliográficas

1. **Sterns R.** Disorders of plasma sodium. Causes, consequences, and correction. *N Engl J Med*. 2015;372(1):55-65.
2. **Arieff A, Gabbai R, Goldfine I.** Cerebral salt-wasting síndrome: diagnosis by urine sodium excretion. *Am J Med Sci*. 2017;354(4):350-354.
3. **Bichet D.** The posterior pituitary. En: Melmed S. *The Pituitary*. 4ta ed. Academic Press; 2017:251-288.
4. **Rudolph A, Gantioque R.** Differentiating between SIADH and CSW using fractional excretion of uric acid and phosphate: A narrative review. *Neuroscience & Medicine*. 2018. doi: 10.4236/nm.2018.92007.
5. **Hidalgo F, Prieto de Paula J, Nalotto L, Martin Carbayo J.** Síndrome de secreción inadecuada de hormona antidiurética por fármacos. *Semergen*. 2011;37(3):142-147.

CAPÍTULO 11 Hiperprolactinemia

Dr. Alfredo Nava de la Vega ▪ Dr. Daniel Cuevas Ramos

Introducción

Se define como hiperprolactinemia la elevación de los niveles de prolactina por encima de los rangos para la edad y sexo (mujeres >30 ng/mL [mcg/L], hombres >20 ng/mL [mcg/L]).

La prolactina es una hormona polipeptídica de 23 KDa (199 aminoácidos), sintetizada por las células lactotropas en la hipófisis anterior. Su liberación está regulada por estímulos como el estrés, sueño, embarazo, alimentos, estímulos sobre la pared torácica o trauma; es inhibida por medio de la dopamina. Su función principal se desarrolla durante el embarazo preparando a las mamas para la lactancia.

Manifestaciones clínicas

El cuadro clínico es fácil de reconocer y la presentación depende del sexo y edad del paciente. En las mujeres premenopáusicas es habitual la presencia de hipogonadismo, con la presentación habitual de infertilidad, oligomenorrea o amenorrea y galactorrea.

En mujeres posmenopáusicas, no existe una presentación clásica, debido a que, fisiológicamente, ya se encuentran hipogonadales. Su identificación se realiza por hallazgo en estudios de control; si la etiología es por un adenoma hipofisario, se presentan síntomas compresivos como cefalea o alteraciones visuales relacionadas con el tamaño.

De igual manera, se produce hipogonadismo en el caso de los hombres, con disminución de la libido, disfunción eréctil, infertilidad y, en algunos casos raros, ginecomastia junto con galactorrea; al igual que en las mujeres posmenopáusicas, si la etiología se asocia a un adenoma, se agregan síntomas de tipo compresivo.

Etiología

Existen múltiples causas de hiperprolactinemia, que se dividen en fisiológicas, farmacológicas y patológicas. Entre las fisiológicas está el embarazo con elevación progresiva que llega hasta 200-500 ng/mL, la lactancia, el estrés y la estimulación del pezón.

Existen, además, fármacos que provocan hiperprolactinemia; por lo general la elevación no sobrepasa los 100 ng/mL. Dentro de los grupos farmacológicos que ocasionan elevación de prolactina, los antipsicóticos son los más importantes, sobre todo aquellos con inhibición del tono dopaminérgico. Otros fármacos, como los antidepresivos inhibidores selectivos de la recaptura de serotonina (ISRS), inhibidores de la monoaminooxidasa (IMAO), procinéticos, antihipertensivos, opiáceos, inhibidores H2, producen esta alteración (véase cuadro 11-1).

En relación con las causas patológicas, la principal es el adenoma hipofisario productor de prolactina (prolactinoma); este es el primer diagnóstico a descartar como origen de la hiperprolactinemia. El prolactinoma es el tumor hipofisario funcionante más frecuente (60%), su prevalencia es diferente en dependencia del sexo; en las mujeres, 90% corresponde a microadenomas y en hombres, 60% son macroadenomas.

Cuadro 11-1. Fármacos asociados a hiperprolactinemia

Antipsicóticos	Típicos	Haloperidol, clorpromacina, tioridacina, tiotixana
	Atípicos	Risperidona, amisulprida, molindona, zotepine
Antidepresivos	Tricíclicos	Amitriptilina, desimipramina, clomipramina, amoxapina
	SSRI	Setralina, fluoxetina, paroxetina, citalopram
	IMAO	Pergolina, selegenina, clorgilina
Otros psicotrópicos		Buspirona, alprazolam
Procinéticos		Metoclopramida, domperidona, cinitaprida, mosaprida
Antihipertensivos		Alfametildopa, reserpina, verapamilo
Opiáceos		Morfina, metadona
H2 agonistas		Cimetidina, ranitidina
Otros		Fenfluramina, fisostigmina, quimioterápicos

El diagnóstico se realiza bajo la sospecha con los datos clínicos y complementación con determinación de prolactina y una resonancia magnética para determinar las dimensiones de la lesión hipofisaria.

La primera elección de tratamiento es el farmacológico (más adelante) y en casos en los que se encuentran síntomas compresivos, o el tamaño es considerable, se prefiere el abordaje quirúrgico.

Según el origen, las causas patológicas pueden dividirse en: hipotalámicas, que generalmente se asocian a una inhibición del tono dopaminérgico; hipofisarias, que son por lesiones que suelen ser productoras de prolactina; neurogénicas, consideradas como aquellas que por lesiones de la pared torácica inducen una producción de prolactina, por un estímulo similar al provocado por la succión, y asociadas a enfermedades sistémicas podemos encontrar algunas patologías que disminuyen la depuración de prolactina, como la enfermedad renal crónica y la macroprolactinemia. Otras enfermedades también ocasionan hiperprolactinemia; se resumen en el cuadro 11-2.

Diagnóstico

Se realiza el diagnóstico mediante la determinación de prolactina. Para confirmarlo es necesario realizar dos mediciones como mínimo, con un intervalo de 15–20 min entre la toma de muestras. Por lo general, se determina cuando los valores se encuentran entre 21–40 ng/mL, con verificación de la ausencia de estímulos fisiológicos. Es necesario considerar los errores en la determinación de prolactina, como el efecto Hook (saturación del ensayo por valores elevados de prolactina), que reporta valores por debajo de los reales, o la macroprolactinemia (prolactina de peso molecular entre 150–170 KDa unida a IgG), que reporta valores por arriba del rango de referencia y que puede corregirse mediante el uso de polietilenglicol.

El cuadro clínico indicará los estudios complementarios, como perfil hipofisario y resonancia magnética en caso de sospecharse prolactinoma; deberán realizarse otros estudios para descartar causas secundarias, como perfil tiroideo, depuración de creatinina, pruebas de funcionamiento hepático, etc.

Tratamiento

La principal indicación para iniciar el tratamiento es la aparición de hipogonadismo, así como la presencia de galactorrea, siendo los objetivos primordiales a reestablecer.

El tratamiento se enfoca, principalmente, en resolución de la causa que originó la elevación de la prolactina (hipotiroidimos, insuficiencia renal o hepática, prolactinoma, etc.). En el caso de la hiperprolactinemia farmacológica, se recomienda el tratamiento si se presentan síntomas; sin embargo, si es posible, debe retirarse o sustituirse el fármaco.

En el caso de los prolactinomas, el tratamiento de elección es el uso de agonistas dopaminérgicos (D2); entre ellos encontramos la bromocriptina y la cabergolina. En aquellos pacientes con intolerancia a los agonistas dopaminérgicos y en los que existen síntomas compresivos con evidencia de una lesión de gran tamaño, el abordaje quirúrgico vía transesfenoidal es el manejo de elección.

Cuadro 11-2. Causas patológicas de hiperprolactinemia

Hipotalámicas	Hipofisarias
• Craneofaringiomas • Gliomas • Granulomas • Sarcoidosis • Tuberculosis • Disfunción hipotalámica	• Prolactinoma • Hipofisitis linfocítica • Otros adenomas
Neurogénicas	**Enfermedades sistémicas**
• Lesión de la pared torácica (quemaduras, trauma) • Lesión de la médula ósea	• Enfermedad renal crónica (hemodiálisis 80%) • Hipotiroidismo (30%) • Macroprolactinemia • Cirrosis • Crisis convulsivas • Síndrome de ovario poliquístico

[illegible]

[illegible]

[illegible]

[illegible]	[illegible]	[illegible]
[illegible]	[illegible]	[illegible]
[illegible]	[illegible]	[illegible]
[illegible]	[illegible]	[illegible]

CAPÍTULO 12

Pruebas diagnósticas para síndrome de Cushing

Dr. Daniel Cuevas Ramos ▪ Dr. Francisco J. Gómez Pérez

Introducción

El síndrome de Cushing representa la expresión clínica del efecto ocasionado por la exposición crónica de los tejidos al exceso de corticosteroides, independientemente de su etiología. Es raro, con una incidencia de 2.6 nuevos casos por millón de habitantes. Las causas del síndrome de Cushing se dividen en:

1. Dependientes de ACTH
2. Independientes de ACTH

Diagnóstico

El estudio diagnóstico de los pacientes con el síndrome de Cushing deberá enfocarse, primero, en demostrar el exceso de cortisol en sangre y, después, en determinar el origen de esta producción incrementada de la hormona. Por ello, la confirmación bioquímica del síndrome de Cushing se clasificará en dos partes: la primera, sobre el análisis de los estudios que demuestran hipercortisolemia y, la segunda, sobre las pruebas que ayudan al diagnóstico diferencial.

Evaluación de hipercortisolemia

Medición de cortisol en orina y suero para estudio de hipercortisolismo

Cortisol libre urinario

La gran mayoría del cortisol libre se reabsorbe en los túbulos renales y una pequeña proporción se elimina por la orina. Cuando el paciente tiene síndrome de Cushing, la hipercortisolemia produce incremento en la fracción libre de cortisol eliminado por la orina, la cual puede cuantificarse en una colección de orina de 24 h. La medición de cortisol libre urinario permite realizar el diagnóstico de hipercortisolemia en 95% de los pacientes con síndrome de Cushing, existe 5% de pacientes enfermos que tendrán resultados normales. Para poder confirmar que la muestra recolectada es correcta, la excreción de creatinina urinaria también deberá cuantificarse. Una forma sencilla de demostrar que la recolección es apropiada es multiplicando 10 x kg de peso en mujeres y 15 x kg de peso en hombres. El resultado deberá ser similar al valor reportado de creatinina urinaria. Idealmente, se tiene que confirmar el valor de cortisol urinario libre con tres recolecciones diferentes (una diaria) y medir cortisol urinario en cada una de ellas. La prueba no es válida en pacientes con insuficiencia renal y una depuración de creatinina menor de 30 mL/min. El intervalo de normalidad de cortisol libre urinario es menor de 140 mcg/día.

Cortisol total sérico matutino y vespertino

La secreción de cortisol disminuye por la tarde-noche en, por lo menos, 40%. Por ello, si existe un valor por la tarde mayor de 40% del valor matutino, se considerará pérdida del ritmo circadiano normal del cortisol. No obstante, en algunos pacientes con síndrome de Cushing, el ritmo circadiano no se pierde del todo.

Cortisol en saliva

La medición de cortisol en la saliva correlaciona con el cortisol en suero. La medición realizada a las 23 h puede ayudar a distinguir entre pacientes con síndrome de Cushing e individuos normales.

Pruebas con dexametasona para demostrar hipercortisolismo

Consideraciones preanalíticas

La dexametasona es un glucocorticoide sintético que es 30 veces más potente que el cortisol y tiene una duración en su acción extremadamente prolongada. Además, no tiene reacción cruzada con la mayoría de los ensayos que miden cortisol.

Dosis nocturna de supresión, con 1 mg de dexametasona

En el paciente con síndrome de Cushing, la administración de 1 mg de dexametasona a las 23 horas debe suprimir el cortisol matutino, 8 a. m. del día siguiente, a menos de 1.8 mcg/dL. La prueba tiene una sensibilidad de 95-97% para el diagnóstico de síndrome de Cushing, sin embargo, pueden haber falsos positivos debido a varios factores que pueden interferir en la prueba.

Prueba con dosis bajas de dexametasona (DBD)

La prueba con DBD se describió originalmente con la administración de 0.5 mg de dexametasona cada 6 horas, por 48 horas, con recolección urinaria de 24 horas y medición de cortisol libre urinario en el segundo día. Usualmente, la mayoría de los pacientes sin la enfermedad suprimen el cortisol urinario por debajo de 5 mcg (14 nmol). La sensibilidad de la prueba es de 70% y la especificidad, de 75%.

Estudios para el diagnóstico diferencial del hipercortisolismo

Dosis nocturna de 8 mg de dexametasona

Esta prueba buscará determinar, de manera sencilla, el posible origen del hipercortisolismo. Sin embargo, implica que el paciente tome 16 pastillas de 0.5 mg, para completar la dosis de 8 mg a las 23 h. Como son muchas pastillas, el paciente suele dudar de la prescripción médica y tener menor o nulo apego a la indicación. A la mañana siguiente, a las 8:00 a. m., tendrá que acudir a medición de cortisol total sérico. Si el valor de cortisol medido en la mañana siguiente a la ingesta de la dosis de dexametasona nocturna es menor de 50% del resultado basal, la prueba sugiere que el origen del hipercortisolismo es un adenoma hipofisario del corticotropo. Es decir, el síndrome de Cushing es dependiente de ACTH y el diagnóstico más probable es enfermedad de Cushing. Por ejemplo: *cortisol basal matutino: 25 mcg/dL*. El paciente se toma la dosis de dexametasona de 8 mg a las 11 p. m., *cortisol 8:00 a. m.: 2 mcg/dL*, es claramente menor que 50% del valor basal inicial, lo que sugiere enfermedad de Cushing.

Prueba larga de supresión con dexametasona

La prueba larga de supresión con dexametasona ha sufrido considerables variaciones a lo largo del tiempo. La intención es tratar de demostrar el hipercortisolismo y después conseguir determinar su origen, en el mismo periodo de estudio. El paciente se hospitaliza durante toda la semana, lo cual, aunado a las múltiples mediciones de cortisol sérico total y urinario, hace de esta prueba un estudio costoso y aplicable, únicamente, en algunos centros. La prueba se inicia con la medición de cortisol sérico total y cortisol libre urinario a las 8 a. m. y 16 horas en los días 1 y 2. Estas determinaciones se considerarán como mediciones basales y se obtendrá el promedio de las cuatro mediciones durante los dos días, tanto del valor sérico como del urinario. Aunque no siempre es así, en pacientes con síndrome de Cushing se espera que los resultados den, en promedio, un valor elevado (al menos >22 mcg/dL). En el tercer y cuarto día de estudio se realiza la prueba de supresión con dosis bajas con dexametasona 0.5 mg cada 6 horas (2 mg al día) por vía oral. Nuevamente se realizan mediciones de cortisol sérico y urinario a las 8 a. m. y 16 horas. En los días 5 y 6 se realiza la prueba de supresión con dosis altas con dexametasona 2 mg cada 6 horas (8 mg al día) por vía oral, continuando con la medición de cortisol sérico y urinario a las 8 a. m. y 16 horas. Finalmente, en el séptimo día, se realiza la última medición de cortisol sérico total a las 8:00 a. m. Como se comentó con anterioridad, la prueba de supresión con dosis bajas de dexametasona determinará la presencia de hipercortisolismo. Por tanto, la administración de dexametasona en los días 3 y 4 deberá ocasionar la supresión del resultado de cortisol matutino en el día 5 por debajo de 5 mcg/dL (138 nmol/L). Asimismo, la recolección urinaria de 24 horas para la medición de cortisol libre en el día 4 deberá dar un resultado menor a 30 mcg/día. Si cualquiera de estos criterios no se cumple, el paciente tiene hipercortisolismo. En los días 5 y 6 se realiza la prueba de supresión con dosis altas de dexametasona y los resultados de cortisol sérico y urinario se deberán analizar en conjunto con el resultado promedio de los días 1 y 2. Cuando el resultado de cortisol total sérico y cortisol libre urinario del sexto día está por debajo de 50% del resultado promedio de los días 1 y 2, entonces el resultado de la prueba sugiere que la dexametasona logró suprimir la secreción de ACTH y con ello, la secreción de cortisol, lo cual orienta a un origen del hipercortisolismo dependiente de ACTH, como enfermedad de Cushing.

Prueba de supresión con infusión de dexametasona

La prueba de supresión con infusión de dexametasona se realiza para confirmar la presencia de hipercortisolismo y tratar de definir su origen. Esta prueba se realiza durante dos días, con el paciente hospitalizado. En el día 1, se toman muestras basales de cortisol y se obtiene el valor promedio de los resultados. La primera muestra se toma a las 8:30 a. m., la segunda, a las 8:45 a. m. y la tercera, a las 9:00 a.m. Después de tomar la tercera muestra de cortisol, se inicia la infusión con dexametasona, 7 mg en 700 mL de solución salina isotónica 0.9% durante las siguientes 7 horas, es decir, de las 9:00 a. m. a las 16 horas. A las 15:45, 16:00 y 16:15 horas se toman muestras para medición de cortisol sérico vespertino y, nuevamente, se obtiene el valor promedio de estos resultados. El día 2, se toman nuevas muestras de cortisol sérico matutino, en los mismos horarios descritos. Para la interpretación de los resultados, primero se analizan los resultados del cortisol matutino del segundo día de estudio. Si el promedio de dichos valores es mayor que 10 mcg/dL, se confirma la presencia de hipercortisolismo. Si el valor es menor de 3 mcg/dL, se descarta la presencia de hipercortisolismo. Cuando el valor se encuentra entre 3 y 10 mcg/dL, el resultado es indeterminado. Sin embargo, en observaciones no publicadas, cuando el valor es mayor de 6.5 mcg/dL, la prueba detecta más de 95% de los pacientes con hipercortisolismo. Enseguida, se analiza el promedio de los resultados obtenidos en la tarde del primer día con el promedio de los resultados obtenidos en la mañana del mismo primer día. En dicha comparación de promedios existen dos formas de interpretar los resultados: 1) Si al restar el promedio de los resultados de cortisol matutino con el promedio de los resultados de cortisol vespertino, la diferencia es mayor a 6.84 mcg/dL, esto demuestra que el cortisol vespertino disminuyó lo suficiente para considerar supresión de la secreción de ACTH y, por ende, probable enfermedad de Cushing. Si la diferencia es menor que 6.84 mcg/dL, el cortisol vespertino no disminuyó lo suficiente para considerar su supresión y, por tanto, es posible que estemos ante hipercortisolismo independiente de ACTH por posible origen suprarrenal. 2) La segunda forma de interpretar la prueba es evaluar si el promedio de los tres resultados de cortisol vespertino es menor, o no, que 50% del promedio de los tres resultados de cortisol matutino. En caso de que el promedio de los resultados de cortisol vespertino sea menor de 50% del resultado del promedio de cortisol matutino, es posible que la causa del hipercortisolismo se deba a enfermedad de Cushing. Ejemplo:

Día 1: medición de cortisol sérico total a las 8:30, 8:45 y 9:00 a. m. A las 9:00 a. m. inicia la infusión con dexametasona hasta las 16 horas. A las 15:45, 16:00 y 16:15 horas se toman las muestras vespertinas de cortisol sérico total.

Día 2: medición de cortisol sérico total a las 8:30, 8:45 y 9:00 a. m.

Resultados que sugieren enfermedad de Cushing:

Día 2: 8:45 a. m.: 15.3
9:00 a. m.: 12.1
9:15 a. m.: 14.0
Promedio: 13.8

Como el promedio del cortisol sérico total matutino es de 13.8 mcg/dL, es decir, mayor de 10 mcg/dL, el resultado demuestra que no existe inhibición tardía y confirma el hipercortisolismo. Después se analizan los resultados del día 1:

Día 1: 8:30 a. m.: 27.8 20
8:45 a.m.: 32.3
9:00 a.m.: 29.2 22
Promedio: 29.7
15:45 h: 7.1 1
16:00 h: 6.8
16:15 h: 6.6
Promedio: 6.8

Diferencia entre promedios: 22.9

La diferencia entre el promedio matutino y el vespertino es de 22.9 mcg/dL, o sea, mayor de 6.84 mcg/dL, por tanto, existe inhibición temprana de la secreción de cortisol. La segunda forma de interpretarlo es analizando que el valor promedio vespertino (6.8 mcg/dL) es menor de 50% (14.85 mcg/dL) del valor promedio matutino (29.7 mcg/dL). En ambas situaciones, el resultado de la prueba sugiere que el origen del hipercortisolismo es enfermedad de Cushing.

Referencias bibliográficas

1. **Contreras LN, Hane S, Tyrrell JB.** Urinary cortisol in the assessment of 21 pituitary-adrenal function: utility of 24-hour and spot determinations. *J Clin Endocrinol Metab*. 1986;62(5):965-969.
2. **Newell-Price J, Trainer P, Perry L, *et al*.** A single sleeping midnight cortisol has 100% sensitivity for the diagnosis of Cushing's syndrome. *Clin Endocrinol* (Oxf). 1995;43(5):545-550.
3. **Raff H, Raff JL, Findling JW.** Late-night salivary cortisol as a screening test for Cushing's syndrome. *J Clin Endocrinol Metab*. 1998;83(8):2681-2686.
4. **Nugent CA, Nichols T, Tyler FH.** Diagnosis of Cushing's syndrome-single dose dexamethasone suppression test. *Arch Intern Med*. 1965;(116):172-176.
5. **Kirk LF, *et al*.** Cushing's Disease: clinical manifestations and diagnostic evaluation. *Am Fam Physician*. 2000;62:1119-1133.
6. **Liddle GW.** Tests of pituitary-adrenal suppressability in the diagnosis of Cushing's syndrome. *J Clin Endocrinol Metab*. 1960;20:1539-1560.
7. **Biemond P, de Jong FH, Lamberts SW.** Continuous dexamethasone infusion for seven hours in patients with the Cushing syndrome. A superior differential diagnostic test. *Ann Intern Med*. 1990;112(10):738-742.

8. **van den Bogaert DP, de Herder WW, de Jong FH, *et al.*** The continuous 7-hour intravenous dexamethasone suppression test in the differential diagnosis of ACTH-dependent Cushing's syndrome. *Clin Endocrinol* (Oxf). 1999;51(2):193-198.
9. **Liddle GW, Estep HI, Kendall JWJ, *et al.*** Clinical application of a new test of pituitary reserve. *J Clin Endocrinol Metab*. 1959;219:875-894.

CAPÍTULO 13

Acromegalia

Dra. Coralys Abreu Rosario ▪ Dr. Moisés Mercado Atri

Introducción

La acromegalia resulta de la secreción excesiva de hormona del crecimiento (GH, *growth hormone*), en más de 95% de los casos por un adenoma hipofisario o somatotropinoma. Su prevalencia oscila entre 18 y 40 millones de casos por millón de habitantes y su incidencia es de 2 a 3 casos por millón por año. El gigantismo es aún más raro y ocurre cuando la secrecion excesiva de GH inicia antes del cierre de las epífisis óseas.

Etiopatogenia

Más del 95% de los casos de acromegalia/gigantismo ocurren de manera esporádica. El restante 5% es hereditario, ya sea en el contexto de alguno de los síndromes de neoplasia endocrina múltiple (NEM) o como acromegalia familiar aislada. Los mecanismos oncogénicos que conducen a la formación de un somatotropinoma incluyen tanto la activación de oncogenes como la inactivación de genes supresores de tumores, los cuales dan lugar a alteraciones en el ciclo celular que, a su vez, resultan en lesiones monoclonales con una proliferación celular aumentada, y a la secreción autónoma de GH. La acromegalia sindrómica y hereditaria se debe a mutaciones germinales inactivadoras de genes supresores de tumores: NEM1: gen de la menina; complejo de Carney: gen que codifica a la región reguladora 1A de la proteína cinasa A (gen *CNC1*); NEM4: gen CDKN1B, que codifica al inhibidor de cinasas dependiente de ciclinas conocido como p27. La acromegalia ocurre en más de 30% de los pacientes con síndrome de McCune Albright, el cual está causado por mutaciones poscigóticas activadoras del oncogén *GNAS*. De los casos de síndrome de acromegalia familiar aislada, 30% está causado por mutaciones germinales del gen que codifica a la proteína de interacción con hidrocarburos arilados o *AIP*. El gigantismo ligado al cromosoma X se debe a microduplicaciones del cromosoma Xq26.3, que involucran al gen que codifica al receptor huérfano acoplado a proteínas G, conocido como GPR101. Si bien en una proporción variable de casos de acromegalia esporádica se han encontrado mutaciones somáticas del gen GNAS (5-40%) o del gen *AIP* (5-8%) (particularmente en pacientes jóvenes con tumores agresivos), en la mayoría se desconoce el mecanismo oncogénico preciso.

En raras ocasiones la acromegalia resulta de un tumor neuroendocrino secretor de GHRH, usualmente localizado en pulmón, timo o páncreas endocrino. En este escenario, la producción ectópica de GHRH conduce a hiperplasia de las células del somatotropo con la consecuente producción excesiva de GH. Menos común es la producción de GH ectópica por tumores usualmente localizados en el seno esfenoidal. Está reportado un caso de linfoma con secreción de GH.

Histopatología

Desde el enfoque inmunohistoquímico, estos tumores son positivos para GH y hasta 20-30% inmunotiñe también para prolactina. Según su ultraestructura por microscopía electrónica se clasifican en densamente granulados (por lo común, más pequeños y menos invasores) y escasamente granulados (suelen ser más grandes e invasivos). A la inmunotinción con anticuerpos antiCam 5.2, los somatotropinomas escasamente granulados muestran los llamados cuerpos firbrosos cerca del núcleo, mientras que en los densamente granulados la inmunorreactvidad es citoplásmica y difusa. La fenotipificación con anticuerpos contra factores de transcripción muestra positividad para Pit-1 y negatividad para SF1.

Manifestaciones clínicas

La acromegalia se desarrolla a lo largo de muchos años. Se estima un retraso de 8 a 10 años en el diagnóstico desde el primer síntoma. Las características clínicas se atribuyen, a menudo, al envejecimiento. Los signos y síntomas pueden dividirse en los producidos por efectos de compresión del tumor y los secundarios a los efectos del exceso de GH e IGF-1 (véase cuadro 13-1).

Efectos compresivos

La cefalea es el resultado del aumento de la presión intracraneana y los efectos locales de la GH; usualmente se describe como un dolor sordo que persiste a lo largo de todo el día. Los defectos visuales campimétricos, como la hemianopsia bitemporal, se deben a compresión del quiasma óptico por el macroadenoma.

Consecuencias del exceso de GH/IGF-1

- Acrocrecimiento: Crecimiento acral de manos, pies, nariz, arcos supraciliares, hueso frontal y mandíbula.
- Cambios en la piel: La piel está engrosada por acúmulo de glucosaminoglicanos y exceso de producción de colágena. La hiperhidrosis y seborrea ocurre en 60% de los casos. También se encuentran acrocordones y acantosis nigricans.
- Cambios musculoesqueléticos: Artralgias generalizadas en más de 80% de los pacientes. La osteoartrosis es una comorbilidad frecuente, que impacta de manera significativa la calidad de vida

Cuadro 13-1. Manifestaciones clínicas de los pacientes con acromegalia

Efectos por compresión del tumor	Cefalea Hemianopsia bitemporal	
Consecuencias del exceso de GH/IGF-1	Acrocrecimiento	100%
	Engrosamiento de la piel, hiperhidrosis, seborrea	60%
	Artralgias	80%
	Hipertensión arterial	30%
	Enfermedad cardiaca	15%
	Ronquidos y apnea del sueño	30-50%
	Diabetes	25-30%
	Alteración de la glucosa	30%
	Efectos sobre el hueso y metabolismo óseo	
	Neoplasias malignas	
	Tiroides	
	Colon	
	Otras endocrinopatías	20%
	Hipopituitarismo	
	Hipogonadismo hipogonadotrópico	

del paciente y se caracteriza por un aumento en el espacio interarticular. Además de dolor articular, los pacientes presentan disestesias de manos y pies debido a síndromes de atrapamiento nervioso.

- Efectos cardiovasculares: 30% de los pacientes presentan hiertensión arterial, la cual se debe a un aumento en la reabsorción tubular de sodio y al consecuente aumento en el volumen circulante. Los hallazgos ecocardiográficos incluyen hipertrofia septal y del ventrículo izquierdo con grados variables de disfunción diastólica. La enfermedad cardiaca sintomática se desarrolla en 15% de los pacientes y suele deberse a enfermedad coronaria, falla cardiaca, y arritmias. A pesar de que la existencia de miocardiopatía acromegálica es todavía controversial, hay pacientes sin hipertensión y con angiografía de coronarias normal que presentan falla cardiaca congestiva, con documentada evidencia histológica subendocárdica, subepicárdica y miocárdica de fibrosis y necrosis.
- Efectos respiratorios: La mayoría de los pacientes presentan ronquido y en 30-50% se documenta apnea del sueño con componentes tanto obstructivos como centrales.
- Efectos metabólicos: Las alteraciones en el metabolismo de la glucosa se deben a la resistenica a la insulina y, en menor medida, a un incremento en la producción hepática de glucosa; al parecer son consecuencia directa del exceso de GH. Aproximadamente 25-30% desarrollan franca diabetes, mientras que en otro 30% encontramos glucosa alterada de ayuno o intolerancia a la glucosa. Las consecuencias sobre el metabolismo de lípidos son menos frecuentes y consisten en hipertigliceridemia moderada e incrementos en Lp(a).
- Efectos sobre hueso y metabolismo de calcio: La acromegalia se asocia a un aumento en el recambio óseo, lo cual queda evidenciado por el incremento en los niveles urinarios de hidroxiprolina y séricos de 25-hidroxi-vitamina D3. También se puede encontrar hipercalciuira e hiperfosfatemia. La densidad mineral ósea de hueso cortical está aumentada y la de hueso trabecular está disminuida. El riesgo de fractura parece estar discretamente aumentado, aunque esto es aún controversial.
- Neoplasias malignas: La acromegalia se asocia a una alta prevalencia de pólipos colónicos, tanto hiperplásicos como adenomatosos, y cierto riesgo de desarrollar cáncer de colon. Sin embargo, en la actualidad, la neoplasia maligna más frecuente en la acromegalia es el cáncer bien diferenciado de tiroides. Los tumores malignos han desplazado a la enfermedad cadiovascular como primera causa de muerte en acromegalia.
- Anomalías endocrinas asociadas: Es común el desarrollo de bocio eutiroideo, pero raramente requiere tratamiento específico. El hipopituitarismo ocurre de manera variable, depende del tamaño y extensión del tumor y de si el paciente fue sometido a cirugía o radioterapia. El hipogonadismo hipogonadotrópico es la deficiencia pituitaria más común; ocurre en 20% de los pacientes. A pesar de que la elevación de prolactina es frecuente, no siempre se relaciona con cosecreción de esta hormona por el somatotropinoma, más bien se debe a una interrupción del tono dopaminérgico descendente.

Mortalidad

Hasta hace pocos años, la tasa de mortalidad en pacientes con acromegalia era de 2 a 4 veces mayor que en la población general. Con el advenimiento de la terapia multimodal, actualmente la tasa de mortalidad estandarizada oscila entre 0.7 y 1.3. La mortalidad en la acromegalia se correlaciona con los niveles de GH, ya que valores por debajo de 1 ng/mL por inmunoensayo ultrasensible confieren un riesgo igual al de la población sana. También los niveles de IGF-1 están relacionados a la mortalidad y su normalización reduce la tasa de mortalidad significativamente. La primera causa de mortalidad en la actualidad son los tumores malignos.

Diagnóstico bioquímico

Debido a la secreción pulsátil de la GH, la medición aleatoria de esta hormona no es de utilidad para el diagnóstico. La prueba estándar para el diagnóstico es medir GH posterior a una carga oral de glucosa de 75 gramos; un nivel de GH posglucosa por arriba de 1 ng/mL es diagnóstico de la enfermedad (véase cuadro 13-2). Los niveles de IGF-1 reflejan la concentración de GH en 24 horas y correlacionan bien con la actividad clínica. La concentración de IGF-1 en sangre disminuye con la edad, lo cual refleja la disminución paralela del eje somatotropo. Otras condiciones que tienen niveles disminuidos de IGF-1 son malnutrición, diabetes descontrolada, insuficiencia renal y hepática. Los rangos normales de IGF-1 se establecen de manera particular en cada centro, con base en la edad. La determinación de péptidos relacionados a la GH como IGFBP3 y ALS no ha demostrado superioridad al IGF-1.

Imagen

La imagen por resonancia magnética (MRI, *magnetic resonance imaging*) con gadolinio es el estudio de elección ya que permite una mejor visualización de lesiones pequeñas de 2 o 3 mm de diámetro. Los adenomas se clasifican como microadenomas cuando son menores de 1 cm y macroadenomas cuando son mayores de 1 cm. Se visualizan como lesiones hipo o isointensas en imágenes T1. La tomografía de alta resolución puede ser una alternativa razonable, a pesar de que es menos sensible. Se puede sospechar la existencia de una fuente ectópica de GHRH cuando la MRI se encuentra completamente normal.

Tratamiento

El tratamiento de primera elección es la cirugía transesfenoidal, ya sea microscópica o endoscópica, ya que no existe diferencia en el desenlace con cualquiera de estos abordajes. Un factor importante en el éxito de la cirugía hipofisaria es la experiencia del cirujano. La remisión quirúrgica se define como la normalización de los niveles de IGF-1 ajustados para edad y por niveles de GH posglucosa menores de 1 ng/mL. En centros especializados, la tasa de éxito quirúrgico es de 80% para los microadenomas y los macroadenomas intraselares. Los macroadenomas sin extensión al seno cavernoso tienen una tasa de éxito de 40%, mientras que las lesiones altamente invasivas tienen una probabilidad de menos de 10% de lograr remisión.

En general, alrededor de 40% de los pacientes operados permanecen activos clínica y bioquímicamente y requerirán algún tipo de tratamiento adjunto ya sea farmacológico o radioterapéutico. El tratamiento farmacológico de primera elección son los análogos de la somatostatina de depósito, octreótido LAR o lanreótido autogel, que interactúan con los receptores somatostatinérgicos tipo 2 y en menor grado tipo 5. Aproximadamente 30-35% de los pacientes logran criterios de remisión con estos análogos (GH basal menor de 1 ng/mL y normalización de IGF-1 ajustada para edad). La cabergolina es un agonista dopaminérgico que es relativamente eficaz en la acromegalia con tasas

Cuadro 13-2. Diagnóstico bioquímico de acromegalia

Prueba diagnóstica	Valores recomendados
GH posterior a carga de glucosa de 75 gramos	Mayor a 1 ng/mL
IGF-1	Mayor al límite de corte según edad

de remisión de 25%. Otros tratamientos farmacológicos incluyen el antagonista del receptor de GH y el pasireótido, que es un análogo de la somatostatina de segunda generación, que interactúa con los receptores somatostatinérgicos tipo 1, 2, 3 y 5; ninguno de estos dos fármacos está disponible en México. El tratamiento farmacológico primario está indicado cuando hay contradindicaciones para la cirugía (riesgo cardiovascular anestésico, adenomas predominantemente localizados en el seno cavernoso) o bien cuando esta es la preferencia del paciente.

La radioterapia, tanto convencional como radioquirúrgica, es una opción terapéutica útil en la acromegalia con tasas de remisión de hasta 50% a 5 años. Su desventaja principal es el tiempo en que tarda en hacer efecto y la inducción invariable de hipopituitarismo en el largo plazo.

Referencias bibliográficas

1. **Bekers A, Daly AF.** The clinical, pathological and genetic features of familial isolated pituitary adenomas. *Eur J Endocrinol*, 2007;157:371-382.
2. **Colao A, Ferone D, Marzullo P, Lombardi G.** Systemic complications of acromegaly: Epidemiology, pathogenesis and management. *Endocr Rev*. 2004;25:102-152.
3. **Espinosa E, Ramírez C, Mercado M.** The multimodal treatment of acromegaly: Curent status and future perspectives. *Endocr Metab Immune Disord Drug Targets*. 2014;14:169-181.
4. **Espinosa-de-los Monteros AL, González B, Vargas G, *et al.*** Clinical and biochemical characteristics of acromegalic patients with different abnormalities of glucose metabolism. *Pituitary*. 2011;14:231-235.
5. **Espinosa-de-los Monteros AL, Sosa E, Cheng S, *et al*** Biochemical evaluation of disease activity after pituitary surgery in acromegaly: A critical analysis of patients who spontaneously change disease status. *Clin Endocrinol*. 2006;64:245-249.
6. **Espinosa-de-los Monteros AL; González B, Vargas G, *et al.*** Octreotide LAR treatment of acromegaly in "real life": long term outcome at a tertiary care center. *Pituitary*. 2015;18:290-296.
7. **Gustina A, Chanson P, Kleinberg D, *et al.*** Expert consensus document: A consensus on the medical treatment of acromegaly. *Nat Rev Endocrinol*. 2014;10:243-248.
8. **Holdaway IM, Rajasoorya RC, Gamble GD.** Factors influencing mortality in acromegaly. J *Clin Endocrinol Metab*. 2004;89:667-674.
9. **Melmed S.** Acromegaly: Pathogenesis and treatment. *J Clin Invest*. 2009;119:3189-3202.
10. **Mercado M, González B, Vargas G, *et al.*** Successful mortality reduction and contra of comorbidities in patients with acromegaly followed at a highly specialized multidisciplinary clinic. *J Clin Endocrinol Metab*. 2014;99:4438-4446.
11. **Mercado M, Espinosa E, Ramirez C.** Current status and future directions of pharmacological therapy for acromegaly. *Minerva Endocrinol*. 2016;41:351-365.
12. **Portocarrero-Ortiz LA, Vergara-López A, Vidrio-Velázquez M, *et al.*** The Mexican Acromegaly Registry: Clinical and biochemical characteristics at diagnosis and therapeutic outcomes. *J Clin Endocrinol Metab*. 2016;101:3997-4004.

CAPÍTULO 14

Cirugía en enfermedades hipofisarias

Dr. Gerardo Guinto Balanzar ■ Dra. Eli Hernández Chávez ■ Dra. Norma Aréchiga Ramos

Introducción

El adenoma de hipófisis es, sin lugar a dudas, la lesión hipofisaria que se presenta con mayor frecuencia, por lo que este capítulo se centrará en el manejo quirúrgico de estos tumores.

Independientemente de si se trata de adenomas funcionales o silenciosos, los dos factores que se consideran con mayor peso para decidir la vía de la cirugía son su tamaño y su forma. Es bien conocido que, por su tamaño, estos tumores se clasifican en microadenomas (<1 cm) y macroadenomas (>1 cm), pero en realidad dicha clasificación aporta muy poca información para definir el manejo quirúrgico. Esto reviste una mayor importancia en los macroadenomas, dado que un tumor de 2 cm, de forma irregular y que tenga invasión al seno cavernoso ofrece un mayor reto que uno de 4 cm con conformación regular, esférica o elíptica. Es por ello que el patrón de crecimiento tumoral es el que representa una mayor importancia en la toma de decisiones.

Tratamiento

En general, todos los tumores que tienen una forma regular, que crecen en la silla turca o por arriba de ella, o incluso que lleguen a contactar el receso del tercer ventrículo, pueden ser operados por la vía transesfenoidal. Por otro lado, los tumores que tienen expansiones laterales hacia el seno cavernoso, hacia la fosa craneal media, al piso anterior o región retroclival, tienen que ser abordados por otra u otras rutas. Finalmente, otro factor que es importante considerar es el denominado diafragma selar, membrana que sirve como techo de la silla turca y que impide que el líquido cefalorraquídeo se introduzca en la fosa pituitaria. Esta estructura está formada por una hoja de la duramadre y trabéculas aracnoideas y presenta un orificio por el que atraviesa el tallo de la hipófisis. A pesar de ser una membrana blanda, puede ejercer un efecto compresivo en los adenomas que crecen hacia arriba, generándoles una estrechez o cinturón en la parte media, por lo que los tumores tienden a adquirir una forma en "reloj de arena" o "muñeco de nieve", que puede dificultar su extracción quirúrgica por cualquier vía.

Afortunadamente, entre 85 y 90% de los adenomas de hipófisis tienen una conformación regular, por lo que pueden ser operados por la vía transesfenoidal. Esta ruta se denomina así, porque el acceso es a través del *rostrum* y seno del esfenoides, y existen dos modalidades, a saber, microquirúrgica y endoscópica. La cirugía transesfenoidal microquirúrgica se ha empleado desde la década de 1960 y sigue siendo una excelente opción, de la que existen dos variedades: endonasal y sublabial. La vía endonasal se refiere a que el acceso es directamente a través de alguna de las narinas; puede ser submucosa, es decir, mediante la creación de un plano de disección entre el tabique nasal (óseo y cartilaginoso) y la mucosa, o bien puede ser directa, es decir, sin la necesidad de crear este plano de disección. La ventaja de ambas vías es que permiten un rápido acceso a la silla turca, lo que acorta el tiempo quirúrgico y reduce las molestias nasales en el posoperatorio; sin embargo, ambas presentan la desventaja de que la exposición del tumor se limita a la amplitud de apertura del orificio nasal, por lo que la extracción de los grandes tumores se dificulta notablemente, en especial los que presentan un crecimiento expansivo hacia los lados. Es en estos casos donde el abordaje sublabial ofrece mejores resultados, sin embargo, por el hecho de que se tiene que realizar una incisión en la unión gingivolabial superior para poder acceder, por vía submucosa, a la cavidad nasal y de ahí al seno esfenoidal y la silla turca, representa un mayor riesgo de molestias posoperatorias (hipoestesia dental, perforaciones septales, sinequias y costras), dado que el trayecto es más largo. No obstante, sigue siendo la vía que, sin dudas, ofrece una exposición más amplia a la región selar. La principal desventaja de cualquiera de las vías submucosas es la necesidad de emplear un taponamiento nasal por 4 a 5 días, pero las principales ventajas de cualquiera de las vías microquirúrgicas es que permiten una visión tridimensional y facilitan la manipulación de los instrumentos en el lecho quirúrgico.

A finales de la década de 1990, se popularizó el uso del endoscopio para la extirpación de los adenomas de hipófisis por vía transesfenoidal, tendencia que ha continuado hasta la fecha. Este procedimiento consiste en que, mediante vía endonasal directa (no submucosa), se tiene acceso a la silla turca, para lo cual se emplean ambas narinas. La técnica de extirpación del tumor es prácticamente la misma que se utiliza en la vía microquirúrgica, es decir, se emplean cucharillas, aspiradores y pinzas de biopsia, sin embargo, la principal diferencia con esta es que la endoscopia permite una mayor iluminación y área de visualización del campo quirúrgico, aunque sacrifica la visión tridimensional y la fineza del movimiento de los instrumentos.

En la actualidad, ambas modalidades de acceso transesfenoidal (microquirúrgico y endoscópico) ofrecen resultados muy similares, dado que no es el instrumento el que hace la diferencia, sino la experiencia del cirujano.

La tasa de complicaciones para la cirugía transesfenoidal es en realidad baja (7.1%), entre estas, la fístula de líquido cefalorraquídeo, deterioro visual y meningitis ocupan los primeros lugares. En la figura 14-1 se observa un macroadenoma de hipófisis extirpado satisfactoriamente por vía transesfenoidal microquirúrgica.

Para la extirpación de los adenomas de hipófisis por vía transcraneal existen varios procedimientos, dentro de los cuales, el abordaje pterional es el que se emplea con mayor frecuencia. Se denomina

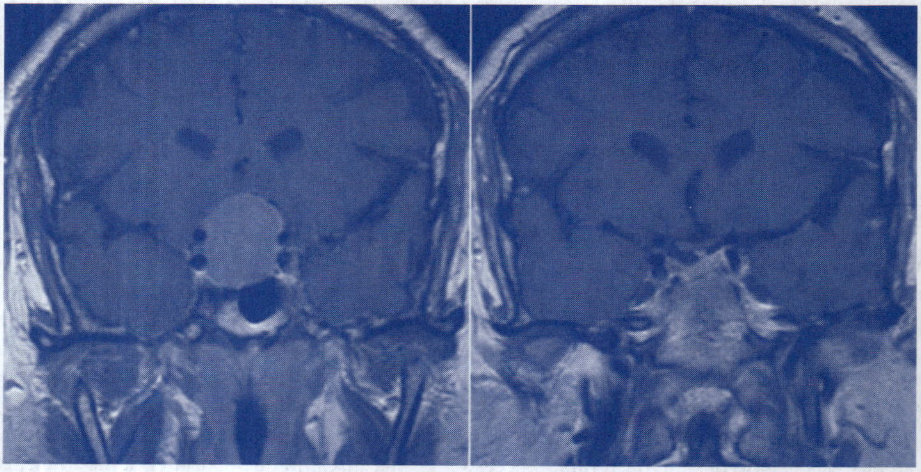

Figura 14-1. Imagen por resonancia magnética corte coronal T1 contrastada. Muestra un macroadenoma de hipófisis con crecimiento supraselar que alcanza el receso del tercer ventrículo, pero que conserva una forma elíptica y regular, por lo que fue extirpado por vía transesfenoidal. Izquierda, preoperatoria; derecha, posoperatoria.

pterional porque se efectúa mediante una craneotomía centrada en el pterion, o sea, la sutura de unión de las escamas de los huesos frontal y temporal, el hueso parietal y el ala mayor del esfenoides (de ahí su nombre). Es decir, que el acceso a la silla turca se realiza en sentido lateromedial, mediante el gentil desplazamiento de los lóbulos frontal y temporal del cerebro. El acceso al tumor se efectúa, predominantemente, a través del espacio interóptico o entre el nervio óptico y la carótida interna. Esta vía permite extirpar con relativa facilidad todo el componente supraselar del tumor, incluso cuando presenta crecimiento lateral o anterior, pero se dificulta la extirpación del componente tumoral que se encuentra en el interior de la silla turca. Recientemente, ha habido una tendencia a realizar cirugías transcraneales por accesos pequeños, denominados de "mínima invasión", como el abordaje transciliar, que se efectúa mediante una pequeña craneotomía realizada a través de una incisión sobre la ceja del paciente, sin embargo, hasta la fecha, ninguno de ellos ha demostrado ser superior a la vía tradicional mencionada inicialmente. En la figura 14-2, se presenta un paciente con un macroadenoma de hipófisis extirpado de manera exitosa mediante craneotomía.

El seno cavernoso merece una mención especial en el manejo quirúrgico de los adenomas de hipófisis. Esta región se encuentra a los lados de la silla turca y es el lugar donde confluyen la carótida interna, los nervios oculomotores (oculomotor, troclear y *abducens*) y la primera rama del trigémino (nervio oftálmico), encontrándose todo rodeado de lagos (senos) y plexos venosos. En realidad, los adenomas de hipófisis, sólo en raras ocasiones presentan una invasión verdadera al seno cavernoso, dado que, en la mayoría de los casos, tienden a respetar las paredes mediales de este, por lo que únicamente desplazan esta estructura, sin invadirla. Es por ello que la gran mayoría puede extirparse por cualquiera de las vías mencionadas con anterioridad. Sin embargo, hay casos en que, por motivos desconocidos, los adenomas llegan a invadir esta región englobando la carótida interna, principal elemento que se toma como referencia en los estudios de imagen para definir esta condición. Tomando en cuenta el elevado riesgo que una cirugía al seno cavernoso implica, aun en manos experimentadas, las indicaciones para extirpar el componente intracavernoso de los adenomas de hipófisis se reducen, prácticamente, a dos: la presencia de signos y síntomas sugestivos (de manera predominante, diplopía),

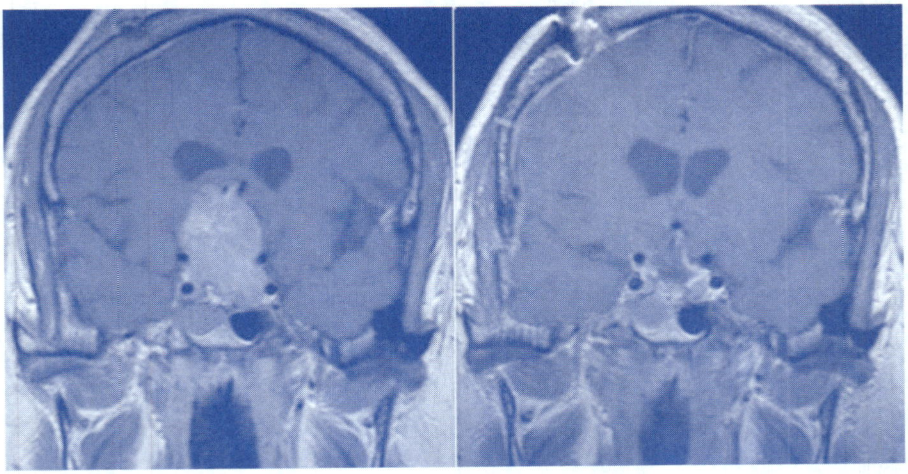

Figura 14-2. Imagen por resonancia magnética corte coronal T1 contrastada. Muestra un macroadenoma de hipófisis que alcanza la cavidad del tercer ventrículo y presenta una discreta estrechez en el sitio del diafragma selar. Fue extirpado por vía transcraneal (pterional) derecha. Izquierda, preoperatoria; derecha, posoperatoria.

y la existencia de un gran volumen tumoral en esta región, que no puede ser tratado con otra modalidad terapéutica (médicamente, con radioterapia o radiocirugía). En estos casos, es indudable que la vía transcraneal ofrece una mejor y más segura alternativa, en comparación con cualquiera de las vías transesfenoidales.

Referencias bibliográficas

1. **Almutairi RD, Muskens IS, Cote DJ, *et al.*** Gross total resection of pituitary adenomas after endoscopic *vs.* Microscopic transsphenoidal surgery: a meta-analysis. *Neurochir* (Wien). 2018;160(5):1005-21.
2. **Azad TD, Lee Y-J, Vail D, *et al.*** Endoscopic *vs.* Microscopic Resection of Sellar Lesions—A Matched Analysis of Clinical and Socioeconomic Outcomes. *Front Surg* [serial online]. 2017 Jun;4:1–7.
3. **Fleseriu M, Bodach ME, Tumialan LM, *et al.*** Congress of Neurological Surgeons Systematic Review and Evidence-Based Guideline for Pretreatment Endocrine Evaluation of Patients With Nonfunctioning Pituitary Adenomas. *Neurosurgery* [serial online]. 2016;79(4):E527-9.
4. **Guinto Balanzar G, Abdo M, Mercado M, *et al.*** Diaphragma sellae: A surgical reference for transsphenoidal resection of pituitary macroadenomas. *World Neurosurg* [serial online]. 2011;75(2):286–93.
5. **Halvorsen H, Ramm-Pettersen J, Josefsen R, *et al.*** Surgical complications after transsphenoidal microscopic and endoscopic surgery for pituitary adenoma: A consecutive series of 506 procedures. *Acta Neurochir* (Wien). 2014;156(3):441–9.
6. **Juraschka K, Khan OH, Godoy BL, *et al.*** Endoscopic endonasal transsphenoidal approach to large and giant pituitary adenomas: institutional experience and predictors of extent of resection. *J Neurosurg* [serial online]. 2014;121(1):75–83.
7. **Lin YJ, Chen KT, Lee CC, *et al.*** Anterior Skull Base Tumor Resection by Transciliary Supraorbital Keyhole Craniotomy: A Single Institutional Experience. *World Neurosurg* [serial online]. 2018;111:e863–70.
8. **Liu JK, Das K, Weiss MH, *et al.*** The history and evolution of transsphenoidal surgery. *J Neurosurg* [serial online]. 2001;95(6):1083–96.
9. **Sol YL, Lee SK, Choi HS, *et al.*** Evaluation of MRI Criteria for Cavernous Sinus Invasion in Pituitary Macroadenoma. *J Neuroimaging*. 2014;24(5):498–503.
10. **Youssef AS, Agazzi S, Van Loveren HR.** Transcranial surgery for pituitary adenomas. *Neurosurgery*. 2005;57:suppl 1:25–7.

CAPÍTULO 15

Aspectos fisiológicos y avances actuales del control del eje hipotálamo-hipófisis-tiroides

Dr. José Roberto Gómez Cruz

Introducción

La actividad y función de la glándula tiroides se encuentra regulada, principalmente, por la concentración de la hormona estimulante de tiroides (TSH, *thyroid-stimulating hormone*). La TSH es una glucoproteína de 28-30 kDa, compuesta por subunidades alfa y beta. Su glucosilación depende de la interacción de la hormona liberadora de tirotropina (TRH, *thyrotropin-releasing hormone*) y le proporciona bioactividad a la molécula de TSH. Los genes que codifican las cadenas alfa y beta de TSH se localizan en los cromosomas 6 y 1, respectivamente.

TRH y TSH

La tasa de producción de TSH se encuentra dentro de las 50 a 200 mU/día, la tasa de aclaramiento metabólico es de 25 $mL/min/m^2$ y la vida media varía de 50 a 80 minutos. La secreción de TSH depende del efecto inhibitorio de las hormonas tiroideas (HT) y de la estimulación de la TRH, esta regulación permite un rango de concentración de TSH específico para cada individuo. La TRH estimula la síntesis y liberación de TSH. La TRH se sintetiza en el núcleo paraventricular del hipotálamo, viaja por el sistema porta hipotálamo-hipofisario y estimula a los tirotropos. El gen que codifica TRH se encuentra en el cromosoma 3, en su extremo 5' se encuentran elementos de respuesta a glucocorticoides y AMP cíclico. Las hormonas tiroideas ejercen una regulación negativa sobre TRH. Esta función la logran mediante la unión de T3 con el receptor de hormonas tiroideas beta 2. La T3 se obtiene tanto de los tanicitos, células que se encuentran en el piso y la pared lateral del tercer ventrículo, como de los astocitos. Sólo los tanicitos y astrocitos tienen desyodasa tipo 2 (MDY2) y son los encargados de la conversión de T4 a T3. Las HT disminuyen la concentración de ARN mensajero de las subunidades alfa y beta de TSH y, en consecuencia, las concentraciones de TSH, mediante la conversión hipofisaria de T4 a T3 por la MDY2. Además de las HT y TRH, diversos factores influyen en la secreción de TSH (véase cuadro 15-1).

Mecanismo de acción de TSH

La TSH se une a receptores específicos localizados en la membrana basolateral de las células epiteliales de la glándula tiroides. El receptor de TSH (TSHr, *TSH receptor*) es una glucoproteína de 744 aminoácidos, miembro de una superfamilia de receptores acoplados a la proteína G. El gen del TSHr se localiza en el cromosoma 14. La unión de la TSH a su receptor activa la adenilciclasa que lleva a la formación de cAMP, el cual activa a la proteincinasa A. La proteincinasa A activa controla el proceso de expresión génica del NIS (cotransportador de sodio/yoduro), la tiroglobulina y la peroxidasa tiroidea, así como el crecimiento y secreción de la célula folicular. Por otra parte, la TSH a través de la fosfolipasa C produce hidrólisis del PIP_2 (fosfatidilinositol 4,5-bifosfato) de la membrana, lo que origina tanto al diacilglicerol que activa la proteincinasa C para la fosforilación de proteínas reguladoras específicas, como al IP_3 (mio-inositol 1,4, 5 trifosfato) que incrementa el calcio intracelular. El diacilglicerol y el calcio intracelular activan la generación de H_2O_2 para los procesos de oxidación involucrados en la hormonogénesis tiroidea.

Hormonogénesis tiroidea

La síntesis de hormonas tiroideas comprende una serie específica y ordenada de reacciones bioquímicas, las cuales guardan relación con la estructura y la organización histológica de la tiroides. Esta secuencia se encuentra constituida por: captación, oxidación y organificación de yoduro, acoplamiento y secreción de T4 y T3.

Captación de yoduro

El yodo ingerido en la alimentación se absorbe a nivel intestinal y da origen al yoduro (I^-) que es trasportado por el torrente circulatorio mediante diversas proteínas séricas, en particular por la albúmina. La tiroides tiene la capacidad de concentrarlo en un factor de 40-80 veces con respecto al plasma. El cotransportador del sodio/yoduro (NIS) fue secuenciado en 1996 por el grupo de la investigadora mexicana Nancy Carrasco. El NIS se encarga de transportar una molécula de yoduro y dos de sodio contra un gradiente electroquímico. El NIS se ubica en la membrana basolateral, mientras que en la membrana apical existen un trasportador, la pendrina (PDS), y un canal activado por calcio, la anoctamina 1 (ANO1), que exportan el yoduro hacia la interface célula/coloide. La ANO1 es responsable de la mayoría del eflujo del yoduro a través de la membrana apical. El gen del NIS se localiza en el cromosoma 19p13.11; el de la PDS, en el cromosoma 7q22.3, y el de la ANO1, en el cromosoma 11q13.3. El mecanismo de transporte del yoduro se encuentra estrechamente regulado, lo que permite su acoplamiento a las variaciones dietéticas. Los niveles bajos de yoduro aumentan la cantidad de NIS, mientras que los niveles elevados suprimen su expresión y captación, así como las señales intracelulares para la generación de H_2O_2.

Oxidación, organificación y acoplamiento

El yoduro captado se transporta hacia el interior del folículo, principalmente por la ANO1 localizada en la membrana apical del tirocito, es oxidado y se une a la tiroglobulina en el proceso denominado

Cuadro 15-1. Agentes que influyen en la secreción de TSH

Estimulan secreción	Inhiben secreción
TRH	Hormonas tiroideas
Agonistas α-adrenérgicos	Análogos de HT
Opiodes	Dopamina
Arginina-Vasopresina (AVP)	Somatostatina
GLP1	Gastrina
Galanina	Glucocorticoides
Leptina	Colecistoquinina
	Péptido liberador de gastrina (GRP, *gastrin releasing peptide*)
	Neuropéptido Y
	Interleucinas 1 y 6
	Factor de necrosis tumoral α

organificación. Ambos pasos se llevan a cabo con la participación de las enzimas tiroperoxidasa (TPO) y dos NADPH oxidasas unidas a la membrana apical denominadas dual oxidasa 1 (DUOX1 o THOX1) y dual oxidasa 2 (DUOX2 o THOX2). Estas últimas generarán el H_2O_2 para los procesos oxidativos.

La tiroglobulina (TG) contiene grupos tirosilo para la formación de las hormonas tiroideas, es una gran glucoproteína homodimérica de 660 kDa. El gen de la TG está ubicado en el cromosoma 8q24.22. El gen de la tiroperoxidasa (TPO) humana se localiza en el cromosoma 2p25.3. La TPO es una glucoproteína de 933 aminoácidos que cataliza las etapas de la oxidación, organificación y acoplamiento de las monoyodotirosinas (MIT) y las diyodotirosinas (DIT) para formar T4 y T3. La tetrayodotiroinina (T4) está yodada en las posiciones 3 y 5 de los anillos interno y externo (teniendo 3,5,3´,5´, tetrayodotironina) y la triyodotiroinina (T3) en las posiciones 3,5,3′. El acoplamiento de las yodotironinas se realiza mediante un enlace éter catalizado por la TPO. En la TG también existen triyodotironina reversa 3,3´,5´(T3R) y diyodotirosina 3,3´(T2).

Endocitosis de la tiroglobulina y secreción de hormonas tiroideas

La secreción de las HT inicia con la proteólisis de la TG, la cual ocurre dentro del tirocito y, en forma limitada, en la superficie apical de la célula folicular. Esta reacción es catalizada por cisteína-catepsina B, K, L y S. En la membrana apical de los tirocitos sucede la endocitosis de la TG, capturada de la luz folicular, por micropinocitosis. Una vez formados los fagosomas, y en un pH bajo, la enzima catepsina proteolisa a la TG y se obtiene MIT, DIT, T3 y T4. Las monoyodotirosinas y diyodotirosinas no acopladas se desyodan por acción de la enzima deshalogenasa, de forma que se recicla el yoduro que no se utilizó en la síntesis de las hormonas tiroideas. Dentro del espacio intracelular, la T4 puede ser desyodada a T3 gracias a la presencia del MDY tipo 1 y 2 que se expresan en el tirocito humano, de tal forma que la T3 producida en la tiroides (cerca de 20% de lo encontrado en plasma) depende tanto de la que se encuentra en la TG, como de la desyodación de T4 dentro de la tiroides. Tanto T4 como T3 se liberan de la célula tiroidea a través de transportadores localizados en la membrana plasmática basolateral de los tirocitos. El transportador más importante conocido es el transportador de monocarboxilato SLC16A2 8 (MCT8), que puede promover tanto la captación como la salida de HT y está involucrado en la liberación de HT de la glándula tiroides. Además del MCT8, la tiroides de rata también expresa otros transportadores de hormonas tiroideas, como LAT2. Recientemente se ha demostrado que la sobrecarga de yodo reduce significativamente la expresión de MCT8 en ratas, un mecanismo subyacente a la disminución aguda de la liberación de T4 que ocurre después de la sobrecarga de yodo.

Transporte y acción celular de las hormonas tiroideas

La tiroides produce cerca de 80 a 100 µg/día de T4, que tiene una vida media de 6 a 7 días. El depósito extratiroideo es de 800 a 1 000 µg contenidos, en su mayoría, en el líquido extracelular. Del total de la T4 sintetizada diariamente, alrededor de 80% se metaboliza por las MDY y se convierte 40% en T3 y otro 40% a rT3. La producción de T3 diaria, tanto por secreción tiroidea como por conversión periférica, es de 30 a 40 µg y su vida media es corta (24 h). Las yodotironinas se metabolizan también a través de conjugación con sulfatos, glucurónidos o se desaminan y descarboxilan para convertirla en ácido tetrayodotiroacético (TETRAC) o productos intermedios que son también inactivos.

Disponibilidad tisular de hormonas tiroideas

Cerca de 99.9% de las HT se transportan unidas a proteínas y sólo 0.1% permanece libre; son las fracciones libres las que tienen actividad biológica. La T4 se une 70% a la globulina transportadora de hormonas tiroideas o TBG (*thyroxine binding globulin*), 20% a la transtiretina o TBPA (*thyroxine binding prealbumin*) y 10% a albúmina. La T3, que tiene menor afinidad por las proteínas, se asocia principalmente a TBG (80%) y TBPA. La unión a las proteínas plasmáticas protege a las hormonas tiroideas de la excreción y de su metabolismo.

En los tejidos las MDY 1, 2, 3, que son selenoproteínas de 250 a 280 aminoácidos, van a determinar la señalización intracelular en forma específica para cada tejido. La D1 tiene actividad de 5' desyodasa, retira el yodo en la posición 5´ (del anillo externo) lo que convierte T4 en T3 y a T3 o T3r en diyodo tironina (3,3´). Tiene actividad en anillo interno convierte T4 a T3r. Su localización principal es en tiroides, hígado y riñón. La D2 tiene actividad de 5´desyodasa, retira el yodo en la posición 5´ (del anillo externo) convierte T4 en T3. Se localiza en hipófisis, cerebro, grasa parda y glándula tiroides. La presencia de esta desyodasa permite regular las concentraciones locales de T3. La D3 tiene actividad de 5 desyodasa, retira el yodo en la posición 5 (del anillo interno), lo que convierte T4 en T3r. Se localiza en placenta, útero, cerebro, piel hígado e intestino. Los hemangiomas y los tumores del estroma gastrointestinal pueden expresarla y causar hipotiroidismo.

Mecanismo de acción de las hormonas tiroideas

Las HT tienen acciones genómicas y no genómicas, para ello deben transportarse al interior de las células mediante por transportadores membranales, principalmente de monocarboxilatos 8 y 10 (MCT8 y MCT10).

Acciones genómicas

Una vez en el citoplasma, las hormonas tiroideas migran hacia el núcleo y se unen a su receptor. Los receptores para las hormonas tiroideas (TR) están codificados por dos genes diferentes, TRα y TRβ, los cuales se localizan en el cromosoma 17 y 3, respectivamente. Tanto TRα como TRβ se expresan en gran parte de los tejidos, pero su expresión varía en los diferentes órganos: TRα se expresa principalmente en encéfalo, riñón, gónadas, músculo y corazón; por su parte TRβ se encuentra, principalmente, en hipófisis e hígado. La isoforma TR β2 tiene un papel fundamental en el control y retroalimentación del eje tiroideo.

La T3 tiene una afinidad 10 a 15 veces mayor por el RHT que T4. Una vez que T3 se unió a su receptor, se dimeriza con el receptor de ácido retinoico (RXR); esto cambia su conformación y se une a los elementos de respuesta tiroidea (TRE, *thyroid hormone response elements*). El receptor activado puede estimular la trascripción genética (por ejemplo, la cadena pesada alfa de la miosina) o inhibir la trascripción del gen (por ejemplo, subunidad beta de la TSH), según la naturaleza de los elementos contenidos en el gen blanco.

Acciones no genómicas

Además del clásico modo de acción nuclear de las hormonas tiroideas, un número de efectos rápidos en el citosol y en la membrana plasmática han sido identificados y referidos como "acciones no genómicas". Estas acciones de las hormonas tiroideas son sobre todo extranucleares, y parecen ser independientes del receptor de hormonas tiroideas. Sin embargo, recientemente se ha demostrado que existe un receptor membranal para hormonas tiroideas que, a través de la vía MAPK, activa diversas señales no genómicas en las células. De modo tal que entre estas acciones de las hormonas tiroideas se pueden mencionar: la regulación del transporte transmembrana de Na+, K+, Ca^{2+} y glucosa; el tráfico de proteínas intracelulares, y la regulación de algunas proteincinasas; entre estas últimas se encuentran PKC, PKA y la fosforilación de receptores nucleares y otras nucleoproteínas como p53, STAT1, ER, así como bombas y canales membranales.

La presencia de receptores mitocondriales para T3 produce efectos directos sobre esta organela. La isoforma p28 de estos receptores mitocondriales estaría involucrada en los efectos termogénicos y la isoforma p48 de estos receptores mitocondriales, podría interactuar con el genoma mitocondrial y comportarse como un factor transcripcional incrementando la expresión de la citocromo c oxidasa. Estos efectos mitocondriales que conducen a un incremento en la producción y utilización de ATP explican las acciones termogénicas de las hormonas tiroideas, que conllevan siempre un aumento del consumo de oxígeno (un aumento del metabolismo basal), así como un aumento de las proteínas desacopladoras.

Cuadro 15-2. Mensajes clave

- La actividad y función de la glándula tiroides se encuentra regulada por la hormona estimulante de tiroides (TSH).
- La secreción de la TSH depende del efecto inhibitorio de las hormonas tiroideas y de la estimulación de la TRH.
- Las hormonas tiroideas ejercen una regulación negativa sobre TRH y TSH.
- La síntesis de HT comprende: captación, oxidación y organificación de yoduro, acoplamiento y secreción de T4 y T3.
- 80% de la T4 sintetizada se metaboliza por las MDY y se convierte 40% en T3 y otro 40% a rT3.
- 99.9% de las HT se transportan unidas a proteínas y sólo 0.1% permanece libre, son las fracciones libres las que tienen actividad biológica.
- Las HT tienen acciones genómicas y no genómicas.

Referencias bibliográficas

1. **Alkemade A, Friesema EC, Kalsbeek A, *et al.*** Expression of thyroid hormone transporters in the human hypothalamus. *J Clin Endocrinol Metab*. 2011;96(6):E967-971.
2. **Brent, G.** Mechanisms of thyroid hormone action. *J Clin Invest*. 2012;122(9):3035–3043.
3. **Carvalho D, Dupuy C.** Thyroid hormone biosynthesis and release. *Mol Cell Endocrinol*. 2017;458:6-15.
4. **Cheng SY, Leonard JL, Davis PJ.** Molecular aspects of thyroid hormone actions. *Endocr Rev*. 2010;(2);31:139–170.
5. **Chiamolera MI, Sidhaye AR, Matsumoto S, *et al.*** Fundamentally distinct roles of thyroid hormone receptor isoforms in a thyrotroph cell line are due to differential DNA binding. *Mol Endocrinol*. 2012;26(6):926-939.
6. **Germanit D, Galton V, Hernandez A.** Defining the Roles of the Iodothyronine Deiodinases: Current Concepts and Challenges. *Endocrinology*. 2009;150(3):1097–1107.
7. **Levy O, Dai G, Riedel C, *et al.*** Characterization of the thyroid Na+/I- symporter with an anti-COOH terminus antibody. *Proc Natl Acad Sci U S A*. 1997;94(11):5568-5573.
8. **Rivolta C, Moya Ch, Esperante S, *et al.*** La tiroides como modelo de mecanismos moleculares en enfermedades genéticas. *Medicina* (Buenos Aires). 2005;65(3):257-267.
9. **Solís J, Orozco A, García C, *et al.*** Bioactividad de las hormonas tiroideas. Importancia clínica de los transportadores de membrana, de las desyodasas y de los receptores nucleares. *Rev Invest Clin*. 2011;63(3):287-308.
10. **Twyffels L, Strickaert A, Virreira M, *et al.*** Anoctamin-1/TMEM16A is the major apical iodide channel of the thyrocyte. *Am J Physiol Cell Physiol*. 2014;307(12):C1102-1112.
11. **Yen PM.** Physiological and molecular basis of TH action. *Physiol Rev*. 2001;81(3):1097-1142.

[illegible]

[illegible]

[illegible]

[illegible]

[illegible]

CAPÍTULO 16

Evaluación de la función tiroidea

Dr. Bernardo Pérez Enríquez

Introducción

Al realizar una evaluación de la función tiroidea debe considerarse siempre el contexto clínico del paciente, lo que incluye el antecedente de padecimientos tiroideos, el origen de la enfermedad actual, las comorbilidades coexistentes, los medicamentos que ha recibido y la exposición a medios de contraste yodados.

De igual forma, deberán tenerse en cuenta las limitaciones de los ensayos inmunométricos (IMA, *immunometric assays*) para la medición de las hormonas tiroideas, que incluyen la hormona estimulante de la tiroides (TSH, *thyroid stimulating hormone*), la triyodotironina (T3) total y libre y la tiroxina (T4) total y libre. Entre estas limitaciones se encuentran:

a. Factores preanalíticos fisiológicos como estado de ayuno o estado posprandial, el umbral del tirostato y el ritmo circadiano de TSH, entre otros.
b. Factores preanalíticos patológicos independientes de TSH como la gonadotrofina coriónica y la secreción inapropiada de TSH, la malabsorción de hormonas tiroideas o la falta de apego al tratamiento sustitutivo, los hemangiomas y los tumores gastrointestinales estromales que poseen una gran actividad de monodesyodasa tipo 3, la enfermedad hepática y renal o que el paciente se encuentre en estado crítico.
c. Factores relacionados con el IMA que afectan la sensibilidad y la especificidad del ensayo como la heterogeneidad molecular del analito y del anticuerpo monoclonal, la presencia de anticuerpos heterófilos y de anticuerpos contra T3 y T4 y macroTSH que condicionan valores espurios cuando están presentes.
d. Recientemente se ha logrado una mayor precisión en la cuantificación de las concentraciones de T3 total y T3 libre (T3L), así como de T4 total y T4 libre (T4L), con ensayos que combinan la cromatografía líquida y la espectrometría de masas (LC-MS/MS) y permiten medir la cantidad real de las hormonas tiroideas. En efecto, en 65% de los pacientes con hipotiroidismo subclínico que tuvieron una concentración normal de T3L y T4L por IMA, se estableció que las concentraciones de una o ambas hormonas se encontraban por debajo del rango de referencia al medirlas con LC-MS/MS. En pacientes hospitalizados y externos, la correlación entre el IMA y la LC-MS/MS fue moderada para T3 y T4 totales y libres, y la correlación inversa de la T3L y la T4L con la concentración de TSH fue baja para la población total. En pacientes en estado crítico también se encontró discrepancia entre ambos métodos.

Deberá considerarse, además, que cada individuo tiene un rango de variabilidad de hormonas tiroideas más estrecho cuando se compara con el rango de referencia de una población determinada. En consecuencia, la concentración de hormonas tiroideas en un sujeto puede representar deficiencia o exceso a nivel tisular, aun cuando se encuentre en el rango bajo o alto de referencia.

El índice de tiroxina libre es una medición matemática que es de utilidad en el seguimiento de las mujeres embarazadas. Se obtiene multiplicando la captación de T3 de la paciente por la T4 total de la paciente y el resultado se divide entre el promedio de la captación de T3 obtenido de los valores de referencia.

Interpretación de las pruebas de función tiroidea (PFT)

Al evaluar la función tiroidea, se debe considerar siempre que las concentraciones de hormonas tiroideas y TSH representan una vía final común de diversos eventos fisiológicos y patológicos, los cuales ocurren en un momento preciso, en un individuo en particular y en alguno o algunos de los componentes del eje tiroideo y que incluyen la síntesis y secreción de TRH y TSH, la hormonogénesis y la secreción de T3, T4 y tiroglobulina, la concentración de proteínas transportadoras de hormonas tiroideas, la actividad tisular de monodesyodasas, los transportadores membranales y receptores para hormonas tiroideas. En consecuencia, para determinar el estado tiroideo de un paciente, se deberán realizar pruebas de función tiroidea (PFT) completas que incluyan la cuantificación de T4 total y libre, T3 total, captación de T3 y TSH.

Los valores de referencia deberán establecerse de acuerdo con la población a la que pertenece el paciente. Deberá considerarse que la concentración de TSH en la percentila 97.5 es hasta 4.5 mU/L en adultos menores de 69 años y hasta de 6.5 a 7.0 mU/L en adultos de 70 años o más, en estudios de poblaciones de referencia (sin enfermedad tiroidea, embarazo, uso de fármacos que afecten la función tiroidea). En el contexto de un paciente con hipotiroidismo central, alrededor de 20% puede tener una TSH entre 4.5 y 10 mU/L, por la presencia de TSH altamente sialilada, que tiene poca actividad biológica.

Para la evaluación del estado tiroideo se deberán hacer las siguientes preguntas:

a. ¿Cómo se esperan las PFT en el contexto clínico del paciente?
b. ¿Existe congruencia entre los componentes de las PFT?
c. Si no hay congruencia ¿qué factores inherentes al paciente o propios del IMA permiten explicar la PFT?
d. ¿Se requiere alguna prueba adicional para explicar la incongruencia de las PFT, si esta existe, y para establecer el estado tiroideo del individuo?

En la evaluación de la presencia de autoinmunidad tiroidea como causa de la disfunción tiroidea deberá pedirse la determinación de anticuerpos contra tiroglobulina (TGAb) y contra peroxidasa tiroidea (TPOAb) y/o la cuantificación de anticuerpos contra el receptor de tiroides (TRAb). Los TRAb pueden ser estimulantes o bloqueadores. La sensibilidad y especificidad de los TRAb de tercera generación para el diagnóstico de hipertiroidismo autoinmune es de 98.3 y 99.2%, respectivamente.

Los TGAb y TPOAb se cuantifican por métodos automatizados que, con frecuencia, tienen variabilidad intermétodo. La cuantificación de TRAb se realiza por dos procedimientos: bioensayo y método competitivo con receptor de TSH inmovilizado y anticuerpo monoclonal que se denomina TBII (TSH, *Binding Inhibitory Immunoglobulin*). El bioensayo establece la funcionalidad del anticuerpo y utiliza células CHO que expresan el receptor de TSH y AMPc o luciferasa como marcadores bioquímicos de la actividad estimulante o bloqueadora presente en el suero. El ensayo para TBII de tercera generación utiliza un método automatizado, competitivo, no isotópico que es comparable en sensibilidad al bioensayo.

Limitaciones e indicaciones del gammagrama tiroideo

La gammagrafía de tiroides es un estudio morfológico y se realiza con ^{99m}Tc y ^{131}I. No tiene utilidad en pacientes con hipotiroidismo. Sin embargo, la captación tiroidea de radioyodo a las 24 horas permite hacer un diagnóstico diferencial entre las causas de tirotoxicosis. Aquella <5% se observa en tirotoxicosis por destrucción tiroidea, tirotoxicosis facticia o cuando existen metástasis funcionantes de cáncer tiroideo en pacientes tiroidectomizados. La que es >20% permite identificar los casos con hipertiroidismo, por incremento de la síntesis de hormonas tiroideas, de origen hipofisario (tumor productor de TSH y resistencia a hormonas tiroideas) y tiroideo (hipertiroidismo autoinmune por enfermedad de Graves, Hashitoxicosis y síndrome de Marine-Lenhart y los nódulos tiroideo autónomos hiperfuncionantes, como los adenomas tóxicos y los que se presentan en el bocio multinodular).

Referencias bibliográficas

1. **Ekins RP.** Ligand assays: from electrophoresis to miniaturized microarrays. *Clin Chem*. 1998;44(9):2015-2030.
2. **Keffer JH.** Preanalytical considerations in testing thyroid function. *Clin Chem*. 1996;42(1):125-134.
3. **Baloch Z, Carayon P, Conte-Devolx B, *et al*.** Laboratory medicine practice guidelines. Laboratory support for the diagnosis and monitoring of thyroid disease. *Thyroid*. 2003;13(1):3-126.
4. **Gounden V, Jonklaas J, Soldin SJ.** A pilot study: subclinical hypothyroidism and free thyroid hormone measurement by immunoassay and mass spectrometry. *Clin Chim Acta*. 2014;430:121-124.
5. **Jonklaas J, Sathasivam A, Wang H, *et al*.** Total and free thyroxine and triiodothyronine: measurement discrepancies, particularly in inpatients. *Clin Biochem*. 2014(13-14);47:1272-1278.
6. **Welsh KJ, Stolze BR, Yu X, *et al*.** Assessment of thyroid function in intensive care unit patients by liquid chromatography tandem mass spectrometry methods. *Clin Biochem*. 2017;50(6):318-322.
7. **Andersen S, Pedersen KM, Bruun NH, Laurberg P.** Narrow individual variations in serum T4 and T3: a clue to the understanding of subclinical thyroid disease. *J Clin Endocrinol Metab*. 2002;87(3):1068-1072.
8. **Alexander EK, Pearce EN, Brent GA, *et al*.** 2017 Guidelines of the American Thyroid Association for the diagnosis and management of thyroid disease during pregnancy and the postpartum. *Thyroid*. 2017;27(3):315-389.
9. **Koulouri O, Moran C, Halsall D, *et al*.** Pitfalls in the measurement and interpretation of thyroid function tests. *Best Pract Res Clin Endocrinol Metab*. 2013;27(6):745-762.
10. **Spencer, C.** Assay of Thyroid Hormones and Related Substances. [Online]. Disponible en: http://www.thyroidmanager.org/chapter/assay-of-thyroid-hormones-and-related-substances3/ Consultado mayo 14, 2018.
11. **Tozzoli R, Bagnasco M, Giavarina D, Bizzaro N.** TSH receptor autoantibody immunoassay in patients with Graves' disease: improvement of diagnostic accuracy over different generations of methods. Systematic review and meta-analysis. *Autoimmun Rev*. 2012;12(2):107-113.

CAPÍTULO 17

Evaluación por imagen de la glándula tiroides

Dra. Mónica Chapa Ibargüengoitia

Ultrasonido de tiroides

El ultrasonido (US) de tiroides se recomienda en pacientes con bocio, nódulo palpable, adenopatías cervicales, disfonía persistente, disfagia, disnea; asimismo, en pacientes con riesgo de cáncer de tiroides por historia personal de radiación a cabeza y cuello o historia familiar de cáncer de tiroides. No está recomendado como tamizaje en población general de pacientes con tiroides normal a la exploración física y riesgo bajo de enfermedad tiroidea.

El US de cuello con transductores lineales de alta frecuencia (>7 MHz) es el método de elección para la detección de patología tiroidea y caracterización de nódulos tiroideos (NT), ya que tiene una excelente resolución en estructuras superficiales, es accesible, no invasivo y barato. Se realiza con el paciente en decúbito supino con la cabeza en leve extensión. Las limitaciones del US son pacientes poco cooperadores, con cuello corto y ancho con movilidad limitada; y que es un método operador dependiente.

La tiroides se localiza por dejado del cartílago cricoides, tiene dos lóbulos que miden de 4–6 cm de largo, 1-2 cm anteroposterior y 1-3 cm transverso, unidos por un istmo menor de 0.5 cm. Por ultrasonido tiene contorno liso, ecotextura homogénea y es hiperecoica respecto a los músculos (figura 17-1). En tomografía computarizada (TC) es hiperdensa por su contenido de yodo y homogénea y muestra reforzamiento homogéneo con el contraste yodado intravenoso (figura 17-2).

En las enfermedades difusas, la tiroides puede incrementar su tamaño (bocio), presentar contorno lobulado, ser hipoecoica, de ecotextura heterogénea con imágenes pseudonodulares (figura 17-3A);

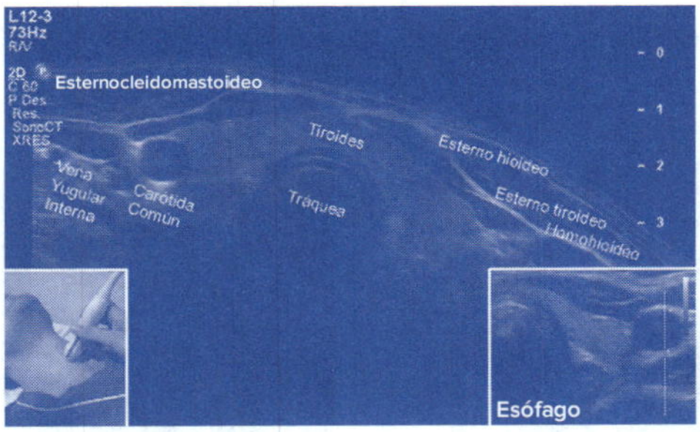

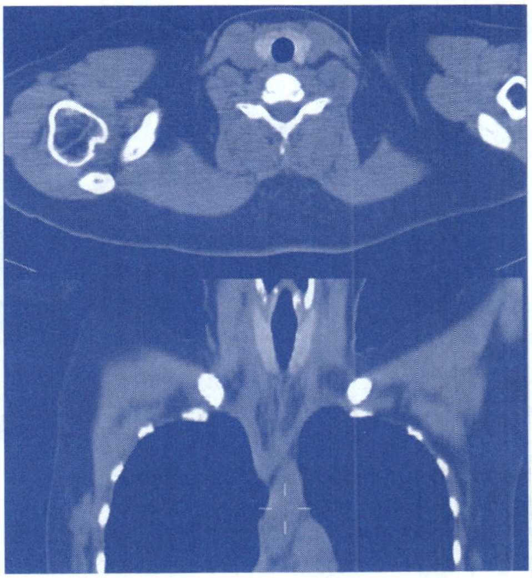

Figura 17-1. (Arriba) US en escala de grises que muestra la anatomía normal de la glándula tiroides en un corte axial.

Figura 17-2. (Derecha) TC de cuello simple que muestra la anatomía normal de la glándula tiroides en un corte axial (superior) y coronal (inferior).

también puede identificarse incremento de la vascularidad a la aplicación de Doppler color (figura 17-3B). La TC tiene un papel en la determinación de la extensión intratorácica de un bocio (figura 17-4).

Los nódulos tiroideos (NT) son lesiones focales que se distinguen del resto del parénquima tiroideo y que se visualizan en dos planos perpendiculares del transductor. Una vez detectado un NT es necesario describir su composición, ecogenicidad, orientación, tamaño, contorno, focos ecogénicos, así como crecimiento en el tiempo, vascularidad con Doppler color, elastografía y las características de los ganglios cervicales.

Si más de 90% de los NT es sólido, su composición es sólida (figura 17-5A); de predominio sólida, si de 50–90% es sólido (figura 17-5B); de predominio quístico, si de 50–90% es quístico (figura 17-5C); quístico, si más de 90% es quístico (figura 17-6A), o espongiforme, si está formado por pequeños espacios quísticos (figura 17-6B).

La ecogenicidad de un NT es anecoica; muy hipoecoica con respecto a los músculos peritiroideos (figura 17-7A); hipoecoica con respecto al parénquima tiroideo (figura 17-7B); isoecoica, al parénquima tiroideo (figura 17-8A), o hiperecoica, a este (figura 17-8B).

Con respecto a la orientación de los NT, si el diámetro anteroposterior es mayor al transverso, se considera antiparalelo (figura 17-9).

El tamaño de los NT debe medirse en sus tres ejes: longitudinal, anteroposterior y transverso, en centímetros o milímetros.

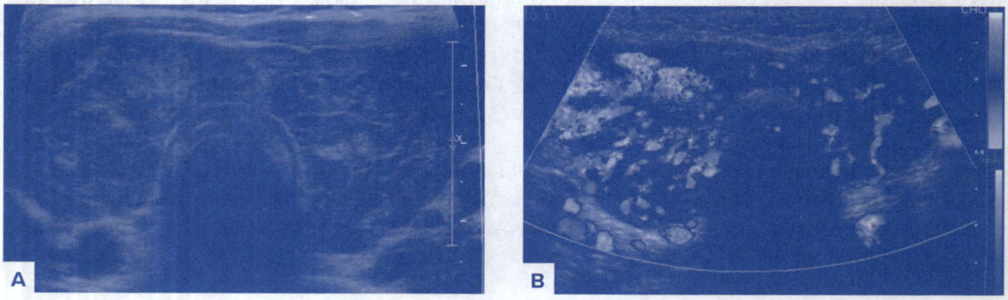

Figura 17-3. US en escala de grises (A) y con Doppler color (B), en un corte axial que muestra datos de enfermedad tiroidea difusa.

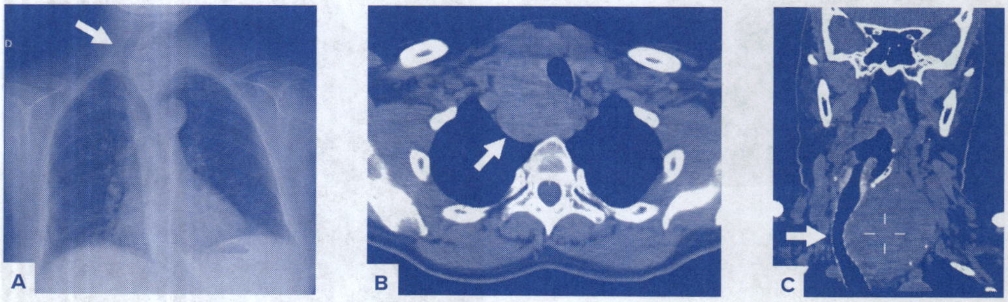

Figura 17-4. Radiografía posteroanterior de tórax (A) que evidencia desplazamiento de la tráquea a la derecha (flecha) por bocio intratorácico izquierdo. TC en corte axial (B) el cual ilustra extensión intratorácica de bocio derecho (flecha). TC en reconstrucción coronal (C) que demuestra el desplazamiento de la tráquea a la derecha (flecha) por un bocio intratorácico izquierdo.

El contorno de los NT puede ser liso (figura 17-10A), irregular, lobulado (figura 17-10B), mal definido, con halo o, incluso, identificar extensión extratiroidea (figura 17-10C).

Los NT pueden presentan calcificaciones, que se dividen en focos ecogénicos puntiformes, también conocidos como microcalcificaciones (figura 17-11A), que son menores de 2 mm y no proyectan sombra acústica posterior; en la mitad de los casos se asocian a carcinomas papilares

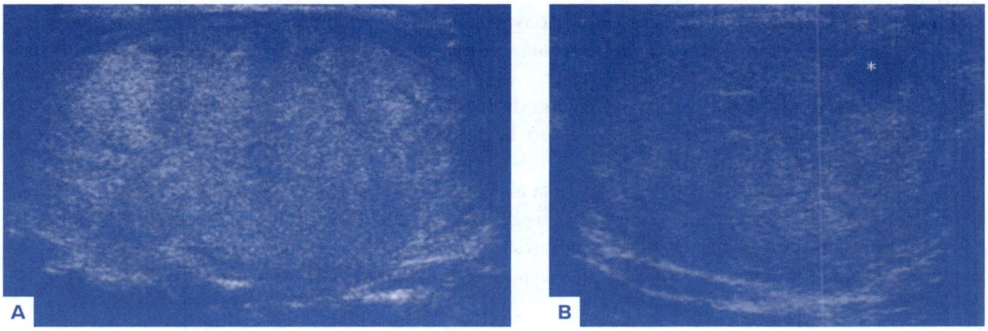

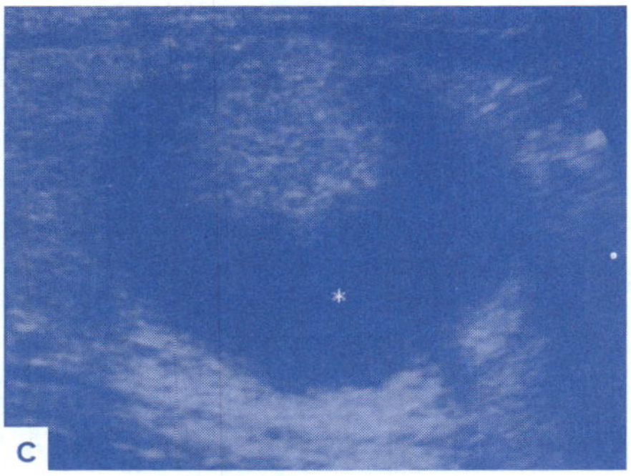

Figura 17-5. US en escala de grises que ilustra NT. A) Consistencia sólida. B) Predominio sólido. C) Predominio quístico. (*) muestra las áreas quísticas (anecoicas).

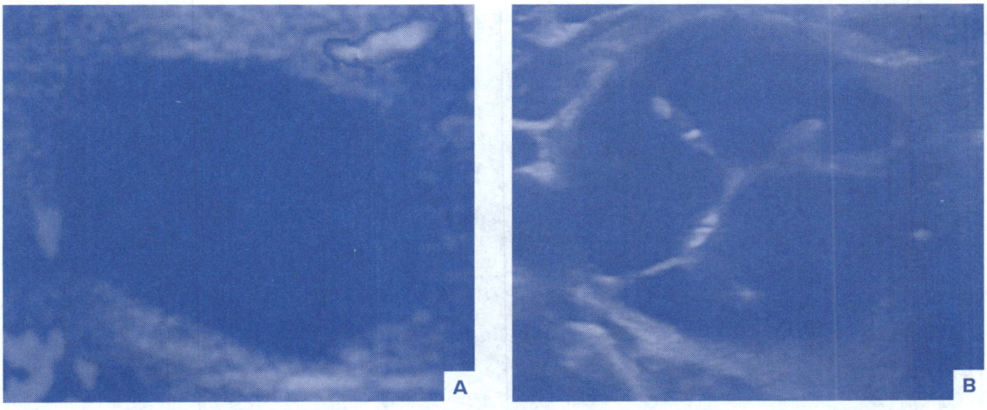

Figura 17-6. US de NT. A) con Doppler color, quístico. B) Espongiforme en escala de grises.

y representan grupos de cuerpos de psamoma, que son depósitos de calcio redondos y laminares patognomónicos de neoplasias papilares. Las macrocalcificaciones (figura 17-11B) son imágenes ecogénicas mayores de 2 mm que proyectan sombra acústica posterior; por lo general representan áreas de fibrosis, degeneración tisular, hemorragia y necrosis o calcificaciones vasculares; y en ocasiones las podemos encontrar en los carcinomas medulares o papilares. Otras son las calcificaciones periféricas (figura 17-11C) y los artificios en cola de cometa (figura 17-11D), que son imágenes puntiformes ecogénicas con artificio por reverberación, que representan coloide precipitado o cristales de oxalato de calcio, identificadas dentro nódulos quísticos o de aspecto espongiforme.

El crecimiento en más de 20% en el diámetro o más de 50% en el volumen, es considerado como significativo.

La vascularidad de los NT a la aplicación de Doppler color puede ser periférica (figura 17-12A) cuando abarca más de 25% de la circunferencia de este; central (figura 17-12B), puede ser mixta (figura 17-12C) o ausente (figura 17-12D).

Una herramienta útil del ultrasonido, es la elastografía que se basa en la medición de la rigidez del tejido, por medio de compresión externa (*strain elastography*) con resultados en una escala de color cualitativa, o por la medición del desplazamiento del tejido al propagarse una fuerza de impulso de radiación acústica (ARFI, *acoustic radiation force impulse*) con resultados en metros/segundo o kilopascales.

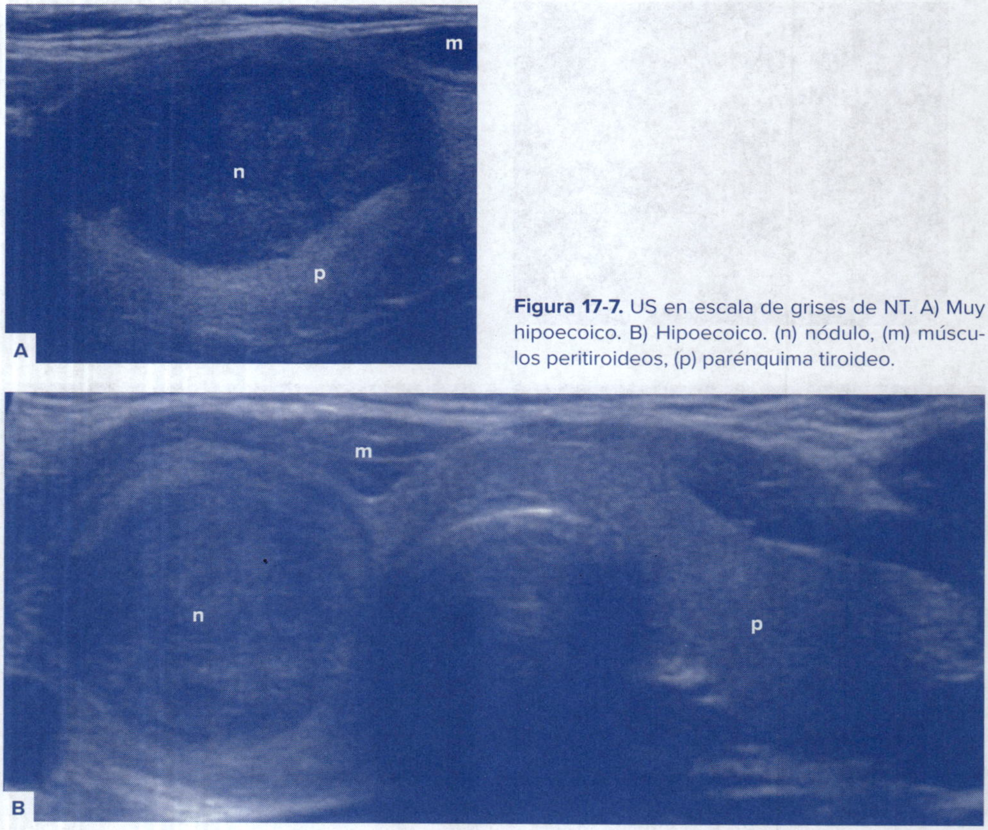

Figura 17-7. US en escala de grises de NT. A) Muy hipoecoico. B) Hipoecoico. (n) nódulo, (m) músculos peritiroideos, (p) parénquima tiroideo.

Es imprescindible valorar los ganglios cervicales en todos los pacientes con nódulos tiroideos. Los ganglios cervicales normales tienen forma alargada con un eje largo dos veces mayor al corto, corteza simétrica e hipoecoica, así como un hilio ecogénico (figura 17-13A) con flujo vascular hiliar (figura 17-13B). Cuando los ganglios presentan calcificaciones (figura 17-14A) o cambios quísticos

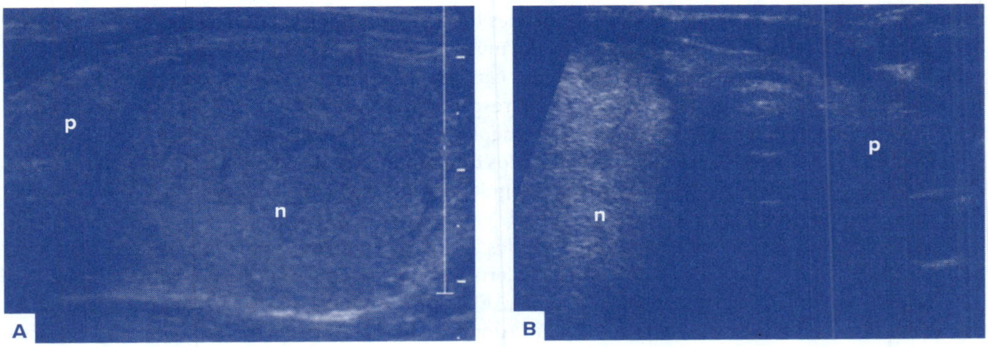

Figura 17-8. (Arriba) US en escala de grises de NT. A) Isoecoico. B) Hiperecoico. (n) nódulo, (p) parénquima tiroideo.

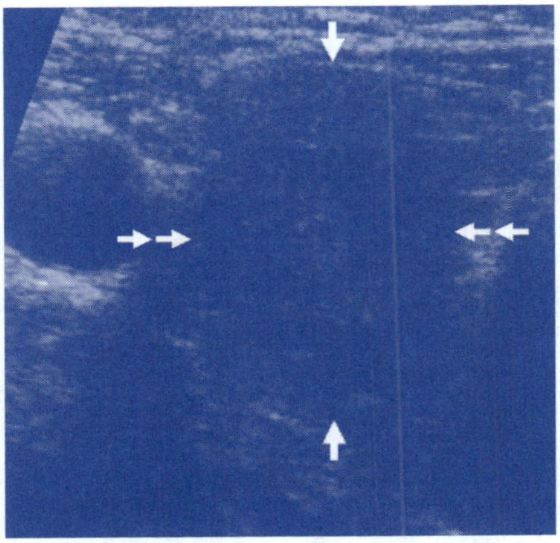

Figura 17-9. (Derecha) US en escala de grises de NT de orientación antiparalela, con diámetro anteroposterior (flechas simples) mayor que el diámetro transverso (flechas dobles).

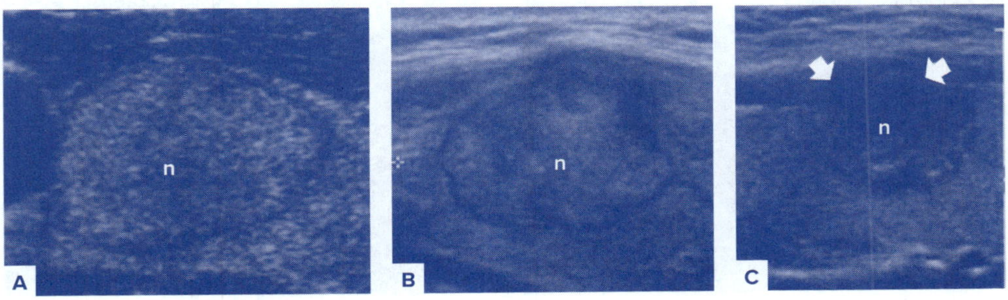

Figura 17-10. US en escala de grises de NT. A) Contorno liso. B) Lobulado e irregular. C) Extensión extratiroidea a través de la cápsula (flechas). (n) nódulo.

(véase figura 17-14B), son datos 100% específicos para metástasis por carcinoma de tiroides. Otros hallazgos sospechosos son la forma redondeada; un eje corto mayor de 8 mm; corteza irregular, asimétrica, engrosada o hiperecogénica; pérdida del hilio ecogénico y vascularidad aumentada, excéntrica o irregular (figura 17-14A y B).

Los compartimentos ganglionares cervicales están separados en niveles. El nivel VI contiene a la glándula tiroides y los ganglios entre el hioides (superior), la arteria innominada (inferior) y, lateralmente, el borde medial de las carótidas. Los niveles II, III y IV corren a lo largo de las venas yugulares, entre la carótida (medial) y el borde posterior del músculo esternocleidomastoideo (lateral). El nivel III está limitado superiormente por el hueso hioides e inferiormente por el cartílago cricoides; los niveles II y IV están por arriba y por debajo del nivel III, respectivamente. El nivel I incluye ganglios submentonianos y submandibulares. El nivel V es el triángulo posterior al esternocleidomastoideo.

Debido a la alta prevalencia (>50%) de nódulos tiroideos que se detectan por US, se han realizado clasificaciones que categorizan su riesgo de malignidad con base en sus características ultrasonográficas, bajo el supuesto de que, a mayor número de características de sospecha, mayor será la probabilidad de malignidad. Es así como los nódulos sólidos, hipoecoicos, de márgenes irregulares, orientación antiparalela y con microcalcificaciones son características que aumentan el riesgo de malignidad.

La biopsia por aspiración con aguja fina (BAAF) es el procedimiento de elección para el diagnóstico de los NT. Según las guías de la Asociación Americana de Tiroides (ATA, *American Thyroid Association*), tienen indicación de BAAF los nódulos mayores de 10 mm con características de sospecha intermedia y alta, los nódulos mayores de 15 mm de baja sospecha, y los mayores de 20 mm sin datos de sospecha; los nódulos quísticos no requieren BAAF. Otras guías recomiendan BAAF en los nódulos

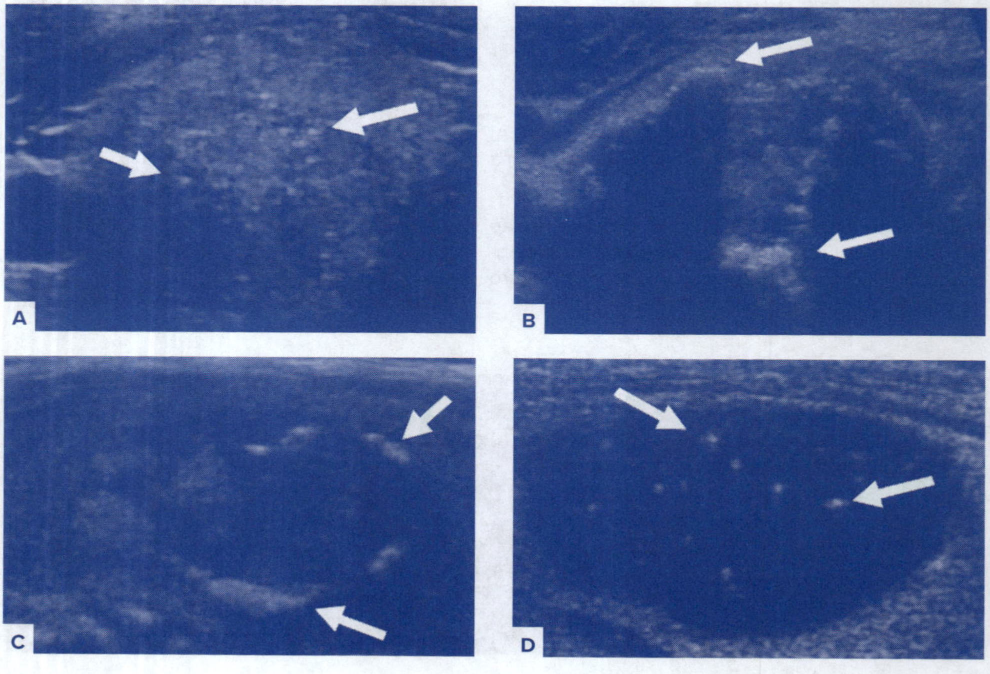

Figura 17-11. US en escala de grises de NT. A) Focos ecogénicos puntiformes (flechas). B) Macrocalcificaciones (flechas). C) Calcificaciones periféricas (flechas). D) Artificios en cola de cometa (flechas).

altamente sospechosos entre 5 y 10 mm, si son subcapsulares, tienen datos de extensión extratiroidea o ganglios sospechosos asociados, historia personal o familiar de cáncer de tiroides, o datos clínicos de sospecha como disfonía. En todos los nódulos menores de 5 mm se sugiere seguimiento.

Se han reportado menores porcentajes de biopsias no diagnósticas o citologías con falsos negativos cuando la BAAF se realiza bajo guía ultrasonográfica (BAAF-US) (figura 17-15) que cuando se guía por palpación. La BAAF-US tiene sensibilidad (S) de 76-98%, especificidad (E) de 71–100%, falsos negativos (FN) de 0–5%, falsos positivos (FP) de 0–5.7% y exactitud diagnóstica de 69–97%.

Tomografía computarizada, resonancia magnética y tomografía por emisión de positrones

La detección de un NT en un estudio de imagen realizado con otro fin se llama incidentaloma. Por tomografía computarizada (TC) y resonancia magnética (RM) la prevalencia es de 16%; una vez detectados es necesario confirmarlos por US y, de acuerdo con sus características, realizar o no BAAF-US.

Los estudios de tomografía por emisión de positrones con 18 fluorodeoxiglucosa (18FDG-PET) se realizan cada vez con mayor frecuencia para la evaluación de padecimientos oncológicos y no oncológicos; se detectan captaciones focales incidentales en 1–2% de los pacientes (figura 17-16). Si

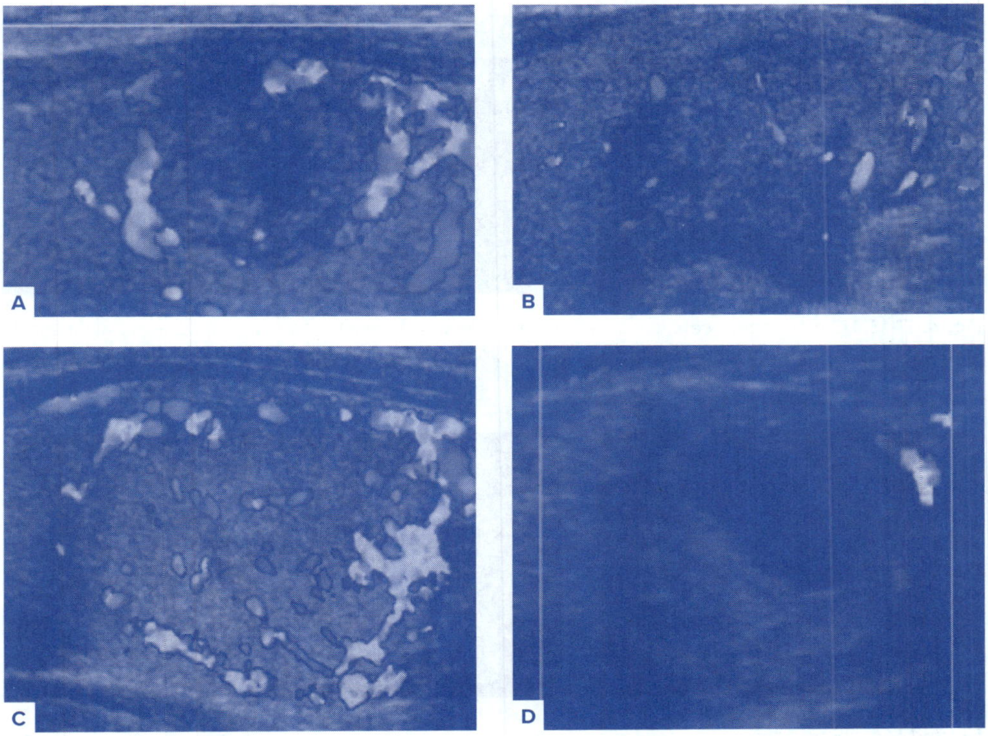

Figura 17-12. US Doppler color de NT que muestra los tipos de vascularidad. A) Periférica. B) Central. C) Mixta (central y periférica). D) Ausente.

dicha captación focal con 18FDG-PET corresponde a un NT por US, se recomienda realizar una BAAF-US si este es mayor de 10 mm, por representar un riesgo elevado, de aproximadamente 35%, de carcinoma diferenciado de tiroides. Si bien no existe un nivel establecido para incrementar la sospecha, se han identificado valores más altos de captación máxima estandarizada (SUV, *standardized uptake values*) en nódulos malignos al comparar con los benignos (6.9 *vs.* 4.8, $p<0.001$).

En la planeación prequirúrgica de un carcinoma de tiroides, el US es una excelente herramienta para la detección de adenopatías cervicales laterales con S 83.5%, E de 97.7% y valor predictivo positivo (VPP) de 84%; que modifica la extensión quirúrgica en 40% de los casos. El US no tiene un buen desempeño en la detección de ganglios cervicales profundos (prelaríngeos, paratraqueales y del mediastino superior), por las limitaciones anatómicas que representan la clavícula, el esternón y la tráquea. Se recomienda el uso de TC o RM contrastadas adicionales al US cuando hay sospecha de enfermedad avanzada (figura 17-17A y B) o invasión. No se recomienda el 18FDG-PET como parte de la rutina preoperatoria.

Por su parte, en la vigilancia posquirúrgica de un carcinoma de tiroides, la TC o RM de cuello y tórax contrastadas deben considerarse en los pacientes con datos de enfermedad ganglionar recurrente, en la cual el US no pueda determinar la totalidad de la extensión (figura 17-17C); y en pacientes de alto riesgo con elevación de Tg sérica o anticuerpos contra Tg con o sin rastreo con radioyodo negativo. El rastreo con 18FDG-PET está indicado en pacientes de alto riesgo con elevación de Tg sérica y rastreo con radioyodo negativo.

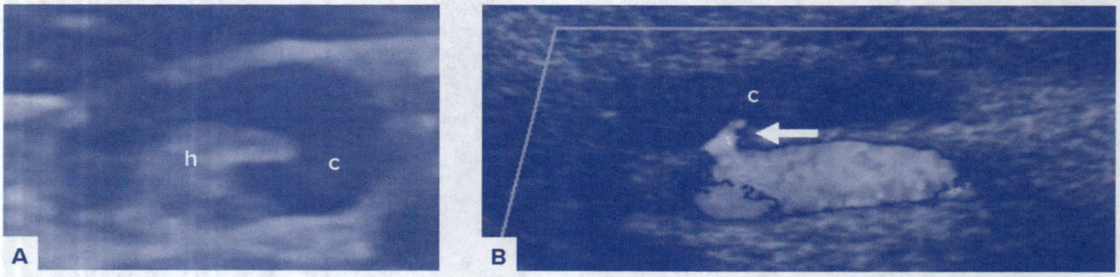

Figura 17-13. US de ganglios cervicales de forma alargada, corteza (c) simétrica e hipoecoica. A) En escala de grises se identifica el hilio (h) ecogénico. B) Con Doppler color se identifica flujo vascular hiliar (flecha).

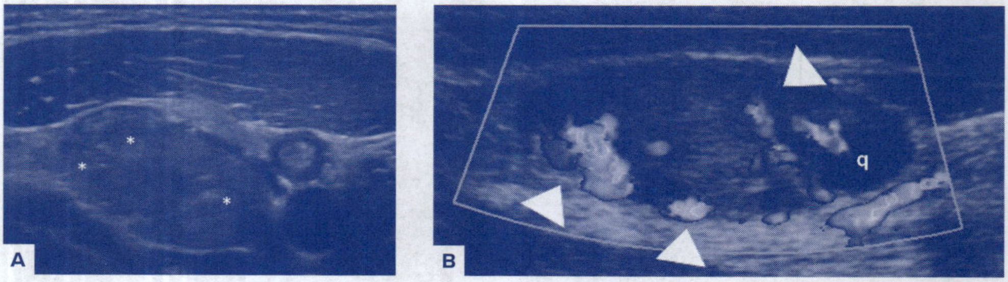

Figura 17-14. US de adenopatías cervicales. A) En escala de grises se identifica forma redondeada, corteza irregular e hiperecogénica, pérdida del hilio y presencia de calcificaciones (*). B) Con Doppler color se detecta vascularidad excéntrica e irregular (cabeza de flecha) y cambios quísticos (q).

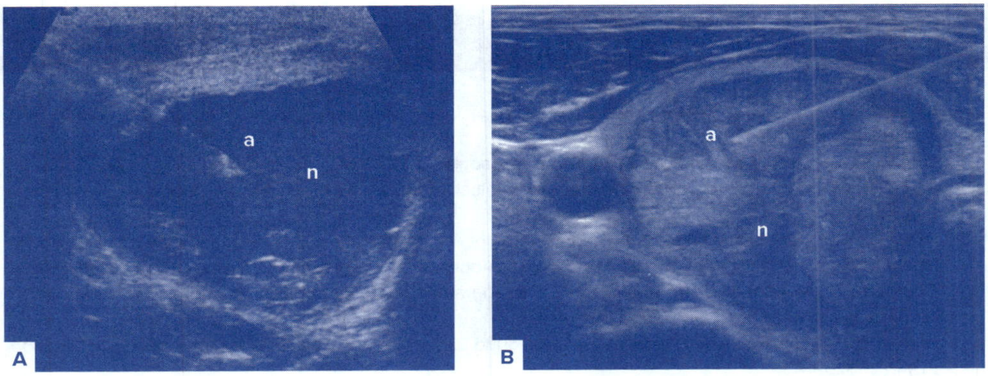

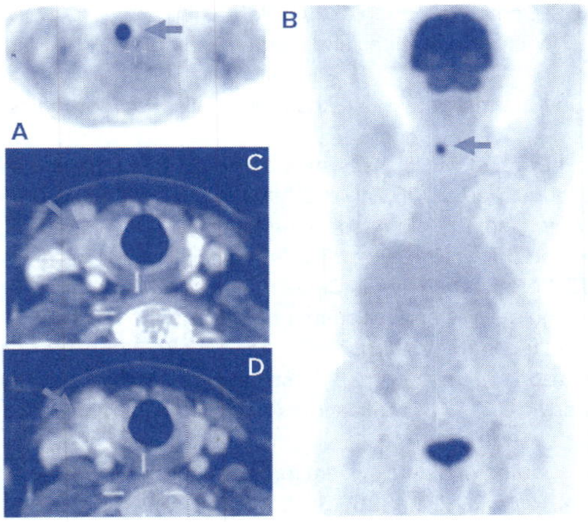

Figura 17-15. (Arriba) US en escala de grises de BAAF-US de dos NT en lóbulo derecho. (a) aguja, (n) nódulo.

Figura 17-16. (Izquierda) 18FDG-PET/CT que identifica aumento de captación focal en el lóbulo tiroideo derecho (flecha), la BAAF-US reveló un CDT. A) Imagen de 18FDG-PET axial. B) Imagen de 18FDG-PET coronal. C) Imagen de TC en corte axial. D) Imagen fusionada de 18FDG-PET/CT.

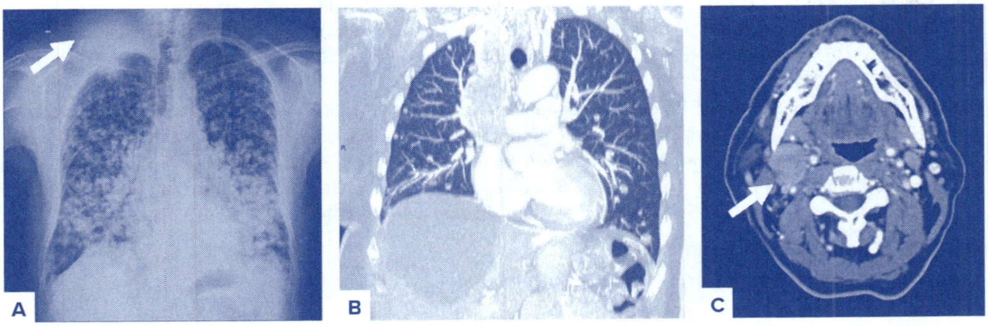

Figura 17-17. A) Radiografía posteroanterior de tórax que demuestra aumento de la densidad de los tejidos blandos del hemicuello derecho (flecha) por una adenopatía supraclavicular por cáncer de tiroides y múltiples nódulos pulmonares bilaterales difusos metastásicos. B) CT de tórax simple con reconstrucción coronal en máxima intensidad de proyección (MIP) y ventana para parénquima pulmonar, que demuestra múltiples nódulos pulmonares menores de 10 mm, de distribución difusa, compatibles depósitos secundarios de cáncer de tiroides. C) Adenopatía cervical (flecha) por recurrencia ganglionar de cáncer de tiroides.

Referencias bibliográficas

1. **Coquia SF, Chu LC, Hamper UM.** The role of sonography in thyroid cancer. *Clin North Am.* 2014;52(6):1283-1294.
2. **Gharib H, Papini E, Valcavi R, *et al.*** American Association of Clinical Endocrinologist and Associazione Medici Endocrinologi medical guidelines for clinical practice for the diagnosis and management of thyroid nodules. *Endocr Pract.* 2006;12(1):63-102.
3. **Russ G, Bonnema SJ, Erdogan MF, *et al.*** European Thyroid Association Guidelines for Ultrasound Malignancy Risk Stratification of Thyroid Nodules in Adults: The EU-TIRADS. *Eur Thyroid J.* 2017;6(5):225-237.
4. **Costache A, Dumitru M, Anghel I, *et al.*** Ultrasonographic anatomy of head and neck- a pictorial for the ENT specialist. *Med Ultrason.* 2015;17(1):104-108.
5. **Białek EJ, Jakubowski W.** Mistakes in ultrasound diagnosis of superficial lymph nodes. *J Ultrason.* 2017;17(68):59-65.
6. **Grant EG, Tessler FN, Hoang JK, *et al.*** Thyroid Ultrasound Reporting Lexicon: White Paper of the ACR Thyroid Imaging, Reporting and Data System (TIRADS) Committee. *J Am Coll Radiol.* 2015;12(12):1272-1279.
7. **Triggiani vV, Guastamacchia E, Licchelli B, Tafaro E.** Microcalcifications and psammoma bodies in thyroid tumors. *Thyroid.* 2008;18(9):1017-1018.
8. **Hoang JK, Lee WK, Lee M, *et al.*** US Features of thyroid malignancy: pearls and pitfalls. *Radiographics.* 2007;27(3):847-860.
9. **De Nicola H, Szejnfeld J, Logullo AF, *et al.*** Flow pattern and vascular resistive index as predictors of malignancy risk in thyroid follicular neoplasms. *J Ultrasound Med.* 2005;24(7):897-904.
10. **Haugen BR, Alexander EK, Bible KC, *et al.*** 2015 American Thyroid Association Management Guidelines for Adult Patients with Thyroid Nodules and Differentiated Thyroid Cancer. The American Thyroid Association Guidelines Task Force on Thyroid Nodules and Differentiated Thyroid Cancer. *Thyroid.* 2016;26(1):1-133.
11. **Bamber J, Cosgrove D, Dietrich CF, *et al.*** EFSUMB guidelines and recommendations on the clinical use of ultrasound elastography Part 1: Basic principles and technology. *Ultraschall Med.* 2013;34(2):169-184.
12. **Park JS, Son KR, Na DG, *et al.*** Performance of preoperative sonographic staging of papillary thyroid carcinoma based on the sixth edition of the AJCC/UICC TNM classification system. *Am J Roentgenol.* 2009;192(1):66-72.
13. **Kwak JY, Han KH, Yoon JH, *et al.*** Thyroid imaging reporting and data system for US features of nodules: a step in establishing better stratification of cancer risk. *Radiology.* 2011;260(3):892-899.
14. **Tessler FN, Middleton WD, Grant EG, *et al.*** ACR Thyroid Imaging, Reporting and Data System (TI-RADS): White Paper of the ACR TI-RADS Committee. *J Am Coll Radiol.* 2017;14(5):587-595.
15. **Campanella P, Ianni F, Rota CA, *et al.*** Quantification of cancer risk of each clinical and ultrasonographic suspicious feature of thyroid nodules: a systematic review and meta-analysis. *Eur J Endocrinol.* 2014;170(5):203-211.
16. **Gharib H, Papini E, Garber JR, *et al.*** American Association of Clinical Endocrinologists, American College of Endocrinology, and Associazione Medici Endocrinologi medical guidelines for clinical practice for the diagnosis and management of thyroid nodules. *Endocr Pract.* 2016;22(5):622-639.
17. **Nachiappan AC, Metwalli ZA, Hailey BS, *et al.*** The thyroid: review of imaging features and biopsy techniques with radiologic-pathologic correlation. *Radiographics.* 2014;34(2):276-293.

CAPÍTULO

18 Tirotoxicosis en el adulto

Dr. Raúl Rivera Moscoso

Introducción

La tirotoxicosis es el estado clínico ocasionado por una excesiva acción de hormonas tiroideas en el organismo, lo cual puede deberse al incremento en su producción y secreción **(hipertiroidismo)**, liberación no regulada de hormonas almacenadas en la tiroides **(tiroiditis)** o ingestión excesiva de fármacos que las contienen **(exógena)**.

Aparte del origen, las manifestaciones clínicas dependen, en gran medida, de la concentración de las hormonas en la circulación, la duración de dicho exceso, las comorbilidades presentes y la suceptibilidad de cada individuo. Así, podemos encontrar desde pacientes con un cuadro muy florido, hasta aquellos monosintomáticos o, inclusive, "apáticos" frente a concentraciones similares de hormonas tiroideas en la circulación, situación que es más común en pacientes de edad avanzada.

Epidemiología

La frecuencia de tirotoxicosis sólo se conoce para aquellos casos ocasionados por hipertiroidismo. No se cuenta con datos sobre su prevalencia en México, pero se ha reportado que es de 0.8% en Europa (la mayoría de los casos, clínicos) y de 1.3% en Estados Unidos (alrededor de 0.7% subclínicos y 0.5% clínicos), siendo discretamente mayor en mujeres que en hombres, en adultos mayores que en jóvenes, en personas de raza blanca y en zonas con deficiencia de yodo (véase cuadro 18-1).

Cuadro 18-1. Causas de tirotoxicosis

Tirotoxicosis asociada a hipertiroidismo	Tirotoxicosis no asociada a hipertiroidismo
Anticuerpos estimulantes del receptor de TSH • Enfermedad de Graves • Tiroiditis autoinmune	Trastornos Inflamatorios • Virales • Autoinmunes • Agentes físicos • Inducida por fármacos
Enfermedad nodular tiroidea • Bocio multinodular • Adenomas tóxicos • Inducida por yodo	Exógenas • Sobresustitución hormonal • Facticia
Tirotoxicosis primaria no autoinmune • Hipertiroidismo familiar no autoinmune • Tejido ectópico funcionante	
Producción excesiva de hormonas estimulantes • Adenoma productor de TSH • Resistencia a hormonas tiroideas	

Causas

La primera diferenciación consiste en definir si el exceso de hormonas es ocasionado por una sobreproducción hormonal o no. Esta primera etapa en el análisis es fundamental, ya que de ello depende la estrategia terapéutica e, incluso, el pronóstico del paciente. Vale comentar que en los casos de tirotoxicosis por hipertiroidismo, el tratamiento debe ir encaminado a controlar el exceso de producción de hormonas, mientras que en los casos de tirotoxicosis sin hipertiroidismo, el objetivo del tratamiento es disminuir las consecuencias del exceso de hormonas circulantes, que habitualmente es autolimitado.

Fisiopatología

Tirotoxicosis por hipertiroidismo

La causa más común de hipertiroidismo es la enfermedad tiroidea autoinmune, en donde la presencia de anticuerpos estimulantes del receptor de TSH (AcrTSH) mantiene una sobreproducción no regulada de hormonas tiroideas. Si bien se utilizan como sinónimos el hipertiroidismo autoinmune y la enfermedad de Graves, este término debería reservarse para aquellos pacientes con hipertiroidismo producido por anticuerpos estimulantes del receptor, en los que además aparecen bocio, oftalmopatía, acropaquia y mixedema pretibial. Además de esta, existen otras causas de tirotoxicosis con hipertiroidismo, en las cuales la alteración de los mecanismos de regulación de la producción de hormonas por la tiroides tiene un origen diferente. En orden de frecuencia, el primer lugar lo ocupan padecimientos no inmunes de origen tiroideo, ya sea por hiperplasia de tejido autónomo, por mutaciones activadoras del receptor de TSH o como consecuencia de agentes farmacológicos que interfieren con la función tiroidea normal. Finalmente, se encuentran los trastornos producidos por inadecuada regulación de la producción de TSH (hipertiroidismo central), que son aún menos frecuentes.

Tirotoxicosis sin hipertiroidismo

En este grupo, el exceso de hormonas tiroideas circulantes se debe a la liberación de hormonas previamente almacenadas en la glándula o bien a la ingestión excesiva de ellas. Esta última es, con probabilidad, la causa más común de hipertiroidismo de cualquier tipo y puede deberse a sobresustitución de un paciente con hipotiroidismo o a la ingestión -voluntaria o involuntaria- de hormonas tiroideas con fines de pérdida de peso o activación del metabolismo. El otro grupo lo constituyen fenómenos inflamatorios (tiroiditis) de diversa índole que producen la liberación a la circulación de hormonas previamente almacenadas en la glándula. Dentro de ellos se encuentran agentes infecciosos, fármacos y otros agentes químicos, radioyodo, traumatismos y sustancias proinflamatorias.

Independientemente del origen de la tirotoxicosis, es claro que las manifestaciones clínicas son las mismas, pues están ocasionadas por la exposición a concentraciones elevadas de hormonas tiroideas. Sin embargo, existen algunas particularidades que orientan acerca de su origen. Así, la presencia de bocio y oftalmopatía sugiere enfermedad de Graves, la presencia de fiebre y dolor tiroideo sugiere tiroiditis subaguda, el antecedente de un embarazo en los seis meses previos sugiere una tiroiditis posparto, un crecimiento tiroideo nodular sugiere bocio nodular tóxico y la presencia de un nódulo único mayor a 4 cm sugiere un nódulo autónomo. Otro elemento relevante a tomar en consideración es la exposición a fármacos que se asocian a disfunción tiroidea: amiodarona, litio, inhibidores de tirocincinasa, interferón alfa, interleucina 2, medios de contraste radiológicos, yodo inorgánico o fármacos que contengan hormonas tiroideas (cuadro 18-2). Por todo ello, nunca será demasiado enfatizar en la realización de un buen interrogatorio y exploración física, ya que ambos nos pueden brindar información excepcionalmente importante sobre la causa de la tirotoxicosis.

Una vez corroborada la tirotoxicosis y realizado el análisis de los antecedentes y los hallazgos a la exploración física, solicitar estudios complementarios puede tener como objetivo, en la mayoría de los casos, solamente corroborar el diagnóstico (figura 18-1). Sin embargo, en casos en que no está claro el origen de la disfunción tiroidea, es conveniente llevar a cabo estudios adicionales para identificar la etiología.

Diagnóstico diferencial

El diagnóstico de tirotoxicosis de cualquier etiología se corrobora por la presencia de síntomas y signos compatibles, hormonas tiroideas elevadas y TSH subnormal o indetectable. El siguiente paso es

Cuadro 18-2. Fármacos asociados a desarrollo de tirotoxicosis

Inducción de hipertiroidismo autoinmune o liberación de hormonas por tiroiditis
Amiodarona
Litio
Inhibidores de tirosincinasa (TKI)
Interferon α
Interleucina 2
Terapia antirretroviral de alta actividad (HAART)
Sobrecarga de yodo inorgánico (Jod-Basedow)
Amiodarona
Medio de contraste yodado

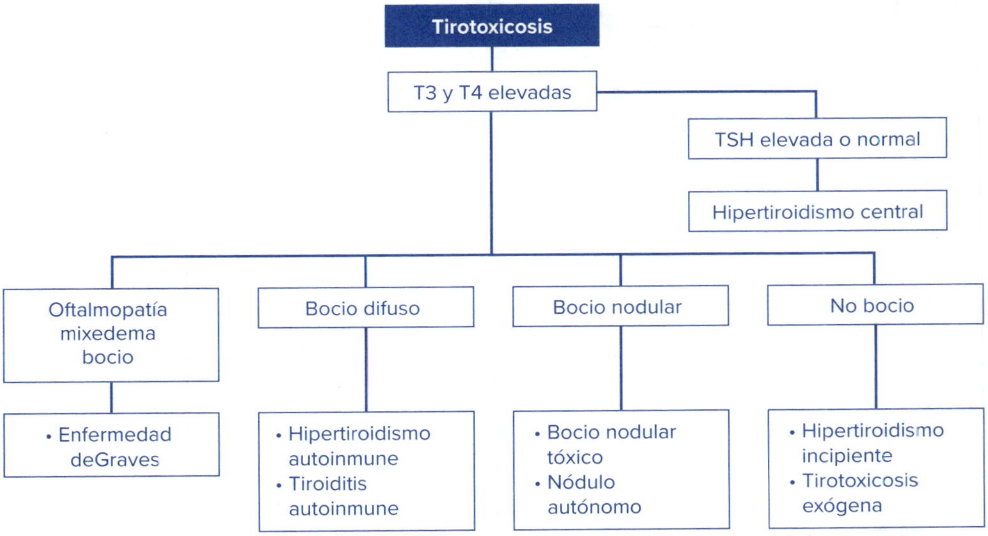

Figura 18-1. Análisis clínico inicial del paciente con tirotoxicosis.

determinar la causa, para lo cual pueden requerirse estudios adicionales. En casos en los que el diagnóstico sea muy evidente, como enfermedad de Graves o tiroiditis subaguda, los estudios adicionales pueden ser útiles, más que para el diagnóstico definitivo, como punto de partida para el seguimiento subsecuente. Sin embargo, siempre se deben realizar todos los estudios necesarios en aras de lograr un diagnóstico certero en todos los casos. En ocasiones, es necesario llevar a cabo más de un estudio con el objetivo de definir un diagnóstico de certeza, como en el caso de hipertiroidismo sin bocio, donde pueden sospecharse varias posibilidades, como tirotoxicosis facticia, hipertiroidismo autoinmune incipiente o tiroiditis silenciosa (véase figura 18-2).

Tratamiento

El tratamiento de la tirotoxicosis se puede dividir en dos rubros: la disminución de la síntesis de hormonas tiroideas circulantes y la disminución de síntomas presentes.

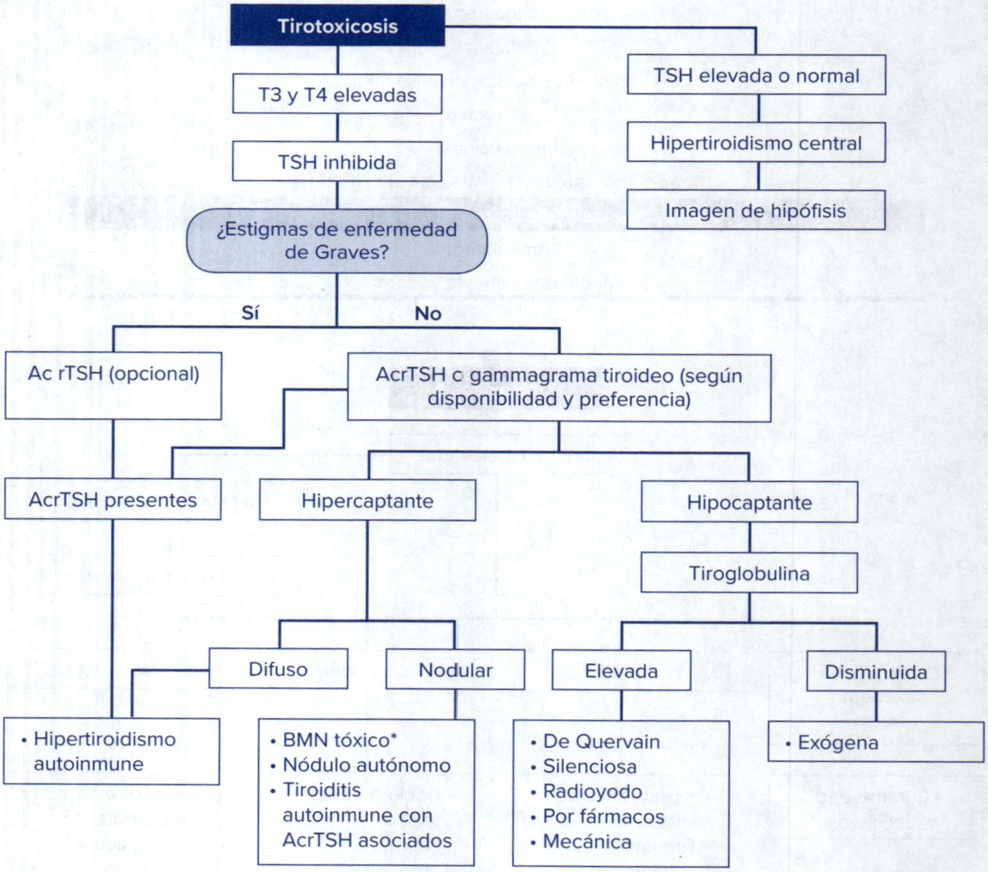

Figura 18-2. Abordaje del paciente con tirotoxicosis.
*La captación puede ser baja si hay exposición previa a yodo inorgánico (Jod Basedow).

Tratamiento sintomático

Betabloqueadores. Al disminuir la respuesta adrenérgica, mejoran los síntomas cardiovasculares, el temblor, la hiperhidrosis, la ansiedad, etc. Aquellos betabloqueadores no selectivos, como el propranolol, también disminuyen la conversión periférica de T4 a T3. Si están contraindicados, se puede utilizar dilitiazem o verapamilo para disminuir la frecuencia cardiaca.

Fármacos que disminuyen la síntesis de hormonas tiroideas

Fármacos de acción antitiroidea (FAAT). Se conocen tres: metimazol (MTZ) o tiamazol, carbimazol (CBZ) y propitiouracilo (PTU). Son los medicamentos de primera elección en la tirotoxicosis por hipertiroidismo. Actúan fundamentalmente a nivel de la célula folicular tiroidea, a través de inhibir la organificación del yodo en los radicales de tirosina de la molécula de tiroglobulina y el acoplamiento de yodotirosinas para formar hormonas tiroideas. Su mecanismo de acción es similar, a excepción de que el PTU es, además, capaz de inhibir la conversión periférica de T4 a T3. Debido a que no atraviesa la barrera placentaria, este último fármaco es el de primera elección en mujeres embarazadas, aunque varios estudios han demostrado la seguridad del metimazol en esta condición. La dosis habitual de MTZ es de 10 a 45 mg y de PTU, 100 a 450 mg para PTU como dosis diaria.

Yodo inorgánico. Concentraciones altas intratiroideas producen una suspensión aguda tanto en la síntesis de hormonas tiroideas como en su liberación (Wolff-Chaikoff). Es mejor utilizarlo durante periodos cortos asociado a FAAT, para disminuir con mayor rapidez la tirotoxicosis, o bien solo, en los casos de toxicidad por FAAT. No se recomienda su uso en pacientes con tirotoxicosis por bocio multinodular, porque lejos de producir una disminución de la intensidad de la tirotoxicosis, puede, incluso, empeorarla (fenómeno de Jod-Basedow). Las presentaciones utilizadas son la solución de Lugol (8 mg de yodo por gota) en dosis de 3 gotas con cada alimento o la solución saturada de yoduro de potasio (50 mg de yodo por gota) en dosis de 1 gota con cada alimento.

Esteroides. Dosis elevadas de hidrocortisona (300 mg/día) o dexametasona (8 mg/día) han demostrado utilidad a través de disminuir la conversión periférica de T4 a T3. Se indica en casos de tormenta tiroidea y, en dosis menores, en tiroiditis subaguda que no responde a antiinflamatorios o en la inducida por amiodarona.

Yodo radiactivo. La terapia ablativa con yodo radiactivo es una alternativa muy utilizada en pacientes con hipertiroidismo autoinmune y la terapia de elección para nódulos únicos o múltiples con autonomía. En casos de tirotoxicosis importante, se puede preparar al paciente con FAAT por un periodo de tiempo aproximado de 6 semanas y suspenderlo 3 a 5 días antes de administrar el radioyodo.

Cirugía. En algunos países como Japón e Italia, la cirugía de tiroides ocupa un lugar importante dentro de las preferencias terapéuticas de pacientes con tirotoxicosis por hipertiroidismo. En nuestro país, como en Estados Unidos y algunas naciones europeas, la cirugía se reserva para casos en los cuales no haya una buena respuesta terapéutica a FAAT o yodo radiactivo o existan contraindicaciones para su uso, casos de bocios multinodulares grandes con síntomas compresivos o con baja captación de yodo radiactivo o bien, casos en los que se sospecha o se ha confirmado la presencia de una neoplasia maligna asociada. De cualquier modo, debe de llevarse a cabo una cirugía extensa, es decir, tiroidectomía subtotal, en caso de enfermedad benigna, o tiroidectomía total o casi total, si se trata de enfermedad maligna.

Seguimiento y pronóstico

El objetivo del tratamiento es controlar la tirotoxicosis de manera permanente. En los casos que ello implique estrategias definitivas, se iniciará tratamiento sustitutivo. A pesar de haber logrado control adecuado con medios farmacológicos, debe mantenerse seguimiento periódico, por lo menos cada cuatro meses, durante el primer año, y después de manera semestral, para identificar tempranamente recaídas o bien desarrollo de hipotiroidismo.

En general, el pronóstico de los pacientes con tirotoxicosis es bueno, salvo en aquellos en los que aparezcan complicaciones médicas asociadas a ella o bien se haya originado un padecimiento maligno.

Referencias bibliográficas

1. **De Leo S, Lee SY, Braverman LE.** Hyperthyroidism. *The Lancet*. 2016;399(10047):906-918.
2. **Franklyn JA, Boelaert K.** Thyrotoxicosis. *The Lancet*. 2012;379(9821):1155-1166.
3. **Vaidya B, Pearce SH.** Diagnosis and management of thyrotoxicosis. *BMJ*. 2014;349;g5128:1-11.
4. **Ross DS, Burch HB, Cooper DS, *et al*.** 2016 American Thyroid Association Guidelines for Diagnosis and Management of Hyperthyroidism and Other Causes of Thyrotoxicosis. *Thyroid*. 2016;26(10):1343-1421.
5. **Barbesino G.** Drugs affecting thyroid functior. *Thyroid*. 2010;20(7):763-770.
6. **Tomisti L, Rossi G, Bartalena L, *et al*.** The onset time of amiodarone-induced thyrotoxicosis (AIT) depends on AIT type. *Eur J Endocrinol*. 2014;171(3):363-8.
7. **Biondi B, Bartalena L, Cooper DS, *et al*.** The 2015 European Thyroid Association Guidelines on Diagnosis and Treatment of Endogenous Subclinical Hyperthyroidism. *Eur Thyroid J*. 2015;4(3):149-63.

CAPÍTULO 19

Enfermedad de Graves. Oftalmopatía, dermopatía y acropaquia

Dr. Bernardo Pérez Enríquez

Epidemiología

La enfermedad de Graves (EG) es la causa más frecuente de hipertiroidismo con una incidencia de 21 casos/100 000/año. Las manifestaciones extratiroideas de la EG incluyen la orbitopatía tiroidea (OT), la dermopatía tiroidea (mixedema pretibial [MP]) y la acropaquia tiroidea (AT). La OT se detecta clínicamente en alrededor de 25% de los pacientes y es moderada a grave en 5%. El MP ocurre en 4% de los pacientes con EG y hasta 55% tienen OT moderada a severa. La prevalencia de AT en EG es de alrededor 0.3%, ocurre en 13 a 17% de los pacientes con MP y casi siempre está asociada con OT. Más de 90% de los pacientes con manifestaciones extratiroideas tienen historia de hipertiroidismo y la minoría está eutiroideo o hipotiroideo.

Fisiopatología

La EG, la OT y el MP son de origen autoinmune. Tanto en la EG como en sus manifestaciones extratiroideas, la interacción de los anticuerpos estimulantes del receptor de TSH (TSI) favorece el desarrollo del hipertiroidismo y del proceso inmune con la producción de citoquinas que condicionan la proliferación de fibroblastos y acumulación de glucosaminoglucanos y mucina a nivel retroocular y en la dermis. Adicionalmente se han identificado anticuerpos contra el receptor de IGF-I en el proceso autoinmune de la OT. En la AT existe fibrosis nodular del área perióstica asociada con la formación de hueso subperióstico y fibrosis. La patogenia de la AT tiroidea no se ha establecido. En todas las manifestaciones extratiroideas de la EG es frecuente la asociación con tabaquismo.

Diagnóstico

La EG se manifiesta por la presencia de hipertiroidismo y bocio en la mayoría de los pacientes y existe una captación alta de radioyodo, habitualmente >20%, así como con una frecuencia variable de manifestaciones extratiroideas.

Desde el punto de vista clínico deberá identificarse la OT moderada y grave a través de la presencia de manifestaciones de inflamación activa ocular y retroocular.

Los criterios para la evaluación inicial de la fase activa de la OT se describen mejor con el puntaje de actividad clínica o CAS (*Clinical Activity Score*):

1. Dolor orbitario espontáneo.
2. Dolor orbitario con el movimiento de la mirada.
3. Edema palpebral que se considere debido a oftalmopatía activa (fase inflamatoria).
4. Eritema palpebral.
5. Hiperemia conjuntival que se considere por oftalmopatía activa (fase inflamatoria).
6. Quemosis.
7. Inflamación de la carúncula o la plica.

En el seguimiento prospectivo del paciente se adicionan al puntaje:

1. Incremento de ≥2 mm en la proptosis.
2. Disminución en el movimiento ocular en cualquier dirección de ≥8°.
3. Disminución en la agudeza visual equivalente a 1 línea de Snellen.

Cada uno de los síntomas y signos que evalúa este sistema tiene el valor de un punto. Es importante mencionar que cada punto se otorga sólo si los síntomas y/o signos clínicos son moderados o graves. (Véase Atlas del EUGOGO en www.serm.md/ghiduri/tiroida/Clinical_Evaluation_GO_EUGOGO_Atlas.pdf). Si el paciente tiene un puntaje inicial de 3 o más, es candidato a tratamiento con esteroides u otros inmunosupresores, ya que se considera que la enfermedad es de moderada a grave y su probabilidad de respuesta favorable es, aproximadamente, de 60%; si el CAS es ≥4 la probabilidad de respuesta es cercana a 80%.

La dermopatía asociada a la EG se puede localizar en cualquier parte del cuerpo. Sin embargo, se observa en la región lateral del área pretibial de miembros inferiores en 100% de los casos, e involucra los pies en 4% en americanos y hasta en 30% en chinos, así como las extremidades superiores en 1 y 2% en dichos grupos de individuos, respectivamente. Se presenta como edema difuso indurado que no deja fóvea, que asemeja la piel de naranja, en 45% de los casos. En 27% se presenta como placa, y como lesión nodular en 20%. El 8% de los pacientes tiene lesiones mixtas y se manifiesta como elefantiasis en 3 a 7% de los casos. En la mayoría (86%) las lesiones están activas. El MP se hace aparente clínicamente después de la disfunción tiroidea en la mayoría (83%) de los casos, 12 a 24 meses después de su inicio. En casi tres cuartas partes la OT precede al MP, en alrededor de un tercio de los pacientes, el MP está asociado a un trauma repetido en la región.

La AT es asintomática bilateral y simétrica y se presenta como dedos hipocráticos o en palillo de tambor. En los casos avanzados existe protuberancia fusiforme de las falanges distales y puede existir dolor. No es habitual el involucro de las articulaciones, y la piel no tiene aumento de temperatura. La mitad de los pacientes con AT tiene formas severas de dermopatía y con frecuencia está asociada a OT. La evaluación radiológica de la AT muestra reacción subperióstica en los huesos largos de las manos, en forma bilateral y, por lo general, simétrica, y en la gammagrafía ósea se observa mayor captación en el periostio.

Tratamiento

La EG se trata con tiamazol ya que el propiltiouracilo no está disponible en México. La dosis del tiamazol es de 15 a 30 mg, que se reparten en dosis iguales (5 a 10 mg) con cada alimento. No se requiere un horario porque el tiamazol tiene una vida media mayor en tiroides que en sangre. La dosis se mantendrá hasta que el paciente esté eutiroideo y entonces se adicionarán hormonas tiroideas, en dosis inicial de 1 mg/kg de tiroxina para prevenir el desarrollo de hipotiroidismo. Algunos sugieren sólo ajustar la dosis de tiamazol para mantener el estado de eutiroidismo. Para las manifestaciones adrenérgicas (diaforesis, ansiedad, temblor, taquicardia) se podrá administrar propranolol en dosis de 40 a 100 mg al día, con cuidado de que no exista bradicardia o datos de bajo gasto cardiaco. En pacientes con EPOC podrán utilizarse betabloqueadores cardioselectivos o bloqueadores de canales de calcio si no tienen contraindicación.

Durante el régimen de bloqueo-sustitución, una vez que la tiroides tenga tamaño normal se podrá reducir el tiamazol a 15 o 20 mg diarios y durante el seguimiento inicial se deberá ajustar la dosis de tiroxina. El estado eutiroideo se establece clínicamente con desaparición de la sintomatología y con pruebas de función tiroidea. En el perfil tiroideo, la T3 y T4 totales y la T4 libre deberán estar normales y la TSH podrá mantenerse inhibida sin que ello indique que el paciente está aún hipertiroideo. En todo momento deberá evitarse el desarrollo de hipotiroidismo porque esto favorece la expresión de la OT y se vigilará el desarrollo de reacciones adversas (neutropenia, alergia, colestasis, artritis, entre otros) que se presentan, con mayor frecuencia, en los primeros 3 meses del tratamiento. Este tratamiento se mantiene 12 a 24 meses y se logra una remisión de alrededor 40% de los casos.

En los pacientes con EG en los que no exista una reducción significativa del bocio en los primeros 6 meses de tratamiento, o hayan recaído después del tratamiento con tiamazol o cirugía, se podrá administrar radioyodo en dosis de 15 a 30 mCi tres días después de haber suspendido en tratamiento. El radioyodo deberá evitarse en los pacientes con OT activa porque existe un mayor riesgo de progresión (15-30%). En aquellos con tabaquismo o factores de riesgo de progresión (T3 ≥325 ng/dL, TSI >8.8UI/L o TBII >50%) se podrá considerar el tratamiento con radioyodo asociado con una dosis profiláctica de prednisona (0.2 a 0.3 mg/kg/día por 2 semanas, con reducción subsecuente de 5 mg por semana). Con este esquema la progresión de la OT se redujo un 80% (P <0.004) al compararse con placebo y no tuvo efecto en los pacientes sin OT.

Los pacientes con OT activa con CAS >3 puntos deberán suspender el tabaquismo y mantenerse eutiroideos. La OT activa se trata en una institución hospitalaria, bajo el consenso clínico de oftalmólogos, endocrinólogos y radioterapeutas y, en un inicio, con glucocorticoides intravenosos.

Se han propuestos diversos protocolos para la administración de glucocorticoides. Un esquema sencillo y validado es el de metilprednisolona 500 mg, 1 vez por semana, durante 6 semanas, seguido de 250 mg, 1 vez por semana, durante 6 semanas (dosis acumulada 4.5 g). No deberán emplearse esquemas con dosis acumulada de ≥8 g porque existe mayor riesgo de reacciones adversas graves y de mortalidad. Durante el tratamiento de la OT activa con glucocorticoides se deberá vigilar la existencia de hipertensión arterial, diabetes mellitus o descontrol de ella, glaucoma, enfermedad ácido-péptica, disminución del potasio en sangre e infecciones.

La OT moderada a severa también se ha tratado con medicamentos biológicos como el rituximab y el teprotumumab, que están dirigidos contra las células B CD20+ y contra el receptor de IGF-I respectivamente.

Otras alternativas de tratamiento de la OT severa son la radioterapia externa y la cirugía descompresiva. Esta última en pacientes con neuropatía óptica sin respuesta inicial a los glucocorticoides y con fines de rehabilitación ocular o cosméticos.

El MP podrá tratarse con triamcinolona local con un vendaje compresivo o con administración intralesional. No existe tratamiento de la AT y, en caso de dolor, deberán administrarse analgésicos.

Referencias bibliográficas

1. **Fatourechi V.** Thyroid dermopathy and acropachy. *Best Pract Res Clin Endocrinol Metab*. 2012;26(4):553-565.
2. **Schwartz KM, Fatourechi V, Ahmed DD, Pond GR.** Dermopathy of Graves' disease (pretibial myxedema): long-term outcome. *J Clin Endocrinol Metab*. 2002;87(2):438-446.
3. **Lan C, Wang Y, Zeng X, *et al*.** Morphological diversity of pretibial myxedema and its mechanism of evolving process and outcome: a retrospective study of 216 cases. *J Thyroid Res*. 2016;2652174.
4. **Smith TJ, Hegedüs L.** Graves' disease. *N Engl J Med*. 2016;375(16):1552-1565.
5. **De Leo S, Lee SY, Braverman LE.** Hyperthyroidism. *Lancet*. 2016;388(10047):906-918.
6. **Bartalena L, Baldeschi L, Boboridis K, *et al*.** European Group on Graves' Orbitopathy (EUGOGO). The 2016 European Thyroid Association/European Group on Graves' orbitopathy. Guidelines for the management of Graves' orbitopathy. *Eur Thyroid J*. 2016;5(1):9-26.
7. **Pérez Enríquez B, Sáenz Solís T.** Orbitopatía tiroidea. En: *El manual moderno. Endocrinología Clínica*. México: Sociedad Mexicana de Nutrición y Endocrinología; 2016:163-176.

8. **Stan MN, Garrity JA, Carranza León BG, *et al*.** Randomized controlled trial of rituximab in patients with Graves' orbitopathy. *J Clin Endocrinol Metab*. 2015;100(2):432-441.
9. **Smith TJ, Kahaly GJ, Ezra DG, *et al*.** Teprotumumab for Thyroid-Associated Ophthalmopathy. *N Engl J Med*. 2017;376(18):1748-1761.

CAPÍTULO

20 Tiroiditis autoinmune

Dr. Jaime Guillermo Rodríguez Rivera

La tiroiditis autoinmune (TA) es la enfermedad endocrina y autoinmune de mayor prevalencia a nivel global (10% en población general). El espectro clinicopatológico incluye la tiroiditis de Hashimoto clásica, la indolora (o linfocítica), la posparto, la fibrosante, la juvenil y la variante de Hashitoxicosis. La característica primordial son los anticuerpos antitiroideos circulantes.

Presentaciones clínicas

- La presentación clásica es bocio difuso y nodular, ahulado, indoloro, móvil, sin datos compresivos. El volumen típico es del doble al triple del normal. Puede haber hipotiroidismo (lo más frecuente), eutiroidismo o hipotiroidismo subclínico. Los eutiroideos evolucionan a hipotiroidismo en una tasa de 5% anual.
- Variedad atrófica, sin bocio, con hipotiroidismo variable, que conduce a la confirmación con el perfil tiroideo y anticuerpos antitiroideos positivos (AAT+).
- Nódulo tiroideo, único o dominante. Esta presentación puede justificar ultrasonido y biopsia por aspiración con aguja fina (BAAF) para diagnóstico. El nódulo puede insertarse en un bocio difuso y nodular ya conocido.
- En el adulto joven, adolescentes y niños (TA juvenil), la incidencia de nódulos hipoecogénicos $\approx$1 cm es de 30%, y 3% corresponde a cáncer papilar. El abordaje incluye ultrasonido. El crecimiento del nódulo durante tratamiento con levotiroxina o la presencia de adenopatía no inflamatoria indican BAAF.
- La TA puede presentarse con bocio e hipertiroidismo, por tiroiditis linfocítica (indolora) que se autolimita a semanas, pudiendo los anticuerpos desaparecer y evolucionar a hipotiroidismo crónico, o a hashitoxicosis, por apoptosis acelerada de tirocitos y liberación masiva de hormonas tiroideas, que se autolimita a semanas y luego evoluciona a hipotiroidismo crónico.
- Otra presentación de TA es la que se sospecha en pacientes con enfermedades autoinmunes o genéticas que se asocian en forma significativa (Turner, Down, Sjögren, artritis reumatoide, lupus eritematoso, vitiligo, gastritis atrófica crónica).
- La TA posparto ocurre en el primer año después del parto, con una incidencia de 5%. En mujeres con anticuerpos antitiroideos positivos en el primer trimestre representa 50%. Con hipotiroidismo debuta 50%, 25% con hipertiroidismo seguido de hipotiroidismo, 25% con hipertiroidismo, 30% evoluciona a hipotiroidismo crónico.
- La TA subclínica, en el contexto de fármacos, puede evolucionar a hipotiroidismo, reversible al suspender los medicamentos, lo cual no siempre se justifica, ya que el beneficio puede ser mayor (hipotiroidismo con amiodarona en arritmias graves).
- TA secundaria a terapia blanco (anticuerpos antiP-D1, antiP-D1-L y antiCTLA-4) aumenta la incidencia de hipotiroidismo (2-8%) e hipertiroidismo (1-8%), 30% de los casos tienen AAT (-), TSH y T4L antes de cada ciclo, lo cual permite su detección.

Características patológicas

En la presentación clásica: infiltración linfocítica difusa con áreas de folículos linfoides y centros germinales; infiltración por células plasmáticas y macrófagos; linfocitos (B y T) en contacto con los tirocitos o, incluso, penetrándolos (emperipolesis); fibrosis del tejido conectivo domina el intersticio y es masiva, pero contenida por la cápsula tiroidea en la variedad fibrosante de la TA; el parénquima tiroideo varía de atrofia folicular con escaso coloide a células foliculares agrandadas, con citoplasma granular profundamente eosinófilo y núcleo hipercromático (células de Hürthle).

Asociación de TA y cáncer de tiroides

En la mayor cohorte quirúrgica reportada (Johns Hopkins), de 14 867 tiroidectomías, 867 (6%) fueron especímenes con tiroiditis de Hashimoto, 462 (>50%), como hallazgo único, y 30% se asoció con algún tipo de cáncer tiroideo. En 100 casos (11.5%), la indicación fue CAAF sospechosa para malignidad, y en 52 casos (6%), síntomas compresivos.

Etiopatogenia

La genética y la influencia ambiental son las causas de la TA. El riesgo relativo en hermanos es >20; la correspondencia en gemelos monocigotos, de hasta 60%, la alta incidencia en los síndromes de Turner y Down y los haplotipos HLA-A*02:07 y HLA-DBR4 (susceptibilidad) y HP-2 (protección) apoyan origen genético. El mecanismo general es inmunidad mediada por células. La célula folicular interactúa con las células presentadoras de antígeno y células T autorreactivas, sea por mimetismo molecular u "observador pasivo", después de infecciones o lesiones. El interferón gamma puede inducir expresión de moléculas clase II del CMH en los tirocitos y convertirlas en células presentadoras de antígeno. Predomina la respuesta de Th1/Th17 (proapoptótica vía ligando y receptor de Fas) y disminución de células Treg (supresoras de respuesta inmune). Las células dendríticas circulantes tolerogénicas se encuentran disminuidas, predominando las inmunogénicas. La glándula con TA produce microRNA específicos y los secreta a la circulación, donde pueden medirse y ser futuros marcadores tempranos. En 10% de los pacientes existen anticuerpos bloqueadores del receptor de TSH, que pueden desaparecer y explicar los casos de remisión de hipotiroidismo; 5% tiene anticuerpos estimulantes del receptor de TSH, lo cual aumenta a 68% cuando la TA se asocia a oftalmopatía tiroidea.

Factores ambientales

- Las regiones con exceso de yodo y las deficientes que se suplementan tienen mayor prevalencia de TA. Los pacientes con deficiencia de yodo y los que tienen AAT+ tienen mayor riesgo de hipotiroidismo cuando se repletan de yodo. La hiperyodación de tiroglublina es un mecanismo que la convierte en antigénica.
- Esteroides sexuales explican en parte la prevalencia 7:1 en la mujer; estrés, microquimerismo fetal y fármacos son precipitantes o exacerbantes de la TA.

Tratamiento

- Sustitución adecuada del hipotiroidismo, supresión de tirotrofina si hay bocio compresivo, realización de CAAF en los casos antes mencionados, manejo quirúrgico en casos excepcionales, evaluación de enfermedades que suelen asociarse en el paciente y familia, y mantener la calidad de vida.

Referencias bibliográficas

1. **Zimmermann M, Boelaert K.** Iodine deficiency and thyroid disorders. *Lancet Diab Endocrinol.* 2015;3(4):286-295.
2. **Caturegli P, De Remigis A, Chuang K, *et al.*** Hashimoto's Thyroiditis: celebrating the centennial through the lens of the johns hopkins hospital surgical pathology records. *Thyroid.* 2013;23(2):142-150.
3. **Leskela S, Rodríguez-Muñoz A, de la Fuente H, *et al.*** Plasmacytoid dendritic cells in patients with autoimmune thyroid disease. *J Clin Endocrinol Metab.* 2013;98(7):2822-2833.
4. **Diana T, Krause J, Olivo P, *et al.*** Prevalence and clinical relevance of thyroid stimulating hormone receptor-blocking antibodies in autoimmune thyroid disease. *Clin Exp Immunol.* 2017;189(3):304-309.
5. **Martínez-Hernández R, Sampedro-Núñez M, *et al.*** A MicroRNA Signature for evaluation of risk and severity of autoimmune thyroid diseases. *J Clin Endocrinol Metab.* 2018;103(3):1139-1150.
6. **Kahaly G, Diana T, Glang J, *et al.*** Thyroid stimulating antibodies are highly prevalent in hashimoto's thyroiditis and associated orbitopathy. *J Clin Endocrinol Metab.* 2016;101(5):1998-2004.
7. **Jacobson DL, Ganged SJ, Rose NR, Graham NM.** Epidemiology and estimated population burden of selected autoimmune diseases in the United States. *Clin Immunol Immunopathol.* 1997;84(3):223-243.
8. **Vanderpump MP.** The epidemiology of thyroid disease. *Br Med Bull.* 2011;99(1):39-51.
9. **Pedersen IB, Knudsen N, Carlé A, *et al.*** A cautious iodization programme bringing iodine intake to a low recommended level is associated with an increase in the prevalence of thyroid autoantibodies in the population. *Clin Endocrinol.* 2011;75(1):120-126.
10. **Teng W, Shan Z, Teng X, *et al.*** Effect of Iodine Intake on thyroid diseases in China. *N Engl J Med.* 2006;354(26):2783-2793.
11. **Stagnaro-Green A.** Approach to the patient with postpartum thyroiditis. *J Clin Endocrinol Metab.* 2012;97(2):334-342.
12. **Ueda S, Oryoji D, Yamamoto K, *et al.*** Identification of independent susceptible and protective HLA alleles in Japanese autoimmune thyroid disease and their epistasis. J *Clin Endocrinol Metab.* 2014;99(2):E379-E383.
13. **Hutchings PR, Cooke A, Dawe K, *et al.*** A thyroxine-containing peptide can induce murine experimental autoimmune thyroiditis. *J Exp Med.* 1992;175(3):869-872.
14. **Rotondi M, Matinis L, Coperchini F, *et al.*** Serum negative autoimmune thyroiditis displays a milder clinical picture compared with classic Hashimoto's thyroiditis. *Eur J Endocrinol.* 2014;171(1):31-36.
15. **Jaafar J, Fernandez E, Alwan H, Jacques P.** Programmed cell death-1 and programmed cell death ligand-1 antibodies-induced dysthyroidism. *Endocr Connect.* 2014;7(5):R196-R211.

CAPÍTULO 21

Hipotiroidismo

Dr. Luis David Sol Oliva ▪ Dra. Marcia Janneth Bermeo Cabrera

Introducción

El hipotiroidismo es una entidad frecuente, con predominio en el sexo femenino. En México la prevalencia de la versión manifiesta y subclínica es de 1% y 3-8%, respectivamente. Sus causas más frecuentes son la deficiencia de yodo, la tiroiditis autoinmune y el tratamiento con radioyodo del hipertiroidismo.

Fisiopatología

Al igual que el resto de las afecciones endocrinológicas, el hipotiroidismo debe entenderse como una **deficiencia hormonal a nivel tisular**, o secundaria a alteraciones en una o más de las partes que componen la fisiología tiroidea, a saber:

1. El eje hipotálamo-hipófisis-tiroides.
2. El transporte sanguíneo, metabolismo, transporte trasmembranal y recepción intranuclear de hormonas tiroideas.

Cuadro clínico

Dependerá de la duración, magnitud y sitio de la afección. Diversos análisis han reportado que la presencia de disminución del tiempo de relajación del reflejo aquíleo, piel gruesa y/o fría, bradicinecia, edema y voz gruesa suelen ser los signos con mayor especificidad al sospechar el diagnóstico.

Hipotiroidismo en el adulto mayor

Se ha demostrado una tendencia al incremento en los valores de TSH de una población estudiada conforme aumenta la edad, sin relacionarse a un incremento en la incidencia de disfunción tiroidea, por lo que, en individuos mayores de 65 años, tener valores de TSH de hasta 7 mU/L no constituye un riesgo para su salud. Este fenómeno podría ser explicado por un ajuste en el tiroistato secundario a una atrofia no autoinmune de la glándula tiroides, regulación a la baja de la monodesyodinasa tipo 2 (que también genera niveles disminuidos de T3 periféricos), resistencia a la TSH a nivel tiroideo y un incremento en la presencia de isoformas no activas de esta.

Diagnóstico

Se basa en la anamnesis, la exploración física (haciendo hincapié en el volumen tiroideo), la adecuada interpretación de unas pruebas de función tiroidea completas y la presencia o ausencia de anticuerpos antitiroideos. En individuos mayores de 65 años, se considerará que la TSH tiene una concentración alta cuando se observen valores >7 mU/L y, en aquellos menores a esta edad, valores >4.5 mU/L. Se debe sospechar en:

1. **Hipotiroidismo primario** cuando existe bocio asocido con una TSH alta y hormonas tiroideas disminuidas (o con tendencia a encontrarse disminuidas), con o sin positivización de anticuerpos antitiroideos.
2. **Hipotiroidismo central** ante la ausencia de bocio asociado a hormonas tiroideas disminuidas y una determinación de TSH que puede encontrarse baja, normal o incrementada. Hasta un 20% de los afectados pueden tener concentraciones de TSH entre 4 y 10 mU/L, debido a la secreción de isoformas biológicamente inactivas.
3. **Hipotiroidismo por consumo** (p. ej., hemangioma hepático, GIST) ante una TSH alta asociada con hormonas tiroideas disminuidas e incremento en la rT3.
4. **Hipotiroidismo por alteraciones en la monodesyodinación** (p. ej., deficiencia de selenio o presencia de algunos SNPs) cuando la TSH es normal o alta asociada a una T4 con tendencia a estar incrementada y una T3 con tendencia a estar disminuida.
5. **Hipotiroidismo por alteraciones en MCT8** (síndrome de Allan-Henrdon-Dudley) cuando existe una TSH normal o alta asociada a una T4 con tendencia a estar disminuida y una T3 con tendencia a estar incrementada.
6. **Resistencia a hormonas tiroideas** ante la presencia de hormonas tiroideas altas asociadas a una TSH normal o incrementada.

Una maniobra útil en la valoración, sobre todo ante la sospecha de una causa central o en enfermos en estado crítico, es la evaluación de marcadores tisulares del efecto de las hormonas tiroideas, como lo son LDL, ferritina, CPK y SHBG.

Tratamiento

De manera general, los pacientes con hipotiroidismo manifiesto requieren de un reemplazo con levotiroxina a una dosis aproximada de 1.7 µg/kg/día. En adultos mayores, o en aquellos con factores de riesgo cardiovasculares, es aconsejable iniciar con dosis menores e ir incrementádolas de forma paulatina hasta alcanzar la dosis óptima, y mantener la TSH alrededor de 4 mU/L.

Existe evidencia que sustenta el uso de terapia combinada (T3+T4) en un grupo de pacientes bien seleccionados (15-20%), debido a que en ellos la presencia de algunos polimorfismos en los genes que codifican para la monodesyodasa tipo 2, el MCT8 y el MCT10, afectan su funcionalidad y, en consecuencia, requieren la administración de una dosis de T3 de alrededor de 5 a 10 ug/día.

Seguimiento

Dependerá de los datos clínicos proporcionados por el paciente y del análisis de las pruebas de función tiroidea (considerando en cada caso el punto de ajuste del tirostato y la variación intraindividual a través del tiempo, tanto de la TSH como de las hormonas tiroideas). En caso de que se requiera de un ajuste en la dosis de sustitución, se deberá evaluar al paciente para investigar la causa de la variación.

Referencias bibliográficas

1. **Robles-Osorio ML, Zacarías-Rangel V, García-Solís P, *et al.*** Prevalence of thyroid function test abnormalities and anti-thyroid antibodies in an open population in Central México. Rev. *Invest Clin*. 2014;66(2):113-120.
2. **Zulewski H, Müller B, Exer P, *et al.*** Estimation of tissue hypothyroidism by a new clinical score: evaluation of patients with various grades of hypothyroidism and controls. *J Clin Endocrinol Metab*. 1997;82(3):771-776.

3. **Veltri F, Rocha FO, Willems D, *et al*.** Prevalence of thyroid dysfunction and autoimmunity in the older population and implications of age-specific reference ranges. *Clin Chim Acta*. 2017;465:34-39.
4. **Persani L, Ferretti E, Borgato S, *et al*.** Circulating thyrotropin bioactivity in sporadic central hypothyroidism. *J Clin Endocrinol Metab.* 2000;85(10):3631-3635.
5. **Luongo C, Trivisano L, Alfano F, Salvatore D.** Type 3 deiodinase and consumptive hypothyroidism: a common mechanism for a rare disease. *Front Endocrinol*. 2013;4:1–7.
6. **Maynard MA, Marino-Enriquez A, Fletcher JA, *et al*.** Thyroid hormone inactivation in gastrointestinal stromal tumors. *N Engl J Med*. 2014;370(14):1327–1334.
7. **Fu J, Dumitrescu AM.** Inherited defects in thyroid hormone cell-membrane transport and metabolism. *Best Pract Res Clin Endocrinol Metab*. 2014;28(2):189–201.
8. **García-de Teresa B, González-Del Angel A, Reyna-Fabián ME, *et al*.** Deletion of exon 1 of the SLC16A2 gene: a common occurrence in patients with Allan-Herndon-Dudley syndrome. *Thyroid*. 2015;25(3):361–367.
9. **Almeda-Valdés P, Pérez-Enríquez B, Cuevas-Ramos D, *et al*.** Resistencia a hormonas tiroideas: Reporte de caso. *Gac Med Mex*. 2014;150(5):465-469.
10. **Carlé A, Faber J, Steffensen R, *et al*.** Hypothyroid patients encoding combined MCT10 and DIO2 gene polymorphisms may prefer L-T3 + L-T4 combination treatment - data using a blind, randomized, clinical study. *Eur Thyroid J*. 2017;6(3):143–151.

CAPÍTULO 22

Nódulo tiroideo y bocio nodular

Dr. Raúl Rivera Moscoso

Introducción

Un nódulo tiroideo (NT) es un crecimiento focal de tejido tiroideo, habitualmente detectado de manera incidental, ya sea a través de una revisión física o bien por estudios de imagen. La relevancia de este trastorno consiste en la posibilidad de que sea la manifestación de una neoplasia maligna o de una alteración en la función glandular.

La prevalencia de los NT es muy variable, pero quizá el factor más asociado con su presencia es la edad, ya que la frecuencia puede ser tan baja como 1% en la población pediátrica y hasta 80% en nonagenarios. En términos generales, se calcula que 8 a 9% de la población puede tener uno, y es casi 4 veces más frecuente en mujeres que en hombres en regiones sin deficiencia de yodo. El método de detección puede influir mucho en su prevalencia, ya que, con el uso tan continuo de estudios de imagen, sobre todo ultrasonido, en pacientes con padecimientos no endocrinos o bien en escrutinios de salud, se ha multiplicado la identificación de nódulos que, probablemente, nunca se hubieran identificado de manera clínica. Así, se han informado frecuencias tan altas como 65% mediante ultrasonido, 15% por tomografía, 1% en PET y hasta 50% en autopsias seriadas en pacientes sin sospecha de enfermedad tiroidea. Desde luego, la prevalencia, la frecuencia de multinodularidad, de disfunción tiroidea y aparición en hombres es diferente en zonas con deficiencia de yodo, donde prácticamente todas las cifras aumentan. Uno de cada 10 nódulos tiroideos, como promedio, puede representar una neoplasia maligna, de modo que su estudio es necesario, precisamente, para identificar aquellos que puedan serlo. El resto de los casos representa una alteración en la regulación del crecimiento del tejido tiroideo, una manifestación de deficiencia de yodo o un trastorno inflamatorio de diversa índole. Como se ha comentado en líneas anteriores, el otro aspecto a considerar es si su presencia puede conllevar a una alteración de la función tiroidea, lo cual, habitualmente, sucede cuando representa nódulos autónomos o enfermedad tiroidea autoinmune.

Abordaje de paciente con nódulo tiroideo

Antes se pensaba que los NT únicos o grandes tenían más riesgo de albergar neoplasias malignas, opinión que no se sostiene en la actualidad, pues varios estudios han demostrado que la prevalencia de malignidad es similar tanto en nódulos únicos como en múltiples y tanto en tumores pequeños como grandes. Por ello, tres elementos a considerar en el estudio de los pacientes son antecedentes relevantes, función tiroidea y características ultrasonográficas. El análisis de estos elementos permitirá discernir cuáles de los nódulos requieren biopsia o más estudios.

1. Factores de riesgo para enfermedad maligna:

- Historia de radiación a cuello en la infancia
- Historia familiar de neoplasias endocrinas
- Edad menor de 14 o mayor de 70 años
- Sexo masculino

- Crecimiento rápido o consistencia dura
- Presencia de adenopatía
- Datos de invasión local: fijos, disfonía, disfagia o disnea

2. Determinación de la función tiroidea

- Medición de TSH y, de manera ideal, T4 libre

La presencia de TSH elevada sugiere la posibilidad de enfermedad tiroidea autoinmune y justificaría la determinación de anticuerpos antitiroideos. La presencia de dicha entidad tiene especial interés en pacientes con nódulos tiroideos múltiples o enfermedad difusa y puede ser un factor pronóstico en pacientes en quienes se detecte un carcinoma bien diferenciado de tiroides. Por otro lado, algunos estudios han encontrado relación entre la concentración de TSH y el riesgo de neoplasia maligna en un nódulo tiroideo, si bien es una asociación que no ha sido consistente en otros estudios.

La identificación de TSH inhibida puede sugerir la presencia de hipertiroidismo autoinmune o un nódulo tiroideo autónomo. En ambos casos, la frecuencia de enfermedad maligna es menor y debe ser un elemento a considerar en cuanto a la complementación diagnóstica del caso: realización de un gammagrama tiroideo, determinación de anticuerpos antirreceptores de TSH o ultrasonido.

3. Ultrasonido tiroideo para una mejor caracterización y búsqueda de rasgos asociados a malignidad. Los principales son:

- Hipoecogenicidad marcada*
- Bordes mal definidos o espiculados*
- Presencia de microcalcificaciones o imágenes ecogénicas puntiformes*
- Aumento de diámetro anteroposterior (más alto que ancho)*
- Sólido*
- Invasión a parénquima circundante o extensión extratiroidea
- Elastografía rígida predominante
- Flujo interno o mixto

Las características arriba descritas corresponden a cáncer papilar de tiroides, que representa 85% de las neoplasias malignas tiroideas. Las características de otro tipo de neoplasias son menos claras: en el caso de cáncer folicular resaltan nódulos mayores, irregulares, ovoides, heterogéneos, menos hipoecoicos, vascularizados y con cápsulas gruesas, mientras que en el cáncer medular resaltan tumores muy hipoecoicos, de bordes irregulares y calcificaciones distróficas internas.

Con el objeto de simplificar el estudio de los pacientes con NT, se han elaborado guías que toman en cuenta las características radiológicas y clínicas de los pacientes para definir quiénes requieren una biopsia. La clasificación TIRADS (cuadro 22-1), confiere un riesgo de malignidad según las características ultrasonográficas más sopechosas (véase arriba).

Una vez que se ha caracterizado el nódulo y el riesgo de malignidad, el siguiente paso es la realización de una biopsia por aspiración (BA) con aguja delgada, la cual, al hacerse mediante guía ultrasonográfica, disminuye la tasa de resultados inadecuados y asegura la obtención de la muestra en la zona de mayor sospecha. Sin embargo, hay algunas situaciones en las que el estudio debe hacerse bajo guía ultrasonográfica: nódulos posteriores, profundos o poco accesibles; nódulos palpables, pero pequeños, localizados cerca de vasos sanguíneos; nódulos sospechosos muy pequeños o no palpables; "incidentalomas" detectados por ultrasonido en pacientes con antecedente de radiación; nódulos

---

*Elementos considerados en la clasificación TIRADS como rasgos sospechosos.

mixtos con biopsia previa no diagnóstica; elección de un nódulo sospechoso en bocio nodular y aspiraciones previas no diagnósticas.

La realización de una biopsia adecuada requiere que el material sea suficiente, por lo que se recomiendan de 2 a 4 punciones por nódulo con el mismo número de laminillas, por lo menos, 6 grupos celulares con 10 células foliculares cada uno.

Los resultados de la BA se han clasificado en el sistema Bethesda, que ha sido adoptado internacionalmente como un método confiable, útil y reproducible (cuadro 22-2).

Del resultado de la BA se desprende el tratamiento adecuado:

Lesiones benignas

1. Pueden solamente vigilarse y repetir US después de un año, si clínicamente se justifica.
2. El tratamiento supresivo con levotiroxina no se recomienda, salvo en casos de nódulos pequeños en pacientes jóvenes provenientes de una zona deficiente de yodo y en cuya biopsia predomine coloide.
3. Puede considerarse cirugía en casos de comportamiento sospechoso, a pesar de biopsias de benignidad, crecimiento progresivo, síntomas locales o razones cosméticas.
4. La alcoholización en nódulos quísticos o con componentes quísticos predominantes puede ser de utilidad, sobre todo en aquellos recurrentes o con volúmenes cercanos a 10 mL. Se requieren, como promedio, 4 sesiones, y el resultado es favorable hasta en 75% de los casos, con reducciones de más de la mitad del volumen inicial.
5. En centros con experiencia, la aplicación de laser intersticial ha demostrado utilidad en alrededor de 75% del volumen de los nódulos, la mayoría de las veces con una sola sesión.

Cuadro 22-1. Clasificación TIRADS del ultrasonido tiroideo

TIRADS	K-TIRADS			ACR-TIRADS			EU-TIRADS		
	Descripción	Riesgo de malignidad	Biopsia	Descripción*	Riesgo de malignidad	Biopsia	Descripción	Riesgo de malignidad	Biopsia
1	Normal			0 puntos	Benigno			Normal	
2	Espongiforme o quístico	<3%	No	2 puntos	No sospecha	No	Espongiforme o quístico	Benigno: 0%	No
3	Iso o hiperecoico sin rasgos sospechosos	3-15%	>15 mm	3 puntos	Baja sospecha	>2.5 cm	Iso/ hiperecoico sin rasgos sospechosos	Baja sospecha: 2-4%	>20 mm
4	Sólido o mixto con algún rasgo sospechoso	15-50%	>10 mm	4 a 6 puntos	Moderada sospecha	>1.5 cm	Hipoecoico sin rasgos sospechosos	Modereada sospecha: 6-17%	>15 mm
5	Sólido hipoecoico con algún rasgo sospechoso	>60%	>10 mm	7 o más puntos	Alta sospecha	>1 cm	Sólido muy hipoeoico con algún rasgo sospechoso	Alta sospecha: 26-80%	> 10 mm o <10 mm según riesgos

* ACR otorga puntuación según composición (0 a 2), ecogenicidad, forma, márgenes y focos ecogénicos (0 a 3 cada uno), máximo 14.

Lesiones indeterminadas

1. La atipia de significado incierto conlleva un riesgo de malignidad cercano a 15%; el contexto clínico y la historia del paciente puede ayudar a identificar aquellos casos en los que se justifique cirugía.
2. Ante la falta de certidumbre, la conducta habitual es repetir una biopsia a los 6 meses; en los casos en los que una nueva BA siga mostrando resultados no concluyentes o similares, se justifica realizar cirugía con estudio transoperatorio.
3. Los estudios moleculares de las lesiones indeterminadas ofrecen resolver la incertidumbre en un porcentaje importante de casos; sin embargo, su alto costo y su bajo valor predictivo en tumores foliculares ha ido limitando su uso. De los métodos disponibles en la actualidad, afirma de Veracyte, que identifica ARNm de la expresión de algunos genes mutados, ofrece el valor predictivo negativo más alto en atipia de significado incierto, mientras que Thyroseq de CBL Path, que identifica mutaciones y traslocaciones específicas de algunos genes, ofrece el mejor rendimiento en valores predictivos positivo y negativo.

Lesiones sospechosas de malignidad y malignas

1. En ambos casos, el paciente debe ser sometido a cirugía. En el caso de una lesión sospechosa, el estudio transoperatorio de la lesión permitirá tomar la decisión acerca de la extensión de la cirugía. En casos confirmados de malignidad, se debe realizar una tiroidectomía total o casi total, con resección de ganglios centrales y laterales, dependiendo del estadiaje prequirúrgico del paciente.

Bocio nodular

El aumento generalizado y progresivo del volumen tiroideo puede llevar al desarrollo de glándulas varias veces más grandes que el tamaño habitual. Este crecimiento tiene varios orígenes que, en ocasiones, pueden coexistir: deficiencia de yodo, enfermedad tiroidea autoinmune, mutaciones somáticas en el receptor de TSH, desregulación de otros factores reguladores del crecimiento tiroideo, exposición a sustancias bociógenas y heterogeneidad genética entre poblaciones de células foliculares.

Cuadro 22-2. Sistema Bethesda para el reporte de citopatología tiroidea

Clasificación	Diagnóstico	Frecuencia (%)	Riesgo de malignidad (%)	Conducta
1	Inadecuada	7 a 10	1-4	Repetir BA
2	Benigna	60 a 75	0-3	Seguimiento
3	Atipia /lesión folicular de significado incierto	6 a 7	5-15	Seguimiento Estudios moleculares Estudio transoperatorio
4	Neoplasia folicular/ sospecha de neoplasia folicular	15 a 30	15-30	Estudios moleculares Estudio transoperatorio
5	Sospechosa de malignidad	5	60 – 75	Estudio transoperatorio
6	Maligna	5 a 15	97-99	Tiroidectomía

Se han identificado algunos *loci* en los cromosomas 2p,3q,7q y 14q31 en poblaciones determinadas, los que pueden contribuir, junto con factores ambientales, al desarrollo del bocio. Se ha sugerido que el fenómeno inicial es hiperplasia, por lo cual se presenta como bocio difuso y, posteriormente, la expresión variable de clonas celulares permite el desarrollo de la variante nodular.

El bocio nodular puede producir manifestaciones atribuibles al aumento progresivo de tamaño o a alteraciones en su funcionalidad.

Síntomas locales: crecimiento y/o dolor cervical, disfonía, disfagia, disnea, síndrome de vena cava superior, tos.

Síntomas funcionales: tirotoxicosis o hipotiroidismo, situaciones que se presentan con mayor frecuencia mientras mayor sea el crecimiento tiroideo. Otro elemento a tomar en cuenta en el estudio de un paciente con bocio nodular es el riesgo de neoplasias, ya que la multinodularidad no cambia el riesgo de que alguno de los nódulos pueda corresponder a un nódulo maligno, comparado con nódulos únicos.

Abordaje de un paciente con bocio nodular

Frecuentemente, la presencia de bocio nodular se identifica, de manera incidental, en estudios de imagen realizados con otro propósito o bien durante una exploración física, ya sea como escrutinio o a partir de síntomas sugerentes de disfunción tiroidea. En ambas circunstancias, es necesario realizar una evaluación completa orientada por los datos clínicos que se hayan obtenido.

Estudios funcionales:

1. Pruebas de función tiroidea
2. Anticuerpos antitiroideos
3. Anticuerpos antirreceptores de TSH
4. Gammagrama tiroides

Estudios estructurales (búsqueda de nódulos sospechosos, flujo, relación con estructuras circundantes, invasividad):

1. Ultrasonido tiroideo
2. Tomografía computarizada de cuello y tórax
3. En casos seleccionados, resonancia magnética o PET-CT

El análisis de los resultados permitirá definir, además, si existe la probabilidad de un área sospechosa de malignidad en la cual sea necesario llevar a cabo una BA.

Tratamiento

Las medidas terapéuticas dependen, en gran medida, del volumen tiroideo, de la naturaleza de los nódulos y de los síntomas que producen. Así, pueden vigilarse solamente cuando son asintomáticos y no tienen zonas sospechosas de malignidad.

El tratamiento con levotiroxina sólo se recomienda en bocios que se acompañen de elevación de TSH, provengan de zonas bociógenas o se acompañen de anticuerpos antiperoxidasa tiroidea, ya que únicamente alrededor de 30% de los casos muestran una reducción significativa del bocio con dosis supresivas de hormonas tiroideas. Desde luego, esta alternativa terapéutica solamente aplicaría para pacientes con niveles de TSH elevados o normales-altos.

En la mayoría de los casos, el tratamiento de elección es yodo radiactivo. Es usual que se requieran dosis elevadas, ya que la captación de yodo con frecuencia es baja, además de que el objetivo del tratamiento también es la disminución del tamaño glandular. Para aumentar la eficacia del radioyodo, se ha postulado administrarlo bajo estimulación con TSH recombinante en dosis bajas, con lo cual se logra una mayor reducción tiroidea en seguimientos a un año, pero con un aumento en la fase temprana de efectos adversos, como dolor, tirotoxicosis e, inclusive, síntomas obstructivos transitorios por el aumento en el fenómeno inflamatorio que se produce, para lo cual es común requerir tratamiento con esteroides.

La cirugía es otra alternativa eficaz para el tratamiento de bocios nodulares. Tiene la ventaja de lograr una reducción tumoral inmediata, no producir tirotoxicosis y ser segura en manos expertas. Sin embargo, ya que frecuentemente lo pacientes con bocios nodulares que requieren tratamiento son adultos mayores, el riesgo quirúrgico puede aumentar. Asimismo, en casos en los que exista un riesgo elevado de obstrucción de la vía aérea por el efecto inflamatorio del radioyodo, o bien se tenga la sospecha o certeza de que existe una neoplasia maligna asociada, el tratamiento quirúrgico es la primera elección.

Referencias bibliográficas

1. **Haugen BR, Alexander EK, Bible KC, *et al*.** 2015 American Thyroid Association Management Guidelines for Adult Patients with Thyroid Nodules and Differentiated Thyroid Cancer: The American Thyroid Association Guidelines Task Force on Thyroid Nodules and Differentiated Thyroid Cancer. *Thyroid*. 2016;26(1):1-133.
2. **Gharib H, Papini E, Garber JR, *et al*.** American Association of Clinical Endocrinologists, American College of Endocrinology, and Associazione Medici Endocrinologi Medical Guidelines for Clinical Practice for the Diagnosis and Management of Thyroid Nodules – 2016 Update. *Endocr Pract*. 2016;22:suppl 1:1-60.
3. **Cibas ES, Zyyed ZA.** The Bethesda System for Reporting Thyroid Cytopathology. *Am J Clin Pathol*. 2009;132:658-665.
4. **Grant EG, Tessler FN, Hoang JK, *et al*.** Thyroid Ultrasound Reporting Lexicon: White Paper of the ACR Thyroid Imaging, Reporting and Data System (TIRADS) Committee. *J Am Coll Radiol*. 2015;12(12 Pt A):1272-9.
5. **Shin JM, Baek JH, Chung J, *et al*.** Ultrasonography Diagnosis and Imaging-Based Management of Thyroid Nodules: Revised Korean Society of Thyroid Radiology Consensus Statement and Recommendations. *Korean J Radiol*. 2016;17(3):370-395.
6. **Shahrzad MK.** Laser Thermal Ablation of Thyroid Benign Nodules. *J Lasers Med Sci*. 2015;6(4):151-156.
7. **Knobel M.** Which Is the Ideal Treatment for Benign Diffuse and Multinodular Non-Toxic Goiters? *Front Endocrinol*. 2016;23;7:1-8.
8. **Knobel M.** Etiopathology, clinical features, and treatment of diffuse and multinodular nontoxic goiters. *J Endocrinol Invest*. 2016;39(4):357-73.

CAPÍTULO 23

Cáncer diferenciado de tiroides

Dr. Bernardo Pérez Enríquez

Introducción

Se denomina cáncer diferenciado de tiroides (CDT) al cáncer que histopatológicamente es de estirpe papilar o folicular.

Del análisis de la información desarrollada por la Agencia Internacional para la Investigación del Cáncer (IARC, *International Agency for Research on Cancer*) y la OMS (Organización Mundial de la Salud) sobre la incidencia, prevalencia y mortalidad del cáncer tiroideo en México y el estimado desde el año 2012 hasta el año 2035, se puede concluir:

a. En el año 2012 el cáncer de tiroides ocupó el lugar 15 en frecuencia entre todos los cánceres, con una incidencia de 3 036 casos y una tasa de 1.3 casos/100 000 habitantes en hombres y de 3.9 casos/100 000 habitantes en mujeres. Se estimó una mortalidad de 702 casos.
b. Para 2017 la IARC estimó que el cáncer de tiroides ocuparía el lugar 6 entre todos los cánceres con 11 930 casos. Esto representaría una tasa de 6.9 casos/100 000 habitantes en hombres y de 21.4 casos/100 000 habitantes en mujeres, con una mortalidad para ambos géneros de 798 casos, y representaría un incremento de 13.7% entre 2012 y 2017.

Fisiopatología

El CDT se origina por la presencia de mutaciones ($BRAF^{V600E}$, en RAS y en el promotor de TERT entre otros), por translocaciones y rearreglos génicos (RET-PTC y PAX8-PPARG), por desregulación de microARN (mayor expresión de miR-222, miR-221, y miR-146b) y metilación aberrante (en PTEN) que alteran las vías de señalización de la proliferación de células foliculares.

Diagnóstico

El CDT se manifiesta clínicamente como un nódulo tiroideo o como crecimiento difuso o nodular de la tiroides, asociado o no con metástasis ganglionares o a distancia. Puede condicionar disfagia, disfonía y/o compresión de las vías aéreas altas. Habitualmente el paciente está eutiroideo y, en ocasiones, puede desarrollar hipertiroidismo por la presencia de metástasis funcionantes.

La lesión nodular se deberá caracterizar mediante ultrasonido de cuello (frecuentemente con 2 o más de las siguientes características: sólida e hipoecogénica, con borde lobulado o irregular infiltrante, con focos ecogénicos puntiformes (microcalcificaciones), con eje longitudinal mayor que el transversal, flujo sanguíneo central con Doppler color y rígido en la elastografía). En el ultrasonido se realizará una evaluación minuciosa de los compartimientos ganglionares del cuello. La enfermedad metastásica se identificará con tomografía computada y/o resonancia magnética.

El diagnóstico citológico se establece con biopsia por aspiración de la lesión y de los ganglios sospechosos (eje corto >8 mm, ecogenicidad interna, focos ecogénicos puntiformes, degeneración quística, flujo periférico con *Doppler* color y compresión de vasos sanguíneos adyacentes). Además, en los ganglios sospechosos se puede medir tiroglobulina en el aspirado, que habitualmente es mayor de 10 ng/mL. En los tumores foliculares la biopsia por aspiración no permite establecer si la lesión es benigna o maligna.

La Asociación Americana de Tiroides (ATA, *American Thyroid Association*) y la Asociación Europea de Tiroides (ETA, *European Thyroid Association*) no recomiendan el uso clínico rutinario de marcadores moleculares en el diagnóstico del CDT. Por su parte la Asociación Americana de Endocrinólogos Clínicos (AACE, *American Association of Clinical Endocrinologists*) indica que pueden considerarse sólo en pacientes adultos con nódulos mayores de 1 cm, en los que se espera que el resultado cambie la decisión del tratamiento quirúrgico. Una limitante adicional de la realización de estudios moleculares, en el diagnóstico del CDT, es el costo de la prueba que está en el rango de $3 200 a $4 876 dólares americanos.

Tratamiento y seguimiento

El CDT se trata con tiroidectomía y radioyodo. Se ha sugerido que los microcarcinomas papilares ≤1 cm pueden seguirse con ultrasonido, si no tienen características de alto riesgo (metástasis locorregionales o a distancia, biopsia por aspiración sugerente de una neoplasia de alto grado y tumores que posiblemente podrían invadir tráquea o el nervio recurrente laríngeo). Se considera progresión y deberán operarse si tiene un crecimiento ≥3 mm y/o se identifican metástasis ganglionares durante su seguimiento.

Con el resultado histopatológico se realizará la estadificación clínico-patológica inicial del tumor, para el riesgo de mortalidad, de acuerdo con la Comisión Americana del Cáncer (AJCC, *American Joint Committee on Cancer*) en su octava edición y el sistema MACIS (*Metastases, Age, Complete resection, Invasion, Size*) que predice sólo el riesgo del cáncer papilar. La ATA ha diseñado una calculadora para ese riesgo: (https://www.thyroid.org/professionals/calculators/thyroid-cancer-staging-calculator/).

Se considera que un paciente es de bajo riesgo si corresponde al estadio I y II de la AJCC o si la puntuación de MACIS es <7 puntos. Asimismo, se identificará el riesgo de recurrencia de acuerdo con los grupos propuestos por la ATA y la Sociedad Mexicana de Nutrición y Endocrinología.

Una dosis ablativa de radioyodo se administrará a todos los pacientes de alto riesgo (tumor T4: con extensión extratiroidea macroscópica hacia las principales estructuras del cuello, con o sin metástasis locorregionales o a distancia, o bien con puntaje de MACIS de ≥7) así como a aquellos que tengan tiroglobulina (Tg) posoperatoria sugerente de metástasis a distancia, ganglios metastásicos de 3 cm o mayores y cáncer folicular con más de 4 focos de invasión vascular.

Basándose en el riesgo de recurrencia se favorece el uso de ablación del remanente con radioyodo en los pacientes de riesgo bajo de recurrencia de la ATA si el CDT es de estirpe agresiva o tiene invasión vascular y en pacientes de edad avanzada y en los pacientes de riesgo intermedio por la mayor posibilidad de persistencia o recurrencia.

En relación con la dosis ablativa de radioyodo, existen 3 metaanálisis que demuestran una mayor frecuencia de ablación de remanente tiroideo con 100 mCi que con 30 mCi. Dos incluyen 8 y 9 estudios clínicos aleatorizados con heterogeneidad (I^2) de 0% y otro con 11 estudios una P <0.008 pero con I^2 de 70.6%. Asimismo, existen 3 estudios de cohorte prospectiva con 10 años o más de seguimiento que muestran que de 22 a 51% de los pacientes tratados con 30 mCi de radioyodo requirieron dosis adicionales y la mortalidad fue mayor a 15 años cuando compararon los tratados con una mediana de 27 mCi *vs.* mediana de 94 mCi (16.1±7.7 *vs.* 7.2±5.5%, P <0.004).

La ablación de remanente es similar si se administra la dosis de radioyodo bajo estimulación endógena de TSH >30 mU/L (no administrando o retirando las hormonas tiroideas por 3 semanas) o 2 dosis de TSH recombinante humana de 0.9 mg por vía intramuscular en días siguientes.

La evolución subsecuente del paciente una vez tratado con tiroidectomía y radioyodo es un proceso dinámico determinado por la respuesta inmune del individuo a la neoplasia, la biología del tumor y el efecto del tratamiento inicial.

Se ha propuesto una reclasificación de los pacientes tratados con tiroidectomía y radioyodo 2 años después del tratamiento inicial, que utiliza criterios bioquímicos y estructurales para establecer el riesgo de recurrencia y mortalidad. De acuerdo con la reclasificación se planeará el tratamiento subsecuente del paciente. En el cuadro 23-1 se muestra la categoría de respuesta, su definición y desenlaces clínicos esperados.

En los pacientes con enfermedad metastásica, se sugiere la realización de estudios de dosimetría para calcular la dosis de radioyodo y cuando estos no son posibles, una dosis empírica de 100 a 200 mCi de radioyodo.

La radioterapia externa (RTE) se recomienda, de acuerdo con la Sociedad Americana de Cabeza y Cuello, en pacientes con enfermedad residual macroscópica o locorregional irresecable, excepto en menores de 45 años con enfermedad limitada macroscópica ávida por el radioyodo y en pacientes seleccionados mayores de 45 años con una alta posibilidad de enfermedad residual microscópica y baja probabilidad de respuesta al radioyodo. No se recomienda RTE cuando existe involucro exclusivo de ganglios linfáticos y en la resección completa de la enfermedad macroscópica.

Cuadro 23-1. Reclasificación de los pacientes con CDT tratados con tiroidectomía y radioyodo

Categoría	Definiciones	Desenlaces clínicos
Respuesta excelente	Estudios de imagen negativos y cualquiera de las siguientes: TgS <0.2 ng/mL TgE con TSH <1 ng/mL	Recurrencia de 1 a 4% Muerte por la enfermedad en <1%
Respuesta bioquímica incompleta	Estudios de imagen negativos y TgS ≥1 ng/mL o bien TgE ≥10 ng/mL o bien incremento de la concentración de AcTg	Sin evidencia de enfermedad de forma espontánea en 30% Sin evidencia de enfermedad son tratamiento adicional en 20% Muerte por la enfermedad en <1%
Respuesta estructural incompleta	Evidencia de enfermedad estructural o funcional con cualquier concentración de Tg y con o sin AcTg	50-85% continúa con enfermedad persistente a pesar de tratamiento adicional La tasa de muerte específica es de 11% con metástasis locorregionales, y de 50% con metástasis a distancia
Respuesta indeterminada	Hallazgos no específicos en los estudios de imagen Captación baja en el lecho tiroideo en el rastreo con radioyodo TgS detectable, pero <1 ng/mL TgE <10ng/mL o bien AcTg estables o en descenso en la ausencia de enfermedad estructural o funcional	De 15 a 20% tendrá enfermedad estructural en el seguimiento El resto tendrá cambios no específicos estables o que resolverán Muerte por la enfermedad en <1%

TgS: tiroglobulina durante supresión; TgE: tiroglobulina durante estimulación; AcTg: anticuerpos contra tiroglobulina.

La RTE es de utilidad para reducir la recurrencia locorregional en pacientes mayores de 45 años con enfermedad residual después de la cirugía tiroidea, como terapia paliativa para reducir el dolor en las MO y en el tratamiento inicial de las metástasis cerebrales si no pueden resecarse.

Referencias bibliográficas

1. **Córdova Saucedo U y Sáenz Solís T.** Epidemiología del cáncer de tiroides. En: Pérez Enríquez B, Sáenz Solís T, eds. *Avances y perspectivas en el cáncer diferenciado de tiroides*. Barcelona, España: Permanyer; 2018:1-10.
2. **Xing M.** Molecular pathogenesis and mechanisms of thyroid cancer. *Nat Rev Cancer.* 2013;13:184–199.
3. **Omur O, Baran Y.** An update on molecular biology of thyroid cancers. *Crit Rev Oncol Hematol.* 2014;90(3):233-52.
4. **Haugen BR, Alexander EK, Bible KC, *et al.*** 2015 American Thyroid Association Management Guidelines for Adult Patients with Thyroid Nodules and Differentiated Thyroid Cancer: The American Thyroid Association Guidelines Task Force on Thyroid Nodules and Differentiated Thyroid Cancer. *Thyroid*. 2016;26(1):1-133.
5. **Leenhardt L, Erdogan MF, Hegedus L, *et al.*** 2013 European Thyroid Association guidelines for cervical ultrasound scan and ultrasound-guided techniques in the postoperative management of patients with thyroid cancer. *Eur Thyroid J*. 2013;2(3):147-159.
6. **Ferris RL, Baloch Z, Bernet V, *et al.*** American Thyroid Association Surgical Affairs Committee. American Thyroid Association statement on surgical application of molecular profiling for thyroid nodules: current impact on perioperative decision making. *Thyroid*. 2015;25(7):760-768.
7. **Paschke R, Cantara S, Crescenzi A, et al.** European Thyroid Association Guidelines regarding thyroid nodule molecular fine-needle aspiration cytology diagnostics. *Eur Thyroid J* 2017;6(3):115-129.
8. **Bernet V, Hupart KH, Parangi S, Woeber KA.** AACE/ACE disease state commentary: molecular diagnostic testing of thyroid nodules with indeterminate cytopathology. *Endocr Pract.* 2014;20(4):360-363.
9. **Nishino M.** Molecular cytopathology for thyroid nodules: A review of methodology and test performance. *Cancer Cytopathol*. 2016;124(1):14-27.
10. **Ito Y, Miyauchi A, Kudo T, *et al.*** Trends in the implementation of active surveillance for low-risk papillary thyroid microcarcinomas at Kuma hospital: gradual increase and heterogeneity in the acceptance of this new management option. *Thyroid*. 2018;28(4):488-495.
11. Grupo de Consenso en Tiroides. Guía clínica para el diagnóstico y tratamiento del cáncer diferenciado de tiroides. Sociedad Mexicana de Nutrición y Endocrinología. 2009. Disponible en: https://www.researchgate.net/publication/268265701.
12. **Pérez Enríquez B.** Dosis altas y dosis bajas de radioyodo para la ablación del remanente tiroideo y riesgo de recurrencia y mortalidad. En: Pérez Enríquez B, Sáenz Solís T, eds. *Avances y perspectivas en el cáncer diferenciado de tiroides*. Barcelona, España: Permanyer; 2018:87-93.
13. **Valentín Reyes E, Zamudio Coronado KW, Pérez Enríquez B.** La hormona estimulante de tiroides (TSH) recombinante humana en el tratamiento y seguimiento del cáncer diferenciado de tiroides. En: Pérez Enríquez B, Sáenz Solís T, eds. *Avances y perspectivas en el cáncer diferenciado de tiroides*. Barcelona, España: Permanyer; 2018:79-86.
14. **Zamudio Coronado KW, Pérez Enríquez B.** Estadificación clínico-patológica inicial y clasificación dinámica durante el seguimiento. Riesgo de recurrencia y mortalidad. En: Pérez Enríquez B, Sáenz Solís T, eds. *Avances y perspectivas en el cáncer diferenciado de tiroides*. Barcelona, España: Permanyer; 2018:69-78.
15. **Pérez Enríquez B, Sáenz Solís T.** Tratamiento de la enfermedad metastásica con radioyodo y radioterapia. En: Pérez Enríquez B, Sáenz Solís T eds. *Avances y perspectivas en el cáncer diferenciado de tiroides*. Barcelona, España: Permanyer; 2018:117-129.

CAPÍTULO

24

Cáncer medular de tiroides

Dr. Gustavo Enrique Marciaga Real

Introducción

Los carcinomas medulares de tiroides son 1-2% de los cánceres de tiroides y la mayoría son esporádicos; 25% son familiares, como parte del síndrome de neoplasia endocrina múltiple tipo 2 (NEM2).

Fisiopatología

El cáncer medular de tiroides (CMT) es un tumor neuroendocrino de las células parafoliculares o células C de la glándula tiroides. Las células C se localizan predominantemente en la porción superior de cada lóbulo tiroideo; por tanto, la mayoría de los tumores se encuentran en esta región. La producción de calcitonina es un rasgo característico de este tumor.

Cuadro clínico

CMT esporádico. Representa 75% de todos los casos. Se presenta como un nódulo tiroideo en el mayor número de estos (75-95%). Desde el punto de vista clínico, se expresa entre la cuarta y sexta década de la vida.

En la mayoría de los pacientes, la enfermedad ya se ha metastatizado en el momento del diagnóstico; 70% tiene metástasis ganglionares en cuello clínicamente detectable, 15% tiene síntomas de compresión o invasión del tracto aéreo y digestivo superior, 5 a 10% tiene enfermedad metastásica a distancia. Ocurren en el hígado, pulmón, huesos, cerebro y piel. Los síntomas sistémicos ocurren por la secreción de calcitonina, por ejemplo, diarrea o enrojecimiento facial. Ocasionalmente secretan corticotropina (ACTH).

CMT hereditario. La neoplasia endocrina múltiple tipo 2 (NEM2) se subclasifica en dos síndromes distintos (NEM 2A y NEM 2B), que son el resultado de mutaciones en el protooncogén RET y se transmiten de forma autosómica dominante.

NEM 2A. El CMT hereditario es típicamente bilateral y multicéntrico. En el pasado, el CMT familiar (sólo CMT sin hiperparatiroidismo o feocromocitoma) se consideraba una entidad separada, pero ahora es una variante de NEM 2A. La NEM 2A clásica se asocia con CMT, feocromocitoma e hiperplasia primaria de paratiroides. Tiene una penetrancia de casi 100%. Existe una variabilidad inter e intrafamiliar en el patrón específico de las otras manifestaciones de la enfermedad.

La NEM 2B se asocia con CMT y al feocromocitoma, pero no incluye el hiperparatiroidismo. El CMT ocurre en casi todos los pacientes. El tumor se desarrolla a una edad más temprana y puede ser más agresivo que en NEM 2A. Los pacientes suelen tener un *habitus marfanoide,* neuromas de la mucosa y ganglioneuromatosis intestinal. El diagnóstico precoz mediante el tamizaje de familiares "en riesgo" es importante, porque es una enfermedad que puede prevenirse mediante la tiroidectomía temprana. En el caso índice, la presentación es similar en variantes esporádicas y hereditarias.

Diagnóstico

La determinación de calcitonina en pacientes con nódulos tiroideos es controvertida. Esto se debe a la gran frecuencia de valores de calcitonina en suero falsamente altos (en hipercalcemia, presencia de anticuerpos heterófilos, hipergastrinemia, tumores neuroendocrinos, insuficiencia renal, carcinoma papilar y folicular, bocio y tiroiditis autoinmune crónica). También aumenta en el tratamiento prolongado con omeprazol (más de 2-4 meses), bloqueadores beta y glucocorticoides. Además de lo anterior, se suma la imposibilidad de confirmar una calcitonina alta con estimulación utilizando pentagastrina, ya que no está disponible en la actualidad. Ocasionalmente, en metástasis locorregionales pueden encontrarse niveles de calcitonina normales.

Las concentraciones basales de calcitonina se correlacionan con la masa tumoral, reflejan la diferenciación del tumor y son altas en pacientes con un tumor palpable.

En su mayoría, de los CMT secretan antígeno carcinoembrionario (CEA), que se utiliza como marcador tumoral. Las pruebas de función tiroidea son normales. En el ultrasonido no hay características que permitan distinguirlo. En los nódulos con CMT evaluados con ultrasonido, la hipoecogenicidad está presente en 50-89%. Las microcalcificaciones se identifican en 30-70%.

Las macrocalcificaciones ocurren en 16-30%. El diagnóstico se realiza mediante una biopsia por aspiración con aguja fina (BAAF). La sensibilidad es de 50-80%, pero se puede obtener una mayor sensibilidad mediante la tinción inmunohistoquímica para la calcitonina. Si la sospecha es alta, se mide la calcitonina en el lavado de BAAF.

Los niveles elevados de antígeno carcinoembrionario (CEA) también pueden ocurrir en pacientes con anticuerpos heterófilos, tabaquismo, enfermedad inflamatoria del tracto gastrointestinal, enfermedad pulmonar benigna y neoplasias no tiroideas.

Tratamiento

Sin evidencia de metástasis en ganglios y de metástasis a distancia, deben realizarse tiroidectomía total y disección del compartimento central (nivel VI). Se puede considerar la disección de los compartimentos laterales (niveles II-V) en función de las concentraciones de calcitonina. Los pacientes con CMT con afección locorregional deben someterse a una tiroidectomía total, disección del compartimento central (nivel VI) y disección de los compartimentos laterales implicados (niveles II-V). Si no hay metástasis contralaterales clínicamente evidentes, se debe considerar la disección profiláctica contralateral, si el nivel de calcitonina basal es superior a 200 pg/mL.

Seguimiento

La evaluación de los tiempos de duplicación de calcitonina y CEA en el posoperatorio proporciona marcadores para la progresión y la agresividad.

Cuando la calcitonina preoperatoria es >500 pg/mL, hay alto riesgo de metástasis distantes. Los estudios de imagen utilizados incluyen tomografía computarizada (TC) de cuello y tórax, TC hepática con contraste trifásico o resonancia magnética (RM) hepática con contraste y la gammagrafía ósea. En metástasis esqueléticas, la RM es superior a otros estudios de imagen. No se recomiendan ^{18}FDG-PET/CT ni imágenes de receptores de somatostatina para la detección sistemática inicial de enfermedad metastásica. La sensibilidad de ^{18}FDG-PET para detectar metástasis es variable, pero mejora con niveles más altos de calcitonina.

Se sugiere la búsqueda de la mutación de RET en todos los pacientes con hiperplasia de células C y en CMT aparentemente esporádico recién diagnosticado. La prueba inicial debe incluir la secuencia de los exones 10, 11 y 13 a 16. Se realiza la secuenciación de los exones restantes en pacientes con características altamente sugerentes que no muestran mutaciones.

Los pacientes sin detección de mutación de RET y aquellos con una mutación de RET de línea germinal requieren una evaluación bioquímica de tumores coexistentes (feocromocitoma e hiperparatiroidismo) antes de la tiroidectomía con calcio, fósforo y albúmina en suero y medición de paratohormona (PTH, *parathyroid hormone*). Metanefrinas fraccionadas en plasma: valores levemente elevados pueden ser falsamente positivos. Si las metanefrinas se encuentran elevadas, se realiza una TC de suprarrenales.

En pruebas negativas de la mutación de RET, si no existen antecedentes de NEM 2, no se requieren pruebas bioquímicas para tumores coexistentes.

Con el estudio histopatológico y los estudios de imagen, se estadificará al paciente de acuerdo con la 8ª edición de la Comisión Americana del Cáncer (AJCC, *American Joint Committee on Cancer*), para establecer su riesgo de mortalidad.

Se evaluará, en el seguimiento, la respuesta bioquímica con determinación de calcitonina y CEA, y la respuesta estructural con ultrasonido, así como con estudios de imagen transversales, cuando sean necesarios.

En cada visita de seguimiento, los pacientes se clasifican con:

- Excelente respuesta: una calcitonina indetectable y CEA normal en ausencia de una enfermedad estructuralmente identificable.
- Respuesta bioquímica incompleta: calcitonina detectable o CEA elevado en ausencia de una enfermedad estructuralmente identificable.
- Respuesta incompleta estructural: presencia de una enfermedad.

Referencias bibliográficas

1. **Wells SA Jr, Asa SL, Dralle H, *et al.*** Revised American Thyroid Association guidelines for the management of medullary thyroid carcinoma. *Thyroid.* 2015;25(6):567-610.
2. **Laure Giraudet A, Al Ghulzan A, Aupérin A, *et al.*** Progression of medullary thyroid carcinoma: assessment with calcitonin and carcinoembryonic antigen doubling times. *Eur J Endocrinol.* 2008;158(2):239-246.
3. **Adam MA, Thomas S, Roman SA, *et al.*** Rethinking the current American Joint Committee on Cancer TNM Staging System for medullary thyroid cancer. *JAMA Surg.* 2017;152(9):869-876.
4. **Pacini F, Castagna MG, Cipri C, Schlumberger M.** Medullary thyroid carcinoma. *Clin Oncol* (R Coll Radiol). 2010;22(6):475-485.
5. **Trimboli P, Nasrollah N, Amendola S, *et al.*** Should we use ultrasound features associated with papillary thyroid cancer in diagnosing medullary thyroid cancer? *Endocr J.* 2012;59(6):503-508.
6. **Lindsey SC, Ganly I, Palmer F, Tuttle RM.** Response to initial therapy predicts clinical outcomes in medullary thyroid cancer. *Thyroid.* 2015;25(2):242-249.
7. **Kwon H, Kim WG, Jeon MJ, *et al.*** Dynamic risk stratification for medullary thyroid cancer according to the response to initial therapy. *Endocrine.* 2016;53(1):174-181.
8. **Yang JH, Lindsey SC, Camacho CP, *et al.*** Integration of a postoperative calcitonin measurement into an anatomical staging system improves initial risk stratification in medullary thyroid cancer. *Clin Endocrinol.* 2015;83(6):938-942.
9. **Machens A, Dralle H.** Surgical treatment of medullary thyroid cancer. *Recent Results Cancer Res.* 2015;204:187-205.
10. **Raue F, Frank-Raue K.** Long-term follow-up in medullary thyroid carcinoma. *Recent Results Cancer Res.* 2015;204:207-25.

CAPÍTULO 25

Cáncer tiroideo avanzado y cáncer anaplásico de tiroides

Dra. Nicole M. Iñiguez-Ariza

Introducción

La incidencia del cáncer de tiroides (CT) ha aumentado en las últimas décadas, hecho atribuido, en gran medida, al uso de estudios de imagen de alta resolución con consecuente "sobrediagnóstico" de cánceres papilares (CPT) de bajo riesgo. Sin embargo, hay quienes consideran que, efectivamente, puede haber tenido lugar un aumento real en la incidencia del CT de etiología incierta. En un estudio poblacional reciente, realizado por Lim y colaboradores, la tasa promedio de incremento anual en la incidencia y mortalidad del CPT en etapa avanzada fue de 2.4% y 2.9%, respectivamente.

Una minoría de pacientes (5-10%) con cáncer diferenciado de tiroides (CDT) tiene enfermedad metastásica a distancia. La sobrevida global (SG) desde la detección de la enfermedad metastásica es de alrededor de 40% a 10 años, siendo sólo de 10% a 10 años en quienes no captan radioyodo (RAI). En general, los CDT avanzados, los CT refractarios al RAI (CT-RAIR), los pobremente diferenciados (PDTC) y los anaplásicos (ATC), se asocian con peores desenlaces. Los PDTC y los ATC ocurren en menor frecuencia, 6% y 1-2% respectivamente, pero tienen una mayor mortalidad, con SG de alrededor de 3 años y 6 meses (5-12 meses), respectivamente.

Fisiopatología

Genómica del cáncer de tiroides

La mayoría de los cánceres derivados de la célula folicular ocurren de manera esporádica por el desarrollo de mutaciones somáticas. A diferencia de los CPT de bajo riesgo donde la frecuencia de mutaciones es baja (1±1), los cánceres avanzados tienden a asociarse con mayor número de mutaciones controladoras o "driver" y peores desenlaces. Así, en PDTC y ATC la frecuencia de mutaciones es de 2±3 y 6±5, respectivamente. Además de mutaciones en $BRAF^{V600E}$ (33% PDTC y 45% ATC) y RAS (28% PDTC y 24% ATC), estos cánceres tienden a adquirir mutaciones que se asocian con mayor agresividad, como son las mutaciones en el promotor de TERT (40% PDTC y 73% ATC) y en TP53 (73% ATC).

Factores de riesgo

La exposición a radiación ionizante se asocia con el desarrollo del CT derivado de la célula folicular. Existe una correlación inversa entre la edad al momento de la exposición y el desarrollo tumoral. Los rearreglos cromosómicos (p. ej., RET/PTC) ocurren con frecuencia, particularmente en este contexto.

Alrededor de 3 a 9 % de los CDT son familiares, es decir, ocurren por mutaciones germinales. Es frecuente que se presenten como una entidad aislada en las familias. Se define por la presencia de CDT en 2 o más familiares de primer grado y se denomina carcinoma familiar de tiroides no medular. El CDT familiar también puede ocurrir en asociación con distintos síndromes genéticos.

Cuadro clínico

El cuadro clínico varía de acuerdo con el tipo de CT, el grado y/o modo de extensión local y con la presencia o ausencia de enfermedad metastásica a distancia (MtD). Algunos CT son diagnosticados en etapas asintomáticas como nódulos tiroideos incidentales. En ocasiones se detecta un aumento de volumen en la cara anterior del cuello. En caso de CT agresivos con invasión a estructuras adyacentes, el paciente puede cursar con síntomas compresivos, como disfagia. En los casos de MtD, la sintomatología varía de acuerdo con el sitio metastásico, por ejemplo, dolor y/o fractura patológica en el entorno de metástasis óseas.

La mayoría de los CDT avanzados, tienden a progresar muy lentamente. Comparados con otros cánceres tienen una tasa de progresión menor. Sin embargo, en el caso particular del ATC, el cuadro clínico típico se caracteriza por el desarrollo de una tumoración en cuello de crecimiento rápido, con o sin síntomas compresivos.

Diagnóstico

El diagnóstico suele hacerse con base en la caracterización de la lesión tiroidea sospechosa con ultrasonido (US) de alta resolución y con la toma de biopsia por aspiración con aguja fina (BAAF) guiada por ultrasonido. Usualmente la BAAF discrimina benignidad de malignidad, sin embargo, en ocasiones los resultados son inconclusos o indeterminados; en estos casos se sugiere la revisión de laminillas por un patólogo experto en tiroides. De persistir como categoría indeterminada se puede considerar el uso de pruebas moleculares.

Es importante que no sólo se evalúe la tiroides por US, sino también la presencia o ausencia de ganglios linfáticos regionales de aspecto patológico, los que idealmente requieren de BAAF confirmatoria de malignidad para la adecuada planeación del tratamiento quirúrgico.

Cuando los CT son de mayor tamaño o tienen múltiples ganglios sospechosos, además de datos de extensión local y/o posterior, podría requerirse una tomografía computarizada con contraste antes de la tiroidectomía, además de la evaluación de la integridad de las cuerdas vocales por laringoscopia.

Tratamiento

En general, el tratamiento del CT depende del tipo de cáncer, el grado de extensión local y de la presencia o ausencia de enfermedad metastásica a distancia. Asimismo, los riesgos de progresión, recurrencia y mortalidad determinan el tipo de tratamiento a ofrecer. Los cánceres avanzados de tiroides se asocian con mayor riesgo de recurrencia y mortalidad, por lo que, si el paciente así lo desea, se le debe de ofrecer tratamiento agresivo en busca de mejorar los desenlaces. Estos riesgos, pueden determinarse mediante el uso de distintas escalas pronósticas, como son, por ejemplo, el riesgo de recurrencia determinado por las guías de la Asociación Americana de Tiroides (ATA) y el de mortalidad por la estadificación de la Comisión Americana del Cáncer (AJCC, *American Joint Committee on Cancer*) en su 8va edición, o el puntaje de MACIS.

CDT avanzados que captan RAI

El tratamiento inicial de estos pacientes suele ser quirúrgico con tiroidectomía total (TT) y disección de compartimentos ganglionares donde existe evidencia de enfermedad metastásica ganglionar (enfermedad clínica N1). En caso de tumores grandes se debe considerar la disección profiláctica del compartimento central. Después de la TT es conveniente administrar dosis altas adyuvantes o terapéuticas de RAI, ya sea en dosis fijas o calculadas por dosimetría. La dosis de RAI varía de acuerdo con la extensión de la enfermedad, la carga tumoral, la localización y la edad del paciente (100 a 200 mCi^{131}I). En particular, las metástasis óseas tienden a ser menos sensibles al RAI, por lo que se administran dosis mayores (200 mCi) en un intento por mejorar las tasas de respuesta.

El uso de tratamiento sistémico con levotiroxina (LT4) para supresión de TSH en CDT y PDTC varía también de acuerdo con los riesgos de recurrencia y mortalidad. En pacientes con cánceres avanzados se sugiere la supresión completa, con meta de TSH <0.1 mU/L. Es sumamente importante enfatizar y explicar de manera adecuada al paciente la necesidad de supresión de TSH, ya que el incremento de TSH puede favorecer la progresión tumoral.

En la fase de seguimiento, es de utilidad la medición de tiroglobulina (TG) como marcador tumoral, que es útil sólo si los anticuerpos antiTG son negativos. Asimismo, deberá determinarse la presencia, la progresión y la respuesta al tratamiento mediante US de alta resolución y estudios de imagen transversales.

CT-RAIR (refractarios al RAI)

La definición de refractariedad al RAI puede hacerse cuando alguno de los siguientes cuatro criterios esté presente: 1) pacientes con enfermedad metastásica que no capta RAI al momento del tratamiento inicial; 2) pacientes cuyos tumores pierden la habilidad de captar el RAI, siendo que antes sí lo hacían; 3) pacientes con captación de RAI en algunas lesiones y ausente en otras, 4) pacientes con enfermedad metastásica que progresa en los siguientes 6 a 12 meses, a pesar de tener captación sustancial del RAI. También se debe considerar la presencia de un CT-RAIR en aquellos pacientes con dosis acumuladas >400-600 mCi de RAI.

Es indispensable evaluar si el CT-RAIR está estable, si progresa o no, la tasa de progresión (lenta o rápida) y la presencia de síntomas, así como si se está en riesgo inminente de desarrollar complicaciones locales.

Pese a la refractariedad al RAI, los pacientes con CDT y enfermedad metastásica a distancia pueden tener una progresión muy lenta por muchos años, por lo que pueden ser objeto de vigilancia activa por tiempo prolongado. En tal sentido, la intervención terapéutica puede diferirse hasta el momento en que existan cambios en la tasa de progresión (a progresión rápida), se desarrollen síntomas, o exista riesgo inminente de complicaciones (véase figura 25-1).

Lo ideal es que estos pacientes se traten de manera multidisciplinaria. Las opciones de tratamiento varían de acuerdo con la tasa de progresión y la localización de la enfermedad metastásica. El tratamiento sistémico con supresión de TSH <0.1 mU/L debe de continuarse, en cuyo caso no se debe de administrar RAI en el contexto de CT-RAIR.

Las opciones de tratamiento son:

1. Vigilancia activa (medición de TG y realización de US y estudios de imagen transversales).
2. Tratamientos locales (cirugía, radioterapia externa, radiocirugía, ablación térmica, ablación con etanol, entre otras).
3. Supresión de TSH (en todos).
4. Otros tratamientos sistémicos (cuando los beneficios justifiquen los riesgos).

Algunos tratamientos sistémicos posibles son: quimioterapia citotóxica (actualmente considerada como obsoleta dada la muy baja tasa de respuesta), el tratamiento con inhibidores de la resorción ósea (a considerar en caso de enfermedad ósea difusa y/o sintomática), y el uso de terapias blanco con inhibidores de múltiples cinasas (IMK). De estas últimas existen actualmente dos fármacos aprobados por la FDA para el CT-RAIR con base en dos estudios fase 3 (controlados por placebo). El primero en ser aprobado fue el sorafenib (2013), seguido del lenvatinib (2015). Ambos demostraron mejoría en la sobrevida libre de progresión (PFS, *progression free survival*) pero ningún estudio fue capaz de demostrar mejoría en la SG. Las tasas de respuesta objetivas fueron de 12.2% para sorafenib y 65% para lenvatinib, y la mediana de sobrevida libre de progresión fue de 10.8 meses y 18.3 meses para sorafenib y lenvatinib, respectivamente. Estos fármacos se administran de manera oral, se asocian con múltiples eventos adversos y deben de ser administrados por un médico experto en el tratamiento del cáncer avanzado de tiroides.

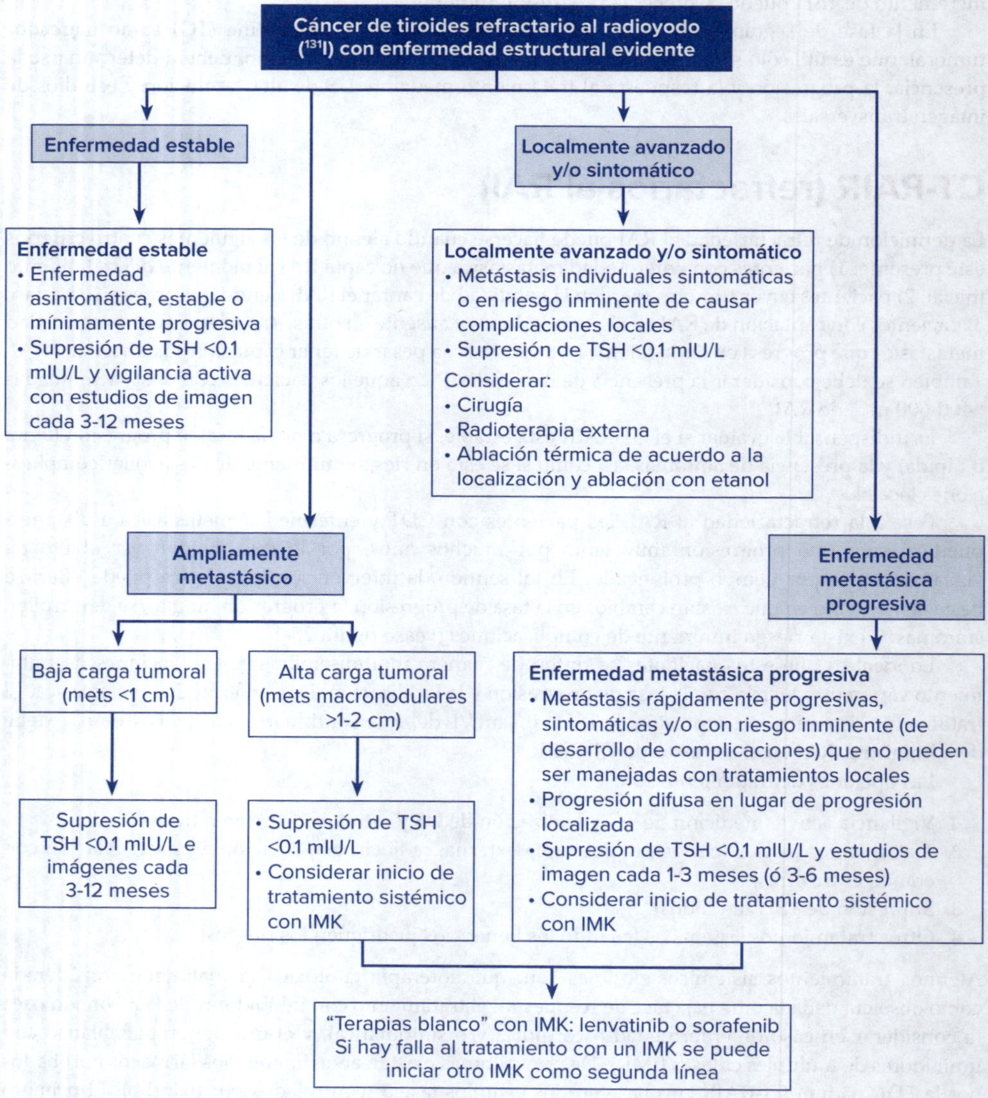

Figura 25-1. Cáncer de tiroides refractario al radioyodo.

Cáncer anaplásico de tiroides

El ATC es el CT con mayor mortalidad (responsable de alrededor de 50% de las muertes relacionadas con CT). Por definición se considera CT avanzado en etapa clínica IV. No es susceptible a tratamiento con RAI. Dada su rápida tasa de progresión y mortalidad, se considera una urgencia endocrinológica en la que actuar de manera eficiente es esencial.

Históricamente, la mediana de SG para el ATC ha sido de 3-6 meses. Sin embargo, el uso de terapia multimodal (TMM) agresiva en etapas clínicas IVA/IVB se ha asociado a mejoría en la SG. Con anterioridad la SG a un año era de sólo 10%, pero con el uso de TMM, es de 42%.

La TMM agresiva consiste en la combinación de tiroidectomía total (en caso de cánceres resecables) asociada con quimioterapia intravenosa citotóxica radiosensibilizante (se sugiere incluir un "taxano") y radioterapia externa de intensidad modulada en el cuello. En fecha reciente (2018), la FDA aprobó la combinación de terapia con los inhibidores de cinasa (IK): dabrafenib (inhibidor de BRAF) y trametinib (inhibidor de MEK) en pacientes con ATC y mutación de $BRAF^{V600E}$. La aprobación se hizo con base en un número limitado de pacientes con ATC, como parte de un estudio fase 2 de pacientes con cánceres raros y mutación de $BRAF^{V600E}$. La tasa de respuesta reportada fue de alrededor de 60%. La aplicación de esta combinación en la práctica clínica determinará si realmente la combinación de IK es tan efectiva como se ha descrito. Esta combinación estaría indicada sólo en casos de ATC con mutación de $BRAF^{V600E}$.

Referencias bibliográficas

1. **Lim H, Devesa SS, Sosa JA, *et al.*** Trends in Thyroid Cancer Incidence and Mortality in the United States, 1974-2013. *JAMA*. 2017;317(13):1338-1348.
2. **Durante C, Haddy N, Baudin E, *et al.*** Long-term outcome of 444 patients with distant metastases from papillary and follicular thyroid carcinoma: benefits and limits of radioiodine therapy. *J Clin Endocrinol Metab*. 2006;91(8):2892-2899.
3. **Fagin JA, Wells SA, Jr.** Biologic and Clinical Perspectives on Thyroid Cancer. *N Engl J Med*. 2016;375(23):2307.
4. Cancer Genome Atlas Research N. Integrated genomic characterization of papillary thyroid carcinoma. *Cell*. 2014;159(3):676-690.
5. **Haugen BR, Alexander EK, Bible KC, *et al.*** 2015 American Thyroid Association Management Guidelines for Adult Patients with Thyroid Nodules and Differentiated Thyroid Cancer: The American Thyroid Association Guidelines Task Force on Thyroid Nodules and Differentiated Thyroid Cancer. *Thyroid*. 2016;26(1):1-133.
6. **Brose MS, Nutting CM, Jarzab B, *et al.*** Sorafenib in radioactive iodine-refractory, locally advanced or metastatic differentiated thyroid cancer: a randomised, double-blind, phase 3 trial. *Lancet*. 2014;384(9940):319-328.
7. **Schlumberger M, Tahara M, Wirth LJ, *et al.*** Lenvatinib versus placebo in radioiodine-refractory thyroid cancer. *N Engl J Med*. 2015;372(7):621-630.
8. **Prasongsook N, Kumar A, Chintakuntlawar AV, *et al.*** Survival in Response to Multimodal Therapy in Anaplastic Thyroid Cancer. *J Clin Endocrinol Metab*. 2017;102(12):4506-4514.
9. **Subbiah V, Kreitman RJ, Wainberg ZA, *et al.*** Dabrafenib and Trametinib Treatment in Patients With Locally Advanced or Metastatic BRAF V600-Mutant Anaplastic Thyroid Cancer. *J Clin Oncol*. 2018;36(1):7-13.
10. **Berdelou A, Lamartina L, Klain M, *et al.*** Treatment of refractory thyroid cancer. *Endocr Relat Cancer*. 2018;25(4):R209-R23.

CAPÍTULO 26

Efectos de medicamentos sobre las pruebas de función tiroidea

Dra. Irma Hernández García

Introducción

La tiroides y su eje son particularmente vulnerables a interferencia con diversos fármacos y sustancias, la cual se puede presentar a diferentes niveles, desde la secreción de TSH, hasta la síntesis, transporte y metabolismo de las hormonas tiroideas, tiroxina (T4) y triyodotironina (T3). El conocimiento del efecto de los diferentes fármacos sobre las concentraciones de TSH, T4 total, T3 total y T4 libre es crucial para una adecuada interpretación del estado tiroideo.

Medicamentos que producen inhibición de la secreción de TSH

Glucocorticoides

Los glucocorticoides a dosis altas (dexametasona (DXT) 0.5 mg/día, hidrocortisona 100 mg o más al día o prednisona 20 mg/día) reducen las concentraciones de TSH por supresión a nivel central. Cuando se administran por un corto tiempo, se observa una elevación transitoria de la TSH a las 48 horas de su suspensión y, en caso de uso prolongado, no producen una supresión sostenida de la TSH, porque la disminución de las hormonas tiroideas estimula su secreción nuevamente. La DXT a dosis tan altas (4 mg/día) causa disminución de T3 en 30%, debido a la inhibición de 5´desyodasa y un aumento en la producción de T3 reversa (T3R).

Dopamina

Usada en dosis de 1 μg/kg/min suprime la TSH, la liberación de TSH estimulada por TRH y los niveles de subunidades alfa y beta de TSH. Cuando se utiliza en infusión prolongada en pacientes graves, se ha observado que produce un hipotiroidismo central, disminución de TSH y de hormonas tiroideas, aunque es difícil distinguir estos cambios de los encontrados en el paciente gravemente enfermo sin enfermedad tiroidea.

Octreótido

Este análogo de la somatostatina también disminuye la secreción de TSH con reducciones subsecuentes de T4 (en dosis de más de 100 μg/día). Cuando se utiliza por tiempo prolongado, no produce supresión sostenida de TSH.

Medicamentos que inhiben la desyodación o causan hipertiroidismo inducido por yodo

Amiodarona

Este antiarrítmico es rico en yodo, cada 200 mg de sustancia activa contiene 75 de yodo, es lipofílico y se deposita en la grasa, el músculo cardiaco y esquelético, hígado y tiroides, y su eliminación es lenta (hasta 90 días). La amiodarona produce efectos complejos en la función tiroidea, desde anomalías en las concentraciones de T4, T3 y T3R, hasta disfunción tiroidea franca (tirotoxicosis e hipotiroidismo) reportada en 5 a 30% de los pacientes.

Hipotiroidismo

La prevalencia de hipotiroidismo clínico asociado con amiodarona es de 6.5% y del subclínico, hasta de 25%. Generalmente afecta a mujeres con anticuerpos antitiroideos positivos que viven en regiones suficientes de yodo.

Tirotoxicosis

La tirotoxicosis inducida por amiodarona en más común en zonas deficientes de yodo, con una prevalencia de 2 a 12%. Se conocen dos tipos de tirotoxicosis con mecanismos fisiopatológicos diferentes:

Tipo I. Se presenta en pacientes con enfermedad tiroidea preexistente, como bocio multinodular o enfermedad de Graves. El mecanismo fisiopatológico es por sobrecarga de yodo contenido en la amiodarona; al tratarse de una tiroides con enfermedad latente, es incapaz de escapar al exceso de yodo (efecto Wolff-Chaikoff), lo que ocasiona un aumento en la síntesis y liberación de hormonas tiroideas.

Tipo II. Se conoce como una tiroiditis destructiva. Los pacientes que presentan este tipo de tirotoxicosis tienen una tiroides sana, por lo que se postula que la amiodarona tiene un efecto citotóxico sobre la célula folicular tiroidea. La identificación correcta de los diferentes subtipos de tirotoxicosis es crucial, porque esto afecta el abordaje terapéutico. El cuadro 26-1 muestra las características más importantes de sus diferentes formas de presentación. La amiodarona produce los siguientes cambios en el perfil tiroideo en sujetos sanos: aumento discreto de T4 y disminución de T3 (por inhibición de la desyodasa tipo 1), aumento transitorio de TSH cuando la ingesta de la amiodarona es aguda, con normalización subsecuente y elevación de T3R.

Cuadro 26-1. Características fisiopatológicas, clínicas y radiológicas de la tirotoxicosis inducida por amiodarona

Características	Tipo I	Tipo II
Patogénesis	Hipertiroidismo inducido por yodo	Tiroiditis destructiva
Enfermedad tiroidea previa	Si (bocio difuso o nodular)	No
USG con Doppler	Aumento de la vascularidad	Hipervascularidad ausente
Gammagrama con captación	Baja/normal/aumentada	Baja o ausente
Anticuerpos antitiroideos	Algunas veces positivos	Negativos
Remisión espontanea	No	Posible
Tratamiento médico	Drogas de acción antitiroidea	Glucocorticoides

Medios de contraste yodados

Por su contenido de yodo, ciertos agentes de contraste radiográficos solubles en lípidos, como el ácido iopanoico, ipodato de sodio y tiropanoato, causan alteraciones en las pruebas de función tiroidea. En sujetos normales, producen un aumento de T4 libre y T3R, y una disminución en las concentraciones de T3L, al inhibir la desyodación de T4. En cambio, los medios de contraste solubles en agua utilizados en arteriografía y venografía no afectan la desyodación. Los pacientes con bocio nodular, enfermedad de Graves y deficiencia de yodo (con bocio nodular que tiene áreas autónomas) tienen mayor riesgo de desarrollar hipertiroidismo después de recibir materiales de contraste yodados, incluso varias semanas más tarde. Estos agentes también causan hipotiroidismo. El mecanismo propuesto es una falla de la tiroides para escapar del efecto de Wolff-Chaikoff después de una ingesta de exceso de yodo. Algunos estudios han mostrado un aumento de riesgo en pacientes con tiroiditis de Hashimoto, enfermedad de Graves tratada previamente y con tiroiditis posparto.

Medicamentos que aumentan la TBG

Estrógenos

Las hormonas tiroideas viajan en el torrente sanguíneo unidas a proteínas transportadoras. La globulina transportadora de hormonas tiroideas (TBG) une 70% de estas, por tanto, los cambios en sus concentraciones o en la afinidad por las hormonas tiroideas producen aumento o disminución en la medición de la T4 y T3 total. Los estrógenos orales que se usan como terapia de reemplazo (estrógenos conjugados 0.625 mg) o como anticonceptivos (etinilestradiol 20-30 μg/día) aumentan la producción y sialilación hepática de TBG, lo que provoca un aumento de la T4 total y, en menor proporción, de T3 total. Los cambios inducidos por estrógenos en el perfil tiroideo (TSH y T4 libre normales con T4 y T3 totales altas) se observan entre las 4 a 8 semanas de su uso.

SERMS (moduladores selectivos del receptor estrogénico)

El tamoxifeno y raloxifeno tienen un efecto agonista débil a nivel hepático, en consecuencia, el incremento en las concentraciones de TBG es modesto, comparado con los estrógenos orales. El patrón observado es de T4T alta con TSH normal.

Medicamentos que disminuyen la TBG

Andrógenos. Los andrógenos ocasionan una disminución de T4T y T3T; al disminuir la síntesis de TBG, las concentraciones de TSH permanecen en rangos normales.

Danazol. El tratamiento con este esteroide sintético usado para endometriosis disminuye las concentraciones de TBG, y por consecuencia, la T4 y T3 totales.

Ácido nicotínico. Este fármaco utilizado en el tratamiento de hipercolesterolemia produce una disminución de la TBG en 25%, con la consecuente disminución de T4 y T3 totales, mientras que la TSH y T4L son normales.

Medicamentos que producen desregulación inmune

Interferón α: El interferón α (INFα) usado en pacientes con infección por el virus de la hepatitis C produce disfunción tiroidea en 1 a 35% de los casos. El INFα tiene la capacidad de aumentar la expresión ectópica de moléculas clase II en el tirocito, lo que conduce a un aumento de la presentación de antígenos tiroideos que reaccionan con los linfocitos y favorecen la autoinmunidad. El hipotiroidismo autoinmune es la anomalía más común asociada a INFα, se ha reportado en 20% de los casos, la tirotoxicosis destructiva en 2 a 3% y la más rara es la enfermedad de Graves. Habitualmente, se presentan en los primeros tres meses de tratamiento.

Interleucina-2. La administración de IL-2 se ha asociado a hipotiroidismo transitorio en un 15 a 40% de los pacientes, así como a tiroiditis autoinmune. Se piensa que el daño tiroideo se debe, aparentemente, a su habilidad para inducir o exacerbar enfermedad tiroidea autoinmune.

Inhibidores de tirosina cinasas. Estos agentes antineoplásicos ocasionan disfunción tiroidea, frecuentemente hipotiroidismo (5 a 80%) y, de manera menos común, la tiroiditis destructiva. Los mecanismos mediante los cuales producen daño tiroideo son la regresión capilar e isquemia tiroidea, otros incluyen la tiroiditis destructiva, daño en la captación de yodo y disminución de la actividad de la peroxidasa tiroidea.

En el cuadro 26-2 se resumen los efectos de diversos medicamentos y su mecanismo de acción, a través del cual modifican el perfil tiroideo.

Cuadro 26-2. Efectos de medicamentos sobre el eje tiroideo de acuerdo con su mecanismo de acción

Supresión de TSH	Inhibición 5´desyodación	Aumento de TBG	Disminución de la TBG	Inducción metabolismo	Desregulación inmune
Glucorticoides	Amiodarona	Estrógenos	Andrógenos	Fenitoina	Interferón a
Dopamina	Medios de contraste yodados	SERMS	Danazol	Carbamazepina	Interleucina- 2
Dobutamina	Bloquedores β adrenérgicos	Narcóticos	Ácido nicotiníco	Oxcarbazepina	Alentuzumab
Octreótido	Glucocorticoides	5-Fluoracilo	L-asparaginasa	Rifampicina	Ipilimumab
		Clofibrato		Fenobarbital	Prenbrolizumab

Referencias bibliográficas

1. **Ananthakrishnan S, Pearce E.** Influence of drugs on thyroid function test. In: Brent G. *Thyroid Function Testing.* 1st ed. Los Angeles CA: Springer; 2010:251-277.
2. **Thalmann S, Meier C.** Effects of drugs on TSH secretion, thyroid hormones absorption, synthesis, metabolism, and action. In: Braverman L, Cooper D, eds. *The Thyroid: A Fundamental and Clinical Text.* 10th ed. Philadelphia USA: Lippincott Williams & Wilkins; 2013:187-202.
3. **Bogazzi F.** Approach to the patient with amiodarone-induced thyrotoxicosis. *J Clin Endocrinol Metab.* 2010;95(6):2529-2535.
4. **Cornelius E.** Iodinated contrast media increased the risk of thyroid dysfunction: a 6-year retrospective cohort study. *J Clin Endocrinol Metab.* 2015;100(9):3372-3379.
5. **Tran H.** Thyroid disease in chronic hepatitis C infection treated with combination interferon-α and ribavirin: management strategies and future perspective. *Endocr Pract.* 2013;19(2):292-300.
6. **Makita N.** Tyrosine kinase inhibitor-induced thyroid disorders: a review and hypothesis. *Thyroid.* 2013;23(2):151-159.

CAPÍTULO

27 Tiroides y embarazo

Dr. Carlos Ortega González

Introducción

Las enfermedades tiroideas, después de la diabetes *mellitus*, son las alteraciones endocrinas más frecuentes en mujeres en edad reproductiva. De 5 a 10% de las mujeres pueden presentar alguna alteración en la función tiroidea, con una frecuencia 5 a 7 veces mayor que en los hombres.

El embarazo produce cambios importantes en la función tiroidea. Durante este periodo, suceden cambios importantes en la economía tiroidea como consecuencia de las modificaciones en las concentraciones hormonales y en los requerimientos metabólicos. Tales modificaciones pueden actuar de manera independiente, antagónica o de manera sinérgica. Debido a que estos efectos se presentan en tiempos diferentes durante la gestación, pueden ser vistos sólo transitoriamente o bien persistir durante todo el embarazo. La función tiroidea de la madre y del feto se encuentran reguladas en forma independiente, sin embargo, existe una íntima relación entre ambas debido al paso transplacentario de una serie de sustancias de origen materno que, se sabe, afectan la función tiroidea fetal. Por ello es necesario comprender los cambios fisiológicos que suceden durante el embarazo y la relación fetomaterna, para un adecuado reconocimiento y manejo oportuno de las enfermedades tiroideas.

Cambios en el metabolismo tiroideo durante el embarazo

Transporte de hormonas tiroideas

Las hormonas tiroideas se transportan en la sangre por tres proteínas: la proteína transportadora de hormonas tiroideas (TBG, *thyroxine-binding globulin*), la albúmina y la transtiretina. A pesar que la TBG es la menos abundante de las tres proteínas en el suero, transporta casi 2/3 de la T4 en sujetos sanos y esta afinidad se incrementa durante el embarazo a más de 75%, lo cual indica que la TBG es la mayor transportadora de hormonas tiroideas durante el embarazo. Los niveles circulantes de TBG incrementan al doble durante las primeras 20 semanas del embarazo y, en lo sucesivo, se mantienen sin grandes cambios. Este aumento en las concentraciones de TBG se deben, por un lado, a la secreción hepática incrementada de dicha proteína inducida por los niveles circulantes elevados de estrógenos durante el embarazo, lo cual da como resultado una elevación en las concentraciones séricas totales de T4 (T4t) y T3 (T3t) en un promedio de 30% durante el primer trimestre y entre un 50 y 65% durante los dos últimos trimestres del embarazo. Debido al incremento en la unión de las hormonas tiroideas a la TBG, las fracciones libres de dichas hormonas (T4L y T3L) disminuyen. Ante un eje íntegro, aun las disminuciones leves en las concentraciones de T4L y T3L, desencadenan un incremento en la producción de TSH y esto, a su vez, incrementa la producción de T3 y T4 por la glándula tiroidea, hasta lograr la restauración de las concentraciones normales de ambas.

Acción tirotrópica de hCG

Al inicio del embarazo, existe una disminución discreta y transitoria de las concentraciones séricas de la hormona estimulante de la tiroides o tirotropina (TSH, *thyroid stimulating hormone*) como respuesta compensadora ante el efecto de retroalimentación negativo sobre hipófisis que ejercen las altas concentraciones plasmáticas de la gonadotropina coriónica humana (hCG, *human chorionic gonadotropin*), la cual se une a los receptores de TSH a nivel tiroideo. Esta situación puede verse en poco más de 15% de los embarazos normales. La acción tirotrópica de hCG se explica por la homología estructural que guarda con la molécula de TSH y entre los receptores de hormona luteinizante/gonadotropina coriónica (LH/CG) y el receptor de TSH; de tal manera, la hCG es capaz de unirse al receptor de TSH a nivel de las células foliculares y ejercer sus efectos estimuladores a través de la activación de mensajeros intracelulares, tales como el AMP cíclico. Se ha estimado que un incremento de 10 000 UI/L en las concentraciones circulantes de hCG condiciona un incremento promedio de 0.6 pmol/L en las concentraciones de T4 libre (T4L) y una disminución de 0.1 mUI/L en las concentraciones de TSH; de tal manera que para observar un incremento transitorio importante en las concentraciones de T4L, se requiere que los niveles de hCG excedan de los 50 000 a 75 000 UI/L. Para que el efecto tirotrópico de hCG sea significativo se requiere que los niveles elevados de hCG se mantengan durante periodos prolongados.

Metabolismo del yodo

En el embarazo, la depuración renal de yoduro aumenta significativamente debido a un aumento en la tasa de filtración glomerular. La pérdida de yoduro tiende a disminuir los niveles circulantes de yoduro inorgánico e induce, a su vez, un aumento compensatorio en la depuración de yoduro a nivel tiroideo, la cual alcanza hasta 60 mL/min y va acompañada de una elevación absoluta de la entrada de yoduro a la glándula.

Otro mecanismo de privación de yodo en la madre se debe al paso transplacentario del yodo disponible hacia la unidad fetoplacentaria mediante una transferencia activa que resulta vital. En estado de no embarazo, se estima que la ingesta adecuada de yodo es de 100-150 µg/día. La recomendación consensuada de la Organización Mundial de la Salud (OMS) es que el suministro de yodo debería aumentar en mujeres embarazadas y lactantes a por lo menos 200 µg/día. Para las mujeres embarazadas que residen en países con un entorno de suficiencia de yodo, con una ingesta a menudo superior a 150 µg/día, las pérdidas de yodo en la orina y la transferencia al feto probablemente sean de poca importancia. Los trastornos por deficiencia de yodo (IDD, *iodine deficiency disorders*) no representan mayor problema en países donde los programas nacionales de suplementos de yodo en la dieta han estado en vigencia durante muchos años. En otras partes del mundo, sin embargo, el IDD constituye un serio problema de salud pública. Los datos disponibles indican que de 1 a 1.5 mil millones de personas corren el riesgo de sufrir un trastorno de la discapacidad intelectual. Entre ellos, hay más de 500 millones de personas que viven en áreas con deficiencia evidente de yodo y una alta prevalencia de bocio.

Pruebas de función tiroidea

En la actualidad se dispone de una gran variedad de pruebas para evaluar la función tiroidea. Sin embargo, tomando en consideración los cambios descritos que se presentan durante el embarazo y que afectan la función tiroidea, las pruebas más útiles y prácticas para evaluar el estado tiroideo materno son la determinación de TSH y de T4L. En el cuadro 27-1 se muestra cómo los cambios fisiológicos que se presentan durante el embarazo en la función tiroidea, puºeden modificar los resultados de laboratorio en el perfil tiroideo.

La figura 27-1 muestra un flujograma sobre el abordaje de estudio de las pruebas de función tiroidea durante el embarazo.

Hasta hace poco se creía que las hormonas tiroideas no cruzaban la barrera placentaria; actualmente, diversos estudios han demostrado el pasaje trasplacentario de hormonas maternas hacia el feto durante las primeras semanas de embarazo (véase cuadro 27-2), lo cual tiene un papel importante durante la embriogénesis. En niños con atiriosis, la cantidad de T4 materna que cruza la placenta es lo suficiente como para mantener la concentración promedio de T4 a nivel del cordón aunque en rangos de hipotiroidismo, lo cual puede proteger el desarrollo del sistema nervioso central fetal.

Cuadro 27-1. Cambios fisiológicos en el embarazo que influyen sobre el perfil tiroideo (PFT)

Cambios fisiológicos	Cambios en las PFT´s
TBG elevada	T4T y T3T elevadas
Elevación de hCG	T4L ↑ y TSH ↓
Volumen plasmático ↑	Reserva de T4 y T3 ↑
Deiodinasa 5 tipo III (por aumento de la masa placentaria) ↑	Aumento en la degradación de T4 y T3
Bocio en algunas mujeres (18%)	Tiroglobulina ↑
Depuración de yodo ↑	Producción hormonal ↓

Cuadro 27-2. Transferencia placentaria de agentes que afectan la función tiroidea y el desarrollo del feto y del recién nacido

Transferencia placentaria sin dificultad	Transferencia mínima
Yodo	T4
TRH	T3
Somatostatina	
Agonistas dopaminérgicos	**Sin transferencia**
Antagonistas dopaminérgicos	
Antitiroideos y betabloqueadores	TSH
Anticuerpos tiroideos: AcTg, AcTPO, TSI, TGI, TBII	

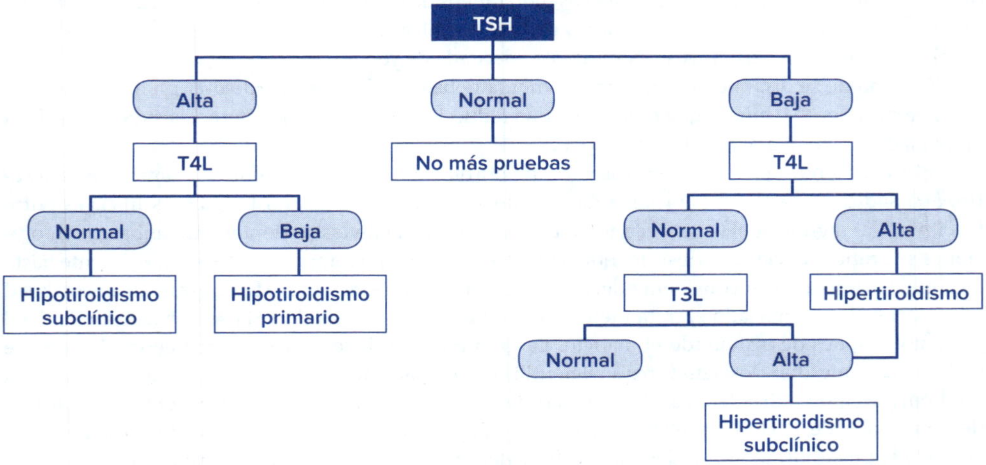

Figura 27-1. Pruebas de función tiroidea durante el embarazo.

Hipotiroidismo y embarazo

El hipotiroidismo primario clínico se define como la presencia de una TSH elevada y una concentración sérica de T4 libre disminuida, fuera de los intervalos de referencia específicos para cada trimestre. La causa más frecuente de hipotiroidismo primario en áreas de ingesta adecuada de yodo, es la enfermedad tiroidea autoinmune (tiroiditis de Hashimoto), tanto en sus formas bociógena como atrófica, con posible detección autoanticuerpos tiroideos en aproximadamente 30 a 60% de las mujeres embarazadas con una concentración elevada de TSH, seguido del hipotiroidismo posablación de la glándula tiroides (ya sea posquirúrgico o por terapia con ^{131}I). El hipotiroidismo secundario debido a enfermedad hipofisaria o hipotalámica es raro.

En base a los resultados de las pruebas de función tiroidea, el hipotiroidismo puede ser subclínico (niveles de T4L normales con TSH elevada), o bien, manifiesto (concentraciones bajas de T4L y TSH elevada).

Las mujeres hipotiroideas que se embarazan tienen un mayor riesgo de complicaciones obstétricas tales como pérdida fetal intrauterina, enfermedad hipertensiva del embarazo, *abruptio placentae*, así como pobre éxito perinatal. A pesar de que la terapia sustitutiva con hormonas tiroideas disminuye el riesgo de estas complicaciones, no suprime por completo la frecuencia de tales anomalías.

Las pacientes con hipotiroidismo clínico suelen referir cansancio, intolerancia al frío, fatiga, dolores musculares, constipación y cambios en el tono de la voz. Al examen físico puede haber piel seca y fría, hiporreflexia osteotendinosa o bradicardia. La mejoría clínica se logra entre 3 y 8 semanas después del inicio de la terapia sustitutiva con levotiroxina sódica. Se sabe que existe una incidencia incrementada de malformaciones congénitas, mortalidad perinatal, así como falla en el desarrollo mental y somático de los hijos de madres con hipotiroidismo no tratado. Diversos estudios no mostraron diferencias en estos parámetros en hijos de mujeres hipotiroideas bajo terapia sustitutiva en comparación con mujeres eutiroideas, lo cual apoya los beneficios de un diagnóstico e intervención oportunos.

Tradicionalmente, los límites superiores normales para las concentraciones de TSH que se han establecido durante el embarazo han sido 2.5 mU/L en el primer trimestre y 3.0 mU/L en el segundo y tercer trimestres.

En fecha reciente se ha señalado que las elevaciones en las concentraciones séricas de TSH durante el embarazo deben determinarse usando rangos de referencia específicos para cada trimestre, los cuales se definen para cada población a partir del análisis de mujeres embarazadas sanas (eutiroideas), con anticuerpos negativos y con ingesta adecuada de yodo.

Cuando no se dispone de estos rangos en una población dada, se puede usar un límite superior de referencia de ~4.0 mU/L, que representa una reducción en el límite de referencia superior de TSH en población no embarazada de ~0.5 mU/L.

El tratamiento de elección en casos de hipotiroidismo, ya sea subclínico o clínico, es la levotiroxina sódica, la cual debe iniciarse tan pronto se confirme el diagnóstico. Dosis iniciales entre 0.100 y 0.150 mg/día suelen ser bien toleradas en la mayoría de los pacientes; sin embargo, en ocasiones se prefiere iniciar con dosis menores (0.50 mg/día) e ir incrementándolas semanalmente hasta alcanzar la dosis que se considera adecuada. Las concentraciones de T4L alcanzan su normalidad a los pocos días de iniciado el tratamiento; sin embargo, los niveles de TSH se normalizan de 6 a 8 semanas después de instaurado el manejo. La gran mayoría de los pacientes requieren dosis entre 0.125 y 0.250 mg/día. Dosis mayores suelen utilizarse en pacientes con antecedente de tiroidectomía total por carcinoma tiroideo, con la finalidad de mantener suprimida la TSH. Se debe realizar una determinación de TSH durante su primera consulta prenatal con la finalidad de ajustar la dosis del fármaco y, posteriormente, se deberán realizar determinaciones entre las semanas 20 y 24 y entre las semanas 28 y 32.

Una vez resuelto el embarazo la dosis de levotiroxina sódica deberá regresarse a la dosis que la paciente usaba hasta antes de la gestación. En aquellas pacientes con anemia, que se encuentren recibiendo tratamiento con hematínicos para corrección de esta y que requieran tratamiento con hormonas tiroideas, deberán administrarse ambos fármacos con una diferencia mínima de 2 horas, ya que cuando se administran simultáneamente la eficacia de las hormonas tiroideas puede verse reducida debido a la unión del hierro con la tiroxina.

Hipertiroidismo y embarazo

El embarazo complicado por hipertiroidismo es una entidad rara, aunque potencialmente severa, que tiene una prevalencia de entre 0.1 y 0.4%.

La causa principal de hipertiroidismo en mujeres en edad reproductiva es la enfermedad de Graves (hipertiroidismo autoinmune).

Otras causas menos comunes de hipertiroidismo durante el embarazo son el adenoma tóxico y el bocio multinodular tóxico, las cuales son vistas en menos de 10% de los casos, mientras que la tiroiditis subaguda es rara durante la gestación.

La evolución natural de la enfermedad de Graves en el embarazo se caracteriza por exacerbación de los síntomas durante el primer trimestre, así como en el periodo posparto y con disminución de estos hacia la segunda mitad de la gestación. Cuando se maneja de manera adecuada, generalmente su evolución es satisfactoria; sin embargo, un pobre control del padecimiento puede condicionar graves complicaciones, como parto pretérmino, mortinatos y falla cardiaca materna.

En las mujeres en quienes se detecta por primera vez la enfermedad durante la gestación, el diagnóstico suele dificultarse ante los cambios hipermetabólicos propios del embarazo que pueden enmascarar los síntomas del hipertiroidismo. No obstante, algunos datos clínicos pueden alertar al médico en cuanto a la presencia de la disfunción tiroidea: bocio, oftalmopatía, debilidad muscular proximal, taquicardia y pérdida ponderal o imposibilidad para incrementar peso.

En mujeres en las cuales el diagnóstico se realiza en etapas tempranas del embarazo y se establece un tratamiento oportuno, el pronóstico para el binomio madre-hijo es excelente; por el contrario, cuando la madre permanece tirotóxica hacia la segunda mitad del embarazo, las complicaciones, tanto maternas como fetales, incrementan en forma importante. De tal manera que, cuando sea posible, deberán determinarse los anticuerpos contra el receptor de TSH (TRAb) para predecir la posibilidad de casos de hipertiroidismo fetal y/o neonatal en hijos de mujeres con enfermedad de Graves.

Algunos síntomas del hipertiroidismo incluyen nerviosismo, sudoración profusa, incremento del apetito, intolerancia al calor, insomnio, irritabilidad, disminución de la tolerancia al ejercicio, prurito y pérdida de peso; sin embargo, no todos los síntomas están presentes en un mismo paciente, así como tampoco se correlaciona la presencia de estos con los niveles de hormonas tiroideas.

Al examen físico, la glándula se encuentra aumentada de tamaño entre 2 y 6 veces el tamaño normal, la mayoría de las veces con un lóbulo más prominente que el otro y su consistencia puede variar desde suave hasta dura; en ocasiones se palpa irregular, aunque en la mayoría de las veces es lisa. Puede palparse un "*thrill*" y auscultarse un soplo, lo cual estaría en relación con circulación hiperdinámica.

Las complicaciones fetales y neonatales más comunes relacionadas con el hipertiroidismo no controlado incluyen retardo en el crecimiento intrauterino, prematuridad, mortinatos y morbilidad neonatal. La meta del tratamiento es normalizar la función tiroidea con la menor cantidad posible de antitiroideos, ya que dosis excesivas pueden provocar hipotiroidismo fetal y bocio.

Se recomienda mantener las concentraciones de T4L por debajo del límite normal alto, por lo que se deben realizar mediciones de esta hormona a intervalos regulares. Al inicio del tratamiento se sugiere realizar las determinaciones de T4L cada 2 semanas y una vez alcanzado el eutiroidismo deben realizarse cada 4 semanas. En ocasiones, los antitiroideos pueden suspenderse pocas semanas antes de la resolución del embarazo, aunque no se recomienda antes de la semana 32 dada la frecuencia de recaídas.

Los fármacos antitiroideos con que se cuenta son el propiltiouracilo (PTU) y el metimazol (MMZ), ambos disponibles en Estados Unidos, y el carbimazol, disponible sólo en Europa. En México únicamente disponemos de MMZ.

El mecanismo de acción de los fármacos antitiroideos es impedir la síntesis de hormonas tiroideas por inhibición de la organificación del yodo en la glándula tiroides. El PTU, además, inhibe la conversión periférica de T4 a T3. La dosis recomendada de PTU oscila entre 150 y 450 mg/día y la del MMZ oscila entre 20 y 40 mg/día. Una vez que la paciente mejora clínicamente, debe reducirse la dosis inicial de los fármacos antitiroideos con la finalidad de utilizar una dosis mínima hacia la segunda mitad del embarazo.

El MMZ se ha asociado con aplasia cutis en un grupo muy pequeño de pacientes, sin embargo, esto no contraindica de ninguna manera su utilización.

Entre 3 y 5% de las pacientes en tratamiento con fármacos antitiroideos presentan efectos colaterales que ceden al descontinuar el fármaco. Entre los efectos colaterales se encuentra prurito y *rash* y, con mucha menor frecuencia, ictericia colestática, poliartritis migratoria, síndrome *"lupus-like"* o lupus inducido por fármacos. La agranulocitosis es una complicación menos frecuente aún, pero bastante seria, que se presenta en uno de cada trescientos pacientes que toman fármacos antitiroideos.

Debido a que el MMZ y el PTU cruzan la placenta, pueden provocar bocio e hipotiroidismo fetal. El bocio fetal puede ser detectado por ultrasonido y, en algunas ocasiones, el hipotiroidismo puede diagnosticarse por medio de la medición de T4L y TSH mediante cordocentesis. El tratamiento mediante la administración intraamniótica de 0.150 mg de levotiroxina resuelve tanto el bocio como el hipotiroidismo fetal.

Cuando se utilizan dosis bajas de PTU (menores de 200 mg/día) o de MMZ (menos de 20 mg/día) puede permitirse la lactancia. Para impedir un paso excesivo de los fármacos antitiroideos hacia el recién nacido durante la lactancia, estos deben administrarse en dosis fraccionadas durante el día y preferentemente después de cada toma.

En pacientes con síntomas hipermetabólicos severos se pueden utilizar agentes betabloqueadores adrenérgicos. Puede utilizarse propranolol, a dosis de 20 a 40 mg c/6 horas, o atenolol a dosis de 25 a 50 mg/día. Entre los efectos colaterales más frecuentemente reportados con el uso del propranolol están la bradicardia y la hipoglucemia fetal, por lo que su uso debe reservarse sólo para casos severos.

Rara vez se indica tratamiento quirúrgico; debe reservarse para casos de alergia a los fármacos antitiroideos, en caso de bocios muy grandes con datos compresivos y en los casos muy raros de resistencia a la terapia con fármacos antitiroideos.

El tratamiento con ^{131}I está contraindicado durante el embarazo debido a que el radiofármaco cruza la placenta. La terapia con yodo en mujeres hipertiroideas con el fin de antagonizar TSH e inhibir la liberación de T3 y T4 está contraindicada en el embarazo debido a que puede condicionar bocio fetal e hipotiroidismo.

Disfunción tiroidea posparto

La disfunción tiroidea posparto (DTP) ocurre aproximadamente en 5 a 10% de todas las mujeres dentro del primer año posparto y generalmente es condicionada por enfermedad tiroidea intrínseca de etiología autoinmune y sólo en muy raras ocasiones resulta de lesiones hipofisarias o hipotalámicas.

La prevalencia de la tiroiditis posparto tiene alta variación; oscila entre 1.1% y 16.7%. Estudios realizados en Estados Unidos y Canadá durante etapas posparto prolongadas muestran una prevalencia similar en la población general (6 a 8.8%); sin embargo, esta prevalencia es mucho mayor en mujeres con diabetes *mellitus* 1 (25%), lo cual está en relación con la etiología autoinmune de dicha enfermedad.

En mujeres con historia previa de tiroiditis posparto se encuentran los índices de prevalencia más altos de la DTP que pueden ser hasta 69%; 25% de las mujeres que tuvieron anticuerpos positivos durante un embarazo previo, pero que permanecieron eutiroideas en el periodo posparto, pueden presentar DTP en un siguiente embarazo.

La DTP se caracteriza, por lo general, por una fase transitoria de tirotoxicosis, que ocurre en los tres primeros meses posparto, con una duración promedio de dos meses; le sigue una fase de hipotiroidismo, que transitoria suele ser transitoria también, que inicia de 3 a 6 meses posparto; se pude regresar al estado eutiroideo materno hacia el final del primer año. El cuadro se caracteriza por aumento de volumen no doloroso de la glándula tiroides, captación baja de yodo radiactivo y presencia de autoanticuerpos tiroideos, antitiroperoxidasa (AcTPO), anticuerpos antimicrosomales (AAM) y, en menor medida, antitiroglobulina (AcTg).

Alrededor de 23 % de las pacientes pueden desarrollar un hipotiroidismo primario permanente en un lapso que abarca los siguientes 9 años.

Entre los exámenes sugeridos como pruebas de escrutinio de la DTP, la determinación de AcTPO se considera como el de mayor utilidad debido a que se entiende que la tiroiditis posparto es una exacerbación de una enfermedad tiroidea autoinmune subclínica preexistente, susceptible de ser diagnosticada durante el primer trimestre del embarazo mediante la determinación de estos autonticuerpos. Cuando se encuentran positivos estos anticuerpos siempre habrá infiltración linfocítica de la glándula. Aproximadamente, entre el 60 y 70% de las mujeres con anticuerpos positivos durante el primer trimestre del embarazo pueden desarrollar DTP. Otros estudios han reportado un riesgo relativo 20 a 23 veces mayor para desarrollar DTP en mujeres con AAM positivos, en comparación con mujeres con anticuerpos negativos.

El estudio o escrutinio debe reservarse únicamente a los grupos de mujeres con riesgo elevado de presentar la enfermedad, como son las mujeres con historia de tiroiditis posparto en embarazos previos y las mujeres con diabetes *mellitus* tipo 1. Además, el seguimiento de estos grupos de mujeres no necesariamente deberá realizarse con la determinación de autoanticuerpos, que pueden haberse establecido previamente como positivos, sino que para evaluar el deterioro de la función tiroidea bastará con determinaciones de TSH a intervalos de 3 a 6 meses durante el periodo posparto.

Referencias bibliográficas

1. **Glinoer D.** The regulation of thyroid function in pregnancy: pathways of endocrine adaptation from physiology to pathology. *Endocr Rev*. 1997;18:404-433.
2. **Negro R, Stagnaro-Green A.** Clinical aspects of hyperthyroidism, hypothyroidism, and thyroid screening in pregnancy. *Endocr Pract*. 2014;20:597-607.
3. **Alexander EK, Pearce EN, Brent GA, *et al*.** 2017 Guidelines of the American Thyroid Association for the Diagnosis and Management of Thyroid Disease During Pregnancy and the Postpartum. *Thyroid*. 2017;27:315-389.
4. **Pop VJ, Broeren MA, Wiersinga WM, Stagnaro-Green A.** Thyroid disease symptoms during early pregnancy do not identify women with thyroid hypofunction that should be treated. *Clin Endocrinol* (Oxf). 2017;87:838-843.
5. **Crawford NM, Steiner AZ.** Thyroid Autoimmunity and Reproductive Function. *Semin Reprod Med*. 2016;34:343-350.
6. **Medici M, Korevaar TI, Visser WE, *et al*.** Thyroid function in pregnancy: what is normal? *Clin Chem*. 2015;61:704-13.

CAPÍTULO

28 Tratamiento quirúrgico del cáncer tiroideo

Dr. Juan Pablo Pantoja Millán ▪ Dr. Rafael Pérez Soto

Introducción

Los objetivos generales del tratamiento quirúrgico en el carcinoma diferenciado de tiroides (CDT) son eliminar tumor primario, enfermedad extratiroidea y metástasis linfática; minimizar el riesgo de persistencia o recurrencia de la enfermedad; facilitar el uso de terapias adyuvantes como el yodo radioactivo; permitir la adecuada estadificación y estratificación de riesgo de la enfermedad; permitir un seguimiento a largo plazo preciso de la enfermedad y minimizar la morbilidad asociada al tratamiento.

Carcinoma diferenciado de tiroides (CDT)

Cirugía del tumor primario

La Asociación Americana de Tiroides (ATA, *American Thyroid Association*) recomienda como tratamiento quirúrgico inicial para CDT a la tiroidectomía total (TT) o casi total en pacientes con tumores mayores a 4 cm, con invasión extratiroidea macroscópica, presencia de adenopatías con enfermedad metastásica o metástasis a distancia. En tumores mayores de 1 cm y menores de 4 cm, el tratamiento es más controversial. Tumores sin evidencia de extensión extratiroidea macroscópica y sin adenopatías sugestivas de enfermedad metastásica podrían ser tratados de forma bilateral con TT o tiroidectomía casi total, o unilateral con sólo hemitiroidectomía. Esta última suele considerarse en CDT (papilar o folicular) de bajo riesgo; sin embargo, algunos grupos prefieren el manejo con TT para facilitar el tratamiento con yodo radioactivo y el seguimiento de los pacientes. Bilimora y cols., en su cohorte retrospectiva, demuestran una relación entre menor recurrencia de la enfermedad y menor mortalidad cuando estos pacientes son intervenidos de TT, en comparación con hemitiroidectomía.

Para tumores menores de 1 cm, el tratamiento quirúrgico en la actualidad es controversial para el carcinoma papilar de tiroides. El grupo japonés de Ito y cols. ha propuesto la vigilancia activa con estudios de ultrasonido en aquellos pacientes que presentan un carcinoma papilar de tiroides menor o igual a 1 cm, debido a que el riesgo de progresión (definida por un incremento de, al menos, 3 mm en el seguimiento) o el desarrollo de enfermedad ganglionar es de 15.9 y 3.4% a 10 años de seguimiento, respectivamente. Los criterios de exclusión para la vigilancia de estos pacientes son: a) una localización adyacente a la tráquea, b) localización en la región dorsal del lóbulo tiroideo, c) evidencia de variante histológica agresiva o de alto grado, d) evidencia de enfermedad ganglionar metastásica y/o e) presencia de síntomas o signos de progresión durante el seguimiento. En casos de carcinoma folicular o microcarcinoma papilar de tiroides sin evidencia de enfermedad extratiroidea, en los que se ha optado por tratamiento quirúrgico, la hemitiroidectomía es el tratamiento inicial, a menos que exista indicación de completar la tiroidectomía sobre la base de factores de riesgo.

Linfadenectomía (disección) de compartimento central

La disección del compartimento central (DCC) incluye la resección del tejido ganglionar localizado en los niveles VI y VII cervicales. Esta puede tener fines terapéuticos cuando se realiza en pacientes con adenopatías clínicamente detectables (por exploración física, ultrasonido cervical o durante el transoperatorio) o se efectúa de forma profiláctica en aquellos pacientes sin evidencia de enfermedad ganglionar en el compartimento central en tumores T3 o T4, con adenopatías sugestivas o documentadas con enfermedad metastásica en alguno de los compartimentos laterales cervicales o si la información del resultado histopatológico sirve para planear el tratamiento a futuro del paciente. El papel de la disección central profiláctica es aún controversial, esto se debe a la imposibilidad de realizar estudios con diseño aleatorio comparativos. Wang y cols., en su metaanálisis, encontraron una tendencia hacia una menor tasa de recurrencia local en pacientes sometidos a TT/DCC, en comparación a sólo TT, sin aumentar el riesgo de complicaciones, en centros de alto volumen de cirugía tiroidea.

Linfadenectomía (disección) de compartimento lateral cervical

La disección del compartimento lateral cervical incluye el vaciamiento del contenido ganglionar y tejido graso circundante de los niveles I, II, III, IV y V del lado correspondiente. Su indicación es la presencia de enfermedad metastásica ganglionar demostrada por análisis histopatológico a través de biopsia o la presencia de Tg positiva en ganglio. La extensión de la disección de compartimento lateral también es debatida. Algunos grupos recomiendan la disección de, únicamente, los niveles II, III y IV, debido a que la presencia de enfermedad metastásica de los niveles I o V es de alrededor de 3%, y esta se presenta en pacientes que tienen enfermedad metastásica en el nivel II. Por otro lado, sólo 21% de los pacientes que son intervenidos de disección de compartimento lateral presentan enfermedad metastásica y siempre acompañada de ganglios positivos en el nivel III. En nuestro centro, la disección de compartimento lateral incluye los niveles II, III, IV y V.

Reoperaciones

Aproximadamente un tercio de los pacientes con carcinoma diferenciado de tiroides presentan recurrencia de la enfermedad posterior a la tiroidectomía. En estos pacientes con recurrencia posquirúrgica, los planos de los tejidos se distorsionan, lo que hace la cirugía más demandante desde el punto de vista técnico, incrementa el riesgo de complicaciones y disminuye la tasa de éxito en el tratamiento. Por estos motivos, la localización preoperatoria y transoperatoria de la enfermedad recurrente es de vital importancia, de tal manera que el ultrasonido y el marcaje de las lesiones con azul patente o carbón activado se vuelven herramientas fundamentales para asegurar el éxito en el tratamiento.

Como regla general, la enfermedad mayor a 1 cm que se localiza en un compartimento virgen a tratamiento quirúrgico debe ser tratada con una disección formal de este. Por otro lado, si ese compartimento ya ha sido previa y correctamente intervenido, el tratamiento puede limitarse a la resección focal de la enfermedad documentada (disección selectiva).

Cuando la recurrencia se localiza en el lecho tiroideo, se debe valorar el riesgo-beneficio entre realizar la resección completa de la lesión y la morbilidad asociada a dicho procedimiento, sobre todo en los casos en los que probablemente se requiera de una resección de anillos traqueales o un alto riesgo de lesión o sacrificio del nervio laríngeo recurrente; en estos casos se puede considerar tratamiento ablativo con yodo radioactivo o bien radioterapia.

Complicaciones

El sangrado posoperatorio ocurre aproximadamente en 1% de los pacientes, y con frecuencia se desarrolla dentro de las primeras 6 horas posquirúrgicas, sin embargo, puede presentarse hasta 48-72 horas después. Una vez detectado el sangrado o el hematoma en expansión, se debe llevar al paciente a la sala de quirófano de manera inminente o cortar los puntos de sutura en cama del paciente para descomprimir urgentemente la vía aérea en caso de compromiso respiratorio.

La lesión del nervio laríngeo recurrente permanente se presenta en alrededor de 1 y 2% de los pacientes operados de tiroidectomía total en centros de alto volumen. Estos pacientes suelen presentar pérdida en la intensidad de la voz y trastornos en la deglución, lo que a veces genera episodios de broncoaspiración. Cuando la lesión se presenta de forma bilateral, se pueden comprometer la vía aérea y requerirse, de forma urgente, una traqueostomía para preservarla.

El hipoparatiroidismo es la complicación más frecuente en el posoperatorio de los pacientes tratados de tiroidectomía. Utilizando el nivel de corte de 8 mg/dL de calcio sérico, el hipoparatiroidismo transitorio (dentro de los primeros 6 meses del evento quirúrgico) se presenta en un 17-40% de los pacientes (promedio 26%), mientras que el hipoparatiroidismo permanente (persistente posterior a los 6 meses) tiene una incidencia de entre 1.2 y 6.5%. Estos pacientes requerirán manejo con calcio por vía oral y suplementación con vitamina D.

Otras complicaciones menos frecuentes incluyen lesión del nervio laríngeo superior, fuga del conducto torácico, neumotórax, síndrome de Horner, entre otros.

Carcinoma medular de tiroides (CMT)

Los pacientes con enfermedad limitada a la glándula tiroidea (confirmada o con sospecha de CMT) deben ser intervenidos de TT/DCC, mientras que aquellos con enfermedad local limitada (T3 o menores con enfermedad ganglionar en compartimento central o lateral) y enfermedad metastásica limitada o ausente son candidatos a TT/DCC +/- disección del compartimento lateral, si es que está o no afectado por enfermedad metastásica. En los casos con enfermedad metastásica avanzada, el tratamiento quirúrgico, al no ser curativo, debe ser menos agresivo, y tiene finalidad paliativa (manejo del dolor, compromiso traqueal, entre otros) preservando el habla, la deglución y la función paratiroidea.

En cuanto a la TT profiláctica en síndromes familiares asociados al CMT, el Consorcio Internacional de la Mutación RET establece las siguientes recomendaciones con base en la agresividad de la enfermedad según el codón mutado en dicho gen: en los pacientes con diagnóstico de neoplasia endocrina múltiple (NEM) 2B o mutaciones de RET en codones 883, 918 o 922 (considerados de mayor riesgo de agresividad, nivel 3), se recomienda la TT profiláctica dentro de los primeros 6 meses o, si es posible, dentro del primer mes de vida); en pacientes con NEM 2A o CMT familiar con mutaciones en los codones 611, 618, 620 y 634 (considerados de alto riesgo, nivel 2), el tratamiento profiláctico se recomienda dentro de los primeros 5 años de vida. Por último, en pacientes con mutaciones en codones 609, 768, 790, 791, 804 y 891 (considerados como el riesgo más bajo de agresividad, nivel 1) no existe una recomendación concreta, algunos expertos aconsejan el tratamiento profiláctico antes de los 5 años; otros, antes de los 10 años, y un último grupo, sólo en caso de una calcitonina anormal en la prueba de estimulación con pentagastrina.

Carcinoma anaplásico de tiroides

En pacientes con diagnóstico de carcinoma anaplásico de tiroides (CAT), el tratamiento quirúrgico forma parte del manejo multimodal de los pacientes en estadios IVA y IVB, bajo la premisa de que cumplan criterios de resecabilidad. La meta del tratamiento quirúrgico no es la citorreducción tumoral, sino la resección macroscópica de la lesión tumoral. Para este último criterio de resecabilidad, se recomienda el abordaje preoperatorio con estudios de imagen (US cervical, tomografía computarizada, imagen por resonancia magnética y/o PET de cuello y tórax, y broncoscopía, si existe la sospecha de invasión a vía aérea). En pacientes con enfermedad limitada a la glándula tiroidea, el tratamiento con hemitiroidectomía, TT o tiroidectomía casi total con disección ganglionar terapéutica es el manejo estándar; si la lesión tiene extensión extratiroidea (vía aérea, esófago, etc.), el tratamiento debe incluir la resección en bloque de la lesión, siempre y cuando se pueda alcanzar, al menos, una resección R1.

En aquellos en los que el diagnóstico de CAT fue un hallazgo incidental en el reporte histopatológico de un lóbulo tiroideo o de una tiroidectomía total realizada por CDT, el tipo de manejo debe de seguir los lineamientos para este último. Finalmente, en pacientes con enfermedad metastásica (IVC), el tratamiento paliativo de la vía aérea (traqueostomía o colocación de estent de la vía aérea) debe ser considerado en aquellos con evidente o riesgo inminente de compromiso de la vía respiratoria, y no de forma profiláctica.

Cuadro 28-1. Resumen de procedimientos quirúrgicos con base en tipo de carcinoma tiroideo y características de la enfermedad

Carcinoma diferenciado de tiroides (papilar o folicular)				
Características del paciente	**Hemitiroidectomía**	**Tiroidectomía total**	**DCC**	**DCL**
Papilar menor o igual a 1 cm con localización adyacente a tráquea, dorsal en el lóbulo tiroideo, variante histológica agresiva o alto grado	Sí	Considerar si el paciente tiene historia de exposición a radiación en región cervical o familiar con diagnóstico de CDT	No	No
Tumor papilar o folicular T1 o T2, sin evidencia de enfermedad metastásica ganglionar	Sí	Sí	No	No
Tumor papilar o folicular T3 (mayor de 4 cm o invasión macroscópica a tejido muscular o tejido blando peritiroideo) o adenopatías sugestivas o demostradas en el compartimento lateral	No	Sí	Sí*	Sí
Tumor cualquier tipo y cualquier T con evidencia de enfermedad ganglionar metastásica en nivel central (N1a)	No	Sí	Sí	No
Tumor cualquier tipo y cualquier T con evidencia de enfermedad ganglionar metastásica en nivel central y lateral (N1b)	No	Sí	Sí	Sí
Carcinoma medular de tiroides				
Características del paciente	**Lobectomía**	**Tiroidectomía total**	**DCC**	**DCL**
Tumor limitado a la glándula tiroidea	No	Sí	Sí*	No
Enfermedad local limitada (T3 o mayor) con enfermedad ganglionar en nivel central con o sin enfermedad metastásica limitada	No	Sí	Sí	No
Enfermedad local limitada (T3 o mayor) con enfermedad ganglionar en nivel central y lateral con o sin enfermedad metastásica limitada	No	Sí	Sí	Sí
Cualquier T o N, con enfermedad metastásica a distancia avanzada	Procedimiento con baja morbilidad, para disminuir o paliar síntomas como dolor o compromiso de la vía aérea, tratando de preservar la deglución, fonación y la función paratiroidea			

*Profiláctica. CDT (carcinoma diferenciado de tiroides)

Cuadro 28-1. Resumen de procedimientos quirúrgicos con base en tipo de carcinoma tiroideo y características de la enfermedad (continuación)

Carcinoma anaplásico de tiroides	
Características del paciente	**Tipo de procedimiento**
Hallazgo incidental en reporte de patología por procedimiento realizado por CDT	Seguir recomendaciones establecidas para CDT
Lesión limitada al tejido tiroideo	Hemitiroidectomía/tiroidectomía total o casi total + disección ganglionar terapéutica
Lesión con extensión extratiroidea	Resección en bloque de la lesión (resección R0/R1)

Referencias bibliográficas

1. **Haugen BR, Alexander EK, Bible KC, *et al.*** 2015 American Thyroid Association Management guidelines for adult patients with thyroid nodules and differentiated thyroid cancer. The American Thyroid Association Guidelines Task Force on thyroid nodules and differentiated thyroid cancer. *Thyroid*. 2016;26(1):1-133.
2. **Bilimoria KY, Bentrem DJ, Ko CY, *et al.*** Extent of surgery affects survival for papillary thyroid cancer. *Ann Surg*. 2007;246(3):375-384.
3. **Ito Y, Miyauchi A, Inoue H, *et al.*** An observational trial for papillary thyroid microcarcinoma in Japanese patients. *World J Surg*. 2010;34(1):28-35.
4. **Wang TS, Cheung K, Farrokhyar F, *et al.*** A meta-analysis of the effect of prophylactic central compartment neck dissection on loco regional recurrence rates in patients with papillary thyroid cancer. *Ann Surg Oncol*. 2013;20(11):3477-3483.
5. **Sippel RS, Chen H.** Controversies in the surgical management of newly diagnosed and recurrent thyroid cancer. *Thyroid*. 2009;19(12):1373-1380.
6. **Terris DJ, Snyder S, Carneiro-Pla D, *et al.*** American Thyroid Association Surgical Affairs Committee Writing Task Force. American Thyroid Association statement on outpatient thyroidectomy. *Thyroid*. 2013;23(10):1193-1202.
7. **Adam MA, Thomas S, Youngwirth L, *et al.*** Is there a minimum number of thyroidectomies a surgeon should perform to optimize patient outcomes? *Ann Surg*. 2017;265(2):402-407.
8. **Kloos RT, Eng EC, Evans DB, *et al.*** American Thyroid Association Guidelines Task Force. Medullary thyroid cancer: management guidelines of the American Thyroid Association. *Thyroid*. 2009;19(6):565-612.
9. **Sakorafas GH, Friess H, Peros G.** The genetic basis of hereditary medullary thyroid cancer: clinical implications for the surgeon, with a particular emphasis on the role of prophylactic thyroidectomy. *Endocr Relat Cancer*. 2008;15(1):871-884.
10. **Smallridge RC, Ain KB, Asa SL, *et al.*** American Thyroid Association. Anaplastic Thyroid Cancer Guidelines Taskforce. American Thyroid Association Guidelines for management of patients with anaplastic thyroid cancer. *Thyroid*. 2012;22(11):1104-39.

CAPÍTULO 29

Fisiología de las glándulas suprarrenales

Dra. Alma Vergara López

Introducción

Las suprarrenales son dos órganos multifuncionales esenciales para el mantenimiento de la homeostasis a través de su papel en la regulación de la respuesta adaptativa al estrés, en el mantenimiento del agua corporal, el balance del sodio y el potasio y en el control de la presión arterial.

Las hormonas producidas por las suprarrenales son de dos tipos: las hormonas esteroideas, producidas en la corteza, que incluyen a los glucocorticoides, los mineralocorticoides y los andrógenos y las catecolaminas en el segundo tipo, como la norepinefrina y la epinefrina, producidas en la médula.

La corteza suprarrenal representa 90% del peso de la glándula y está constituida por tres zonas:

- **La zona glomerulosa** es la única fuente de la aldosterona.
- **La zona fasciculada** produce los glucocorticoides cortisol y corticosterona, además de algunos andrógenos.
- **La zona reticular** se desarrolla en periodo posnatal y es reconocible a los 3 años de edad; produce andrógenos y también algunos glucocorticoides.

Biosíntesis

El paso limitante en la síntesis de las hormonas esteroideas es el transporte de colesterol libre, del citoplasma a la mitocondria, proceso regulado por la proteína reguladora de la esteroidogénesis aguda (proteína StAR). El paso inicial en la biosíntesis de todas las hormonas esteroideas es la conversión de colesterol a pregnenolona por la P450scc o desmolasa, que se encuentra en la mitocondria. Algunas enzimas son exclusivas de ciertas zonas; por ejemplo, la CYP11B se expresa solamente en células de la zona glomerulosa y cataliza la oxidación del carbono 11 y el 18 para formar aldosterona. Por el contrario, la CYP17A1 o 17 α-hidroxilasa/liasa, que cataliza la oxidación del carbono en posición 17, se expresa en células de la zona fasciculada y de la reticular, pero no en la glomerulosa. Las enzimas participantes en la esteroidogénesis y su función se describen en el cuadro 29-1. La esteroidogénesis se explica en la figura 29-1.

La secreción pulsátil del cortisol está bajo el control de la ACTH, la que al unirse a su receptor aumenta la síntesis de la proteína StAR para iniciar la síntesis del cortisol. Una vez secretado se une a una globulina transportadora (CBG, *cortisol binding globulin*). Más de 90% del cortisol circulante está unido a la CBG. Las alteraciones en la CBG (estrógenos, embarazo, hepatitis crónica activa, la aumentan, mientras que cirrosis, nefrosis e hipertiroidismo la disminuyen) pueden modificar la concentración total del cortisol, pero no del cortisol libre; esta fracción es la única disponible para la acción en los tejidos. La excreción del cortisol libre a través del riñón representa sólo 1% de la secreción total del cortisol. El cortisol tiene una vida media entre 70 a 120 minutos. El hígado y el riñón son los sitios más importantes de inactivación y eliminación del cortisol a través de la reducción, oxidación, hidroxilación y conjugación. El metabolismo del cortisol en otros tejidos sirve para modular su efecto fisiológico a través de las isoformas de la enzima 11β hidroxiesteroide deshidrogenasa tipo I y tipo II. La tipo II se encuentra en el túbulo contorneado distal y en los túbulos colectores renales y convierte al cortisol en cortisona, lo que evita su unión al receptor de mineralocorticoides. La tipo 1 convierte la cortisona en cortisol nuevamente y se expresa en tejido adiposo, músculo, hígado, músculo liso vascular, gónadas y SNC.

Los glucocorticoides tienen un receptor nuclear y tienen efectos multisistémicos pues, virtualmente, todas las células expresan receptores a glucocorticoides.

Mineralocorticoides. La síntesis de la aldosterona está regulada por la angiotensina II, el K^+ extracelular y, en menor grado, por la ACTH. La aldosterona es parte del sistema renina-angiotensina que responde a reducciones del volumen intravascular y del flujo renal. La elevación del K^+ estimula la secreción de aldosterona y esta aumenta su excreción en orina, heces, sudor y saliva; su unión a proteínas transportadoras es mínima, por lo que su vida media es muy corta, de 15 a 20 minutos. Su inactivación es a través de la conjugación hepática, principalmente. Un aproximado de 5% de la aldosterona se excreta en una forma ácido-lábil y una pequeña fracción aparece intacta en la orina (1%). La aldosterona tiene efectos no genómicos y genómicos, estos a través de su receptor intracelular con acciones nucleares.

Andrógenos. La dehidroepiandrosterona (DHEA) es la hormona circulante más abundante y es fácilmente conjugada a su éster sulfatado la DHEAS. Su producción se controla por la ACTH. También puede convertirse en androstenediona (AD), que en tejidos periféricos se convierte en andrógenos potentes o en estrógenos. El receptor de la AD es el receptor de andrógenos; la dehidroepiandrosterona debe sus efectos a su conversión a hormonas sexuales, pero, recientemente, se le ha descrito su unión y activación del PPARα, del receptor X pregnano y de algunos receptores de membrana.

Cuadro 29-1. Enzimas de la esteroidogénesis, denominación genética usual y su función

Denominación genética Localización	Nombre común	Función
CYP11A1 (P450scc) Mitocondrial	Desmolasa	Escisión de la cadena lateral del colesterol (C21)
HSD3B2 Retículo endoplásmico	3b-hidroxiesteroide-deshidrogenasa	Cataliza la conversión de pregnenolona a progesterona
CYP17A1 (P450c17) Retículo endoplásmico	17a-hidroxilasa/17, 20-liasa	Cataliza el paso de progesterona a pregnenolona (hidroxilación en C17) y remueve la cadena lateral de dos carbonos (actividad de 17,20-liasa)
CYP21A2 (P450c21) Retículo endoplásmico	21-hidroxilasa	Cataliza la hidroxilación en el C-21 para formar 11-desoxicorticosterona y 11-desoxicortisol
CYP11B1 (P450c11) Mitocondrial	11-hidroxilasa	Cataliza la hidroxilación en el C-11 para formar cortisol y corticosterona
CYP11B2 (P450c11as) Mitocondrial	Aldosterona sintasa, corticosterona metiloxidasa	Cataliza la 18 hidroxilación y la 18 metiloxidación para la síntesis de aldosterona

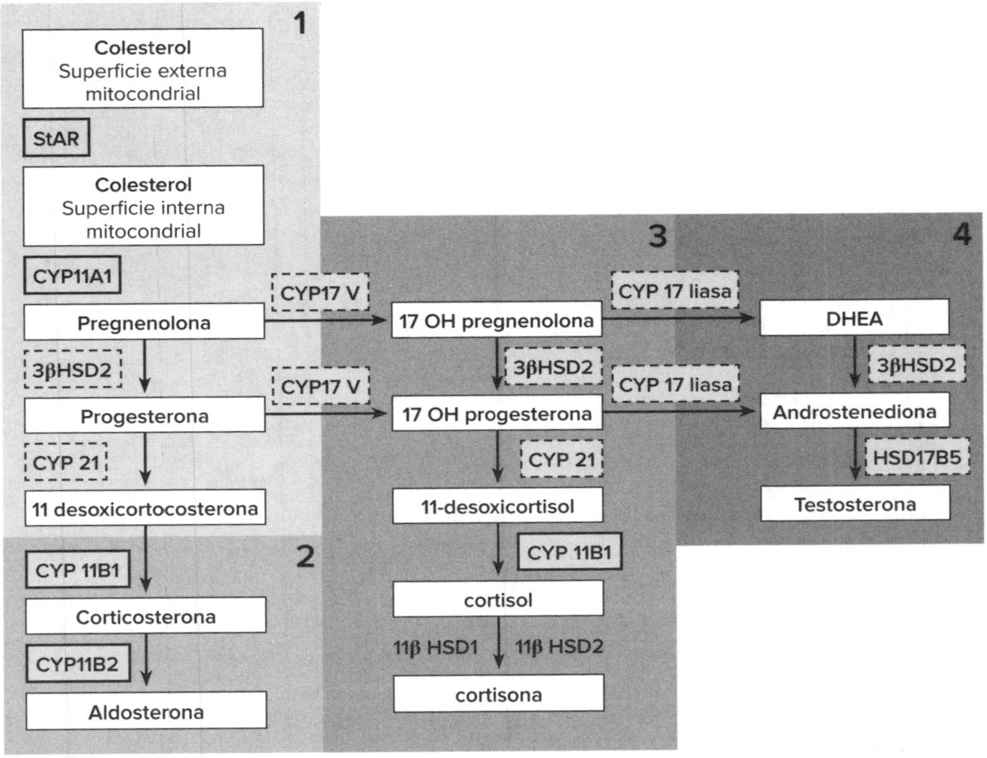

Figura 29-1. Esteroidogénesis. Las enzimas mitocondriales (tipo I) están encerradas en un rectángulo de línea continua y las microsomales (tipo II) en uno de líneas punteadas. En el área 1 se encuentran reacciones comunes a varias zonas, las reacciones en el área 2 son exclusivas de la zona glomerulosa; en el área 3 están las reacciones de la zona fasciculada. y en el área 4 están las reacciones confinadas a la zona reticular.

Referencias bibliográficas

1. **Payne AH, Hales DB.** Overview of steroidogenic enzymes in the pathway from cholesterol to active steroid hormones. *Endocr Rev*. 2004;25(6):947-970.
2. **Miller WL, Auchus RJ.** The molecular biology, biochemistry, and physiology of human steroidogenesis and its disorders. *Endocr Rev.* 2011;32(1):81-151.
3. **Turcu AF, Auchus RJ.** Adrenal steroidogenesis and congenital adrenal hyperplasia. *Endocrinol Metab Clin North Am*. 2015;44(2):275-296.
4. **Webb SJ, Geoghegan TE, Prough RA.** The biological actions of dehydroepiandrosterone involves multiple receptors. *Drug Metab Rev*. 206;38 (1-2):89-116.
5. **Stewart PM, Newell-Price JDC.** The Adrenal Cortex. En: Melmed S, Polonsky KS, Larsen PR, Kronenberg HM, eds. *Williams Textbook of Endocrinology*. Philadelphia, PA: Elsevier; 2016:490-555.

CAPÍTULO

30 Evaluación de la función suprarrenal

Dr. Luis David Sol Oliva

Introducción

Cuando la información obtenida a través del interrogatorio y la exploración física indica disfunción de las glándulas suprarrenales, se debe hacer una evaluación bioquímica, ordenada y secuencial que nos permita confirmar o descartar una hiper o hipofunción hormonal y localizar el nivel de la afección en el eje hipotalámico-hipofisario-adrenal. Es importante identificar la naturaleza de la afección mediante pruebas bioquímicas y estudios imagenológicos; luego, localizarla para evitar confusiones secundarias a la alta prevalencia de adenomas no funcionantes tanto a nivel hipofisario como suprarrenal. Aquí describiremos esta evaluación de forma general.

Función glucocorticoide

Ante la sospecha de hipercortisolismo, se debe descartar un origen exógeno de las manifestaciones, un cortisol sérico matutino suprimido orientaría a dicho origen exógeno, excepto cuando la exposición sea a hidrocortisona. El segundo paso es documentar una hiperproducción endógena mediante la demostración de la pérdida del ritmo circadiano de secreción del cortisol con determinaciones matutinas y vespertinas o nocturnas, la elevación del cortisol libre en saliva o en orina de 24 horas, y/o la demostración de una secreción autónoma a través de una prueba de supresión con 1 mg de dexametasona. El tercer paso consiste en diagnóstico bioquímico del origen de la afección, por lo que se deberá realizar una determinación de ACTH plasmática que, en caso de encontrarse suprimida, orientará a un origen suprarrenal y, en caso de encontrarse incrementada, hará lo propio hacia un origen hipofisario o ectópico. Existe evidencia de que esta diferenciación a través de los niveles de ACTH no es perfecta, debido a cierta sobreposición de estos encontrada entre causas suprarrenales y extrasuprarrenales, por lo que se sugiere realizar también una localización bioquímica mediante pruebas dinámicas con el uso de dexametasona, que siguen el principio de que, en términos generales, un origen central es "más suprimible" que un origen suprarrenal o ectópico. Es importante mencionar que, en ocasiones, es necesario recurrir al cateterismo de senos petrosos, para diferenciar si la producción de ACTH es hipofisaria o periférica, con la intención de distinguir un adenoma hipofisario hiperproductor de un tumor ectópico productor de ACTH.

El hipocortisolismo se puede confirmar o descartar a través de valores de cortisol séricos "muy disminuidos" o "muy incrementados", respectivamente. En caso de encontrarse ante valores intermedios, se deberán realizar pruebas dinámicas con ACTH sintética o a través de una prueba de hipoglucemia inducida. La localización de la afección se hará según los niveles séricos de ACTH endógena, que ante una afección suprarrenal se encontrarán disminuidos.

Función mineralocorticoide

Si se sospecha de un exceso de actividad mineralocorticoide, el primer paso a seguir es la determinación simultánea de niveles séricos de aldosterona y actividad de renina plasmáticas, cuya relación (aldosterona elevada asociada a renina suprimida) puede sugerir una función autónoma a nivel suprarrenal. El segundo paso será una confirmación a través de una prueba dinámica que puede realizarse mediante una carga de sodio o un intento de supresión con captopril. Finalmente, en caso de considerarse necesario, se puede realizar una localización bioquímica mediante el cateterismo de las venas suprarrenales, que tiene como intención determinar la lateralidad del origen de la secreción autónoma de aldosterona.

Función catecolaminérgica

Ante un cuadro clínico sugerente de una actividad adrenérgica excesiva, que pudiera sugerir un feocromocitoma/paraganglioma, se deben medir niveles séricos y/o urinarios de catecolaminas (dopamina, norepinefrina y epinefrina) y/o de sus metabolitos (normetanefrina y metanefrina), con previa suspensión de medicamentos que pudieran elevar dichos niveles, como los antidepresivos tricíclicos. Si bien no existe un consenso sobre el mejor estudio (o la mejor combinación de estudios) para realizar un diagnóstico acertado, se debe tener en mente que la medición exclusiva de catecolaminas incrementa la probabilidad de enfrentarse ante un resultado falso negativo, debido a que la vida media de estas resulta ser muy corta. La determinación de valores normales en los analitos cuenta con una muy buena sensibilidad, del mismo modo que la determinación de un valor que exceda tres veces el límite superior del intervalo de referencia cuenta con una alta especificidad. El problema radica al encontrarse con valores limítrofes o ligeramente elevados que nos retan a diferenciar entre un resultado falso positivo y un diagnóstico bioquímico acertado. Ante este escenario, podemos echar mano de algunas pruebas dinámicas, de las cuales, la más conocida es la prueba de supresión con clonidina, cuya base consiste en inhibir la liberación neuronal de norepinefrina en pacientes con hipercatecolaminemia inducida neurogénicamente, situación que no se consigue en otros que presentan una liberación tumoral autónoma.

Referencias bibliográficas

1. **Nieman LK, Biller BM, Findling JW, *et al.*** The diagnosis of Cushing's syndrome: an Endocrine Society Clinical Practice Guideline. *J Clin Endocrinol Metab*. 2008;93(5):1526-40.
2. **Espinosa de los Monteros-Sánchez AL, Valdivia-López J, Mendoza-Zubieta V, *et al.*** Consenso en el diagnóstico y tratamiento del síndrome de Cushing. *Rev Endocrinol Nutr*. 2007;15(S2).
3. **Findling JW, Raff H.** Cushing's Syndrome: important issues in diagnosis and management. *J Clin Endocrinol Metab*. 2006;91(10):3746-53.
4. **Biemond P, de Jong FH, Lamberts SW.** Continuous dexamethasone infusion for seven hours in patients with the Cushing syndrome. A superior differential diagnostic test. *Ann Intern Med*. 1990;112(10):738-42.
5. **Garduno-García JJ, Reza-Albarrán A, Escamilla-Márquez MA, Gómez-Pérez FJ.** Adenoma adrenal como etiología de síndrome de Cushing: veinte años de experiencia en un centro mexicano de tercer nivel. *Endocrinol Nutr*. 2010;57(9):421–425.
6. **Hong AR, Kim JH, Hong ES, *et al.*** Limited Diagnostic Utility of Plasma Adrenocorticotropic Hormone for Differentiation between Adrenal Cushing Syndrome and Cushing Disease. *Endocrinol Metab*. 2015;30:297-304.
7. **De Miguel P, Torres E, Palacios N, *et al.*** Guía para el diagnóstico y tratamiento de la insuficiencia suprarrenal en el adulto. *Endocrinol Nutr*. 2014;61:1-35.
8. **Funder JW, Carey RM, Mantero F, *et al.*** The Management of Primary Aldosteronism: Case Detection, Diagnosis, and Treatment: An Endocrine Society Clinical Practice Guideline. *J Clin Endocrinol Metab*. 2016;101(5):1889-916.
9. **Lenders JW, Duh QY, Eisenhofer G, *et al.*** Pheochromocytoma and paraganglioma: an endocrine society clinical practice guideline. *J Clin Endocrinol Metab*. 2014;99(6):1915-42.
10. **Fung MM, Viveros OH, O'Connor DT.** Diseases of the adrenal medulla. *Acta Physiol*. 2008;192:325–335.

CAPÍTULO 31

Hiperaldosteronismo primario

Dra. Alma Vergara López

Introducción

El hiperaldosteronismo primario (HA1rio) está conformado por un grupo de trastornos caracterizados por una secreción inapropiadamente alta de aldosterona, en relación con el estatus corporal del sodio e independiente de su regulador normal, el sistema renina-angiotensina.

En la actualidad, el HA1rio se considera la causa más común de hipertensión arterial (HA) de origen endocrinológico; explica por lo menos 5 a 10% de los casos de HA. Esta prevalencia se eleva hasta 23% cuando se estudian pacientes con HA resistente al tratamiento.

Etiología

La producción autónoma de aldosterona en el HA1rio se puede deber a:

- Adenoma productor de aldosterona (APA) en 30% de los casos.
- Hiperplasia suprarrenal bilateral idiopática (HABI) en 60% de los casos.
- Hiperplasia suprarrenal unilateral (HAU) en 2% de los casos.
- Carcinoma suprarrenal productor de aldosterona en <1% de los casos.
- Hiperaldosteronismo familiar (HAF).
  - Aldosteronismo remediable con glucocorticoides o HAF tipo 1, en <1%.
  - HAF tipo 2 (APA o HABI) en <6% de los casos.
  - HAF tipo 3 (mutaciones germinales del *KCNJ5*) en <1%.
- Adenoma o carcinoma ectópico productor de aldosterona en <0.1%.

Cuadro clínico

El espectro del cuadro clínico del HA1rio es muy amplio; existen varios fenotipos clínicos:

- HA1rio clásico: se presenta generalmente en pacientes jóvenes (menores de 40 años), con HA severa (>180/110) o resistente al tratamiento, acompañada en la mitad de los casos de hipocaliemia manifestada por debilidad muscular, nicturia, poliuria y parestesias. También puede acompañarse de apnea obstructiva del sueño, alcalosis metabólica, hipomagnesemia y alteraciones en la tolerancia a la glucosa. En estos casos la causa del HA1rio es, con frecuencia, un adenoma productor de aldosterona (APA).
- HA1rio no clásico: es el más frecuente, se presenta en pacientes mayores de 45 años, con formas menos severas de HA. En estos casos la causa más frecuente del HA1rio es la hiperplasia suprarrenal bilateral idiopática (HABI).
- HA1rio familiar: se caracteriza por diferentes fenotipos clínicos en las edades de presentación y en la severidad de la HA; algunos pacientes incluso pueden ser normotensos pues están en una fase preclínica.

- HA1rio subclínico: recientemente descrito en pacientes normotensos; se define por la presencia de niveles más altos de excreción de aldosterona que la población general, renina baja y mayor riesgo de desarrollar HA en los siguientes años.

Solamente una minoría de pacientes con HA1rio (9 a 37%) presenta hipocaliemia, de tal forma que la hipertensión normocaliémica es la forma más frecuente de presentación del HA1rio. La hipercaliemia es más frecuente en los casos más severos, secundarios a un APA, en quienes la prevalencia de hipocaliemia es cercana a 50%. En los casos de HABI la prevalencia de hipocaliemia es de 17%.

Escrutinio

El HA1rio es la causa más frecuente de HA específicamente tratable y potencialmente curable, por lo que es importante diagnosticarlo; como en la mayoría de los casos puede ser difícil sospecharlo, se sugiere hacer escrutinio de este problema en poblaciones de pacientes con HA con prevalencias altas, como las siguientes:

1. En HA entre 160-179/100-109 mm de Hg, la prevalencia de HA1rio es 8%; con HA >180/110 mm de Hg, es 13% y en pacientes con HA resistente al tratamiento la prevalencia alcanza 17 a 23%.
2. En HA e hipocaliemia espontánea o inducida por diuréticos: no se conoce la prevalencia, pero en este grupo el HA1rio es más frecuente.
3. En HA e incidentaloma suprarrenal: la prevalencia varía de 1 a 10%.
4. En HA y apnea obstructiva del sueño: la prevalencia reportada es de 34%.
5. En pacientes hipertensos con historia familiar de hipertensión de inicio temprano o con enfermedad cerebrovascular a una edad <40 años.
6. En todos los familiares en primer grado de un paciente con HA1rio.

Diagnóstico y localización

El estudio del HA1rio se puede dividir en 3 etapas: etapa 1 de escrutinio, etapa 2 de confirmación del diagnóstico y etapa 3 de estudio de la causa.

Escrutinio: la base del escrutinio es documentar la producción autónoma de aldosterona e independiente del sistema renina angiotensina; es decir, debemos contar con una aldosterona plasmática alta y una renina suprimida. La relación aldosterona renina (RAR) es la prueba más sensible. El paciente debe tener una dieta normal en sodio y su K^+ sérico debe ser normal. Los diuréticos (sobre todo antagonistas del receptor de aldosterona, p. ej., espironolactona) se deben suspender 4 semanas antes, ya que afectan la medición de la RAR. El resto de los antihipertensivos no tiene que suspenderse, a menos que la RAR no sea concluyente o diagnóstica; si es posible, la hipertensión debe tratarse con los fármacos que no afectan la medición de la RAR (p. ej., verapamil, hidralazina y β-bloqueadores). Los antihipertensivos que deben suspenderse en caso de que los resultados de la RAR no sean concluyentes (al menos 2 semanas antes), por ser causa de falsos negativos, son: IECAs, ARA2, inhibidores de renina y antagonistas de los canales de calcio dihidropiridínicos. Los β-bloqueadores, los agonistas centrales α2, antiinflamatorios no esteroideos dan falsos positivos. También se presentan falsos positivos de mediciones de renina directa en mujeres en fase lútea del ciclo menstrual o que estén recibiendo anovulatorios con estrógenos. La insuficiencia renal y edades >65 años también se relacionan con falsos positivos. Los valores de corte de la RAR que se consideran positivos varían de acuerdo al tipo de medición de renina (renina directa RD o actividad de renina plasmática ARP) y a las unidades empleadas. Los valores sugeridos son:

1. 20 a 40 ng/dL:ng/mL/h para aldosterona plasmática/ARP
2. 1.6 a 3.1 ng/dL:pmoL/L/min para aldosterona plasmática/ARP

3. 3.8 a 7.7 ng/dL:ng/L para aldosterona plasmática/RD
4. 2.4 a 4.9 ng/dL:mU/L para aldosterona plasmática/RD
5. 550 a 1 100 pmoL/L:ng/mL/h para aldosterona plasmática/ARP
6. 70 a 80 pmoL/L:pmoL/L/min para aldosterona plasmática/ARP
7. 66 a 135 pmoL/L:mU/L para aldosterona plasmática/RD
8. 105 a 2 010 pmoL/L:ng/L para aldosterona plasmática/RD

Confirmación: en el cuadro 31-1 se describen las pruebas confirmatorias. Estas pruebas deben realizarse sin los fármacos que modifican al sistema renina angiotensina.

Estudio de la causa: en la figura 31-1 se describe el algoritmo de estudio del HA1rio desde la fase de escrutinio hasta la determinación de la causa.

Tratamiento

En pacientes con APA el tratamiento de elección es la suprarrenalectomía unilateral laparoscópica, que alcanza porcentajes de curación de 56 a 77%. Cuando se determina que la enfermedad es bilateral se recomienda el uso de inhibidores del receptor de aldosterona, como la espironolactona y la eplerenona. En el caso del HA1rio remediable con glucocorticoides el tratamiento recomendado son los glucocorticoides sintéticos como la dexametasona o la prednisona para suprimir ACTH.

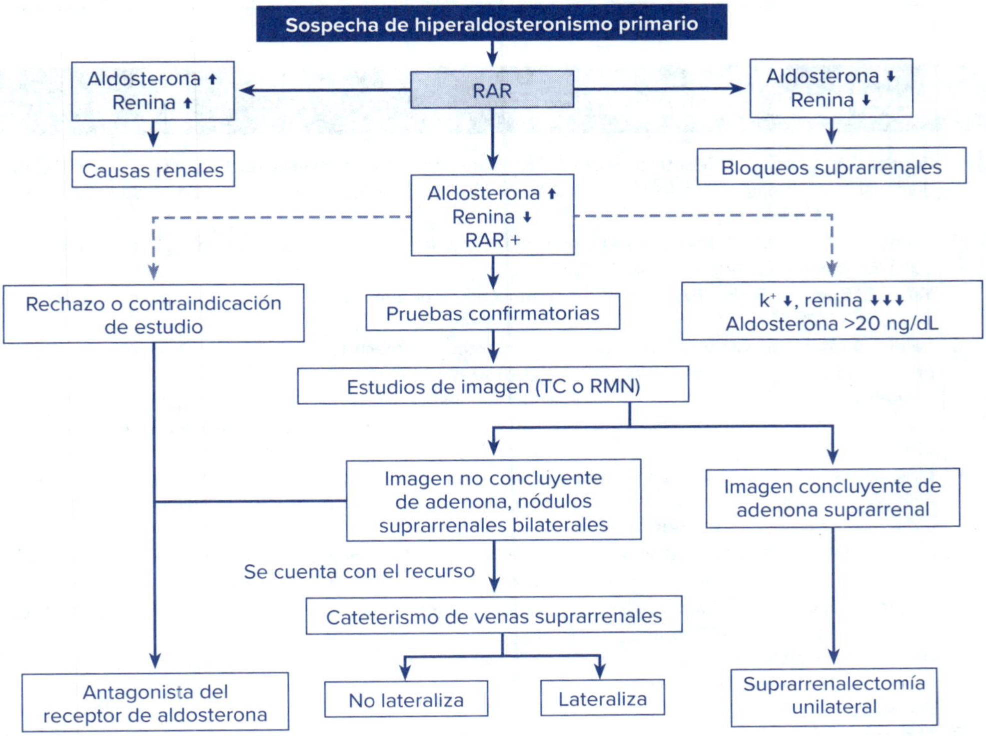

Figura 31-1. Cáncer de tiroides refractario al radioyodo.

Cuadro 31-1. Pruebas confirmatorias de hiperaldosteronismo primario

Prueba confirmatoria	Procedimiento	Interpretación	Recomendaciones
Carga oral de sodio	Dieta con 6 g/día por 3 días verificar con NaU >200 mEq/24 h. El último día de la dieta, medir ALD en orina de 24 horas	ALD urinaria >12 mg confirma HA1rio	No debe realizarse en paciente con hipocaliemia, insuficiencia renal, cardiaca o arritmias
Carga IV de sodio	Paciente en decúbito por lo menos 1 h y durante la prueba. Se administran 500 mL de solución a 0.9% por hora por 4 h. Se toma ALD, renina, cortisol y K^+ basales y después de 4 h	ALD plasmática <5 ng/dL hace el dx poco probable, >10 ng/dL confirma el dx, entre 5 y 10 los resultados son indeterminados	No debe realizarse en paciente con hipocaliemia, insuficiencia renal, cardiaca o arritmias. Debe vigilarse estrechamente la TA
Prueba con fludrocortisona	1 mg de fludocortisona cada 6 horas por 4 días con suplementos de KCL. El día 4 se mide ALD y renina a las 10 h con el paciente sentado y se mide el cortisol a las 7 y a las 10	ALD >6 ng/dL en el día 4 a las 10 confirma el dx, con renina <1 ng/mL-h. El cortisol de las 7 debe ser más bajo que el de las 10	Puede realizarse con el paciente ambulatorio, pero es difícil monitorizar el K^+, por lo que en algunos centros se hospitalizan
Prueba con captopril	25 a 50 mg de captopril VO, el paciente debe permanecer sentado o de pie 1 h. Se toman ALD, renina y cortisol 0, 1 y 2 h	Normal = la ALD suprime >30%; en HA1rio la ALD está ↑ y la renina ↓. En HABI puede suprimir	Hay un número importante de reportes de falsos negativos o resultados erróneos

Referencias bibliográficas

1. **Funder JW, Carey RM, Mantero F, *et al*.** The management of primary aldosteronism: case detection, diagnosis, and treatment: an Endocrine Society Clinical Practice Guideline. *J Clin Endocrinol Metab*. 2016;101:1889–1916.
2. **Young WF, Calhoun DA, Lenders JWM, *et al*.** Screening for endocrine hypertension: an Endocrine Society scientific statement. *Endocr Rev*. 2017;38:103–122.
3. **Yang J, Shen J, Fuller PJ.** Diagnosing endocrine hypertension: a practical approach. *Nephrology*. 2017;22(9):663–677.
4. **Vaidya A, Malchoff CD, Auchus RJ.** An individualized approach to the evaluation and management of primary aldosteronism. *Endocr Pract*. 2017;23(6):680–689.
5. **Ahmed AH, Gordon RD, Ward G, *et al*.** Should aldosterone suppresion tests be conducted during a particular phase of the menstrual cycle, and, if so, which phase? Result of preliminary study. *Clin Endocrinol*. 2015;83:303–307.
6. **Maiolino G. Rossitto G, Bisogni V, *et al*.** Quantitative value of aldosterone-renin ratio for detection of aldosterone-producing adenoma: The Aldosteron-Renin Ratio for Primary Aldosteronism (AQUARR) Study. *J Am Heart Assoc*. 2017;6(5)e005574.
7. **Rossi GP, Gioco F, Fassina A, Gomez-Sánchez CE.** Normoaldosteronemic aldosterone-producing adenoma: inmmunochemical characterization and diagnostic implications. *J Hypertens*. 2015;33(12):2546–2549.
8. **Baudrand R, Guarda FJ, Fardella C, *et al*.** Continuum of renin-independent aldosteronism in normotension. *Hypertension*. 2017;69:950–956.
9. **Dekkers T, Prejbiaz A, Shultze Kool LJ, *et al*.** Adrenal vein sampling versus CT scan to determine treatment in primary aldosteronism: an outcome-based randomised diagnostic trial. *Lancet Diabetes Endocrinol*. 2016;4:739–746.
10. **Thomas RM, Ruel E. Shanavsinkul PCh, Corsino L.** Endocrine hypertension: an overview on the current etiopathogenesis and managemet options. *World J Hypertens*. 2015;5(2):14-27.

CAPÍTULO

32 Hipoaldosteronismo

Dr. Jorge Anselmo Valdivia López

Introducción

El hipoaldosteronismo es la condición caracterizada por la deficiencia o la función insuficiente de la aldosterona, se le describe como hiporreninémico o hiperreninémico, dependiendo de los niveles de renina existentes. El hipoaldosteronismo, por lo general, está asociado a una acidosis metabólica leve con anion gap normal (acidosis hiperclorémica). Esta condición ha sido llamada acidosis tubular renal tipo 4.

Epidemiología

La incidencia del hipoaldosteronismo en pacientes hospitalizados es de 3 000 por cada 100 000 individuos. La prevalencia global es de 667 por cada 100 000 individuos. Esta condición es más frecuente en personas de mediana edad y ancianos. Los pacientes adultos mayores con polifarmacia son más propensos a desarrollar hipoaldosteronismo causado por medicamentos. En pacientes jóvenes, el hipoaldosteronismo ocurre, sobre todo, en aquellos que tienen diabetes *mellitus* tipo 1 o anemia de células falciformes. El hipoaldosteronismo es más prevalente en afroamericanos, hispanos e indígenas estadounidenses y afecta, en igual proporción, a mujeres y hombres.

Cuadro clínico

La clave del diagnóstico es el hallazgo de hipercaliemia en el contexto de insuficiencia renal leve o moderada. Por lo general, el problema se descubre al realizar exámenes de laboratorio de rutina.

El paciente permanece asintomático hasta que se produce la hipercaliemia grave con debilidad muscular o arritmias peligrosas.

Etiología y diagnóstico

Al paciente que se le descubre hipercaliemia en el contexto de falla renal leve a moderada, se le deben considerar, sobre todo, las causas de la falla renal, como uso de analgésicos y exposición a plomo. Deben considerarse, también, como causas, diabetes, anemia de células falciformes o lupus.

Una vez detectada la hipercaliemia, debe hacerse un ultrasonido renal y considerarse los datos de tamaño y probable obstrucción. Si hay hematuria o proteinuria, debe pensarse, en algunos casos, en la realización de biopsia renal.

Estudios de laboratorio

Se debe excluir pseudohipercaliemia, como la causada por venopunciones difíciles, trombocitosis o leucocitosis severa. Si se sospecha enfermedad de Addison, se debe obtener un nivel de cortisol sérico extrayendo la muestra temprano (8 a.m.).

Si el potasio es ≥6 mEq/L, hay que obtener un electrocardiograma y, si hay signos de hipercaliemia, instituir tratamiento de urgencia.

La acidosis, por lo general, es leve, con bicarbonato en el rango de 18 a 22 mEq/L. La determinación de potasio urinario (disminuido) sirve como corroboración del diagnóstico.

Tratamiento

Si la cifra de potasio es muy alta, debe instalarse tratamiento antihipercaliémico de emergencia.

Deben reducirse o eliminarse todos los medicamentos que exacerben la retención de potasio. El abordaje a largo plazo es utilizar medidas que produzcan la excreción de potasio por vía renal o intestinal. Los diuréticos de asa o tiazídicos son los medicamentos de primera elección en los pacientes con sobrecarga de volumen.

El bicarbonato de sodio en tabletas de 650 mg, al incrementar el aporte distal del anión bicarbonato, favorece la excreción de potasio. Es el tratamiento de elección en los pacientes con acidosis grave depletados de volumen, en los cuales no deben usarse los diuréticos. La fludrocortisona en dosis de 0.1 a 0.3 mg/día puede lograr una caliuresis efectiva. El sulfonato poliestireno de sodio es una resina de intercambio que es útil para remoción de potasio vía colónica, puede eliminar 1 mEq de potasio por cada gramo ingerido, pero puede provocar sobrecarga de sodio.

Para su seguimiento, el paciente debe ser dirigido a la consulta de nutriología, a fin de recibir una dieta baja en potasio. Tomando en cuenta que muchos medicamentos usados en el área cardiovascular causan hipercaliemia (inhibidores de la ECA, ARA II, betabloqueadores y antagonistas de la aldosterona), debe recibirse asesoría por parte de un cardiólogo para establecer un plan de manejo adecuado.

El seguimiento a largo plazo consiste en constatar la efectividad de la terapéutica, con especial atención a la presión arterial y al estado volumétrico.

Referencias bibliográficas

1. **Raebel MA, Ross C, Cheetham C, *et al*.** Increasingly restrictive definitions of hyperkalemia outcomes in a database study: effect on incidence estimates. *Pharmacoepidemiol Drug Saf*. 2010;19(1):19–25.
2. **Hoskote SS, Joshi SR, Ghosh AK.** Disorders of potassium homeostasis: pathophysiology and management. *J Assoc Physicians India*. 2008 Sep;56:685-93.
3. **Karet FE.** Mechanisms in hyperkalemic renal tubular acidosis. *J Am Soc Nephrol*. 2009 Feb;20(2):251.
4. **Schambelan M, Sebastian A, Biglieri EG.** Prevalence, pathogenesis, and functional significance of aldosterone deficiency in hyperkalemic patients with chronic renal insufficiency. *Kidney Int*. 1980 Jan;17(1):89-101.
5. **Sousa AG, Cabral JV, El-Feghaly WB, *et al*.** Hyporeninemic hypoaldosteronism and diabetes *mellitus*: Pathophysiology assumptions, clinical aspects and implications for management. *World J Diabetes*. 2016 Mar 10;7(5):101-11.
6. **Kulkarni M.** Type 4 renal tubular acidosis in a kidney transplant recipient. *Biomed J*. 2016 Feb;39(1):85-6.
7. **Lin W, Mou L, Tu H, *et al*.** Clinical analysis of hyperkalemic renal tubular acidosis caused by calcineurin inhibitors in solid organ transplant recipients. *J Clin Pharm Ther*. 2017 Feb;42(1):122-4.
8. **Schmoyer C, Mishra S, Fulco F.** Tacrolimus-Induced Type IV Renal Tubular Acidosis following Liver Transplantation. *Case Reports Hepatol*. 2017;9312481.
9. **Sánchez-Marcos C, Hoffman V, Prieto-González S, *et al*.** Renal tubular acidosis type IV as a complication of lupus nephritis. *Lupus*. 2016 Mar;25(3):307-9.
10. **Porteous H, Morgan N, Lanfranco J, *et al*.** Systemic lupus erythematosus associated with type 4 renal tubular acidosis: a case report and review of the literature. *J Med Case Rep*. 2011 Mar 24;5:114.
11. **Düsing R, Sellers F.** ACE inhibitors, angiotensin receptor blockers and direct renin inhibitors in combination: a review of their role after the ONTARGET trial. *Curr Med Res Opin*. 2009 Sep;25(9):2287-301.

CAPÍTULO

33 Insuficiencia suprarrenal

Dra. Sandra I. Rodríguez Carranza

Introducción

La insuficiencia suprarrenal es una enfermedad que puede poner en peligro la vida y que ocurre por falla suprarrenal primaria o secundaria por alteración en el eje hipotálamo-hipófisis. Es la manifestación clínica de la producción o acción deficiente de los glucocorticoides con o sin deficiencia de mineralocorticoides y andrógenos suprarrenales.

Epidemiología

La incidencia actual se estima en 4.4 a 6 casos nuevos/millón de personas/año, siendo más frecuente en mujeres (60%), con un pico de incidencia entre los 30 y los 50 años, pero con una amplia distribución de la edad.

Cuadro clínico

La mayor parte de los signos clínicos de la insuficiencia suprarrenal no son específicos y frecuentemente el diagnóstico se retrasa (cuadro 33-1).

Etiología

Actualmente, la causa principal de la insuficiencia suprarrenal primaria es de origen autoinmune (68-94%). Sin embargo, en países en vías de desarrollo, la principal etiología es la tuberculosis.

La suprarrenalitis autoinmune (autoanticuerpos circulantes *vs.* 21-hidroxilasa) puede presentarse en forma aislada (40%) o como parte del síndrome poliglandular autoinmune (60%). Otras etiologías son infecciosas, genéticas, metastásicas, hemorrágicas, enfermedades infiltrativas, cirugía y medicamentos. Véase figura 33-1 y 33-2.

Insuficiencia suprarrenal aguda

Se define como un deterioro de la salud agudo y mayor, acompañado de, al menos, dos de los siguientes signos o síntomas: hipotensión, síntomas abdominales agudos, náusea o vómito, estado mental alterado, fatiga, fiebre y anomalías en los estudios de laboratorio (hiponatremia, hipercaliemia, hipoglucemia e hipercalcemia), que requieran de administración parenteral de glucocorticoides.

La incidencia de crisis suprarrenal aguda varía de 4.4 a 17/100 personas/año. Los principales detonantes son infección, gastroenteritis y cirugía. Un estrés psicológico severo o una actividad física extenuante también son factores que pueden detonar una crisis. Hay factores que se asocian con mayor riesgo, tales como la historia previa de crisis, ser mujer, insuficiencia suprarrenal primaria, prevalencia de comorbilidades y diabetes insípida.

Cuadro 33-1. Signos y síntomas de la insuficiencia suprarrenal

	Mecanismos fisiopatológicos	Prevalencia (%)
Síntomas		
Astenia	IGC	100
Anorexia, pérdida de peso	IGC	100
Epigastralgia, náusea, vómito	IGC, IMC	92
Mialgias, artralgias	IGC	6-13
Ganas de comer sal	IMC	16
Vértigo	IGC, IMC	12
Piel seca (mujeres)	IA	ND
Disminución de libido (mujeres)	IA	ND
Signos clínicos		
Melanodermia	Elevación de derivados de la POMC	94
Palidez cutánea	Disminución de derivados de la POMC	ND
Fiebre	IGC	ND
Presión arterial baja, hipotensión ortostática, deshidratación	IGC, IMC	88-94
Pérdida del vello axilar y/o púbico (mujeres)	IA	
Signos biológicos		
Hiponatremia	IMC, IG	88
Hipercaliemia	IMC	64
Elevación de la creatinina	IMC	ND
Anemia, hiperlinfocitosis, eosinofilia	IGC	ND
Elevación de la TSH		ND
Hipercalcemia		6
Hipoglucemia		ND

IGC: insuficiencia glucocorticoide; IMC: insuficiencia mineralocorticoide; IA: insuficiencia de andrógenos; ND: no disponible

El tratamiento deberá ser con una inyección intravenosa o intramuscular de 100 mg de hemisuccinato de hidrocortisona seguida de una infusión continua de hemisuccinato de hidrocortisona. Si esto no es posible, se deberán realizar las administraciones en forma de inyecciones en bolo IV o IM cada 6-8 h. Las dosis recomendadas varían de 100 a 300 mg en 24 h. El manejo deberá incluir, además, el tratamiento de la causa desencadenante de la crisis, así como la prevención del tromboembolismo y de úlceras gástricas por estrés. En insuficiencia suprarrenal primaria, la hidratación es también una medida esencial, ya que se estima una pérdida de líquidos de 10%.

Escrutinio

El diagnóstico de insuficiencia suprarrenal primaria debe sospecharse en casos de:

1. Astenia, pérdida de peso, deshidratación, hipotensión, fiebre, dolor abdominal, náusea e hiperpigmentación.
2. Pacientes de alto riesgo de síndrome poliglandular autoinmune (diabetes tipo 1, distiroidismo autoinmune) o con metástasis suprarrenales bilaterales.

3. Pacientes en un contexto "agudo": colapso, depleción de volumen, hipotensión, hiponatremia, hipercaliemia, dolor abdominal, vómito o diarrea inexplicables, fiebre, dolor abdominal, o especialmente en niños, hipoglucemia.

El diagnóstico de insuficiencia suprarrenal secundaria (deficiencia de ACTH) debe sospecharse cuando existan síntomas que sugieran insuficiencia suprarrenal primaria (fatiga, hipotensión, náusea y vómito), pero en ausencia de hiperpigmentación. Debe buscarse sistemáticamente y reexaminarse a intervalos regulares, aun en pacientes asintomáticos, en aquellos con enfermedades hipotálamo-hipofisarias: tumores, enfermedades inflamatorias o infiltrativas, cirugía de esta región, trauma craneal o radioterapia. Siempre se deberá sospechar de uso exógeno de esteroides.

Diagnóstico

El diagnóstico de insuficiencia suprarrenal se basa en 3 hallazgos (véanse figuras 33-1 y 33-2).

1. Demostrar niveles bajos de cortisol.
2. Determinar si la deficiencia de cortisol es dependiente o independiente de una deficiencia de ACTH y evaluar la secreción de mineralocorticoides en aquellos pacientes sin esta última deficiencia.

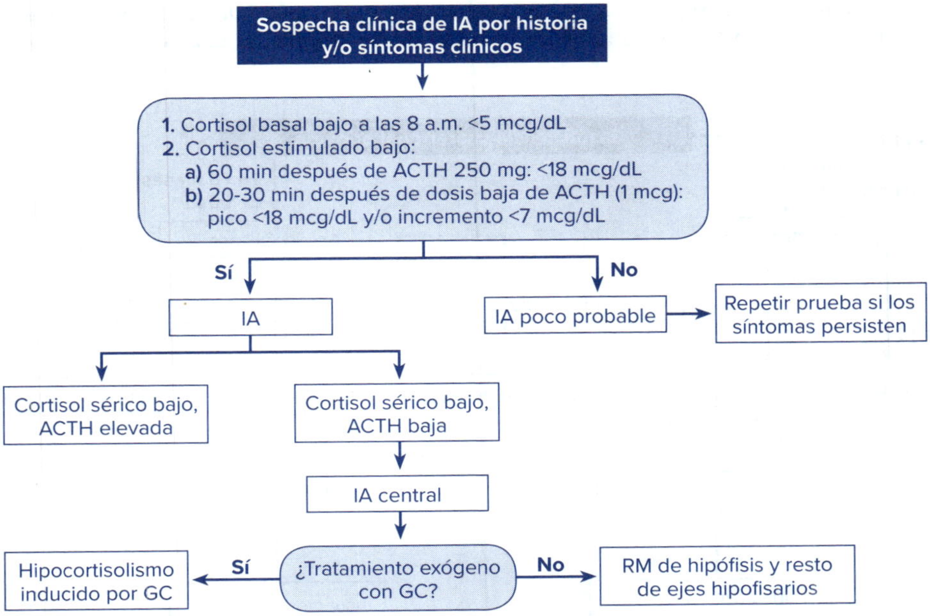

Figura 33-1. Algoritmo diagnóstico de insuficiencia suprarrenal. En las últimas recomendaciones de la *Endocrine Society* se propone un umbral de ACTH dos veces por encima del valor normal alto como el límite "superior seguro" para el diagnóstico en pacientes con deficiencia de cortisol confirmada, al reconocer su amplia variabilidad, así como la medición simultánea de aldosterona y renina plasmática para determinar la presencia de deficiencia de mineralocorticoides. Constituye una actividad de renina plasmática elevada en combinación con una aldosterona sérica baja o inapropiadamente normal.
IA: insuficiencia suprarrenal; GC: glucocorticoides

3. Buscar una causa tratable de la condición primaria (p. ej., medición de anticuerpos *vs.* 21-hidroxilasa, TAC de suprarrenales, etc.).

Tratamiento

El tratamiento debe iniciarse tan pronto como se confirme el diagnóstico o antes, si el paciente se presenta con una crisis suprarrenal. Una parte importante es la educación del paciente y sus familiares: que comprendan la importancia del tratamiento de por vida, la necesidad de aumentar la dosis de glucocorticoides en situaciones de estrés y/o enfermedad (duplicarla) y la necesidad de notificar a los médicos cuando se van a someter a cualquier procedimiento quirúrgico. Además, deberán tener siempre inyecciones de hidrocortisona, y se les deberá enseñar cómo y cuándo administrárselas.

El tratamiento deberá ser con hidrocortisona (o acetato de cortisona si la hidrocortisona no está disponible), la cual es la opción más fisiológica para el reemplazo de glucocorticoides. Deberá evitarse el uso de glucocorticoides sintéticos de acción más prolongada, como prednisona, prednisolona y dexametasona, ya que pueden llevar a signos de hipercortisolismo crónico.

La dosis diaria total recomendada actualmente para un paciente de 70 kg es de 15 a 20 mg/día, lo que equivale a 8.1 mg/m^2/día, similar a la tasa de producción de cortisol. En pacientes con tres dosis al día (50% a las 6:00 a.m., 25% a las 12:00 m. y 25% a las 9:00 p.m., antes de comida) las curvas diarias de cortisol muestran niveles mucho más constantes comparados con los que toman dos dosis, cuyos niveles caen hacia las 16 h.

En la insuficiencia suprarrenal primaria se requiere el reemplazo de mineralocorticoides para prevenir la pérdida de sodio. Se recomienda iniciar fludocortisona con una dosis de 0.05 mg/día.

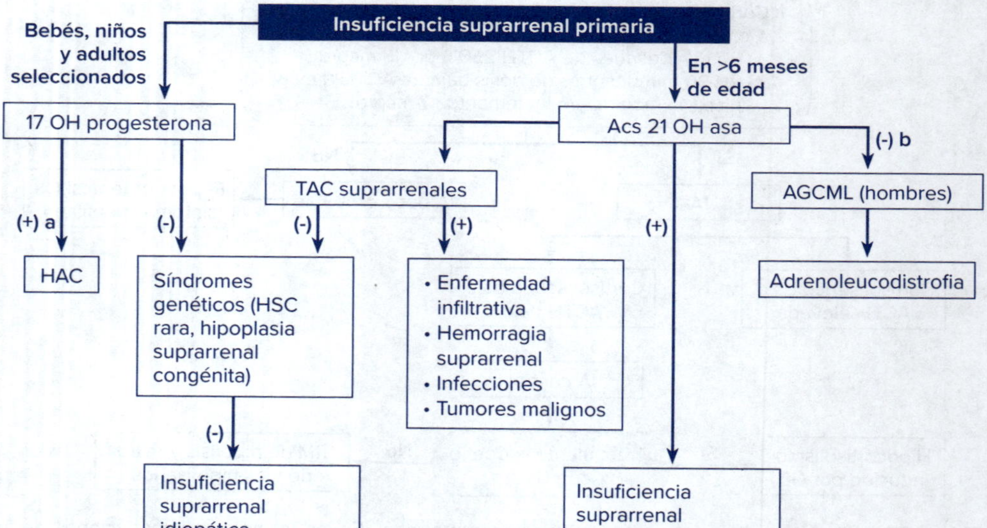

Figura 33-2. Algoritmo de etiología en pacientes con insuficiencia suprarrenal primaria. a) Niveles de 17 OH progesterona >1 000 ng/dL son diagnósticos de deficiencia de 21 OH asa. b) Los AGCML (ácidos grasos de cadena muy larga) deben medirse en la evaluación inicial de hombres preadolescentes.

Para el ajuste de la dosis de mineralocorticoide se sugiere vigilancia clínica (presión arterial, apetito por la sal, edema de extremidades inferiores). En las guías no se recomienda el uso rutinario de marcadores bioquímicos para ajuste de terapia de reemplazo, pero algunos expertos sí recomiendan utilizarlos. La hiponatremia, hipercaliemia y renina elevada son signos de una infradosis, mientras que hipocaliemia, renina indetectable o en rango bajo, lo son de sobredosis.

Seguimiento

Se recomienda que los adultos con diagnóstico de insuficiencia suprarrenal tengan consulta con un endocrinólogo al menos una vez por año.

En las guías de la *Endocrine Society* se sugiere que se haga una evaluación periódica de otras enfermedades autoinmunes en aquellos pacientes con insuficiencia suprarrenal autoinmune (enfermedad de Addison) o en aquellos en los que no se ha excluido esta etiología. Se puede realizar de forma anual e incluye perfil tiroideo, diabetes *mellitus*, falla ovárica prematura, enfermedad celíaca y gastritis autoinmune con deficiencia de vitamina B_{12}.

Referencias bibliográficas

1. **Guignat L, Proust-Lemoine E, Resnik Y, Zenaty D.** Group 6: Modalities and frequency of monitoring of patients with suprarrenal insufficiency Patient education. *Ann Endocrinol.* 2017;78(6):544-558.
2. **Cortet C, Barat P, Zenaty D, *et al.*** Group 5: Acute suprarrenal insufficiency in adults and pediatric patients. *Ann Endocrinol.* 2017;78(6):535-543.
3. **Castinetti F, Guignac L, Bouvattier C, *et al.*** Group 4: Replacement therapy for suprarrenal insufficiency. *Ann Endocrinol.* 2017;78(6):525-534.
4. **Bornstein SR, Allolio B, Arlt W, *et al.*** Diagnosis and treatment of primary suprarrenal insufficiency: An Endocrine Society Clinical Practice Guideline. *J Clin Endocrinol Metab.* 2016;101(2):364-389.
5. **Charmandari E, Nicolaides NC, Chrousos GP.** Suprarrenal Insufficiency. *Suprarrenal Insufficiency.* 2014;383(9935):2152-2167.
6. **Chanson P, Guignat L, Goichot B, Chabre O.** Group 2: Suprarrenal insufficiency; screening methods and confirmation of diagnosis. *Ann Endocrinol.* 2017;78(6):495-511.
7. **Chabre O, Goichot B, Zenaty D, Bertherate J.** Group 1: Epidemiology of primary and secondary suprarrenal insufficiency: Prevalence and incidence, acute suprarrenal insufficiency, long-term morbidity and mortality. *Ann Endocrinol.* 2017;78(6):490-494.
8. **Johannsson G, Lennernäs H, Marelli C, *et al.*** Achieving a physiological cortisol profile with once-daily dual-release hydrocortisone: a pharmacokinetic study. *Eur J Endocrinol.* 2016;175(1):85-93.
9. **Esposito D, Pasquali D, Johansson G.** Primary Suprarrenal Insufficiency: Managing mineralocorticoid replacement therapy. *J Clin Endocrinol Metab.* 2018;103(2):376-387.
10. **Yin LY, Hu J, Zhang XC, Chen TW.** Addison´s disease due to suprarrenal tuberculosis: contrast enhanced CT features and clinical duration correlation. *Eur J Radiol.* 2007;62(1):126-131.

CAPÍTULO 34

Síndrome de Cushing (hipercortisolismo suprarrenal primario)

Dra. Ana Laura Espinosa de los Monteros

Introducción

El síndrome de Cushing (SC) endógeno es el resultado de la producción excesiva de cortisol por las glándulas suprarrenales, lo cual sucede de manera dependiente de ACTH (80% de los casos) o independiente del efecto de ACTH (20% de los casos).

El SC independiente de ACTH (hipercortisolismo suprarrenal primario) se debe, principalmente, a un adenoma suprarrenal y, de manera poco frecuente, a un carcinoma. Algunas otras formas raras son la hiperplasia suprarrenal macronodular bilateral primaria (PBMAH, *primary bilateral macronodular adrenal hyperplasia*) y la enfermedad suprarrenal nodular primaria pigmentada (PPNAD, *primary pigmented nodular adrenocortical disease*) (cuadro 34-1).

Adenomas suprarrenales

- Son tumores benignos de la corteza suprarrenal, unilaterales y usualmente pequeños que corresponden a 80% de todas las causas del SC independiente de ACTH.
- La patogénesis de estos tumores involucra principalmente anomalías moleculares en la vía de señalización de AMP cíclico/proteína cinasa A (cAMP/PKA) en la corteza suprarrenal. Se han identificado mutaciones somáticas en el gen que codifica la subunidad catalítica de PKA (PRKACA), mutaciones somáticas de PRKAR1A y mutaciones somáticas del gen que codifica a la subunidad alfa de la proteína G (GNAS). Por otro lado, en algunos casos, se ha identificado

Cuadro 34-1. Causas del síndrome de Cushing

ACTH dependiente	70-80%
Cushing hipofisario (adenoma corticotropo)	70%
Cushing ectópico (tumores neuroendocrinos)	5-10%
ACTH independiente	**20%**
Adenoma suprarrenal	12%
Carcinoma suprarrenal	8%
Hiperplasia suprarrenal macronodular bilateral primaria (PBMAH)	<2%
Hiperplasia suprarrenal micronodular bilateral	<2%
Enfermedad suprarrenal nodular primaria pigmentada (PPNAD)	Rara
Con complejo de Carney	Rara
Síndrome de McCune-Albright	Rara
Adenomas o carcinomas bilaterales	

la expresión aberrante de varios receptores acoplados a proteína G, aunque esto es más común en los casos de PBMAH.

Carcinoma suprarrenal

- Puede presentarse a cualquier edad, desde la infancia hasta la séptima u octava década de la vida.
- 65-90% de los casos se presenta en mujeres.
- El cuadro clínico es rápidamente progresivo, con o sin signos de virilización.
- Tiene una presentación heterogénea y mal pronóstico con índices elevados de recurrencia y mortalidad.

Hiperplasia suprarrenal macronodular bilateral primaria (PBMAH)

- Tiene una prevalencia de menos de 2% de todas las causas del SC.
- Tiene una presentación lenta e insidiosa, y se diagnostica en personas de entre 40 y 70 años de edad, con una alta proporción de casos con SC subclínico.
- Se caracteriza por tener nódulos mayores de 1 cm y puede presentarse de manera esporádica y, con menos frecuencia, familiar.
- Su fisiopatología se relaciona con la expresión aberrante de receptores de membrana acoplados a proteína G, tales como receptores del polipéptido inhibidor gástrico, receptores betaadrenérgicos, receptores de vasopresina, receptores de serotonina 4 y receptores de LH.
- Existe, además, un efecto paracrino de la ACTH producida en los nódulos hiperplásicos, lo cual también contribuye a la sobreproducción de cortisol.
- Se han reportado mutaciones somáticas y germinales de algunos genes involucrados en los mecanismos causantes de la PBMAH. Estos genes son ARMC5 (armadillo repeat-containing 5), PDE11A (fosfodiesterasa 11A), GNAS (codifica la subunidad alfa de la proteína G estimuladora), APC (adenomatous polyposis coli) y FH (fumarato hidratasa).

Enfermedad suprarrenal nodular pigmentada primaria (PPNAD)

- Es un desorden genético en el que la mayoría de los casos se asocian al complejo de Carney, un síndrome que se caracteriza por múltiples anomalías glandulares, léntigos y mixomas.
- El gen que más frecuentemente se asocia a la PPNAD y al complejo de Carney es PRKAR1A, con más de 120 mutaciones que incluyen sustituciones de bases, deleciones, inserciones o rearreglos.
- Las glándulas suprarrenales son pequeñas o de tamaño normal, con múltiples nódulos pigmentados rodeados de tejido atrófico.

Cuadro clínico

Puede variar, según la duración e intensidad del hipercortisolismo, desde un cuadro subclínico, hasta francamente manifiesto.

Los signos y síntomas del SC se muestran en el cuadro 34-2 e incluyen enfermedad cardiovascular, problemas neuropsiquiátricos, osteoporosis e intolerancia a la glucosa o diabetes, con un gran deterioro en la calidad de vida.

Cuadro 34-2. Características clínicas de los pacientes con síndrome de Cushing

• Obesidad central • Extremidades superiores e inferiores adelgazadas • Cara redonda (facie de "luna llena") • Plétora facial • Depósito de grasa en parte posterior de cuello (jiba dorsal) • Estrías violáceas en abdomen y brazos • Hirsutismo • Acné	• Debilidad muscular • Irregularidades menstruales • Disfunción eréctil • Labilidad emocional • Depresión • Diabetes *mellitus*/intolerancia a carbohidratos • Hipertensión arterial • Osteoporosis/osteopenia • Hipocaliemia

Diagnóstico

Pruebas de escrutinio:

Tienen como objetivo corroborar la presencia de hipercortisolismo endógeno.

Deben tener un alto nivel de sensibilidad, de tal manera que permitan diferenciar a los pacientes con SC de aquellos que no lo tienen, pero presentan un cuadro parecido como el síndrome metabólico, síndrome de ovarios poliquísticos o el seudoCushing (hipercortisolismo leve por sobreactividad del eje hipotálamo-hipófisis-suprarrenal que se presenta en estados como alcoholismo, depresión grave, obesidad mórbida).

Son necesarias, por lo menos, dos de las siguientes pruebas para confirmar hipercortisolismo:

a. Cortisol libre urinario elevado.
b. Ausencia de supresión del cortisol sérico a <1.8 µg/dL durante la prueba con dosis baja de dexametasona (1 mg VO administrado en dosis única a las 11:00 p.m.).
c. Cortisol salival nocturno elevado.

Pruebas de localización:

Tienen como objetivo identificar la causa del hipercortisolismo.

Se debe, inicialmente, medir ACTH, para saber si se trata de un estado dependiente o independiente de esta hormona.

La producción de cortisol por un tumor suprarrenal o por hiperplasia suprarrenal causa supresión de los corticotropos sanos y, por tanto, de ACTH, por lo que un nivel disminuido de ACTH (<10 pg/mL) en un paciente con hipercortisolismo endógeno sugiere síndrome de Cushing de origen suprarrenal.

Niveles intermedios de ACTH (10-20 pg/mL) son menos claros, pero si el SC es moderado a grave, probablemente se tratará de SC dependiente de ACTH (origen hipofisario o ectópico).

Cuando la secreción de cortisol es leve o cíclica, la supresión de ACTH puede ser incompleta, en estos casos, la prueba de estimulación con CRH puede desenmascarar la causa.

La tomografía computarizada de glándulas suprarrenales es el estudio de imagen que permite identificar la lesión causante del SC (usualmente un adenoma). Los carcinomas, por lo general, son densos y de tamaño mayor que los adenomas. En las hiperplasias macronodulares pueden observarse nódulos en ambas glándulas suprarrenales, mientras que en las micronodulares, las glándulas no están aumentadas de tamaño.

Tratamiento

Los pacientes son tratados con cirugía, la cual se realiza habitualmente por vía laparoscópica cuando se trata de lesiones benignas.

En pacientes con carcinoma, se prefiere cirugía abierta para poder estadificar el tumor.

Es necesario el tratamiento de reemplazo con glucocorticoide y mineralocorticoide, hasta por un año, en pacientes con suprarrenalectomía unilateral y, de por vida, en pacientes con suprarrenalectomía bilateral.

En los casos de carcinoma, se recomienda tratamiento con el agente adrenolítico mitotano como adyuvante de la cirugía.

Referencias bibliográficas

1. **Lacroix A, Feelders R, Stratakis C, Nieman L.** Cushing´s syndrome. *Lancet*. 2015;386:913-27.
2. **Stratakis C.** Cushing syndrome caused by adrenocortical tumors and hiperplasias (corticotropin-independent Cushing syndrome). *Endocr Dev*. 2008;13:117-32.
3. **Calebiro D, Di Dalmazi G, Bathon K, *et al*.** cAMP signaling in cortisol-producing adrenal adenoma. *EJE*. 2015;173:M99-106.
4. **Drougat L, Espiard S, Bertherat J.** Genetics of primary bilateral macronodular arenal hiperplasia: a model for early diagnosis of Cushing´s syndrome? *EJE*. 2015;173:M121-31.
5. **St-Jean M, El Ghorayeb N, Bourdeau I, Lacroix A.** Aberrant G-protein coupled hormone receptor in adrenal diseases. *Best Pract Res Clin Endocrinol Metab*. 2018;32:165-87.

CAPÍTULO 35

Incidentaloma suprarrenal

Dra. Nicole M. Iñiguez Ariza ▪ Dr. Francisco J. Gómez Pérez

Epidemiología

El término "incidentaloma suprarrenal" (IS) se refiere a la detección de una tumoración suprarrenal asintomática (≥1 cm) detectada en forma incidental por estudios de imagen realizados en ausencia de sospecha de enfermedad suprarrenal.

En los pacientes en quienes se realizan estudios de imagen transversales (p. ej., tomografías) los IS ocurren en ~5%. La prevalencia varía con la edad, siendo de ~3% a los 50 años de edad y de hasta 10% en los adultos mayores.

Cuadro clínico

Por definición, los IS suelen ser asintomáticos. Sin embargo, en interrogatorio dirigido, una serie de síntomas pueden ser evidentes, como aquellos relacionados con la producción autónoma de cortisol.

Etiología

La etiología de los IS varía e incluye tumores benignos y malignos derivados de la corteza suprarrenal, la médula o de origen extrasuprarrenal.

La gran mayoría de los IS son adenomas adrenocorticales (ACA, *adrenocortical adenomas*) benignos. La frecuencia de estos y de otras etiologías varía en las distintas series.

En las series que incluyen a "todos los pacientes con tumoración suprarrenal", las frecuencias reportadas son las siguientes:

- Adenoma cortical 80%
  - No funcionante 75%
  - Secreción autónoma de cortisol 12%
  - Aldosteronoma 2.5%
- Feocromocitoma 7%
- Carcinoma adrenocortical 8% (ACC, *adrenocortical carcinoma*)
- Metástasis 5%

En las series "quirúrgicas", las frecuencias reportadas son las siguientes:

- Adenoma cortical 55%
  - No funcionante 69%
  - Secreción autónoma de cortisol 10%
  - Aldosteronoma 6%
- Feocromocitoma 10%
- Carcinoma adrenocortical 11% (ACC)
- Mielolipoma 8%
- Quiste 5%

- Ganglioneuroma 4%
- Metástasis 7%

Algunos autores consideran que en las series quirúrgicas hay una sobreestimación de la prevalencia de malignidad y de tumores funcionantes.

En pacientes con tumores suprarrenales grandes (≥4cm), los IS siguen siendo la forma principal de presentación y la frecuencia de las distintas etiologías en estos es la siguiente:

- Adenoma 31%
- Feocromocitoma 22%
- Metástasis y otros tumores malignos 18%
- Otros tumores benignos 16%
- ACC 13%

Por lo que en pacientes con tumores suprarrenales grandes (≥4cm) la prevalencia de malignidad es de 31%. Entre los factores de riesgo para malignidad en estos casos están mayor edad, ser hombre, modo no incidental de presentación, tumores de mayor tamaño y mayor atenuación en tomografía (TAC) sin contraste.

Escrutinio y diagnóstico

Durante el escrutinio, es indispensable determinar en paralelo si se trata de un tumor suprarrenal benigno o maligno y si es o no funcionante, así como definir la necesidad o no de manejo quirúrgico. Este abordaje permite determinar la etología más probable del IS.

Los pacientes con IS deben evaluarse clínica, bioquímica y radiológicamente en busca de signos y síntomas de hipercortisolismo, aldosteronismo (en el contexto de hipertensión), presencia de feocromocitoma o tumor suprarrenal maligno.

Las guías europeas 2016 para el manejo de IS (Fassnacht y colaboradores) sugieren una serie de recomendaciones para el escrutinio y abordaje diagnóstico:

1. Determinación del riesgo de malignidad
   a. En todos los IS es necesario realizar un estudio de imagen para determinar si el tumor suprarrenal es homogéneo y rico en lípidos y, por tanto, benigno. Las guías recomiendan para esto realizar una TAC no contrastada.
   b. Si la TAC no contrastada es consistente con tumor suprarrenal benigno (con unidades Hounsfield ≤10), homogéneo y <4 cm, no se requiere ningún otro estudio de imagen adicional.
   c. Si la TAC no contrastada resulta ser indeterminada y las pruebas hormonales sugieren no funcionalidad, se pueden realizar otros estudios de imagen como TAC dinámica de suprarrenal con lavado (se mide la atenuación antes, a los 60 segundos y a los 10-15 minutos de la administración del contraste; un porcentaje de lavado relativo >40% y uno de lavado absoluto >60% sugiere tumor suprarrenal benigno), resonancia magnética (RM) para evaluar el "*chemical shift*" (los adenomas con alto contenido en lípidos pierden la intensidad de la señal en la fase "*out-of-phase*" o "fuera de fase") o FDG-PET.
   d. Las guías están en contra de realizar biopsia suprarrenal en el abordaje diagnóstico de pacientes con IS, a menos que exista historia de malignidad extrasuprarrenal o existan otros criterios (tumor suprarrenal hormonalmente inactivo, habiendo excluido feocromocitoma; cuando el tratamiento podría alterarse con el resultado de histopatología).
2. Descartar funcionalidad o producción excesiva de hormonas.
   a. Todo paciente debe ser evaluado de manera cuidadosa para determinar la presencia de síntomas o signos sugestivos de hiperproducción hormonal.

b. En todo paciente con IS debe realizarse una prueba de supresión con 1 mg de dexametasona (DST) para descartar producción autónoma de cortisol.
   I. Un cortisol matutino posterior a DST ≤1.8 µg/dL excluye secreción autónoma de cortisol.
   II. Si el cortisol matutino posterior a DST está entre 1.9 y 5.0 µg/dL sugiere "posible secreción autónoma de cortisol".
   III. Si el cortisol matutino posterior a DST es >5.0 µg/dL existe evidencia de "secreción autónoma de cortisol".
c. Se recomienda excluir la presencia de feocromocitoma mediante la medición de metanefrinas libres en plasma o metanefrinas fraccionadas en orina.
d. Se sugiere evaluar la tasa aldosterona/renina (PAC/PRA, *plasma aldosterone concentration/plasma renin activity*) sólo en pacientes con hipertensión o hipocaliemia de etiología incierta.
e. Se sugiere medición de hormonas sexuales y precursores de esteroides en pacientes con clínica o imagen sugestiva de ACC.

Las guías de la AACE sugieren que ante aldosterona >15 ng/dL y PAC/PRA >20 con actividad plasmática de renina suprimida, se debe sospechar aldosteronismo primario y esto debe ser confirmado ante ausencia de supresión de aldosterona en el contexto de carga de sal. Las guías de hiperaldosteronismo primario sugieren que, ante renina muy baja, hipocaliemia y aldosterona >20 ng/dL, no es necesario realizar pruebas confirmatorias.

Tratamiento

El tratamiento dependerá de la etiología del IS.

Para pacientes asintomáticos con tumores suprarrenales nofuncionantes y claramente benignos por imagen (p. ej., adenoma, mielolipoma) no está recomendado el tratamiento quirúrgico. Los mielolipomas gigantes generalmente son quirúrgicos por el riesgo de ruptura y hemorragia.

El tratamiento quirúrgico con suprarrenalectomía está recomendado en casos de tumores suprarrenales unilaterales con hiperproducción hormonal clínicamente significativa (p. ej., feocromocitoma, síndrome de Conn, síndrome de Cushing).

Se recomienda tratamiento con glucocorticoides perioperatorios a dosis quirúrgicas de estrés en todo paciente que va a ser sometido a suprarrenalectomía cuando existe evidencia (posible) de secreción autónoma de cortisol.

Los pacientes con feocromocitoma deben tratarse con alfabloqueo por 7-14 días antes de la cirugía y debe favorecerse dieta liberal en sodio y líquidos.

Los IS unilaterales con hallazgos radiológicos sospechosos de malignidad deben tratarse con suprarrenalectomía. Las guías europeas sugieren abordaje laparoscópico para tumores de menor tamaño (≤6 cm) sin invasión local; aquellos con signos de invasión local deben ser tratados con suprarrenalectomía abierta.

Seguimiento

En caso de IS <4 cm y claramente benignos por imagen, las guías europeas 2016 consideran que no es necesario realizar estudios de imagen de seguimiento, mientras que las guías de la Asociación Americana de Endocrinólogos Clínicos (AACE, *American Association of Clinical Endocrinologists*) 2009 sugieren realizar estudios de imagen a los 3 a 6 meses y luego anual por 1-2 años.

Si el IS es indeterminado por imagen y el paciente no desea cirugía, se sugiere realizar TAC o RM a los 6-12 meses. Si el tumor suprarrenal aumenta de tamaño en al menos 20% (e incremento ≥5 mm en diámetro máximo), se sugiere tratar quirúrgicamente.

El consenso del NIH 2002 y las guías de la AACE 2009 sugieren evaluación bioquímica anual por los primeros 4 y 5 años del diagnóstico del IS, respectivamente. Las guías europeas 2016 están en contra de repetir evaluación hormonal en pacientes en quienes, en el abordaje inicial, las hormonas fueron normales, a menos que se agreguen nuevos signos clínicos de hiperproducción hormonal, o si existe empeoramiento en las comorbilidades (p. ej., hipertensión, diabetes *mellitus*).

En pacientes con secreción autónoma de cortisol, pero sin datos clínicos francos de síndrome de Cushing que no fueron tratados con cirugía, las guías europeas sugieren evaluación clínica anual en busca de comorbilidades en relación con exceso de cortisol y, de acuerdo a hallazgos, evaluar el posible beneficio del tratamiento quirúrgico.

Carcinoma suprarrenal

Epidemiología y predisposición genética

El carcinoma adrenocortical (ACC) es una enfermedad muy rara, con una incidencia de 1 a 2 casos por millón por año. La mediana de edad al diagnóstico de ACC ocurre en la quinta y sexta década de la vida (46 y 55 años), siendo más frecuente en mujeres (1.5-2.5:1).

La incidencia es mayor en el sur de Brasil durante la niñez, de 2.9 a 4.2 por millón por año *versus* 0.2 a 0.3 por millón de niños por año a nivel mundial, debido a mayor prevalencia de la mutación germinal en *TP53*p.R337H.

El ACC puede ocurrir en el contexto de predisposición genética por síndromes hereditarios. Se ha descrito en el síndrome de Li Fraumeni (mutación en *TP53*; ACC en 3-7% de adultos y 50-80% de niños), neoplasia endocrina múltiple tipo 1 (mutación en *MEN1*; 1-2% de adultos) y síndrome de Lynch (mutación en *MSH2*, *MSH6*, *MLH1*, *PMS2*; 3% de adultos). Otros síndromes en donde muy rara vez se ha descrito ACC son síndrome de Beckwith-Wiedemann (ACC en niños), poliposis adenomatosa familiar, neurofibromatosis tipo 1 y síndrome de Werner.

Cuadro clínico

Existen 3 escenarios clínicos de presentación del ACC:

1. Síntomas y signos de exceso hormonal (40-60%) es la forma más frecuente de presentación. El hipercortisolismo es la variedad de exceso hormonal predominante (50-80% de ACC funcionantes), causa síndrome de Cushing (debilidad/atrofia muscular, diabetes *mellitus*, osteoporosis) con hipertensión arterial e hipocaliemia. El hiperandrogenismo es común en ACC (40-60% de ACC funcionantes). La coocurrencia de hipercortisolismo e hiperandrogenismo sucede en ~50% de los ACC funcionantes.
2. Síntomas inespecíficos de crecimiento tumoral local (en un tercio), como dolor abdominal/flanco o saciedad temprana.
3. Incidental (20-30%).

Los síndromes paraneoplásicos son poco frecuentes: hipoglucemia (síndrome de Anderson/IFG2), hiperaldosteronismo hiperreninémico, policitemia (inducida por eritropoyetina) y leucocitosis (por liberación de citosinas por el tumor).

Al diagnóstico, los ACC suelen ser grandes (10-13 cm). Existen distintos sistemas de etapificación: el de la ENSAT (*European Network for the Study of Suprarrenal Tumors*) clasifica a los ACC en 4 etapas: estadio 1 (≤5 cm), estadio 2 (>5 cm) confinado a la glándula suprarrenal, estadio 3 se extiende a los tejidos adyacentes (p. ej., parasuprarrenal, tejido adiposo) o a ganglios regionales, y estadio 4, cuando hay metástasis a distancia. Los sitios más frecuentes de metástasis a distancia son pulmón (40-80%), hígado (40-90%) y hueso (5-20%).

Escrutinio y diagnóstico

La evaluación bioquímica consiste en descartar hiperproducción hormonal con medición de cortisol sérico a las 8 a.m. y ACTH [la mayoría de pacientes con hipercortisolismo tienen ACTH suprimida (<10 pg/mL) y aumento espontáneo de cortisol a las 8:00 a.m.]. El diagnóstico de hipercortisolismo se establece con prueba de supresión con 1 mg de dexametasona, cortisol salival a medianoche o elevación de cortisol en orina de 24 horas. También se sugiere medir DHEAS, testosterona, aldosterona y actividad plasmática de renina, así como metanefrinas y normetanefrinas (para descartar feocromocitoma).

La etapificación inicial debe incluir, al menos, tomografía (TAC) o resonancia magnética (RM) de abdomen/pelvis y TAC de tórax. Otros estudios de imagen se realizan con base en la sospecha clínica (p. ej., gammagrama óseo en búsqueda de mestástasis óseas o estudio ^{18}F-FDG PET CT). Los ACC son típicamente grandes, heterogéneos (hemorragia, necrosis, calcificaciones), en la TAC tienen unidades Hounsfield en fase simple >10 y lavado absoluto <60% y relativo <40%. Una historia familiar dirigida es esencial para identificar cualquier posible contribución genética.

En patología, el sistema de Weiss evalúa el grado nuclear, la invasión tumoral de la cápsula a vasos adyacentes, cambios en patrones de crecimiento, presencia de necrosis, aumento en tasa de mitosis y presencia de figuras mitóticas atípicas. Con 3 o más criterios de Weiss se considera comportamiento maligno y clasificación como ACC. La proliferación del tumor puede evaluarse con inmunomarcadores como Ki67, donde en general los ACC tienen un índice de Ki67 >5%. Los ACC, además, pueden ser clasificados como carcinomas de bajo o alto grado con base en la tasa de mitosis (≤20 mitosis por 50 HPF *vs.* >20 mitosis por 50 HPF).

Tratamiento

La única terapia curativa para ACC es la resección quirúrgica completa. Las terapias adyuvantes tienen el objetivo de disminuir las recurrencias. Toda terapia de ACC irresecable o metastásico debe considerarse como paliativa. Aun en pacientes sin enfermedad residual posquirúrgica, las tasas de recurrencia son altas (19 a 34%). Para pacientes con alto riesgo de recurrencia local (p. ej., resección R1, con persistencia microscópica tumoral), se ha utilizado radioterapia local o mitotano. En pacientes con ACC y resección incompleta, o metastásico, o recurrente, la eficacia de terapia con mitotano está bien establecida. En general, 30% muestra estabilidad de la enfermedad o respuesta parcial al tratamiento con mitotano. Este fármaco requiere monitorización estrecha de eventos adversos y niveles plasmáticos de mitotano (con meta de 14-20 mg/L). La insuficiencia suprarrenal ocurre invariablemente y requiere tratarse de manera preventiva, inicialmente a dosis de 30-40 mg de hidrocortisona por día, con ocasionales requerimientos de dosis suprafisiológicas de 50 a 100 mg/día, dado incremento en el catabolismo del cortisol. El mitotano es, además, inductor del CYP3A4, que suele metabolizar fármacos como estatinas, opiáceos, benzodiacepinas, warfarina, algunos antibióticos, doxorrubicina y etopósido. Los niveles de mitotano pueden persistir altos hasta por 1 año después de la suspensión del fármaco.

La quimioterapia citotóxica está indicada en ACC avanzado y metastásico con regímenes combinados, la tasa de respuesta global para estos es de 30%. En el estudio fase 3 FIRM-ACT, el régimen EDPM (etopósido, doxorrubicina, cisplatino y mitotano) fue superior a mitotano + estreptozotocina.

En cuanto al tratamiento de la hiperproducción hormonal de acuerdo al tipo de elevación hormonal, existen distintos tratamientos posibles. Para el hipercortisolismo: mitotano, mifepristona, metirapona, ketoconazol, etomidato y aminoglutetimida. Exceso de mineralocorticoides: espironolactona y eplerrenona. Hiperandrogenemia: espironolactona. Exceso de estrógenos: inhibidores de la aromatasa (anastrazol, letrozol) y moduladores selectivos del receptor de estrógenos (tamoxifeno y raloxifeno).

Como terapias locales del ACC están la radioterapia, la ablación con radiofrecuencia (p. ej., de metástasis hepáticas) o la quimioembolización.

Seguimiento

Los pacientes con ACC deben seguirse cada 3 meses. Si no existe evidencia de recurrencia pasados 2-3 años de vigilancia, la frecuencia de la vigilancia puede extenderse a cada 6 meses por los primeros 5 años en total. La vigilancia incluye evaluación física detallada y completa, estudios de imagen transversales (TAC tórax/abdomen/pelvis) y evaluación con estudios de laboratorio (medición de hormonas esteroideas).

Referencias bibliográficas

1. **Fassnacht M, Arlt W, Bancos I, *et al.*** Management of suprarrenal incidentalomas: European Society of Endocrinology Clinical Practice Guideline in collaboration with the European Network for the Study of Suprarrenal Tumors. *Eur J Endocrinol.* 2016;175(2):G1-G34.
2. **Iniguez-Ariza NM, Kohlenberg JD, Delivanis DA, *et al.*** Clinical, Biochemical, and Radiological Characteristics of a Single-Center Retrospective Cohort of 705 Large Suprarrenal Tumors. *Mayo Clin Proc Innov Qual Outcomes.* 2018;2(1):30-9.
3. NIH state-of-the-science statement on management of the clinically inapparent suprarrenal mass ("incidentaloma"). *NIH Consens State Sci Statements.* 2002;19(2):1-25.
4. **Zeiger MA, Thompson GB, Duh QY, *et al.*** American Association of Clinical Endocrinologists and American Association of Endocrine Surgeons Medical Guidelines for the Management of Suprarrenal Incidentalomas: executive summary of recommendations. *Endocr Pract.* 2009;15(5):450-3.
5. **Lee JM, Kim MK, Ko SH, *et al.*** Clinical Guidelines for the Management of Suprarrenal Incidentaloma. *Endocrinol Metab* (Seoul). 2017;32(2):200-18.
6. **Young WF, Jr.** Clinical practice. The incidentally discovered suprarrenal mass. *N Engl J Med.* 2007;356(6):601-10.
7. **Funder JW, Carey RM, Mantero F, *et al.*** The Management of Primary Aldosteronism: Case Detection, Diagnosis, and Treatment: An Endocrine Society Clinical Practice Guideline. *J Clin Endocrinol Metab.* 2016;101(5):1889-916.
8. **Else T, Kim AC, Sabolch A, *et al.*** Adrenocortical carcinoma. *Endocr Rev.* 2014;35(2):282-326.
9. **Fassnacht M, Terzolo M, Allolio B, *et al.*** Combination chemotherapy in advanced adrenocortical carcinoma. *N Engl J Med.* 2012;366(23):2189-97.
10. **Fassnacht M, Dekkers O, Else T, *et al.*** European Society of Endocrinology Clinical Practice Guidelines on the Management of Adrenocortical Carcinoma in Adults, in collaboration with the European Network for the Study of Suprarrenal Tumors. *Eur J Endocrinol.* 2018.
11. **Beuschlein F, Weigel J, Saeger W, *et al.*** Major prognostic role of Ki67 in localized adrenocortical carcinoma after complete resection. *J Clin Endocrinol Metab.* 2015;100(3):841-9.

CAPÍTULO 36

Tumores de las células cromafines: feocromocitomas y paragangliomas

Dr. Juan Manuel Ríos Torres

Introducción

Los feocromocitomas son tumores secretores de una o más catecolaminas (epinefrina, norepinefrina o dopamina) que se originan en las células cromafines (TCC) de la médula suprarrenal; excepcionalmente (≤10%) pueden ser bioquímicamente silenciosos. Los paragangliomas pueden ser de dos tipos: a) tumores de las células cromafines de los paraganglios abdominales, torácicos o pélvicos (TCC extrasuprarrenales) que secretan norepinefrina y b) tumores de células no cromafines de los ganglios parasimpáticos de los nervios glosofaríngeo y vago, que se localizan en el cuello y base del cráneo (>95% de estos son no secretores). En adultos, 85% de todos los TCC son feocromocitomas y 15% (30% en niños) son paragangliomas. La prevalencia de TCC en adultos con hipertensión es de 0.2 a 0.6%, en niños es 1.7%. Entre 60 y 70% de los TCC son feocromocitomas esporádicos unilaterales, y de 30 a 40% son formas sindrómicas asociadas a mutaciones de línea germinal en distintos genes, cada mutación da lugar a un síndrome hereditario específico (cuadro 36-1). Su identificación permite tratar oportunamente a los familiares afectados. Alrededor de 10% de los feocromocitomas esporádicos son malignos, en las formas sindrómicas la prevalencia de malignidad varía según el gen afectado (cuadro 36-1), >20 a 30% de todos los paragangliomas son metastásicos.

La importancia clínica de los TCC se debe a su alta morbilidad y mortalidad cardiovascular, siendo curables si se resecan quirúrgicamente. Los paragangliomas pueden ser localmente invasivos.

Cuadro clínico

El cuadro 36-2 revela información sobre signos y síntomas de las formas sindrómicas de TCC. Además, siempre deben buscarse de manera intencionada signos y síntomas potencialmente presentes en cada uno de los síndromes asociados a TCC.

Diagnóstico y localización

Las pruebas de elección en el diagnóstico de los TCC son las metanefrinas plasmáticas libres o las metanefrinas urinarias fraccionadas, debido a su alta sensibilidad diagnóstica (>95%). Las metanefrinas libres se producen en las células cromafines por la COMT, enzima ausente en los ganglios simpáticos, por lo que estos metabolitos son marcadores relativamente específicos de los tumores cromafines. Las metanefrinas son secretadas directa y continuamente por el tumor.

El mejor ensayo usa cromatografía líquida y espectrometría de masas. A mayor sensibilidad diagnóstica se reduce la omisión de tumores potencialmente letales y se minimiza la necesidad de estudios adicionales, si los iniciales son negativos. Cuando la disponibilidad de estos métodos es limitada, se recomienda la referencia a centros especializados. La especificidad es máxima, si la muestra plasmática se obtiene con el paciente en decúbito supino por 30 minutos, con el paciente sentado, aumentan los falsos positivos. Esto se explica por la fuerte activación simpática y secreción de norepinefrina con la postura erecta, aunque la depuración metabólica es rápida. Si lo anterior no puede hacerse, las metanefrinas fraccionadas en orina de 24 horas son buena alternativa. Debe medirse la creatinina urinaria para verificar que la recolección sea completa.

Se puede reconocer a ≥75% de los TCC por la magnitud y naturaleza del incremento en los valores. Una elevación de metanefrina o normetanefrina de ≥3 veces por encima del límite superior del ensayo es poco probable que sea falsa positiva y debe seguirse por estudios de imagen para localización. El incremento de ambas, normetanefrina y metanefrina, es muy raro como falso positivo y se ve en >50% de los pacientes con feocromocitoma. Las elevaciones limítrofes son un problema diagnóstico, ocurren en la cuarta parte de los pacientes y se confunden con una cantidad mayor de falsos positivos. Esto puede deberse a un muestreo inadecuado y se resuelve tomando la muestra

Cuadro 36-1. Características generales de las formas sindrómicas de TCC

Gen	FC suprarrenal	FC bilateral	PG secretor	PG cabeza y cuello	Malignidad	Fenotipo secretor
VHL	Sí	50%	Raro	Raro	<7%	NE (o NE + DA)
RET	Sí	50–80%*	Raro	No	<5%	E (o E + NE)
NF1	Sí	12–16%	Raro	No	6–12%	E (o E + NE)
SDH B	Raro	Raro	Sí	Raro	31–71%	NE, DA (NE+DA)
SDH D	Raro	Raro	Raro	Múltiples	<5%	Silencioso, NE, DA
SDH C	Raro	Raro	Raro	Múltiples	<5%	Silencioso, NE, DA
SDH A	Sí	Raro	Sí	Raro	<14%	NE, DA
MAX	Sí	67%	Raro	No	20–35%	E + NE
TMEM127	Sí	33%	Raro	No	<5%	E + NE
FH	Sí	>30%	Sí	No	>30%	NE

FC: feocromocitoma; PG: paraganglioma; VHL: enfermedad de Von Hippel Lindau; RET: mutación propia de NEM 2; NF1: neurofibromatosis tipo 1; SDH: succinato deshidrogenasa; MAX: *MYC-associated factor X*; TMEM127: regulador negativo de *mammalian target of rapamycin* (mTOR) *effector proteins*; FH: fumarato hidratasa; E: epinefrina; NE: norepinefrina; DA: dopamina (*Frecuentemente asincrónico).

Cuadro 36-2. Signos y síntomas de TCC

Signos y síntomas durante un paroxismo	Signos y síntomas crónicos
• Hipertensión • Palidez • Cefalea • Dolor torácico • Palpitaciones • Temblor • Disnea • Diaforesis fría • Náusea y vómito	• Hipertensión • Hiperglucemia • Hipotensión postural • Estreñimiento • Cansancio • Ansiedad/nerviosismo • Pérdida de peso • Palpitaciones • Temblor

en decúbito supino. Si los valores continúan limítrofes, se indica la prueba de supresión con clonidina, que mide normetanefrina plasmática. Todos aquellos con resultados positivos de metanefrinas plasmáticas o urinarias deben tener seguimiento, variable según el nivel de elevación y de las manifestaciones clínicas. Cuando los resultados positivos son limítrofes con bajas probabilidades de tumor, se debe hacer una revaluación bioquímica diagnóstica en 6 meses.

Ciertos medicamentos causan interferencia analítica en el ensayo que mide metanefrinas (cromatografía líquida y detección electroquímica), otros alteran el metabolismo de las catecolaminas, ambas clases pueden dar falsos positivos. La decisión de proceder a estudios de localización o esperar y repetir más tarde la evaluación diagnóstica debe tomar en cuenta las probabilidades pretest del tumor, la magnitud y el patrón de la elevación, su correlación con la presentación clínica, así como el análisis de todas las condiciones preanalíticas que pudieran haber influido en el resultado de las pruebas.

Los estudios de imagen deben realizarse después (no antes) de la demostración bioquímica del tumor, puesto que las pruebas bioquímicas tienen mayor sensibilidad diagnóstica y mayor especificidad. Este abordaje es costo efectivo, reduce gastos, exposición innecesaria a radiación y errores diagnósticos.

Excepcionalmente, hay tumores silenciosos desde el punto de vista bioquímico, como la mayoría de los paragangliomas parasimpáticos del cuello y base del cráneo asociados a mutaciones del gen de la succinato deshidrogenasa (*SDH*) o los TCC pequeños encontrados en el escrutinio de familias con formas sindromáticas. Los tumores no secretores pueden, eventualmente, alcanzar un gran tamaño, y los estudios de imagen son la única forma de detectarlos. La cromogranina A es cosecretada con las catecolaminas, su concentración plasmática es proporcional al tamaño tumoral, puede ser útil para monitorizar respuesta al tratamiento y recaída.

La TAC contrastada tiene excelente resolución espacial en abdomen y pelvis, y alta sensibilidad (>90%), aunque poca especificidad (70%). Por disponibilidad y bajo costo se recomienda como el estudio inicial. Es de elección para feocromocitomas suprarrenales, su sensibilidad es menor en tumores extrasuprarrenales, residuales, recurrentes o metastásicos. El tumor puede verse homogéneo, heterogéneo, necrótico, con calcificaciones, sólido o quístico. Antes del contraste, >90% tiene una atenuación mayor de 10 UH y, con contraste, el lavado es <60% a los 15 minutos.

La RNM tiene alta sensibilidad (95%), pero baja especificidad. Es superior a la TAC para detectar paragangliomas en ciertas localizaciones (intracardiaca, yuxtacardiaca o yuxtavascular), pues reduce los artefactos inducidos por los movimientos cardiacos y respiratorios. También es superior para definir la relación del tumor con grandes vasos adyacentes. La RNM es recomendable en enfermedad metastásica, en la detección de paragangliomas de cuello y base del cráneo, en presencia de clips quirúrgicos que causen artefactos en TAC (excepto clips para aneurismas intracraneales), en pacientes con alergia al contraste IV y en quienes se debe limitar la exposición a radiación. Una señal de alta intensidad (imagen brillante) en secuencia T2 de RNM es característica de feocromocitoma, aunque no totalmente sensible ni específica; el fenómeno se asocia a alta vascularización.

Existen varios estudios funcionales de imagen, su elección descansa en las probabilidades pretest de que sea un caso esporádico, sindrómico o metastásico. El SPECT/MIBG es >80% sensible y específico para identificar un feocromocitoma suprarrenal esporádico, su sensibilidad es menor en paragangliomas, metástasis y enfermedad recurrente. Las suprarrenales normales captan MIBG, lo que causa problemas de interpretación. El estudio debe ser realizado e interpretado por médicos experimentados en el procedimiento. Ciertos medicamentos (simpaticomiméticos, vasoconstrictores nasales, fenilpropanolamina, reserpina, labetalol, fenotiazinas, butirofenonas, antidepresivos tricíclicos, bloqueadores de canales de calcio) pueden disminuir la acumulación de MIBG y deben suspenderse 2 semanas antes. Para evitar el secuestro tiroideo, se debe preparar con solución saturada de yoduro de potasio. Este estudio de imagen también está indicado en enfermedad metastásica cuando la cirugía no es una opción terapéutica y se planea radioterapia con ^{131}I-MIBG. El SPECT/MIBG está más ampliamente disponible y es de menor costo que el PET/CT con ^{18}F-DOPA, cuya utilidad diagnóstica es parecida.

El PET/CT tiene mejor resolución espacial que el SPECT/MIBG y se interpreta en minutos o pocas horas después de inyectar el radiofármaco. El PET/CT con ^{18}F-dopamina aumenta la sensibilidad diagnóstica, especialmente en la detección de paragangliomas asociados a mutación en *SDHB*, pero su disponibilidad es limitada. El PET/CT con ^{18}F-DOPA tiene alta sensibilidad en tumores suprarrenales y muy alta en paragangliomas no productores del cuello y base del cráneo, su sensibilidad en paragangliomas asociados a mutaciones *SDH* es un poco mayor que la del SPECT/MIBG. El PET/CT con ^{18}FDG es altamente sensible en la detección de tumores suprarrenales, pero su especificidad es menor que la del SPECT/MIBG, y es especialmente útil en enfermedad metastásica.

El octreoscan es menos sensible que el SPECT/MIBG para detectar feocromocitomas, pero mejor para identificar paragangliomas en cuello y base del cráneo, y enfermedad metastásica. El PET/CT, con otros agonistas de receptores de somatostatina (DOTANOC, DOTATOC, DOTATATE), tiene una sensibilidad semejante a la del octreoscan, aunque con mejor resolución.

Tratamiento

El tratamiento de elección es la resección quirúrgica del o de los tumores. Se requiere una preparación médica correcta para normalizar la presión arterial, restaurar el déficit de volumen vascular y prevenir crisis hipertensivas durante la cirugía. Se deben usar bloqueadores alfaadrenérgicos, de canales de calcio o del receptor de angiotensina, siendo los primeros de elección (prazosina, terazosina o doxazosina). La presión arterial debe estar bien controlada, por lo menos, dos semanas antes de la cirugía. Una vez logrado un buen bloqueo alfaadrenérgico, se puede agregar un betabloqueador. El uso aislado de este último puede exacerbar la hipertensión. La metirosina, que bloquea la tirosina hidroxilasa, puede ser útil.

Referencias bibliográficas

1. **Lenders JWM, Duh QY, Eisenhofer G, *et al.*** Pheochromocytoma and Paraganglioma: An Endocrine Society Clinical Practice Guideline. *J Clin Endocr Metab.* 2014;99(6):1915-1942.
2. **Young WF.** *Endocrine Hypertension.* In: Jameson JL, De Groot LJ, Kretser DM, *et al. Endocrinology: Adult and Pediatric.* 7th ed. Elsevier Saunders Eds; 2016.
3. **Pacak K, Timmers HJLM, Eisenhofer G.** Pheochromocytoma. In: Melmed S, Polonsky KS, Larsen PR, Kronenberg HM. *Williams Endocrinology.* 13th ed. Elsevier Eds; 2016.
4. **Young WF.** Endocrine Hypertension. In: Gardner DG, Shoback D. *Greenspan's Basic & Clinical Endocrinology.* 10th ed. Lange Eds; 2018.

CAPÍTULO 37

Evaluación por imagen de las glándulas suprarrenales

Dra. Mariana Díaz Zamudio

Introducción

El rol de la imagen es determinante en la evaluación de las glándulas suprarrenales, tanto en el contexto del paciente sintomático con sospecha de patología suprarrenal, como en aquellos pacientes en los que se encuentra una lesión de forma incidental.

Los métodos de imagen más útiles son la tomografía computarizada (TC), la medicina nuclear (SPECT o PET) y la imagen por resonancia magnética (RM); cada uno de los métodos tiene sus fortalezas e indicaciones. Debido a su disponibilidad y rendimiento diagnóstico, la TC es la herramienta más utilizada.

En general, tanto en los estudios por TC como por RM, el diagnóstico de lesiones suprarrenales se fundamenta en la morfología, tamaño y el comportamiento con el material de contraste intravenoso. Un protocolo completo dirigido a las glándulas suprarrenales debe de incluir, al menos, fase simple previa la administración de material de contraste, fase portal (60 segundos) y fase tardía (a 15 minutos); la fase arterial es opcional, depende de la sospecha clínica (se indica cuando existe sospecha de feocromocitoma o estenosis de arterias renales).

Lesiones suprarrenales incidentales

Las lesiones suprarrenales incidentales tienen alta prevalencia, su caracterización tiene gran relevancia en el manejo subsecuente de los pacientes, especialmente en los pacientes oncológicos. El papel de la evaluación por imagen es determinar si la lesión se trata de un adenoma. Los adenomas se encuentran reportados de 1-4% y, en algunas series, hasta 9% en la población general, menos de 10% de los adenomas son funcionantes. El dato más certero para su diagnóstico es la determinación del contenido de lípidos intracelulares. Podemos considerar una lesión incidental compatible con adenoma cuando encontramos:

- Densidad de la lesión menor a 10 UH en fase simple de TC. Este dato tiene sensibilidad de 71%, especificidad de 98% y permite obviar el resto de las fases.
- Lavado absoluto >60%. Lavado absoluto = [(Densidad en fase portal - Densidad en fase tardía)/(Densidad en fase portal - Densidad en fase simple)] x 100.
- Lavado relativo >40%. Lavado relativo = [(Densidad en fase portal - Densidad en fase tardía)/Densidad en fase portal] x 100 (figura 37-1).
- Estabilidad de la lesión en 2 años de seguimiento.
- Caída en la intensidad de la señal entre las imágenes dentro y fuera de fase por RM (figura 37-2).

Es necesario tener ciertas consideraciones diagnósticas en relación con los adenomas:

- Pueden tener apariencia atípica cuando se presentan con degeneración quística, hemorragia o calcificación.
- Existe también la entidad conocida como adenoma pobre en grasa, puede encontrarse en 10 a 40%, en este contexto tanto la apariencia en fase simple como la imagen por RM dentro y fuera de fase no resultan de utilidad.

- En lesiones mayores de 3 cm, la certeza diagnóstica disminuye considerablemente.
- Aunque sólo 2% de los incidentalomas son metástasis en población general, este porcentaje asciende a 26–73% en pacientes con diagnóstico oncológico.

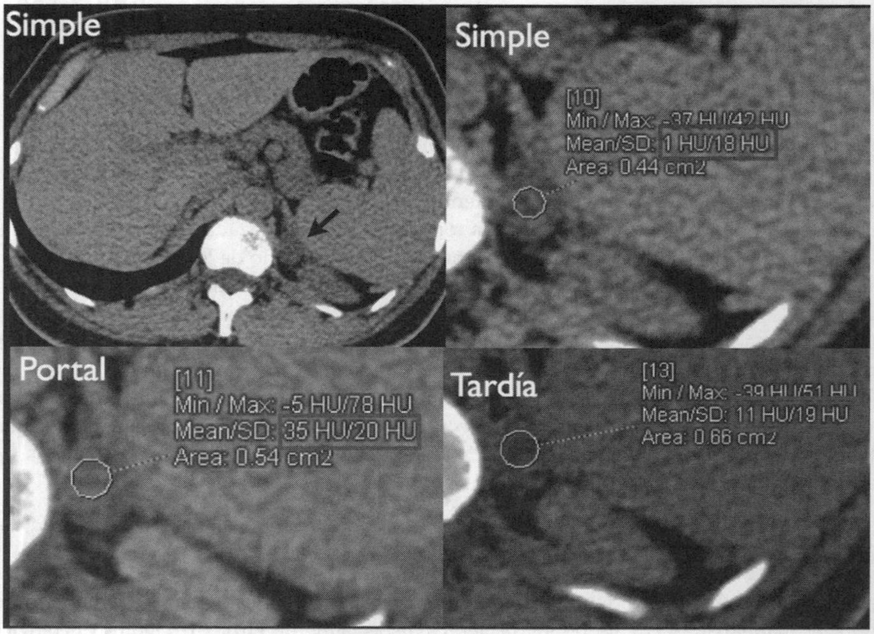

Figura 37-1. Imágenes axiales de TC en fase simple, portal y tardía con adenoma en glándula suprarrenal izquierda (flecha) y densidades medidas en las diferentes fases que demuestran lavado absoluto y relativo compatible con adenoma.

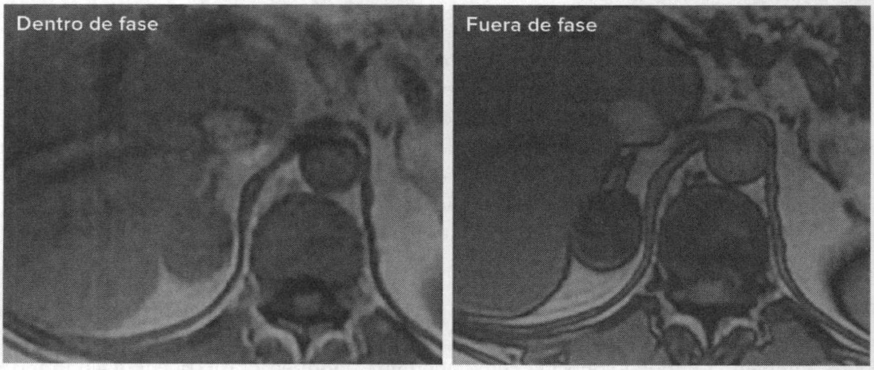

Figura 37-2. Imágenes axiales de secuencias de RM dentro y fuera de fase en paciente con adenoma en glándula suprarrenal derecha, en la que se observa el descenso característico en la intensidad de señal.

Lesiones suprarrenales sintomáticas

En este grupo de pacientes, la evaluación por imagen se realiza dirigida por la sospecha de un síndrome clínico de etiología suprarrenal (hiperaldosteronismo, síndrome de Cushing, Addison, virilización).

El rol principal de la imagen en este grupo de pacientes es la identificación de hiperplasia o adenoma.

La hiperplasia suprarrenal se describe como un incremento difuso en el tamaño de la glándula, el reto se encuentra en la alta variabilidad en la apariencia de las glándulas suprarrenales. El criterio para considerar aumento de tamaño en el cuerpo y ramas de las suprarrenales difiere en varios reportes de la literatura, en general se considera como punto de corte 7 mm de espesor (figura 37-3).

El adenoma en el contexto de pacientes sintomáticos posee las mismas características por imagen ya comentadas. Identificar un adenoma no garantiza que este sea funcionante; los datos de atrofia en la glándula contralateral pueden apoyar el diagnóstico de adenoma funcionante.

Particularmente en el contexto del hiperaldosteronismo, el papel del muestreo venoso de glándulas suprarrenales puede determinar el tratamiento, sin embargo, en estudios prospectivos controlados no ha demostrado superioridad a la evaluación por TC.

Feocromocitoma

Generalmente, el feocromocitoma es de tamaño promedio al diagnóstico de 4 a 6 cm, esférico con bordes lisos, se pueden encontrar calcificaciones punteadas en 10%. El feocromocitoma es una lesión que puede tener apariencia muy variable por imagen, la apariencia típica descrita de lesiones hipervasculares o altamente hiperintensas en T2 se presenta, únicamente, en una minoría de los pacientes y es poco específica. Hasta 30% de los feocromocitomas pueden cumplir criterios de lavado para adenoma. El diagnóstico depende del grado de sospecha (figura 37-4).

El feocromocitoma puede presentarse como parte de un síndrome hereditario (MEN2A, MEN2B, NF1, VHL 2, paraganglioma familiar) hasta en 40% de los pacientes. Aunque en su mayoría son lesiones benignas, es importante realizar imagen de estadiaje, en este contexto es de gran utilidad el SPECT con MIBG I123 que tiene especificidad de 100% y sensibilidad de 79-88%.

El FDG-PET es de utilidad por su gran sensibilidad para identificar lesiones con alta tasa de metabolismo, sin embargo, no es específico y no permite la distinción de otras lesiones tumorales.

Carcinoma suprarrenal

La principal característica es el mayor tamaño al diagnóstico y datos de infiltración a estructuras adyacentes. Generalmente muestran áreas de necrosis y, con menos frecuencia, hemorragia o calcificación (30%). Pueden ser funcionantes 60% y 10% bilaterales (figura 37-5).

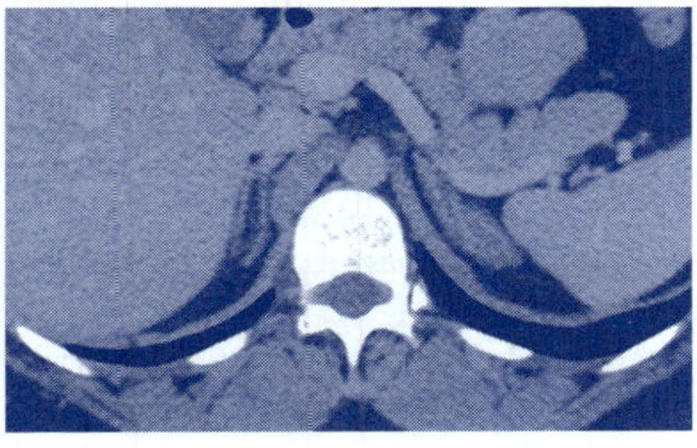

Figura 37-3. Imagen axial de TC en fase venosa que muestra incremento difuso del tamaño de glándula suprarrenal izquierda compatible con hiperplasia.

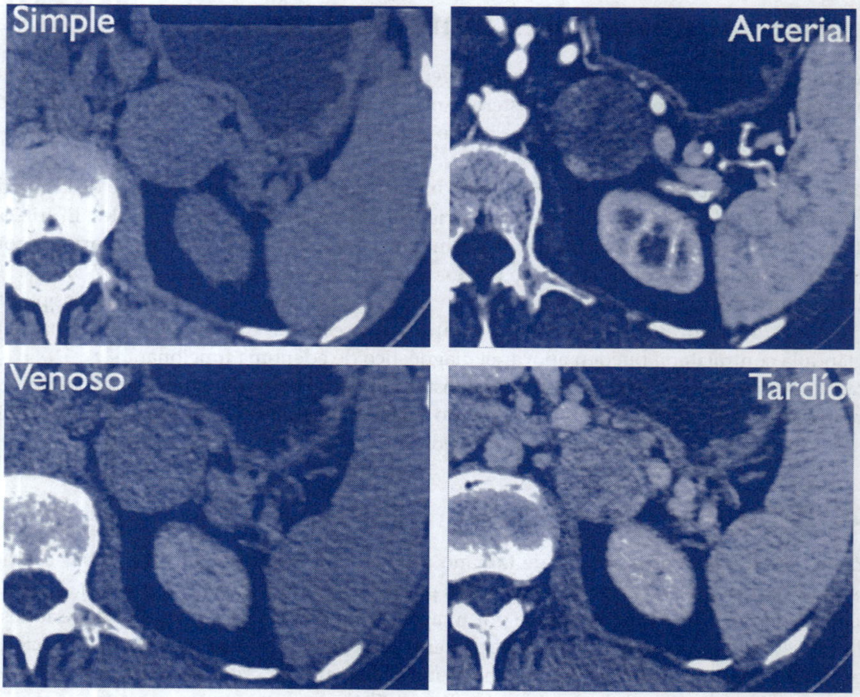

Figura 37-4. Imágenes axiales de TC en fases simple, arterial, venosa y tardía que muestran lesión dependiente de la suprarrenal izquierda con reforzamiento arterial parcial el cual progresa hacia fases venosa y tardía, sin mostrar lavado.

Otras lesiones suprarrenales

Las metástasis son las lesiones malignas más frecuentes; los tumores primarios más comunes son pulmón, mama, riñón, páncreas y tracto gastrointestinal.

Existen otras lesiones suprarrenales que, en su mayor parte, son asintomáticas hasta que alcanzan un tamaño que condiciona efecto de masa. Algunas tienen apariencia típica por imagen, como es el caso de los quistes en los que se observa una lesión de pared lisa y delgada con contenido homogéneo líquido, o el mielolipoma que se caracteriza por áreas de grasa intralesional. El linfoma suprarrenal puede ser primario o secundario; este último, mucho más frecuente, es bilateral en 50% de los pacientes. Otras lesiones como hemangioma, sarcoma, linfangioma, schwannoma, ganglioneuroma, tumor adenomatoideo, oncocitoma tienen apariencia inespecífica.

Insuficiencia suprarrenal

En los pacientes con sospecha de insuficiencia suprarrenal, los estudios de imagen pueden identificar antecedente de proceso granulomatoso con presencia de calcificaciones.

También puede ser de utilidad en el diagnóstico de hemorragia suprarrenal. La hemorragia suprarrenal puede ser de origen traumático (generalmente unilateral) o no traumático (con frecuencia bilateral) asociado a situaciones de estrés (cirugía, quemaduras, sepsis, hipotensión). En su fase aguda en TC se observa como una lesión bien definida con alta densidad desde fase simple sin datos de reforzamiento en las fases contrastadas, con el paso de los días la apariencia hiperdensa en fase simple tiende a desaparecer, a permanecer hipodensa, y puede evolucionar a áreas de calcificación.

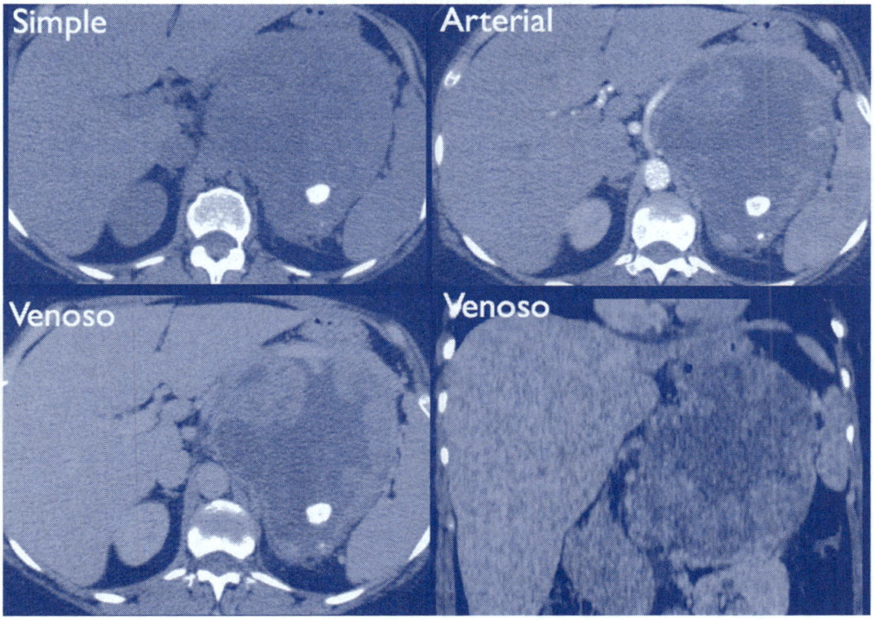

Figura 37-5. Imágenes axiales y coronal de TC en fases simple, arterial y venosa de paciente con lesión de gran tamaño en glándula suprarrenal izquierda con importante necrosis central y una calcificación gruesa, el diagnóstico histopatológico fue carcinoma suprarrenal.

Referencias bibliográficas

1. **Korivi BR, Elsayes KM, de Castro SF, *et al*.** An update of practical CT suprarrenal imaging: what physicians need to know. *Curr Radiol Rep*. 2015;3(4):1–11.
2. **Caoili EM, Korobkin M, Francis IR, *et al*.** Suprarrenal masses: characterization with combined unenhanced and delayed enhanced CT. *Radiology*. 2002;222(3):629–33.
3. **Elsayes KM, Emad-Eldin S, Morani AC, Jensen CT.** Practical Approach to Suprarrenal Imaging. *Radiol Clin North Am*. 2017;55(2):279-301.
4. **Blake MA, Cronin CG, Boland GW.** Suprarrenal imaging. *AJR*. 2010;194(6):1450–60.
5. **Adam SZ, Nikolaidis P, Horowitz JM, *et al*.** Chemical shift MR imaging of the suprarrenal gland: principles, pitfalls, and applications. *Radiographics*. 2016;36(2):414–32.
6. **Barzon L, Sonino N, Fallo F, *et al*.** Prevalence and natural history of suprarrenal incidentalomas. *Eur J Endocrinol*. 2003;149(4):273–85.
7. **Agrons MM, Jensen CT, Habra MA, *et al*.** Suprarrenal cortical hyperplasia: diagnostic workup, subtypes, imaging features and mimics. *Br J Radiol*. 2017;90:20170330.

8. **Dekkers T, Prejbisz A, Kool LJS, *et al*.** Suprarrenal vein sampling versus CT scan to determine treatment in primary aldosteronism: an outcome-based randomized diagnostic trial. *Lancet Diabetes Endocrinol*. 2016;4(9):739-746.
9. **Čtvrtlík F, Koranda P, Schovánek J, *et al*.** Current diagnostic imaging of pheochromocytomas and implications for therapeutic strategy. *Exp Ther Med*. 2018;15(4):3151–3160.
10. **Szolar DH, Korobkin M, Reittner P, *et al*.** Adrenocortical carcinomas and suprarrenal pheochromocytomas: mass and enhancement loss evaluation at delayed contrast-enhanced CT. *Radiology*. 2005;234(2):479–85.
11. **Guo YK, Yang ZG, Li Y, *et al*.** Addison's disease due to suprarrenal tuberculosis: contrast-enhanced CT features and clinical duration correlation. *Eur J Radiol*. 2007;62(1):126–31.
12. **Jordan E, Poder L, Courtier J, *et al*.** Imaging of nontraumatic suprarrenal hemorrhage. *AJR*. 2012;199(1):W91-8.

CAPÍTULO 38

PET/CT en la localización de tumores endocrinos de las glándulas suprarrenales

Dra. Ana Paula Piana Bezaury

Introducción

En la localización de tumores endocrinos de glándulas suprarrenales se han utilizado diversos estudios anatómicos, como son el ultrasonido (US), la tomografía computarizada (TC) y la resonancia magnética (RM), así como estudios funcionales de medicina nuclear, entre ellos SPECT/CT con ^{131}I-MIBG, los cuales, en algunos casos, no son concluyentes.

La tomografía por emisión de positrones realizada junto con tomografía computarizada (PET/CT) es una técnica diagnóstica de medicina nuclear y radiología, la cual no es invasiva y nos permite realizar una evaluación del cuerpo completo. Mediante la administración de diferentes radiofármacos emisores de positrones se obtienen imágenes funcionales.

El radiofármaco más utilizado a nivel mundial para estudios oncológicos es el ^{18}F-FDG, el cual es un análogo de la glucosa. Para poder realizar el estudio, es necesario tener un ayuno mínimo de 8 horas y una glucosa sérica <200 mg/dL, entre otros requerimientos.

Los tumores endocrinos de glándulas suprarrenales suelen tener características funcionales distintas y diferenciarse bien, por lo que se han utilizado otros tipos de radiofármacos, como ^{18}F-FDOPA, los cuales actúan vía transporte de aminoácidos, y radiofármacos análogos de receptores de somatostatina, como ^{68}Ga-DOTANOC, ^{68}Ga-DOTATOC y ^{68}Ga-DOTATATE. Para estos radiofármacos no es necesario el ayuno, a menos que se realice el estudio de TC con medio de contraste yodado, de preferencia no iónico, lo cual ayuda a la evaluación y mejor caracterización de las lesiones, por lo que se recomienda su uso en todos los casos, excepto si el paciente es alérgico al material de contraste yodado o presenta falla renal.

Estudios de PET/CT

Los estudios de PET/CT ^{18}F-FDOPA pueden realizarse con o sin previa administración de carbidopa, esta disminuye la concentración fisiológica del radiofármaco en páncreas.

Los estudios de PET/CT realizados con radiofármaco análogo de somatostatina necesitan suspender el tratamiento médico con octreotide antes de realizarse el estudio, ya que compiten por los receptores de somatostatina, por ejemplo, aquellos que reciben el octreotide de vida media de 30 días deben realizarse el estudio un día antes de aplicarse el medicamento.

El tipo de radiofármaco utilizado en los estudios de PET/CT dependerá del tipo de neoplasia, su histopatología, grado tumoral, su comportamiento en otros estudios de medicina nuclear y si es o no funcional. Se indica principalmente para la localización de tumor primario no conocido, así como para estadiaje, reestadificación, valorar respuesta a tratamiento y vigilancia.

Los tumores suprarrenales son comunes, pueden ser funcionales o no funcionales. Es importante realizar una adecuada valoración anatómica y funcional para diferenciar las lesiones benignas de las malignas. Algunas de las características que nos ayudan a diferenciarlas son el tamaño de la lesión, la presencia o no de necrosis, el reforzamiento y lavado con el material de contraste endovenoso, la avidez a algún radiofármaco y la presencia o no de metástasis locales, regionales o a distancia.

A aquellos tumores suprarrenales encontrados de forma incidental en un estudio de imagen realizado por otra indicación les llamamos incidentalomas. La evaluación de lesiones suprarrenales necesita, en un inicio, de una completa evaluación clínica y estudios de laboratorio; posteriormente, de estudios de TC simple, donde densidades <10 UH (unidades Hounsfield) y tamaño <4 cm se asocian a etiología benigna; en lesiones con una densidad >10 UH, es necesario realizar TC contrastada y evaluar el lavado del medio de contraste y/o una RM.

La PET/CT ^{18}F-FDG se utiliza para la evaluación de lesiones suprarrenales >4 cm y con densidades >10 UH en estudios de TC y RM no concluyentes, principalmente para diferenciar adenomas suprarrenales corticales de carcinoma cortical suprarrenal.

En los estudios de PET/CT ^{18}F-FDG se realiza la evaluación de las lesiones a través de la medición de la concentración del radiofármaco, lo cual se hace mediante los valores de SUVmax (*maximum standardized uptake value*) de la lesión.

Anteriormente, se pensaba que las lesiones benignas tenían valores de SUVmax <2.5 y las malignas >2.5, ahora se sabe que neoplasias bien diferenciadas y de bajo grado, así como lesiones tumorales pequeñas (<7 mm) pueden tener valores de SUVmax por debajo de 2.5.

En la evaluación de las lesiones tumorales suprarrenales se recomienda realizar una relación de la absorción del radiofármaco del tumor y de la distribución del radiofármaco en el parénquima hepático, donde la relación de absorción de SUVmax del tumor (Tmx) SUVmax hepático (Lmx) <1.5 indica lesiones benignas y >1.5, lesiones malignas, esto con una sensibilidad de 86.7% y especificidad de 86.1%, ya que existen algunos carcinomas suprarrenales que pueden tener una relación de absorción Tmx: Lmx <1.5, así como lesiones benignas, como oncocitomas, con un Tmx Lmx >1.5.

Cualquier asimetría en la concentración del radiofármaco en alguna de las glándulas suprarrenales o concentración del radiofármaco mayor que la concentración de hígado, asociada a incremento de tamaño de la glándula suprarrenal, debe considerarse patológica.

Los adenomas representan 75% de todos los tumores suprarrenales en pacientes sin malignidad conocida, son benignos, 20% son bilaterales, 70% de los adenomas presentan densidad baja <10 UH y 30% densidad >10 UH en TC no contrastada, ya que tienen poco contenido graso, lo que los hace indeterminados. Los adenomas llegan a tener captación de ^{18}F-FDG menor que la concentración del hígado; únicamente los adenomas funcionales pueden llegar a tener valores elevados de SUVmax.

Los mielolipomas son también lesiones benignas; están compuestos por células de tejido graso y hemático que asemeja medula ósea, son 6% de todos los tumores de glándulas suprarrenales en pacientes sin neoplasia maligna ya conocida. Los mielolipomas suelen tener concentración del radiofármaco menor a la concentración al fondo hepático.

Los feocromocitomas se originan de la médula de las glándulas suprarrenales, se caracterizan por producción elevada de catecolaminas y se asocian con mortalidad elevada.

El SPECT/CT con ^{131}I-MIBG es útil para feocromocitomas bien diferenciados, al igual que la PET/CT ^{18}F-FDOPA, esta última es mejor para detectar enfermedad metastásica.

Los paragangliomas son tumores extrasuprarrenales que pueden ser de origen simpático o parasimpático.

En feocromocitomas y paragangliomas, cuando son bien diferenciados, la PET/CT con ^{18}F-FDOPA está indicada para la confirmación de la lesión, estadiaje, reestadiaje y seguimiento.

Si se sospecha que el tumor es poco diferenciado, se recomienda realizar la PET/CT con ^{18}F-FDG.

La valoración del feocromocitoma con la PET/CT con análogos de receptores de somatostatina (^{68}Ga-DOTANOC) se recomienda en lesiones pequeñas donde la bioquímica no es concluyente, en feocromocitomas >5 cm para valorar actividad metastásica y cuando se sospecha asociación a algún síndrome hereditario y se quiere descartar enfermedad bilateral.

En el caso de los paragangliomas, es de gran utilidad para valorar enfermedad multifocal.

El carcinoma adrenocortical es ávido de ^{18}F-FDG y útil para detectar el tumor primario, valorar recurrencia local y metástasis a distancia; en algunos estudios se ha demostrado que el índice mitótico está relacionado con los valores de concentración de ^{18}F-FDG, así que los valores de SUVmax pueden utilizarse para valorar el pronóstico de la enfermedad.

En el caso de las metástasis suprarrenales, el pulmón es el tumor primario más común, seguido de estómago, esófago, hígado y vía biliar. Suelen ser bilaterales y presentan concentraciones elevadas de ^{18}F-FDG al comparar con el fondo hepático.

La PET/CT en glándulas suprarrenales también es útil en el síndrome de Cushing, el cual puede ser causado por un adenoma o carcinoma suprarrenal. En una TC podemos encontrar, hasta en un 70%, hiperplasia de suprarrenales en síndrome de Cushing dependiente de ACTH, así como glándulas suprarrenales de tamaño normal, lo cual no excluye el diagnóstico. En el caso de la PET/CT ^{18}F-FDG, se puede observar la hiperplasia suprarrenal asociada a incremento difuso de la concentración del radiofármaco.

La tuberculosis de glándulas suprarrenales es la primera causa de insuficiencia suprarrenal en países en vías de desarrollo. Es bilateral, puede presentar necrosis y calcificaciones, suele concentrar ^{18}F-FDG, lo que puede simular una neoplasia.

En el caso de hemorragia suprarrenal, tanto la aguda como la crónica concentran ^{18}F-FDG; es difícil diferenciar si se encuentra asociada o no a un tumor, por lo que se recomienda realizar la PET/CT ^{18}F-FDG con contraste endovenoso. En caso de hemorragia no asociada a un tumor, hay concentración elevada de ^{18}F-FDG, pero no hay reforzamiento, y si se asocia la hemorragia a un tumor, se observa reforzamiento con el contraste endovenoso y concentración de ^{18}F-FDG.

La PET/CT, con sus diferentes radiofármacos y siendo un estudio que se realiza de cuerpo completo, es una herramienta diagnóstica ideal para la localización de los tumores suprarrenales endocrinos. Tiene como limitante, lesiones tumorales <7 mm, aquellas que presentan necrosis y degeneración quística.

Referencias bibliográficas

1. **Santhanam P, Taïbet D.** Role of 18F-FDOPA PET/CT imaging in endo-crinology. *Clinical Endocrinology*. 2014;81:789–798.
2. **Moreau A, Giraudet A, Kryza D, Borson-Chazot F, *et al*.** Quantita-tive analysis of normal and pathologic adrenal glands with 18F-FDOPA PET/CT: focus on pheochromocytomas. *Nuclear Medicine Communications*. 2017;38(9):771-778.
3. **Ladrón D.** Utilidad clínica oncológica y no oncológica del PET/CT. *Rev Med Clin Condes*. 2013;24(1): 78-87.
4. **Gild M, Naik N, Hoang J, *et al*.** Role of DOTATATE-PET/CT in pre-operative assessment of phaeochromocytoma and paragangliomas. *Clinical Endocrinology*. 2018;1-9.
5. **Guerin C, Pattou F, Brunaud L.** Performance of 18-FDG PET/CT in the Characterization of Adrenal Masses in Non Cancer Patients: A Prospective Study. *J Clin Endocrinol Metab*. 2017;102(7):2465-2472.
6. **Kim JY, Kim SH, Lee HJ, *et al*.** Utilization of combined 18F-FDG PET/CT scan for differential diagnosis between benign and malig-nant adrenal enlargement. *Br J Radiol*. 2013;86:1-9.
7. **Launay N, Silvera S, Tenenbaum F, *et al*.** Value of 18F-FDG PET/CT and CT in the diagnosis of Indeterminate Adrenal Masses. *Int J Endocrinol*. 2015;1-7.
8. **Kunikowska J, Matyskiel R, Toutounchi S, *et al*.** What parameters from 18F-FDG PET/CT are useful in evaluation of adrenal lesions? *Eur J Nucl Mol Imaging*. 2014;41:2273-2280.
9. **Dong A, Cui Y, Wang Y.** 18F-FDG PET/CT of adrenal lesions. *AJR*. 2014;203:245-252.
10. **Okada M, Shimono T, Komeya Y, *et al*.** Adrenal masses: the value of additional fluorodeoxyglucose-positron emission tomography/computed tomography (FDG-PET/CT) in differentiating between benign and malignant lesion. *Ann Nucl Med*. 2009;23:349-354.

CAPÍTULO 39

Medicamentos que afectan la biosíntesis, transporte, depuración y acción de las hormonas adrenocorticales

Dr. Luis David Sol Oliva

Introducción

El fin último de las hormonas adrenocorticales es el efecto que puedan generar a "nivel tisular" a través de sus fracciones libres, por lo que es de suma importancia conocer los mecanismos implicados en la disponibilidad de estas a dicho nivel y aquellos fármacos que tienen la capacidad de modificarlos.

Glucocorticoides

La inhibición de la síntesis de glucocorticoides puede lograrse tanto a nivel central como a nivel suprarrenal. A nivel central se puede lograr a través de agonistas dopaminérgicos como la cabergolina, o a través de agonistas somatostatinérgicos como el pasiriótide. A nivel suprarrenal se puede conseguir a base de fármacos que cuentan con la capacidad de interactuar con las enzimas implicadas en la esteroidogénesis, como los antifúngicos derivados del imidazol (especialmente el ketoconazol), la metirapona, la aminoglutetimida, el trilostane, la suramina, el etomidato y el mitotane. Este último cuenta también con la capacidad de ejercer un efecto citotóxico en las zonas reticular y fascicular de la corteza, por lo que se considera un adrenolítico.

Para poder interpretar de manera adecuada una cuantificación de cortisol sérico, se debe considerar que algunos fármacos pueden modificar los niveles de la globulina transportadora de cortisol (CBG, *cortisol binding globulin*). Uno de los efectos más descritos es la capacidad de los estrógenos para incrementar los niveles de dicha proteína transportadora, por lo que en mujeres embarazadas o usuarias de anticonceptivos con contenido estrogénico, se pueden observar determinaciones de cortisol sérico total incrementadas, sin que exista una modificación en la fracción libre. Este mismo efecto también ha sido descrito para el mitotano.

Las hormonas tiroideas tienen la capacidad de incrementar la depuración hepática del cortisol, con un consecuente incremento en su producción mediado por ACTH, por lo que es frecuente que, a pesar de estos cambios en la fisiología, los niveles séricos de cortisol se encuentren dentro de los intervalos de normalidad. Este concepto tiene una implicación clínica importante, ya que la administración de hormonas tiroideas puede desencadenar una insuficiencia suprarrenal aguda en aquellos individuos que padezcan una afección que les impida incrementar la síntesis compensadora del glucocorticoide endógeno.

Existen también varios fármacos con la capacidad de incrementar la depuración del cortisol que se deben considerar ante ciertas situaciones clínicas. El uso de estos medicamentos lleva a incremento en el requerimiento de la dosis sustitutiva de esteroide en un paciente con insuficiencia suprarrenal. Algunos ejemplos son la rifampicina y los antiepilépticos fenitoína, carbamacepina y fenbarbital.

El mifepristone es un antagonista competitivo de los receptores de glucocorticoides, progesterona y andrógenos que también puede utilizarse para el tratamiento del síndrome de Cushing.

Mineralocorticoides

Si bien diversos fármacos antihipertensivos, como los betabloqueadores, los inhibidores de renina, los inhibidores de la enzima convertidora de angiotensina y los bloqueadores del receptor tipo 1 de la angiotensina II, modifican las concentraciones de las hormonas que conforman el sistema renina-angiotensina-aldosterona con la intención de disminuir, en menor o mayor medida, las concentraciones séricas de la aldosterona, existe un fenómeno de "escape" en algunos individuos. También se conoce el efecto de un grupo de fármacos que fueron diseñados con el objetivo de antagonizar a la aldosterona a nivel del receptor de mineralocorticoides, como lo son la espironolactona (su metabolito la canrenona) y la eplerrenona. De forma interesante, recientemente se ha sugerido que la espironolactona y la canrenona también tienen la capacidad de disminuir la depuración hepática y renal de la aldosterona, lo cual contribuye a la elevación de los niveles séricos de esta observada en los pacientes que se encuentran bajo el efecto de estos fármacos.

Andrógenos

Al igual que con la síntesis de glucocorticoides, el ketoconazol tiene la capacidad de disminuir la síntesis de proandrógenos suprarrenales al interferir con las enzimas que participan en dicha producción. También es conocido que los estrógenos incrementan la concentración de la globulina transportadora de hormonas sexuales (SHBG, de manera similar a lo que ocurre con la CBG) al disminuir las fracciones libres de algunos andrógenos. Algunos fármacos, denominados antiandrogénicos, evitan la unión de los andrógenos con su receptor, como lo son la espironolactona, el acetato de ciproterona y la flutamida. Excluyendo el efecto del ketoconazol, lo mencionado constituye la base fisiológica de algunas maniobras terapéuticas utilizadas en ciertas entidades que cursan con hiperandrogenemia suprarrenal, como la hiperplasia suprarrenal congénita no clásica.

Referencias bibliográficas

1. **Cuevas-Ramos D, Lim DST, Fleseriu M.** Update on medical treatment for Cushing's disease. *Clin Diabetes Endocrinol*. 2016;2:16.
2. **Nieman LK, Biller BM, Findling JW, *et al*.** The diagnosis of Cushing's syndrome: an Endocrine Society Clinical Practice Guideline. *J Clin Endocrinol Metab*. 2008;93(5):1526-1540.
3. **McGuire J, Gordon T.** The Effects of thyroxin administration on the enzymatic reduction of D4-3-ketosteroids. *J Biol Chem*. 1959;234:791-794.
4. **Peterson RE.** The influence of the thyroid on adrenal cortical function. *J Clin Invest*. 1958;37:736–743.
5. **De Miguel P, Torres E, Palacios N, *et al*.** Guía para el diagnóstico y tratamiento de la insuficiencia suprarrenal en el adulto. *Endocrinol Nutr*. 2014;61:1-35.
6. **Edwards OM, Courtenay-Evans RJ, Galley JM, *et al*.** Changes in cortisol metabolism following rifampicin therapy. *Lancet*. 1974;548–551.
7. **Seifarth C, Trenkel S, Schobel, *et al*.** Influence of antihypertensive medication on aldosterone and renin concentration in the differential diagnosis of essential hypertension and primary aldosteronism. *Clin Endocrinol* (Oxf). 2002;57:457–465.
8. **Nakamura T, Kawachi K, Saito Y, *et al*.** Effects of ARB or ACE-inhibitor administration on plasma levels of aldosterone and adiponectin in hypertension. *Int Heart J*. 2009;50:501–512.
9. **Knights KM, Bowalgaha K, Miners JO.** Spironolactone and canrenone inhibit UGT2B7-catalyzed human liver and kidney microsomal aldosterone 18beta-glucuronidation: A potential drug interaction. *Drug Metabolism d Disposition*. 2010;38:1011–1014.
10. **Witchel SF, Azziz R.** Nonclassic congenital adrenal hyperplasia. *Int J Pediatr Endocrinol*. 2010;2010:625105.

CAPÍTULO 40

Cirugía de las glándulas suprarrenales

Dr. Rafael Humberto Pérez Soto ▪ Dr. Miguel Herrera Hernández

Introducción

Para el tratamiento quirúrgico de las enfermedades suprarrenales es muy importante revisar, además de la técnica quirúrgica, la preparación preoperatoria del paciente, el manejo anestésico transoperatorio y el manejo médico posoperatorio.

Manejo perioperatorio

Síndrome de Cushing

En los pacientes con hipercortisolismo es primordial lograr un adecuado control de la presión arterial y la glucemia antes de la intervención quirúrgica. De igual manera, es necesario implementar medidas para la prevención de sangrado gástrico y eventos tromboembólicos e infecciosos, que pueden ocurrir con mayor facilidad debido al estado protrombótico y a la inmunosupresión inducidos por el hipercortisolismo. Durante el perioperatorio, se recomienda el uso de compresión neumática intermitente, la deambulación temprana, el uso de esquemas de tromboprofilaxis farmacológica, antibióticos profilácticos e inhibidores de la bomba de protones. Los pacientes llevados a resección de ambas glándulas deben recibir glucocorticoides a dosis de estrés durante el posoperatorio inmediato y, luego, de por vida. Incluso los pacientes a quienes se les extirpa una sola glándula por un tumor productor de cortisol deberán recibir tratamiento sustitutivo por un periodo entre 6 y 18 meses, ya que la glándula contralateral generalmente se encuentra suprimida y es necesario suplementar a los pacientes hasta que se restablezca la adecuada funcionalidad del eje hipotálamo-hipófisis-suprarrenal.

Debe prestarse atención particular a los pacientes que requieren suprarrenalectomía unilateral por Cushing subclínico. La indicación quirúrgica en estos pacientes, hasta hace algunos años, no era clara. En estudios como el de Toniato et al., se comparó la evolución de 45 pacientes tratados mediante cirugía contra un grupo sin tratamiento y se encontró que, en un seguimiento promedio de 15 años, los pacientes llevados a suprarrenalectomía mostraron superioridad significativa en el control de la glucemia, la tensión arterial, dislipidemia y obesidad. La recomendación actual, aunque con bajo nivel de evidencia, es ofrecer el tratamiento quirúrgico a pacientes menores de 40 años con inicio reciente o empeoramiento de comorbilidades asociadas, como diabetes *mellitus*, hipertensión u osteoporosis. Si bien en este grupo de pacientes no es indispensable administrar una dosis de estrés en el transoperatorio, se debe evaluar la necesidad de administración de glucocorticoides a partir del primer día de posoperatorio (PO1) con medición del cortisol sérico a.m. En caso de estar bajo/suprimido, se deberá administrar glucocorticoide y deberá continuarse hasta que se recupere la función de la glándula remanente.

Feocromocitoma

En atención a la susceptibilidad que tienen estos pacientes de desarrollar crisis hipertensivas y arritmias condicionadas por la liberación de catecolaminas durante la manipulación quirúrgica, se recomienda bloqueo alfa adrenérgico entre 1 y 3 semanas antes del evento quirúrgico, con la adición de bloqueo beta durante los 3 a 5 días previos a la intervención. El fármaco estándar para el bloqueo alfa es la fenoxibenzamina, sin embargo, ante su falta en México, se emplea, generalmente, prasozina, la cual se inicia a dosis de 1 mg/d y se va incrementando paulatinamente cada 5 a 7 días, hasta lograr la desaparición de picos hipertensivos, con tendencia a la hipotensión y la aparición de hipotensión ortostática. Para el bloqueo betaadrenérgico, cuya principal finalidad es reducir la frecuencia de arritmias, por lo general se utiliza propranolol a dosis baja. Es muy importante no administrar el bloqueador beta hasta que se haya logrado un bloqueo alfa satisfactorio, pues el bloqueo beta previo al alfa empeora la hipertensión y favorece el desarrollo de insuficiencia cardiaca.

Para el transoperatorio es muy importante la monitorización continua de la presión venosa central, frecuencia cardiaca y tensión arterial, además de contar con medicamentos antihipertensivos, entre ellos, nitroprusiato y antiarrítmicos como el esmolol y la lidocaína. Una vez lograda la desvascularización del tumor, los pacientes cursan con hipotensión acentuada, por lo que es importante administrar altos volúmenes de líquido por vía intravenosa y puede hacerse necesario el uso de aminas vasoactivas. La estabilidad hemodinámica y la hipoglucemia son los principales eventos que vigilar en el posoperatorio inmediato.

Aldosteronoma (hiperaldosteronismo primario por adenoma productor de aldosterona o síndrome de Conn)

Estos pacientes requieren medicamentos antihipertensivos, entre los cuales son de elección los antagonistas del receptor de mineralocorticoides, como la espironolactona (primera línea) o eplerenona, además de la reposición de potasio hasta obtener cifras normales antes de la operación. En el PO1, se debe suspender el potasio y la espironolactona, así como reducir las dosis de otros antihipertensivos cuando sea apropiado. Los líquidos IV en el posoperatorio deben ser a expensas de solución fisiológica sin potasio, a menos que los niveles de este permanezcan por debajo de 3.0 mEql/L. Durante las primeras semanas posquirúrgicas se debe recomendar el aporte generoso de sodio en la dieta. La tensión arterial suele normalizarse o alcanzar el nadir máximo de mejoría entre 1 a 6 meses posteriores a la suprarrenalectomía unilateral.

Enfermedad metastásica

Diversos tumores, dentro de los que destacan el melanoma, el cáncer de mama y pulmón, pueden metastatizar a las glándulas suprarrenales y pudiera hacerse necesaria su resección. En el manejo perioperatorio de pacientes con enfermedad metastásica, es importante tomar en consideración las siguientes medidas: a) si se trata de metástasis bilaterales, debe descartarse insuficiencia suprarrenal, b) debe excluirse mediante estudios de imagen o pruebas bioquímicas la presencia de enfermedad metastásica extrasuprarrenal, c) en caso de que la probabilidad de enfermedad metastásica de un tumor primario conocido hacia la glándula suprarrenal no sea clara y la probabilidad de carcinoma de corteza suprarrenal (ACC) sea muy baja, puede recurrirse a la biopsia con aguja delgada para confirmar el diagnóstico. En estos pacientes, también es muy importante siempre descartar la posibilidad de un feocromocitoma antes de cualquier maniobra invasiva.

Suprarrenalectomía

Tradicionalmente, la cirugía suprarrenal se ha llevado a cabo por técnicas abiertas, sin embargo, los avances en la cirugía de invasión mínima han hecho que, en la actualidad, la mayoría de las intervenciones se practiquen por vía laparoscópica. Existen, básicamente, dos abordajes quirúrgicos para realizar una suprarrenalectomía laparoscópica: el abordaje lateral laparoscópico y el posterior o retroperitoneal.

El abordaje lateral laparoscópico es, en la actualidad, el más comúnmente empleado. Dentro de sus ventajas destaca la facilidad para reconocer las estructuras anatómicas, la amplitud del campo operatorio producto del neumoperitoneo aunada al hecho de que la gravedad desplaza el contenido de la cavidad abdominal, y la posibilidad de extirpar tumores grandes, incluso en pacientes con obesidad significativa. Para este abordaje, el paciente es colocado en decúbito contralateral a la glándula que vaya a ser intervenida. La técnica en el lado izquierdo incluye la separación del bazo de sus ligamentos posterolaterales hasta exponer la totalidad de la glándula en su aspecto anterior, seguida de la disección de la glándula, para lo cual, tanto los vasos arteriales como los venosos pueden seccionarse mediante sistemas avanzados de energía o bien con el uso de clips. Es esencial recordar que la estructura vascular más importante de las glándulas suprarrenales es la vena suprarrenal principal, que en el lado izquierdo drena a la vena renal. Para la resección de la glándula derecha, es necesario seccionar el ligamento triangular del lóbulo derecho del hígado para retraer el hígado y permitir el acceso a la glándula. La disección de la glándula se lleva a cabo de forma similar a la contralateral, debiendo tener en mente que la vena suprarrenal derecha drena de manera directa a la vena cava inferior. En los pacientes intervenidos quirúrgicamente por feocromocitoma se prefiere seccionar la vena suprarrenal principal de manera precoz, reduciéndose así la ocurrencia de crisis hipertensivas y arritmias. El abordaje posterior retroperitoneoscópico permite el acceso directo a la glándula, una vez que se logran retraer los riñones en sentido inferior. Debido a que no es necesario entrar a la cavidad peritoneal, es ideal en pacientes con múltiples antecedentes quirúrgicos, además, al encontrarse el paciente en posición prona, se puede acceder a ambas glándulas sin necesidad de cambiar esa posición. Con esta técnica, la resección de tumores de gran tamaño presenta mayor dificultad debido al área de trabajo limitada, sobre todo en pacientes obesos, en los que el depósito de grasa en el retroperitoneo incrementa la distancia desde la pared abdominal posterior hacia la glándula y disminuye el campo quirúrgico.

Múltiples estudios, entre los que se encuentra una revisión sistemática y metaanálisis publicado por Heger et al. en 2017, muestran ventajas significativas en estancia hospitalaria y pérdida sanguínea con la cirugía de mínima invasión, en comparación con la cirugía abierta, sin afectar la tasa global de complicaciones y sólo con un modesto incremento en el tiempo quirúrgico. En lo que se refiere a la comparación de las diferentes técnicas de suprarrenalectomía laparoscópica, el abordaje retroperitoneal posterior requiere de menor tiempo quirúrgico, se acompaña de menor pérdida sanguínea, recuperación más rápida, menor dolor posoperatorio y menor estancia hospitalaria. A pesar de estas ventajas, la técnica posterior no ha tenido gran aceptación y, en la mayoría de los centros, se reserva para pacientes con lesiones pequeñas, quizá por requerir de una curva de aprendizaje más prolongada.

Para el tratamiento del ACC, el abordaje abierto aún se utiliza con alta frecuencia, ya que diversos estudios han demostrado que se asocia a un riesgo menor de implantes peritoneales, que da lugar a una supervivencia mayor, tanto de manera global como libre de enfermedad, y a un mayor tiempo para la aparición de recurrencias. Existen reportes que han demostrado la seguridad del abordaje laparoscópico en estos pacientes cuando se realiza en centros de alto volumen con cirujanos expertos y en tumores <6 cm.

Referencias bibliográficas

1. **Zeiger MA, Thompson GB, Duh QY, *et al.*** American Association of Clinical Endocrinologists and American Association of Endocrine Surgeons medical guidelines for the management of suprarrenal incidentalomas. *Endocr Pract*. 2009;15(1):1-20.

2. **Toniato A, Merante-Boschin I, Opocher G, *et al*.** Surgical versus conservative management for subclinical Cushing syndrome in suprarrenal incidentalomas: A prospective randomized study. *Ann Surg*. 2009;249(3):388-91.
3. **Stefanidis D, Goldfarb M, Kercher KW, *et al*.** Guidelines for the minimally invasive treatment of suprarrenal pathology. Society of American Gastrointestinal and Endoscopic Surgeons. *Surg Endosc*. 2013;27(11):3960-80.
4. **Cooper A, Habra MA, Grubbs EG, *et al*.** Does laparoscopic Suprarrenalectomy jeopardize oncologic outcomes for patients with adrenocortical carcinoma. *Surg Endosc*. 2013;27(11):4026-32.
5. **Autorino R, Bove P, De Sio M, *et al*.** Open versus laparoscopic Suprarrenalectomy for adrenocortical carcinoma: a meta-analysis of surgical and oncological outcomes. *Ann Surg Oncol*. 2016;23(4):1195-202.
6. **Heger P, Probst P, Hüttner FJ, *et al*.** Evaluation of open and minimally invasive suprarrenalectomy: a systematic review and network meta-analysis. *World J Surg*. 2017;41(11):2746-2757.
7. **Tiberio GA, Baiocchi GL, Arru L, *et al*.** Prospective randomized comparison of laparoscopic versus open suprarrenalectomy for sporadic pheochromocytoma. *Surg Endosc*. 2008;22(6):1435-9.
8. **Barczynski M, Konturek A, Nowak W.** Randomized clinical trial of posterior retroperitoneoscopic suprarrenalectomy versus lateral transperitoneal laparoscopic suprarrenalectomy with a 5-year follow up. *Ann Surg*. 2014;260(5):740-7.
9. **He HC, Dai J, Shen ZJ, *et al*.** Retroperitoneal suprarrenal-sparing surgery for the treatment of Cushing´s syndrome caused by adrenocortical adenoma: 8-year experience with 87 patients. *World J Surg*. 2013;36(5):1182-8.
10. **Tullavardhana T.** Laparoscopic suprarrenalectomy: Surgical Technique. *World Journal of Laparoscopic Surgery*. 2010;3(2):91-97.

CAPÍTULO 41 Endocrinología reproductiva

La función reproductiva es regulada por las gonadotropinas hipofisarias, la hormona estimulante del folículo o FSH (*follicle stimulating hormone*) y la hormona luteinizante o LH (*luteinizing hormone*). Ambas se sintetizan en la hipófisis anterior por los gonadotropos y su producción y secreción está regulada por la hormona liberadora de gonadotropinas o GnRH (*gonadotropin-releasing hormone*), sintetizada en el hipotálamo. Las glándulas blanco de las gonadotropinas son el ovario y el testículo. En el primero, la FSH regula la maduración y crecimiento foliculares, así como la aromatización de los andrógenos; sus células blanco son las células de la granulosa. En el ovario, la LH estimula la síntesis de los andrógenos en las células de la teca, los cuales difunden a las células de la granulosa en donde son aromatizados a estrógenos, principalmente a estradiol. Además, la LH estimula la ovulación y regula la función del cuerpo lúteo para la producción de estrógenos y progesterona, hasta que la gonadotropina coriónica humana y, posteriormente la placenta, sustituyen esta función, en caso de que ocurra la fertilización. En el testículo, la FSH regula la función de las células de Sertoli y sirve como soporte para que la testosterona, sintetizada en las células de Leydig por acción de la LH, estimule la maduración espermática. Ambas gonadotropinas son esenciales para la función reproductiva.

Eje hipotálamo-hipófisis-gónada

Dr. Alfredo Ulloa Aguirre

La GnRH se produce y secreta por células localizadas en el núcleo arcuato del hipotálamo mediobasal, así como en el área preóptica media. Su secreción ocurre de forma pulsátil y está regulada por el sistema generador de pulsos de GnRH constituido por las neuronas KNDy (por kisspeptinas, neurocinina B y dinorfina) que regulan la secreción de kisspeptina 1 y esta, a su vez, la de GnRH. Los axones de las neuronas productoras de GnRH se extienden hacia la eminencia media en donde la hormona liberadora será secretada de manera pulsátil (figura 41-1) hacia los capilares portales y, así, alcanzar los gonadotropos de la hipófisis anterior para estimular la producción y secreción de la LH y la FSH, la cual ocurre también de forma pulsátil y cuya frecuencia dependerá del sexo, el estadio del desarrollo sexual y, en la mujer, de la fase del ciclo menstrual. En la mujer adulta, los pulsos de secreción de LH inducidos por el estímulo de la GnRH son de mayor frecuencia durante la fase folicular tardía y el medio ciclo (un pulso cada ~60 minutos) que durante la fase folicular temprana (un pulso cada 90-100 minutos); inmediatamente después de su incremento agudo preovulatorio, la frecuencia de esta gonadotropina disminuye (un pulso cada ~70 min) y se vuelve aún más lenta, pero con alta amplitud, durante la fase lútea. Finalmente, durante la transición luteofolicular, la frecuencia aumenta, en paralelo con el incremento en las concentraciones circulantes de la FSH. En el varón adulto, los pulsos de LH se presentan con frecuencias que oscilan entre 7 y 16 pulsos/día o 23-26 pulsos/día (aproximadamente un pulso cada 55 minutos), en dependencia del método utilizado para analizar la frecuencia de los pulsos.

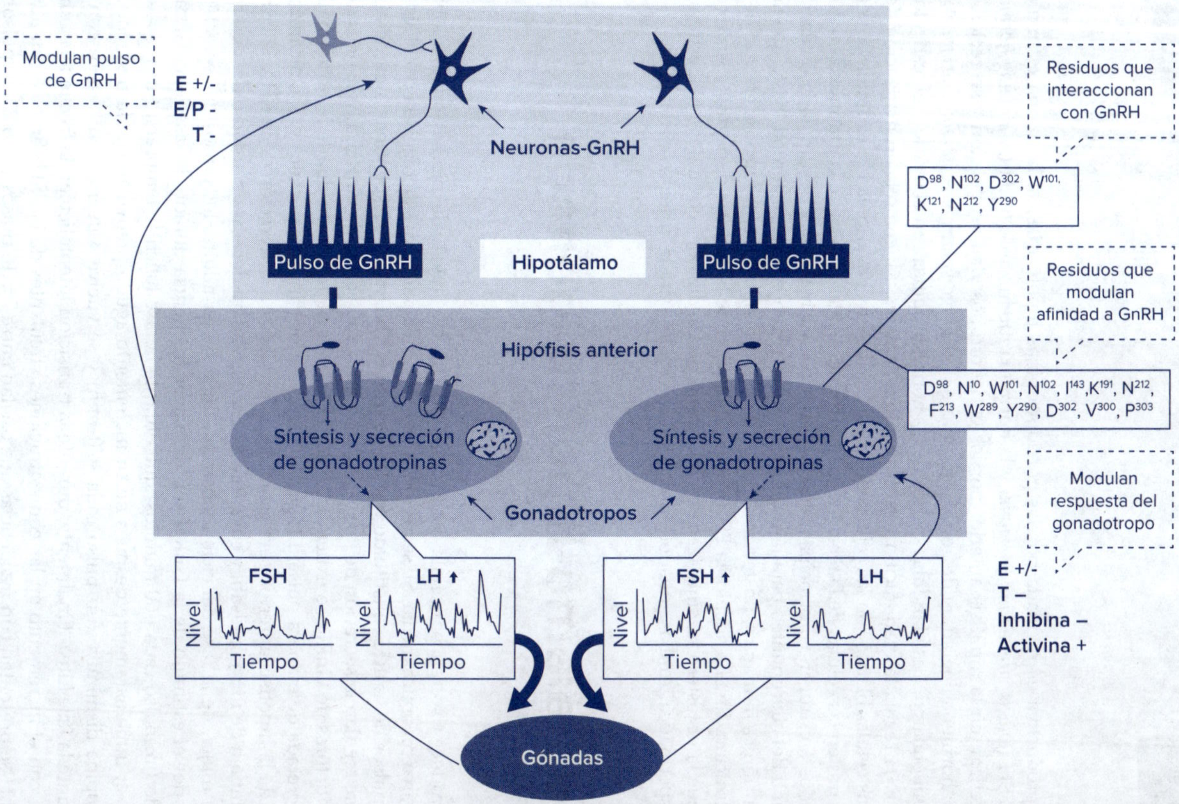

(desarrollo folicular, ovulación, espermatogénesis,esteroidogénesis)

Figura 41-1. Eje hipotálamo-hipófisis-gónada. E: 17β estradiol; P: progesterona; T: testosterona. –: retrocontrol negativo; +: retrocontrol positivo.

Fisiología del eje hipotálamo-hipófisis-ovario

Los ovarios contienen múltiples folículos que en la etapa reproductiva de la mujer maduran periódicamente, por la acción de la FSH, de folículos preantrales (secundarios) a antrales, hasta alcanzar el estadio del folículo maduro preovulatorio o folículo de Graaf. La maduración folicular se presenta en forma de ondas que ocurren simultáneamente y durante las cuales se reclutan cohortes de folículos. La maduración folicular hasta el desarrollo de un folículo preovulatorio ocurre durante un ciclo menstrual, el cual se puede dividir en varias fases:

a. La fase folicular temprana, en la que hay reclutamiento de una o más cohortes de folículos (~7 mm o mayores) que crecen bajo el estímulo de la FSH.
b. La fase folicular media, en la que disminuye el estímulo de FSH y se incrementa el del estradiol; a partir de esta fase, uno de los folículos tomará la delantera para convertirse luego en el folículo preovulatorio.
c. La fase folicular tardía, en la que se expresan receptores de LH en las células de la granulosa, se inicia la síntesis de progesterona y el folículo preovulatorio alcanza dimensiones de ~17 mm de diámetro.
d. La fase lútea temprana, durante la que se incrementa la producción de progesterona por el cuerpo lúteo en formación bajo el estímulo de la LH.
e. La fase lútea media, durante la cual la progesterona alcanza sus concentraciones máximas.
f. Y, finalmente, la transición luteofolicular, que precede a la fase folicular temprana y durante la cual ocurre la luteólisis.

Aquí es importante mencionar que, en la actualidad, los indicadores de reserva ovárica más empleados en la práctica clínica son: a) las concentraciones basales de FSH durante la fase folicular temprana, b) las concentraciones de la hormona antimülleriana, las cuales no varían durante el ciclo y c) el conteo folicular durante la fase temprana.

Los folículos poseen distintas capas constituidas por diferentes tipos celulares: las células de la teca (la más externa del folículo), las células de la granulosa (murales y del *cumulus*) y el ovocito. Las células de la teca son el blanco de la acción de LH, la cual estimula la esteroidogénesis, principalmente la producción de andrógenos; en tanto que las células de la granulosa son el blanco de la FSH, que estimulará la producción de estradiol, la proliferación celular, el crecimiento folicular y la síntesis de receptores de LH en esta capa. El control de la esteroidogénesis en las células de la teca es un proceso complejo en el que están involucrados varios factores endocrinos (LH) y paracrinos presentes en el microambiente folicular y que incluye a miembros de la familia del factor de crecimiento transformante beta (TGF-β, *transforming growth factor beta*) producidos por las células de la granulosa, proteína ósea morfogenética 6 (BMP-6, *bone morphogenetic protein* 6) y factor de diferenciación del crecimiento 9 (GDF-9, *growth differentiation factors* 9). El control de la maduración folicular en las células de la granulosa incluye, además de la FSH, factores de crecimiento, principalmente IGF-1, los estrógenos y la LH, la cual completará el crecimiento folicular y la maduración ovocitaria e inducirá los mecanismos que provocarán la ovulación. Ambas gonadotropinas estimulan la transducción de señales intracelulares, principalmente a través de la vía proteína Gs/AMPc/proteína cinasa A (PKA, *protein kinase A*), aunque para ambas hormonas se ha descrito la activación paralela de múltiples señales de transducción que involucran a otras proteínas G. En el cuerpo lúteo, la LH estimula también a la esteroidogénesis, principalmente la síntesis de progesterona.

Entre los efectos biológicos de los esteroides sexuales en la mujer se encuentran los siguientes:

a. Los estrógenos inducen y mantienen el desarrollo de las glándulas mamarias y la maduración sexual fenotípica que caracteriza a la pubertad. Incrementan la grasa corporal y contribuyen a la producción de leche, promueven la formación del endometrio proliferativo, regulan la secreción de las gonadotropinas y de la GnRH por efectos de retrocontrol negativo y positivo.

b. La progesterona es responsable de la fase secretora del endometrio y de mantenerlo receptivo para la implantación del embrión y tiene efecto luteotrópico; es, además, inhibitoria de las contracciones musculares en el útero, lo cual es particularmente importante durante el embarazo, promueve el desarrollo de las glándulas mamarias y su maduración durante el embarazo en preparación para la lactancia y tiene efectos de retrocontrol negativo de la secreción de GnRH.

Fisiología del eje hipotálamo-hipófisis-testículo

Los dos compartimentos principales del testículo son el intersticial, que contiene las células de Leydig, con potencial esteroidogénico y que en presencia de la LH (o la gonadotropina coriónica humana o hCG [*human chorionic gonadotropin*]) sintetizan andrógenos, principalmente testosterona, y el compartimento del túbulo seminífero, que aloja a las células de Sertoli y a las germinales en sus diferentes estadios de maduración. Los blancos de la acción de la FSH son las células de Sertoli, en tanto que los de la LH son las células de Leydig. Las acciones de la testosterona sintetizada por efecto de la LH incluyen el desarrollo y maduración de los órganos accesorios masculinos (epidídimo, *vas deferens*, conducto eyaculatorio y vesículas seminales); efectos anabólicos en diferentes órganos, incluyendo el músculo y el hueso; la diferenciación sexual fenotípica del feto masculino (promoviendo la diferenciación de los conductos wolffianos) y de sus genitales externos y la próstata, principalmente a través de su conversión a 5 α-dihidrotestosterona; el retrocontrol negativo de la LH a través de su aromatización a andrógenos y, de manera predominante, la espermatogénesis. En esta última, tanto la FSH como los andrógenos intratesticulares desempeñan un papel preponderante y, de hecho, la testosterona sola es capaz de mantener la espermatogénesis.

La espermatogénesis ocurre en los túbulos seminíferos, los cuales presentan un arreglo celular en capas estratificadas de células de Sertoli y germinales (cuya proliferación y maduración son efecto de la FSH y la testosterona, respectivamente), de la periferia al centro: las células de Sertoli y las espermatogonias A y B, los espermatocitos primarios (que se dividen por meiosis), los espermatocitos secundarios, los espermátides y los espermatozoides maduros, que se ubican prácticamente en la luz del túbulo. El ciclo del túbulo seminífero, que abarca la maduración de las células germinales hasta el espermatozoide maduro, tiene una duración aproximada de 74 días.

Alteraciones del ciclo menstrual

Dra. Nayeli Martínez Cruz

Ciclo menstrual normal

Un ciclo menstrual normal debe cumplir con las siguientes características:

- Frecuencia: De 24 a 35 días contando desde el primer día del sangrado menstrual hasta el primer día anterior al siguiente sangrado.
- Duración: 4.5 a 8 días.
- Volumen: 5-80 mL.
- Regularidad: Variación entre ciclo y ciclo no mayor de 2 a 20 días en un periodo de 12 meses.

Estas características pueden variar durante los primeros años después de la menarca, o durante la transición a la menopausia a partir de los 40 años de edad. El ciclo menstrual normal refleja el adecuado funcionamiento del eje hipotálamo-hipófisis-ovario. Se divide en dos fases principales: una primera fase folicular o proliferativa y una segunda fase lútea o secretora. Durante la primera fase, que inicia el primer día del sangrado menstrual, ocurre el desarrollo de los folículos ováricos y el incremento progresivo en la síntesis de estradiol por las células de la granulosa; esta fase culmina con la ovulación. La segunda fase comienza después de la ovulación y se caracteriza por la luteinización de las células de la granulosa de los folículos ováricos para formar el cuerpo lúteo y la síntesis de progesterona. El cuerpo lúteo, después de 14 días en ausencia de embarazo, presentará involución y permitirá iniciar un nuevo ciclo menstrual.

Definición de sangrado uterino anormal (SUA)

Sangrado uterino anormal es el término utilizado para englobar cualquier anomalía en el patrón de un ciclo menstrual normal (regularidad, frecuencia, duración, volumen).

Algunas otras terminologías aceptadas por la Federación Internacional de Ginecología y Obstetricia (FIGO) son:

1. Sangrado menstrual irregular: se define como una variabilidad de >20 días en los intervalos libres de sangrado menstrual.
2. Sangrado menstrual ausente o amenorrea: ausencia de sangrado durante un periodo de 90 días.
3. Sangrado menstrual infrecuente u oligomenorrea: menos de dos episodios de sangrado en un periodo de 90 días.
4. Sangrado menstrual frecuente: más de cuatro episodios de sangrado menstrual en un periodo 90 días.
5. Sangrado menstrual abundante: es aquel que interfiere con las actividades habituales y puede presentarse con o sin síntomas acompañantes, como dolor pélvico.
6. Sangrado menstrual prolongado: sangrado que excede los 8 días de duración.

Abordaje diagnóstico del SUA

El primer paso es determinar el tipo de anomalía en el patrón de sangrado menstrual y posteriormente identificar signos y síntomas asociados.

1. Patrón de sangrado: frecuencia, duración, volumen, regularidad y su impacto en las actividades diarias.
2. Síntomas asociados: anemia (taquicardia, disnea), dolor pélvico.
3. Antecedentes sexuales y reproductivos: infecciones de transmisión sexual, detección oportuna de CaCu, posibilidad de embarazo.
4. Otras comorbilidades: obesidad, síndrome de ovario poliquístico, enfermedad tiroidea, hiperprolactinemia, alteraciones hematológicas o en la coagulación, enfermedades sistémicas autoinmunes, enfermedad renal, hepática.
5. Fármacos: anticoncepción hormonal, anticoagulantes, tamoxifeno.
6. Historia familiar: cáncer hormonodependiente, alteraciones hematológicas o de coagulación.
7. Exploración física: signos vitales, peso e IMC, hiperandrogenismo clínico, inspección con espejo vaginal.

Posteriormente se sugieren los siguientes estudios de laboratorio y gabinete:

- Evaluación bioquímica: β-hCG, TSH, testosterona libre, prolactina, biometría hemática completa, tiempo de coagulación.
- Ultrasonido transvaginal o histerosonografía: se sugieren cuando no se detecten anomalías en la evaluación bioquímica y/o no hay una respuesta adecuada al tratamiento médico.

- Biopsia de endometrio: se recomienda en mujeres >40 años sin causa aparente o en aquellas con factores de riesgo para cáncer de endometrio.

Etiología

De acuerdo a la clasificación de la FIGO, las causas del SUA pueden dividirse en dos grupos:

- Alteraciones estructurales (PALM): pólipos, adenomiosis, leimiomas, malignidad.
- Alteraciones funcionales (COEIN): coagulopatías, disfunción ovulatoria, endometrial, iatrogénico, no clasificado.

Tratamiento

Sangrado agudo: se pueden administrar 35 mcg de etinilestradiol 3 veces al día por 1 semana y posteriormente 35 mcg/día por 3 semanas más, o también se puede utilizar acetato de medroxiprogesterona oral (MPA) 20 mg cada 8 h por 7 días. Ácido trexenámico 1.3 g cada 6-8 h por 5 días.

Sangrado abundante, prolongado o irregular: véase cuadro 41-1.

Amenorrea e insuficiencia ovárica primaria

Definición de amenorrea

Amenorrea primaria: Ausencia de menarca a los 16 años con desarrollo de caracteres sexuales secundarios o a los 14 años en ausencia de caracteres sexuales secundarios.

Amenorrea secundaria: Es la ausencia de la menstruación por 3 meses, en una mujer con ciclos menstruales regulares, o por 9 meses, en una mujer con sangrado menstrual irregular.

Abordaje diagnóstico y tratamiento

En las figuras 41-2 y 41-3 se muestra el abordaje de estudio de las amenorreas primaria y secundaria.

El tratamiento de la amenorrea primaria y secundaria está basado en el factor desencadenante; sin embargo, las metas siempre deberán estar enfocadas hacia la prevención de la desmineralización prematura del hueso o inadecuada formación ósea, a disminuir el riesgo cardiovascular, evitar la hiperplasia endometrial, preservar la fertilidad y, en los casos de amenorrea primaria, a lograr una adecuada progresión del desarrollo puberal.

Definición de insuficiencia ovárica prematura (IOP)

También llamada insuficiencia ovárica primaria, es un síndrome clínico caracterizado por el cese de la actividad ovárica antes de los 40 años de edad.

La IOP está relacionada con una menor probabilidad de lograr un embarazo espontáneo, reducción en la esperanza de vida debido a mayor riesgo cardiovascular y reducción en la densidad mineral ósea.

Diagnóstico y etiología

Aunque aún es debatible el criterio diagnóstico de IOP, se sugiere:

a. Amenorrea de por lo menos 4 meses de duración o mayor, acompañada de síntomas de deficiencia estrogénica (síndrome vasomotor y/o genitourinario).
b. Concentraciones circulantes de FSH >25 UI/L en dos ocasiones distintas con más de 4 semanas de separación.

Cuadro 41-1. Manejo del sangrado abundante, prolongado o irregular

Tratamiento	Régimen	Contraindicaciones (Categoría 4 OMS)
Anticonceptivos hormonales combinados	ACO monofásico o trifásico, transdérmico o anillo vaginal.	Embarazo o lactancia, tabaquismo (>35 años y >15 cigarrillos al día), múltiples factores de riesgo para enfermedad arterial cardiovascular, presión arterial >160/100 mmHg, enfermedad vascular, antecedente de trombosis venosa profunda o pulmonar, trombofilia, accidente cerebrovascular, enfermedad cardiaca valvular complicada, lupus eritematoso sistémico, migraña con aura, cáncer de mama, diabetes con complicaciones micro o macrovasculares, cirrosis severa o cáncer hepatocelular
Progestina oral	Acetato de medroxiprogesterona (MPA) 2.5 a 10 mg/día o progesterona micronizada 200-400 mg/día. Empezar a tomar a partir del día 11 del ciclo menstrual hasta el día 21 o tomar durante 2 semanas cada 4 semanas	Cáncer de mama
DIU-Levonorgestrel	Libera 20 mcg/día y se puede utilizar durante 5 años	Cáncer de mama, distorsión de la cavidad uterina
Progestina de depósito	Acetato de medroxiprogesterona 150 mg inyección intramuscular cada 12 semanas	Cáncer de mama
Análogo de GnRH	Acetato de leuprolide 3.75 mg intramuscular mensualmente o 11.25 mg cada 3 meses	Embarazo
No hormonales	AINS: Ibuprofeno 600-800 mg cada 6 a 8 horas. Ácido mefenámico: Naproxeno 100 mg cada 8 h	Alergia conocida

En 90% de los casos la etiología es idiopática y en 10% restante se ha atribuido a causas genéticas, inmunológicas o infecciosas, cuyo abordaje de estudio inicial es el siguiente:

- Cariotipo en sangre periférica.
- Identificación de mutaciones en el gen FMR1.
- Identificación de mutaciones en genes autosómicos como FOXL2, cuando existe evidencia clínica de síndrome de blefarofimosis (BPES, *blepharophimosis, ptosis, and epicanthus inversus syndrome*)
- Evaluación de autoinmunidad mediante la medición de anticuerpos anti21OH, anticuerpos a ntiperoxidasa tiroidea.

Tratamiento

La terapia de reemplazo hormonal (TRH) sistémica está indicada para el alivio de los síntomas asociados al hipoestrogenismo, prevención primaria de enfermedad cardiovascular y protección ósea.

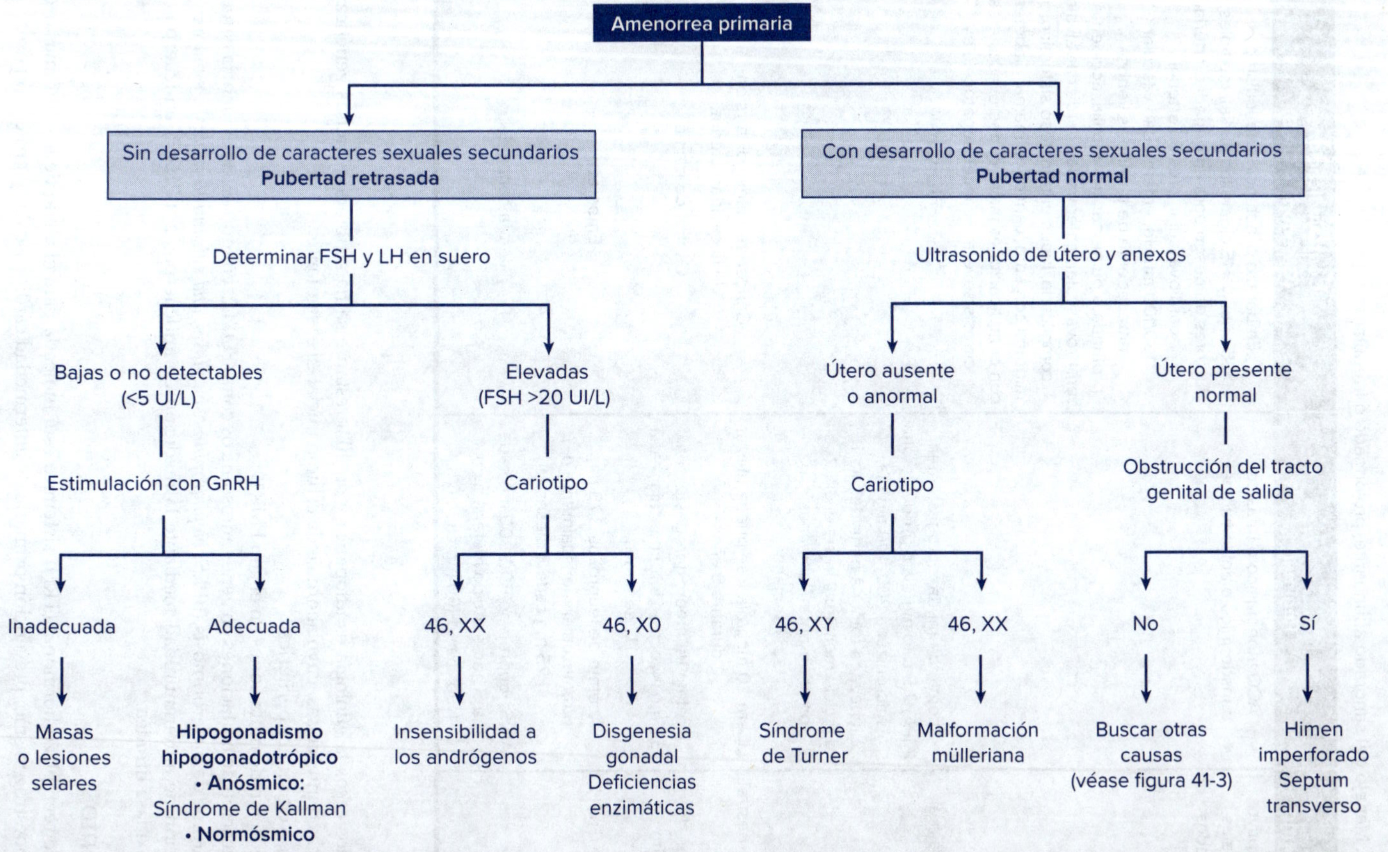

Figura 41-2. Abordaje de estudio de la amenorrea primaria.

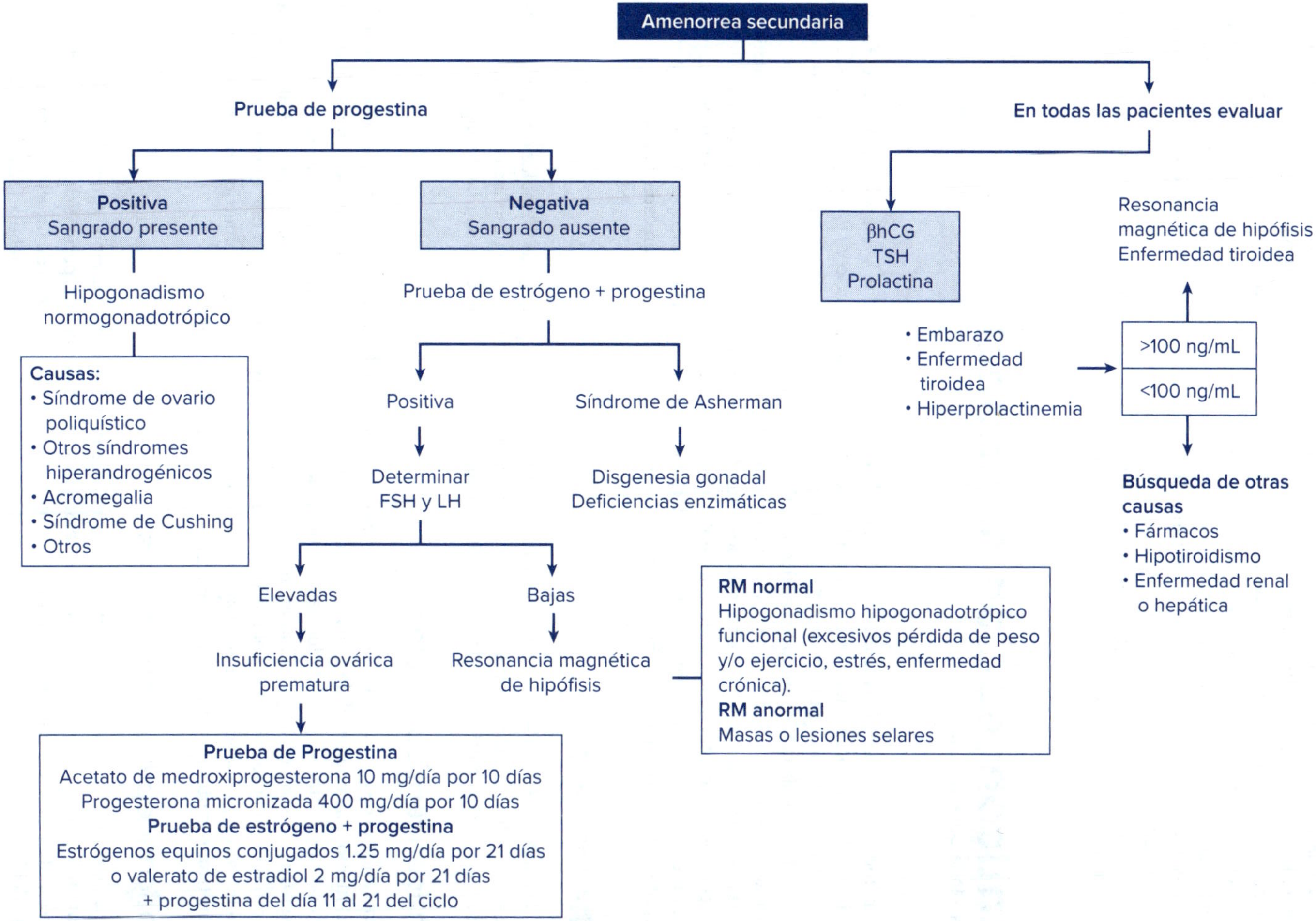

Figura 41-3. Abordaje de estudio de la amenorrea secundaria.

El 17β-estradiol es la formulación estrogénica preferida sobre el etinilestradiol y los estrógenos conjugados equinos; debe administrarse en combinación con una progestina cuando existe un útero intacto. Para aquellas mujeres que no desean el embarazo, el uso de anticonceptivos hormonales combinados puede ser otra opción de TRH. Se recomienda que la TRH deba continuarse hasta la edad esperada de la menopausia natural, alrededor de los 50 años de edad. El monitoreo de la TRH debe incluir mastografía, densitometría ósea, monitoreo cardiovascular (presión arterial, peso corporal, perfil de lípidos, glucosa plasmática en ayuno y/o HbA1C) periódicos.

En relación con la fertilidad, se sugiere ovodonación como la técnica de reproducción asistida que ha demostrado mayores tasas de éxito una vez que la IOP ya está establecida.

Anticoncepción hormonal

Dra. Marta Durand Carbajal

Los métodos anticonceptivos se utilizan de manera temporal mientras no se planea el embarazo. Estos contienen diversas preparaciones de esteroides sintéticos. El uso correcto y la prescripción basada en la evidencia es la estrategia más importante y menos costosa para reducir las muertes maternas. En el cuadro 41-2 se enlistan los métodos anticonceptivos disponibles en la actualidad con la tasa de falla registrada cuando se utilizan de manera correcta (uso perfecto) o de la manera que comúnmente le dan las usuarias (uso típico). La Organización Mundial de la Salud (OMS) ha establecido los criterios para el inicio y la continuación de los diferentes métodos anticonceptivos; basa sus argumentos en la literatura médica existente, establece recomendaciones prácticas para la prescripción correcta y emite guías de implementación de ambos documentos actualizando la información cada 4 años.

Alternativas

En el cuadro 41-3 se describen las diversas alternativas anticonceptivas, sus formulaciones, presentaciones, vías de administración y modo de prescripción. A continuación se describe el mecanismo de acción, los efectos colaterales y los beneficios adicionales para la salud de cada una de ellas.

Anticonceptivos orales

El mecanismo de acción de los anticonceptivos orales combinados es la inhibición de la ovulación. Un mecanismo adicional es el de provocar cambios en la consistencia del moco cervical, formando una barrera que impida el paso de los espermatozoides. Los anticonceptivos orales que sólo contienen progestina no inhiben la ovulación en 100% de las usuarias; su eficacia anticonceptiva es atribuida a los cambios en la consistencia del moco cervical, que constituye una barrera que impide la adecuada penetración espermática. También hay cambios en la proliferación del endometrio, en el miometrio y en las trompas uterinas que interfieren con la motilidad del músculo liso.

Anticonceptivos inyectables

El mecanismo de acción consiste fundamentalmente en inhibir la ovulación. Al igual que los orales combinados, la proliferación endometrial se afecta y la penetración espermática es inadecuada. Es importante que se proporcione la consejería adecuada a aquellas usuarias de inyectables de progestina sola, debido a la amenorrea que estos métodos ocasionan y que no se debe a falla del método. La explicación de este efecto es que el endometrio no prolifera por efecto de la administración continua de la progestina.

Parches anticonceptivos y anillos vaginales

Estas opciones anticonceptivas ofrecen ventajas metabólicas debido a que las dosis de hormonas esteroides utilizadas son menores que las utilizadas en la anticoncepción oral e inyectable; sin embargo, pueden ocasionar cierta irregularidad menstrual en algunas mujeres. La inhibición de la ovulación es el principal mecanismo de acción.

Implantes anticonceptivos subdérmicos

El implante subdérmico es uno de los métodos más eficaces disponibles en la actualidad, con efectividad hasta por 3 años. El mecanismo de acción consiste en la inhibición de la descarga preovulatoria de la LH y, por tanto, de la ovulación. Ocasiona grumosidad del moco cervical, con disminución del volumen y aumento de la viscosidad, lo que propicia un ambiente hostil para el gameto masculino.

Cuadro 41-2. Efectividad de los métodos anticonceptivos

Método	Tasa de embarazo	
	Uso típico (%)	Uso perfecto (%)
Sin método*	85	85
Espermicidas	29	18
Método naturales	25	1-9
Preservativo	15	2
Anticonceptivos orales combinados y de progestina sola, parches y anillos	8	0.3
Anticonceptivos inyectables		
Progestina sola	3	0.3
Combinados	3	0.05
DIU		
Cobre	0.8	0.6
Progestina	0.1	0.1
Implantes subdérmicos	0.05	0.05
Esterilización		
Masculina	0.15	0.1
Femenina	0.5	0.5

Uso típico: Porcentaje de embarazo accidental durante el primer año de uso del método, cuando este no se usa de manera correcta y sistemática. Esta tasa se ve afectada en aquellos métodos cuyo uso depende de la usuaria.
Uso perfecto: Porcentaje de embarazo accidental durante el primer año de uso del método, sin interrupción bajo condiciones de uso correcto y sistemático.
*Las tasas de embarazo están basadas en datos de poblaciones de mujeres que no usan ningún método anticonceptivo y de mujeres que dejan de usar su método por deseo de embarazo. La tasa de embarazo (falla de método) se calcula utilizando el índice de Pearl.

La mayoría de las usuarias informan disminución en la frecuencia y el volumen de sangrado menstrual; sin embargo, el manchado prolongado puede ser una causa de discontinuación.

Dispositivo intrauterino liberador de hormona

Este sistema se inserta dentro del útero con una técnica similar a la del dispositivo de cobre. La vigilancia semestral es importante para verificar que el dispositivo se encuentra dentro de la cavidad uterina. Al mes de la inserción es recomendable la revisión ya que la mayor tasa de expulsión se registra en ese lapso. El mecanismo de acción se explica por los cambios glandulares y del estroma endometrial. Al igual que otros métodos de progestina sola, se observa aumento en la viscosidad del moco cervical

Cuadro 41-3. Métodos anticonceptivos hormonales disponibles en México

Modalidad	Formulación	Presentación	Administración
Anticonceptivos orales combinados	15 a 35 μg de etinil estradiol con una progestina	Caja con 21 tabletas	Ingesta diaria por 21 días y 7 días sin ingesta
		Caja con 28 tabletas	Ingesta diaria sin interrupción
Anticonceptivos orales de progestina	30 μg de levonorgestrel	Caja con 35 tabletas	
	75 μg de desogestrel	Caja con 28 tabletas	Ingesta diaria sin interrupción
Parches anticonceptivos	6 mg de norelgestromina + 600 μg de etinil estradiol	Caja con 3 parches	Recambio semanal por 3 semanas y una semana sin aplicación
Anillos vaginales	11.7 mg de etonogestrel + 2.7 mg etinilestradiol	Caja con 1 anillo	Aplicación continua por 3 semanas y una semana sin anillo
Píldoras anticonceptivas de emergencia	1.5 mg de levonorgestrel o 0.75 mg de levonorgestrel	Caja con una o dos tabletas	Dosis única o 2 dosis cada 12 h
	30 mg de acetato de ulipristal	Caja con una tableta	Dosis única
Anticonceptivos inyectables combinados	50 mg de noretisterona + 5 mg de valerianato de estradiol 25 mg de acetato de medroxiprogesterona + 5 mg de cipionato de estradiol	Caja con una inyección	Una dosis mensual
Anticonceptivos inyectables de progestina	150 mg de acetato de medroxiprogesterona	Caja con una inyección	Una dosis trimestral
	200 mg de enantato de noretisterona		Una dosis bimensual
Implantes	68 mg de etonogestrel	Caja con un implante	Inserción cada 3 años
Sistemas intrauterinos (SIU)	52 mg de levonorgestrel	Caja con un dispositivo	Inserción cada 5 años

y disminuye la cantidad de este, lo que impide la correcta penetración espermática. El dispositivo es efectivo hasta por 5 años de uso continuo. Las alteraciones menstruales informadas en la literatura son amenorrea, manchado prolongado, oligomenorrea y sangrado irregular. Como cualquier método de progestina sola, este dispositivo puede favorecer la formación de quistes ováricos, los cuales sólo requieren de vigilancia y rara vez necesitarán tratamiento.

Anticoncepción de emergencia

La anticoncepción de emergencia (AE) se refiere al uso poscoital de ciertos anticonceptivos hormonales orales como medida de emergencia para prevenir el embarazo en mujeres que recientemente han tenido un coito sin protección, incluyendo víctimas de violación o aquellas mujeres con falla en el uso de otro método anticonceptivo. Es importante mencionar que la AE se trata de un método para respaldo ocasional y no para uso rutinario o continuo. La AE se puede prescribir en cualquier momento del ciclo, aunque la usuaria no recuerde la fecha de su último sangrado menstrual. El mecanismo de acción demostrado con todas las preparaciones utilizadas actualmente es la inhibición de la ovulación. Es importante subrayar que este método no interrumpe un embarazo.

Conclusiones

Es importante hacer un correcto balance de los riesgos y los beneficios en cada caso, antes de prescribir un método anticonceptivo, tomando en cuenta la edad y etapa reproductiva en la que se encuentra la usuaria, el estado de salud/enfermedad en el momento de la prescripción, las preferencias y necesidades de la mujer, los riesgos potenciales y los beneficios adicionales al efecto anticonceptivo. Al respecto, se debe mencionar que los métodos anticonceptivos hormonales brindan beneficios adicionales que pueden ser el tratamiento de algún problema médico. Entre estos, se incluyen la disminución en el riesgo de cáncer endometrial, cáncer de ovario, embarazo ectópico, enfermedad inflamatoria pélvica aguda, anemia, enfermedad mamaria benigna, síntomas de endometriosis, alteraciones de la periodicidad del sangrado menstrual, dismenorrea y metrorragia. El uso de los métodos anticonceptivos hormonales no protege contra enfermedades de transmisión sexual; en este caso, debe prescribirse adicionalmente el preservativo. El acceso a los métodos anticonceptivos es un derecho y es responsabilidad del prestador de servicios ofrecerlos a la población en riesgo de embarazo no deseado. Los documentos que regulan el uso de los métodos anticonceptivos en México incluyen la Constitución Política de los Estados Unidos Mexicanos, la Ley General de Población, la Ley General de Salud, la Ley Federal de Protección de los Derechos de los Niños, Niñas y Adolescentes, el Programa Nacional de Salud, el Programa de Acción Salud Reproductiva 2001-2006 y la Norma Oficial Mexicana, NOM 005-SSA2-1993, de los Servicios de Planificación Familiar.

Hirsutismo

Dr. Julio Mayorga Camargo

El hirsutismo se define como el exceso de pelo terminal en zonas dependientes de andrógenos en mujeres. Normalmente existe un crecimiento de pelo secundario en estos sitios, sin embargo, la aparición de la forma terminal (pelo duro) se considera una manifestación de exceso de andrógenos (hiperandrogenemia) y, por tanto, obliga a investigar diversas patologías. Afecta a 6-7% de las mujeres en etapa reproductiva. La herramienta clínica más empleada para evaluar el exceso de pelo terminal en mujeres en etapa reproductiva es la escala de Ferriman-Gallwey (figura 41-4). El diagnóstico de hirsutismo se establece con puntajes superiores al percentil 95 obtenidos en la población. En términos generales, el diagnóstico se establece con valores ≥8 puntos, sin embargo, el rendimiento de la prueba diagnóstica puede variar de acuerdo con los diversos grupos étnicos. En México, algunos autores han propuesto un valor ≥10. Debe diferenciarse de la hipertricosis, que es un aumento de pelo en zonas no dependientes de andrógenos (p. ej., antebrazos y piernas) y que puede clasificarse en formas congénitas y adquiridas, o bien, de acuerdo con el patrón de crecimiento, como generalizada o localizada.

Fisiopatología

La aparición y crecimiento del pelo terminal sexual depende, en su mayoría, de los andrógenos, los cuales ejercen su efecto a través de los folículos pilosos para el desarrollo y crecimiento del pelo terminal en sitios específicos. Además, existe una sensibilidad de dichos folículos a la acción de los andrógenos que está determinada por el metabolismo (conversión de testosterona a dihidrotestosterona por la actividad de la 5α-reductasa), así como por la capacidad de unión a su receptor. Por tanto, el hirsutismo resulta de la interacción entre la hiperandrogenemia y la sensibilidad del folículo a los andrógenos.

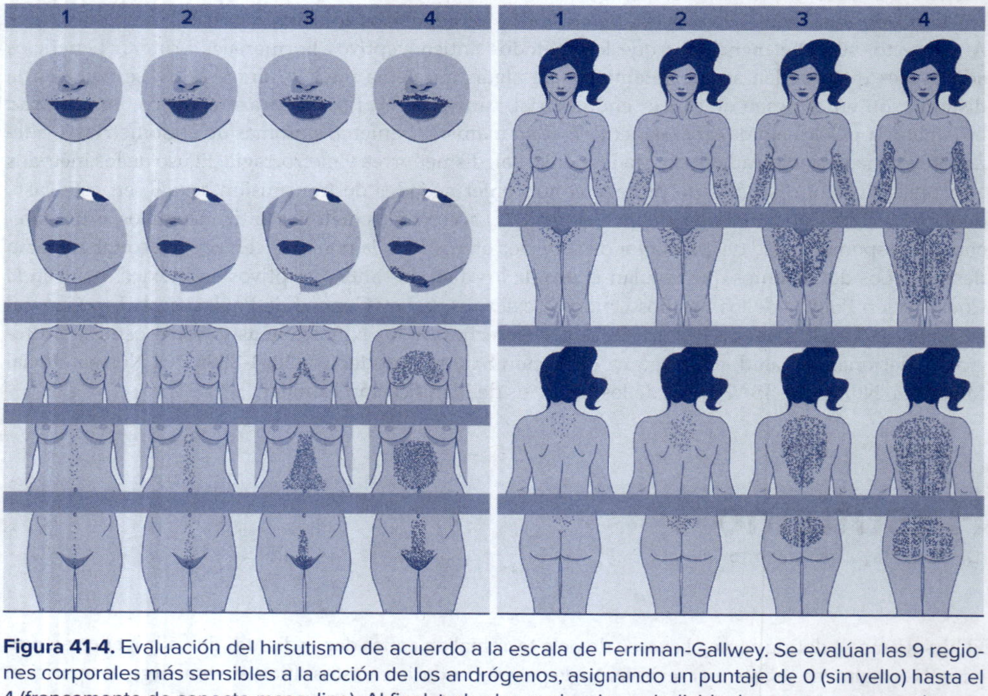

Figura 41-4. Evaluación del hirsutismo de acuerdo a la escala de Ferriman-Gallwey. Se evalúan las 9 regiones corporales más sensibles a la acción de los andrógenos, asignando un puntaje de 0 (sin vello) hasta el 4 (francamente de aspecto masculino). Al final, todas las evaluaciones individuales se suman para obtener el puntaje total. Se considera anormal un puntaje ≥8.

Etiología

La mayoría de los casos de hirsutismo se deben al exceso de andrógenos (~80%); las principales entidades que originan la hiperandrogenemia se enlistan en el cuadro 41-4. Cerca de 70-80% de los casos se deben a síndrome de ovarios poliquísticos (SOP). Los casos en los que se confirma el hirsutismo, pero no existe evidencia de hiperandrogenemia ni otras manifestaciones clínicas, como las irregularidades menstruales, se consideran "hirsutismo idiopático". Esta entidad se ha identificado hasta en 15% de los casos. La causa de esta forma de hirsutismo no está clara, se ha propuesto como causa una alteración en el mecanismo de acción de los andrógenos dentro del folículo (hiperandrogenismo cutáneo) u otras alteraciones en la biología del folículo piloso no dependiente de andrógenos. Las causas menos frecuentes son la variedad no clásica de hiperplasia suprarrenal congénita por deficiencia de 21-hidroxilasa (NC-HSC), síndrome de resistencia a la insulina hiperandrogénica y acantosis nigricans (HAIR-AN) y tumores productores de andrógenos. Otras entidades que deben considerarse incluyen síndrome de Cushing, acromegalia, hipotiroidismo e hiperprolactinemia y uso de esteroides exógenos con actividad androgénica.

Abordaje diagnóstico

El diagnóstico de hirsutismo (véase figura 41-5) es clínico, sin embargo, en la mayoría de los casos, puede ser un signo de alguno de los padecimientos previamente mencionados. Por tanto, la evaluación tiene como objetivo identificar la causa para establecer un plan diagnóstico y terapéutico específico. Además, de acuerdo con las diversas entidades, pueden existir diferentes comorbilidades asociadas, así como un efecto en el potencial reproductivo y en la asesoría genética preconcepcional.

Se debe realizar de manera inicial la cuantificación de testosterona total. La utilidad de cuantificar la testosterona libre con métodos directos como quimioluminiscencia es limitada debido a la poca precisión y exactitud comparada con el estándar de oro que es la espectrometría de masas, por tal motivo no se recomienda su uso. En los casos en los que exista una fuerte sospecha de alguna entidad hiperandrogénica se puede emplear la estimación del cálculo del índice de testosterona libre utilizando el valor de T y SHBG. Las cuantificaciones de androstendiona, 17α-hidroxiprogesterona y sulfato de dehidroepiandrosterona (DHEAS) deben realizarse como pruebas de escrutinio para descartar los padecimientos menos frecuentes. En los casos en los que, con los resultados obtenidos, se sospeche alguna de estas entidades, deberán realizarse las pruebas necesarias para su confirmación. En los casos en los que, además del hirsutismo, exista amenorrea y/u algomenorrea, deberán investigarse algunos otros padecimientos como hiperprolactinemia y disfunción tiroidea, entre otros.

Cuadro 41-4. Prevalencia de las diversas causas de hirsutismo

Etiología	%
Síndrome de ovarios poliquísticos	~80
Hirsutismo idiopático	~15
Síndrome de HAIR-AN	2-4
Hiperplasia suprarrenal congénita	1-2
Tumores ováricos	<1%
Otras	<1%

HAIR-AN: resistencia a la insulina hiperandrogénica con acantosis *nigricans*

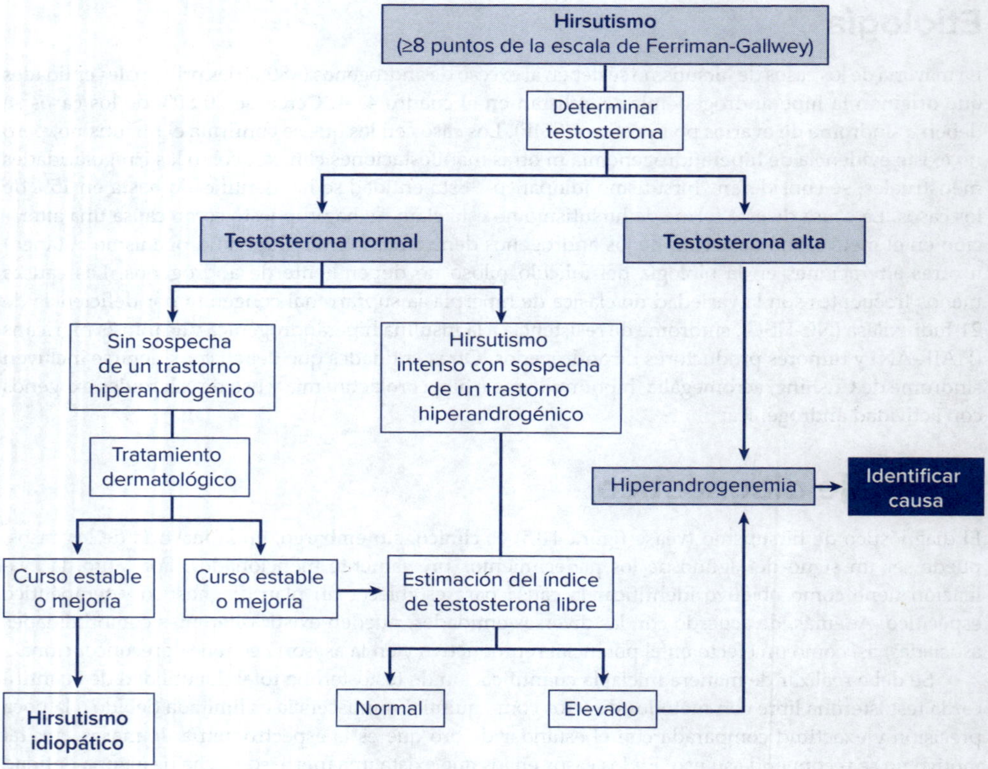

Figura 41-5. Evaluación del hirsutismo.

Tratamiento

Puesto que el desarrollo del hirsutismo se debe a la hiperandrogenemia y a la respuesta del folículo a estos andrógenos, el tratamiento debe tener dos enfoques: 1) tratamiento farmacológico para suprimir la producción y la acción de los andrógenos y 2) métodos directo para remover el pelo.

Tratamiento farmacológico

En las mujeres en etapa reproductiva que no quieren embarazarse en el mediano plazo, el tratamiento de primera línea son los anticonceptivos combinados (AC). No existe diferencia en la eficacia terapéutica de acuerdo con la dosis de estrógeno y del tipo de progestina entre las diversas formulaciones, por lo que no se recomienda ningún fármaco sobre los demás. Se debe evaluar el riesgo-beneficio para la prescripción de los AC, particularmente en aquellas mujeres en las que exista un mayor riesgo de trombosis; en estos casos, se pueden utilizar formulaciones con dosis bajas de etinilestradiol (15-20 μg).

En las mujeres en las que se cumplan 6 meses de tratamiento con AC y no exista mejoría, pueden agregarse antiandrógenos. No se recomienda el uso de estos fármacos como opciones de primera línea, a menos que la mujer cuente con un método anticonceptivo altamente efectivo. Los antiandrógenos más usados son acetato de clormadinona, espironolactona, finasteride y flutamida. Las dosis recomendadas se muestran en el cuadro 41-5. Su eficacia, comparada con los AC, ha sido poco evaluada en estudios comparativos entre ambas modalidades terapéuticas, lo cual sugiere que no existen diferencias en la reducción del hirsutismo entre ambas terapias farmacológicas. La evaluación de mejoría deberá realizarse a los 6 meses para cambiar y/o adicionar otro tratamiento farmacológico. El uso de los AC junto con los antiandrógenos ha mostrado ser superior para reducir el hirsutismo en comparación al uso de AC solos.

Métodos directos para remover el pelo

En todas las mujeres están indicados estos procedimientos (fotodepilación); además, deberán recibir tratamiento farmacológico para reducir la probabilidad de un nuevo crecimiento.

Otras terapéuticas farmacológicas

Glucocorticoides: sólo están indicados en casos de HSC con el objetivo de restablecer la ovulación, no existen datos que hayan mostrado su utilidad en el hirsutismo.

Sensibilizadores de insulina: a pesar del efecto de la insulina sobre la reducción de los andrógenos, el uso de metformina o de glitazonas no ha mostrado un efecto en reducir el hirsutismo, por lo que no se recomienda su uso rutinario con este objetivo.

Antiandrógenos locales: existen diversos compuestos de administración tópica que no han mostrado su utilidad en la mejoría del hirsutismo, por lo que no se recomienda su uso rutinario.

Cuadro 41-5. Antiandrógenos usados para el tratamiento del hirsutismo

Antiandrógeno	Dosis
Acetato de ciproterona	50-100 mg/día durante 5 días (iniciar el primer día del sangrado menstrual) 2 mg junto con etinilestradiol 30 μg del día 6-26
Espironolactona	100-200 mg/día dividido en dos tomas
Finasteride	2.5-5 mg/día
Flutamida	Dosis alta: 250-500 mg/día Dosis baja: 62.5-≤250 mg/día

Hiperplasia suprarrenal congénita

Dr. Julio Mayorga Camargo

La hiperplasia suprarrenal congénita (HSC) es un grupo de enfermedades con herencia autosómica recesiva caracterizadas por deficiencia en la función de enzimas que participan en la síntesis de cortisol y de mineralocorticoides. De acuerdo con el tipo y severidad de la deficiencia enzimática, pueden cursar con alteraciones en la producción de mineralocorticoides y/o de esteroides sexuales.

La causa más común está relacionada con mutaciones en el gen (*CYP21A2*) que codifica para la enzima 21-hidroxilasa (P450c21). Se deben a la deficiencia de esta enzima (D21) 95% de los casos, por lo que esta es la entidad a la que se referirá la presente sección. La frecuencia descrita varía de 1:10 000 a 1:20 000 nacidos vivos, siendo más prevalente en algunas regiones geográficas.

Fisiopatología

La P450c21 se encarga de la biotransformación de la 17α-hidroxiprogesterona ($17OHP_4$) a 11-desoxicortisol y de progesterona a desoxicorticosterona, precursores de la producción de cortisol y aldosterona, respectivamente. La disminución en la producción de cortisol origina un incremento en las concentraciones de la hormona adrenocorticotrópica (ACTH, *adrenocorticotropic hormone*) que a su vez estimula la corteza suprarrenal con la consiguiente acumulación de los precursores del cortisol que son biotransformados en andrógenos (figura 41-6). De acuerdo con el grado de funcionalidad enzimática, las manifestaciones clínicas pueden ser variables y se clasifican en dos grandes tipos: la clásica y la no clásica o de inicio tardío. La forma clásica se manifiesta desde el nacimiento, con ambigüedad de genitales en la mujer, y puede subclasificarse, de acuerdo a su asociación con deficiencia de mineralocorticoides, en la forma *clásica perdedora de sal*, o sin deficiencia, que es conocida como forma *virilizante simple*. La forma no clásica, o de inicio tardío, se caracteriza por exceso de andrógenos en cualquier momento de la vida extrauterina, aunque muchos casos pueden ser asintomáticos.

Etiología

Las mutaciones más frecuentes relacionadas con la actividad enzimática y, por tanto, con las variantes de la enfermedad se describen en el cuadro 41-6.

Abordaje diagnóstico

La ambigüedad de genitales es lo que caracteriza a las formas clásicas, por lo que la mayoría de las mujeres afectadas son identificadas al nacimiento; sin embargo, los casos de varones afectados pueden pasar inadvertidos y ser identificados más tardíamente por episodios de pérdida de sal y/o pubertad precoz. Por lo anterior, se sugiere realizar el escrutinio al nacimiento a través de la cuantificación de la $17OHP_4$. Se debe considerar que las concentraciones de esta hormona incrementan al nacimiento, se mantienen durante 48 horas y disminuyen con posterioridad, por lo que los resultados de los estudios en las primeras horas de nacido pueden ser falsos positivos que deberán confirmarse con otras pruebas diagnósticas. Además, la prematuridad se asocia a mayores concentraciones de $17\text{-}OHP_4$, lo que deberá considerarse al momento de la interpretación del resultado de la prueba de escrutinio. Las concentraciones de $17OHP_4$ >100 ng/mL son diagnósticas de la enfermedad.

En las formas de inicio tardío, las manifestaciones pueden ser tan variadas como hiperandrogenismo, irregularidades menstruales y/o infertilidad. Clínicamente es muy difícil diferenciar entre esta

Cuadro 41-6. Clasificación de las mutaciones del CYP21A2 de acuerdo con la actividad enzimática *in vitro* y el fenotipo

Fenotipo	Perdedora de sal		Virilizante simple	No clásica
Actividad de la P450c21 *in vitro* (%)	0	<1	1-2	20-60
Mutaciones	Deleción 30-kb	IVS2-13A/C>G	p.I172N	p.V281L
	Deleción 8bp p.Q318X p.R356W p.Leu307fs		p.I77T	p.R339H p.P453S p.P30L

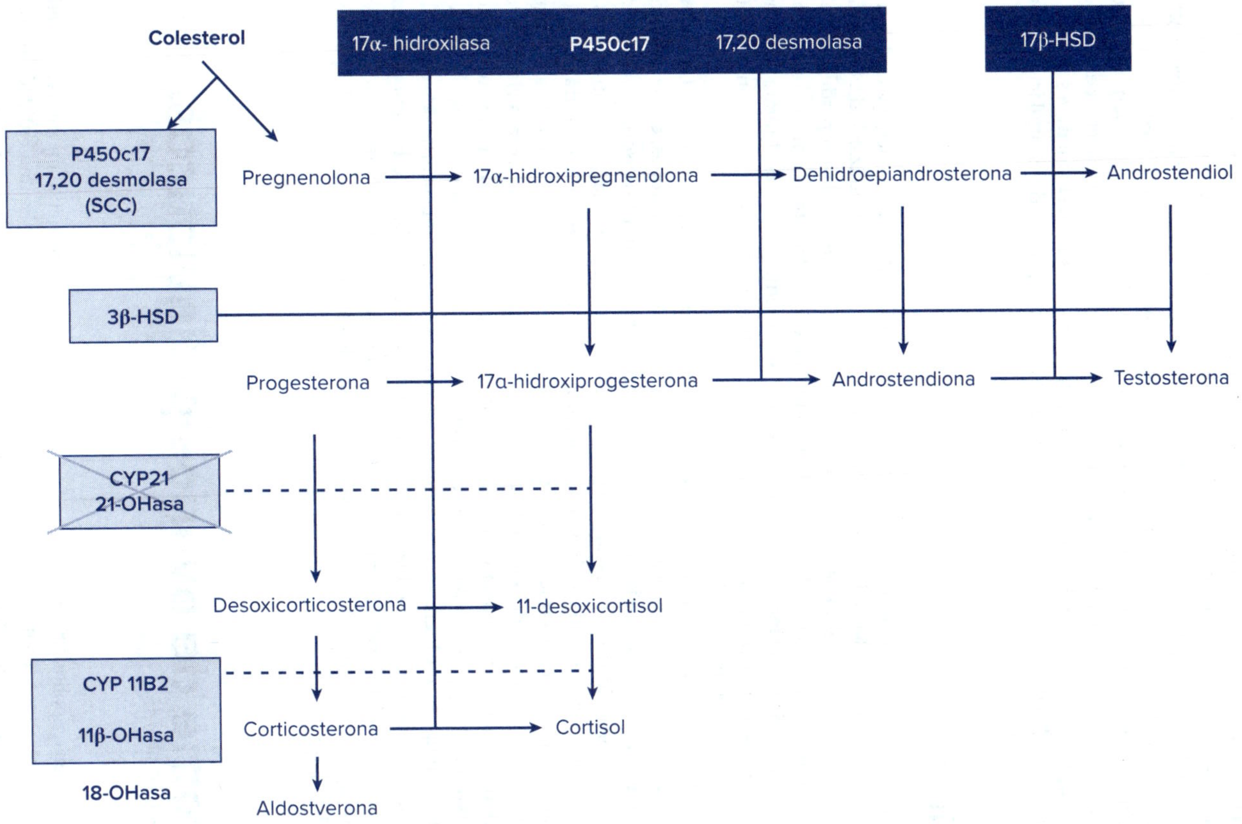

Figura 41-6. La deficiencia de 21-hidroxilasa causa una disminución en la producción de cortisol que origina un incremento en las concentraciones de la hormona adrenocorticotrópica (ACTH) y a su vez estimula a la corteza suprarrenal, con la consiguiente acumulación de los precursores (progesterona, 17α-hidroxiprogesterona y androstendiona) que son biotransformados en andrógenos.

variedad del resto de las causas de hiperandrogenismo. Además, las concentraciones de andrógenos como testosterona, e incluso DHEAS, no son superiores a las observadas en otros estados hiperandrogénicos. Por ello, se debe realizar la cuantificación de $17OHP_4$ como prueba de escrutinio; esta debe efectuarse cualquier mañana de los primeros cinco días de un sangrado endometrial espontáneo o inducido. Un resultado <2 ng/mL excluye la enfermedad (especificidad y valor predictivo negativo cercanos a 100%). Si el resultado es ≥2 ng/mL, se deberá confirmar el diagnóstico mediante la prueba de estimulación con hormona adrenocorticotrópica a la dosis de 250 µg administrada por vía intravenosa, con cuantificación de $17OHP_4$ una hora después. Cifras <10 ng/mL excluyen la enfermedad y aquellas ≥10 ng/mL confirman el diagnóstico. La identificación de la mutación a través del estudio molecular está indicada cuando no existe certeza del resultado de la prueba de estimulación o con el objetivo de brindar asesoría genética.

Tratamiento

El tratamiento en la infancia tiene como objetivo suprimir el exceso de andrógenos, evitar las crisis suprarrenales y promover el adecuado crecimiento y desarrollo. Se sugiere utilizar hidrocortisona y prescindir de los glucocorticoides de larga acción y potencia. En la variedad clásica perdedora de sal debe utilizarse fludrocortisona desde el nacimiento. En situaciones de estrés, tales como fiebre >38.5 °C, procedimientos quirúrgicos que incluyan anestesia general, gastroenteritis con deshidratación y traumatismos mayores, deberá incrementarse la dosis del glucocorticoide (dosis de estrés) con el objetivo de evitar una crisis suprarrenal.

El tratamiento en la edad adulta tiene como objetivo evitar la crisis suprarrenal; en las mujeres, evitar el hiperandrogenismo, la virilización y la infertilidad, así como, en los varones, el crecimiento de tumores suprarrenales testiculares e infertilidad. Debe continuarse con hidrocortisona o bien pueden indicarse los glucocorticoides de larga acción. No se recomienda utilizar las concentraciones de $17OHP_4$ como indicadores de control de la enfermedad, ya que puede generar sobretratamiento y provocar Cushing por uso de esteroides exógenos. En las mujeres en etapa reproductiva, la regularidad menstrual es un indicador de adecuado control. En los hombres con las formas clásicas debe evaluarse periódicamente la presencia de tumores testiculares. Si existe un adecuado control de la enfermedad, tanto en hombres como en mujeres, y no se ha logrado el embarazo, deberá estudiarse la infertilidad. Las mujeres que logren el embarazo deben continuar con el glucocorticoide que usaban previo al embarazo; este no debe cambiarse por medicamentos que atraviesen la barrera placentaria como la dexametasona. La dexametasona sólo está indicada cuando en una mujer existe el antecedente de un producto con HSC. Deberá emplearse la dosis de estrés durante la labor del parto y la resolución del embarazo.

Síndrome de ovarios poliquísticos

Dr. Julio Mayorga Camargo

El síndrome de ovarios poliquísticos (SOP) es la endocrinopatía más frecuente en mujeres en edad reproductiva y la causa más frecuente de infertilidad de origen endocrino. Es una entidad de origen multifactorial en donde factores genéticos, étnicos y ambientales desempeñan un papel importante para su desarrollo. En la actualidad, se considera que es un diagnóstico de exclusión cuyo cuadro clínico puede semejarse al de otros padecimientos. A partir de su descripción inicial, por Stein y

Leventhal, se han identificado diversas manifestaciones y componentes del síndrome que generan un cuadro clínico heterogéneo. Debido a la ausencia de un cuadro clínico universal, los criterios para su diagnóstico se han definido por tres consensos de expertos internacionales. En cada uno de dichos consensos se concibieron, de acuerdo con las manifestaciones clínicas, diversos fenotipos (cuadro 41-7). Las principales manifestaciones clínicas son el hiperandrogenismo (hirsutismo) y la disfunción ovárica (oligomenorrea, principalmente). Los ovarios pueden tener un aspecto de "poliquistosis" en el ultrasonido, sin embargo, este puede observarse hasta en 25% de las mujeres sanas con ciclos menstruales regulares. Se ha descrito la asociación con trastornos metabólicos, como resistencia a la insulina, dislipidemia y obesidad.

La prevalencia puede variar de acuerdo con la región geográfica, el estilo de vida y las características de la población estudiada. Asimismo, varía en función del diseño del estudio, del número y edad de las pacientes estudiadas y del criterio diagnóstico empleado para definir los casos de SOP.

Fisiopatología

A partir de la descripción original, se han identificado diversas alteraciones a nivel de la unidad hipotálamo-hipofisaria, del ovario y de la suprarrenal; no obstante, la fisiopatología del SOP no ha podido definirse por completo. El modelo más aceptado comprende incremento de la producción de andrógenos, principalmente por el ovario, la secreción inapropiada de gonadotropinas y los cambios en el patrón de secreción de la hormona liberadora de gonadotropinas (GnRH, *gonadotropin-releasing hormone*) (figuras 41-7 y 41-8).

Etiología

Los mecanismos que originan los diversos componentes del síndrome son:

1. Producción de andrógenos ováricos y en ~20 de los casos, participación suprarrenal.
2. Disfunción ovulatoria y poliquistosis ovárica.
3. Secreción inapropiada de gonadotropinas.
4. Resistencia a la insulina e hiperinsulinemia.
5. Factores genéticos.

Cuadro 41-7. Posibles fenotipos del síndrome de ovarios poliquísticos de acuerdo a las manifestaciones clínicas y a los tres criterios diagnósticos

	A	B	C	D	E	F	G	H	I	J
Hiperandrogenemia	+	+	+	+	-	-	+	-	+	-
Hirsutismo	+	+	-	-	+	+	+	+	-	-
Oligo-anovulación	+	+	+	+	+	+	-	-	-	+
Poliquistosis ovárica	+	-	+	-	+	-	+	+	+	+
NIH 1990	✓	✓	✓	✓	✓	✓				
Rotterdam 2003	✓	✓	✓	✓	✓	✓	✓	✓	✓	✓
AE-PCOS 2006	✓	✓	✓	✓	✓	✓	✓	✓	✓	

NIH: *National Institutes of Health*; AE-PCOS: *Androgen Excess and Polycystic Ovary Syndrome Society*.

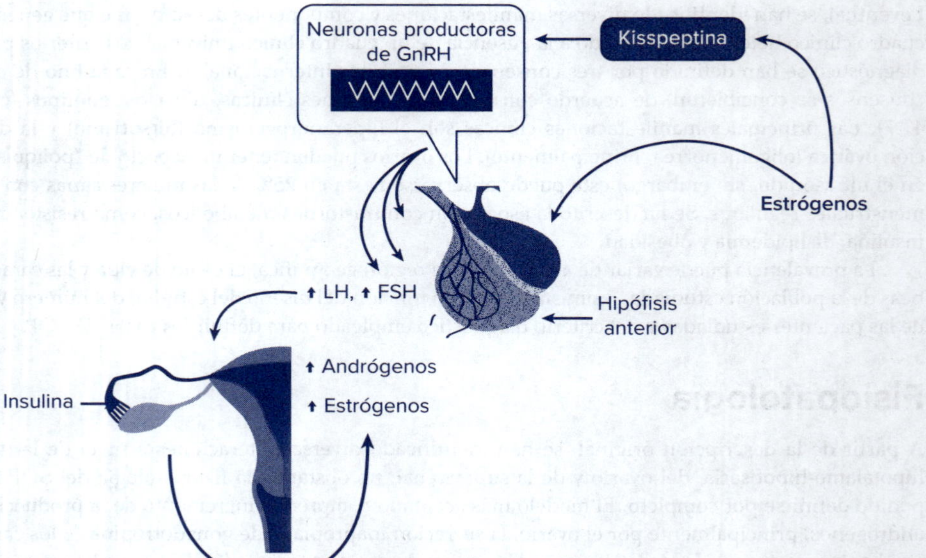

Figura 41-7. Eje hipotálamo-hipófisis-ovario en el síndrome de ovarios poliquísticos. El ovario produce andrógenos y estrógenos de manera excesiva. Los estrógenos actúan en el hipotálamo estimulando la producción de kisspeptina. Este neuromodulador a su vez incrementa la frecuencia y amplitud de los pulsos de secreción de la hormona liberadora de gonadotropinas (GnRH) en el hipotálamo basal, con lo cual, la hipófisis anterior sintetiza preferentemente hormona luteinizante (LH). En el ovario, la LH y la insulina actúan de manera sinérgica estimulando a las células de la teca para producir mayor cantidad de andrógenos. El exceso de andrógenos y la cantidad relativamente menor de hormona foliculoestimulante (FSH) impiden el desarrollo folicular completo.

Abordaje diagnóstico

Las mujeres que tienen un mayor riesgo de tener SOP son aquellas en etapa reproductiva con hiperandrogenismo (hirsutismo), con disfunción ovulatoria y/o irregularidades menstruales, con poliquistosis ovárica e, incluso, aquellas con alteraciones metabólicas y datos de resistencia a la insulina.

La historia clínica deberá recabar los antecedentes familiares y personales y los datos físicos positivos y negativos necesarios para descartar las patologías a excluir, así como las comorbilidades asociadas. La evaluación inicial del SOP dependerá de la manifestación clínica por la que acuda la paciente.

Como una buena proporción de pacientes tienen oligoamenorrea, puede inducirse sangrado transvaginal con progestina (aceto de medroxiprogestrona: 10 mg/día o acetato de clormadinona 5 mg/día, administrados por vía oral durante 5-10 días) para verificar que existe integridad endometrial y cantidad suficiente de estrógenos endógenos. La presencia de sangrado permite realizar la cuantificación de los estudios hormonales durante los días más adecuados, lo cual es fundamental cuando se trata de las gonadotropinas, el estradiol y los progestágenos, en particular progesterona y 17α-hidroxiprogesterona (17α-OHP4). Alternativamente, en el caso de pacientes en amenorrea, se pueden cuantificar en cualquier día sin la necesidad de inducir sangrado con progestinas, para evitar alteraciones en las concentraciones de gonadotropinas provocadas por la administración previa de progestinas exógenas.

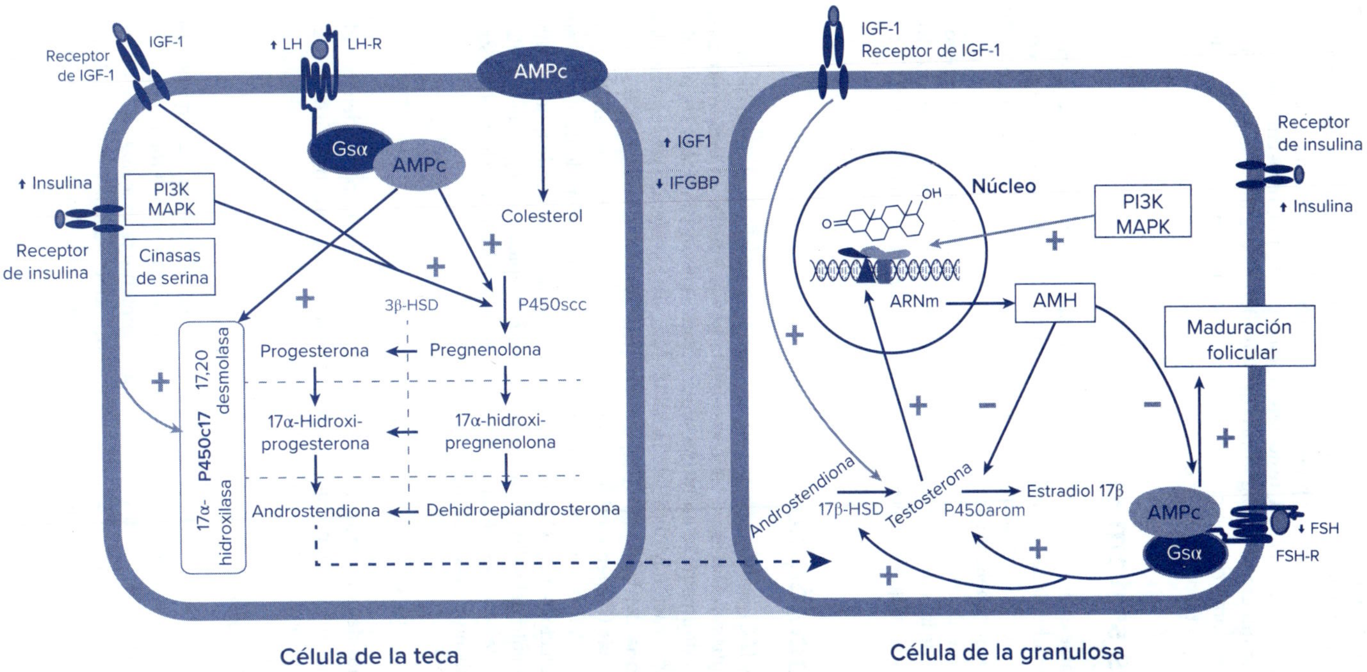

Figura 41-8. Efecto de las gonadotropinas, insulina e IG-1 en el ovario para la producción de andrógenos y maduración folicular en el SOP. En las células de la teca, la LH se une a su receptor acoplado a la proteína Gs estimulando su activación y la actividad de la adenilato ciclasa para la producción de monofosfato cíclico de adenosina (AMPc). El AMPc como segundo mensajero induce la acción de las enzimas 17-hidroxilasa/17,20desmolasa (P450c17), 17β-hidroxiesteroide deshidrogenasa (17β-HSD) y 3β-hidroxiesteroide deshidrogenasa/Δ4-Δ5 isomerasa (3β-HSD) para la producción de androstendiona. La insulina ejerce un efecto sinérgico junto con la LH para aumentar la actividad enzimática, sobre todo a nivel del complejo enzimático P450c17. El resultado es que, tanto la mayor producción de LH como el exceso de insulina, incrementan la producción de andrógenos. La androstendiona se difunde hacia las células de la granulosa, donde es biotransformada a estradiol por efecto de las enzimas 17β-hidroxiesteroides deshidrogenasa (17βHSD) y la aromatasa (P450arom) que son reguladas por efecto de la FSH e IGF-1. La AMH producida por las células de la granulosa por efecto de la insulina y la testosterona ejerce un efecto inhibitorio en la actividad de la FSH y la P450arom, por lo que tiene el efecto de la detención de la maduración folicular en los folículos preantrales. La testosterona y la insulina incrementan la síntesis de AMH, lo que origina el aumento en la producción de testosterona y detención en la maduración folicular.

Recuérdese que el diagnóstico de SOP es de exclusión, por lo que, de manera conjunta, se deben realizar los estudios pertinentes para descartar las causas secundarias: enfermedad tiroidea, hiperprolactinemia, deficiencia de 21-hidroxilasa, tumores productores de andrógenos e insuficiencia ovárica prematura incipiente (TSH, prolactina, 17α-OHP4, testosterona total y FSH/LH, respectivamente).

Por último, una vez que se ha integrado el diagnóstico de SOP, deberá evaluarse la presencia de las comorbilidades más frecuentes, como resistencia a la insulina, trastornos en el metabolismo de la glucosa, dislipidemias y síndrome metabólico, entre otros.

Tratamiento de los síntomas

El tratamiento debe individualizarse en función del motivo de consulta, las características clínicas de la paciente y la presencia de comorbilidades. El tratamiento consiste en modificaciones en el estilo de vida, tratamiento farmacológico de las irregularidades menstruales, del exceso de andrógenos, de la infertilidad y de las alteraciones metabólicas concurrentes.

Las modificaciones en el estilo de vida son la piedra angular en las mujeres con sobrepeso u obesidad, debido a que los efectos de la reducción del peso son de impacto metabólico y reproductivo; una reducción de 5-10% del peso inicial que se asocia a la recuperación de los ciclos menstruales y a la mejoría de las tasas de embarazo.

Tratamiento farmacológico

Los anticonceptivos combinados (AC) constituyen la primera opción para el tratamiento de las alteraciones menstruales y el hirsutismo. Debido a las comorbilidades que pudieran existir, en cada caso deberá evaluarse si pueden administrarse en forma segura. Para este fin son útiles los criterios médicos de elegibilidad de la Organización Mundial de la Salud. No existe evidencia de superioridad entre ellos, en términos de mejoría del hirsutismo, hiperandrogenemia o regularización de los ciclos. Esto incluye la formulación más frecuente utilizada que contiene 35 µg de etinilestradiol + 2 mg de acetato de ciproterona o, en su defecto, en caso de intolerancia, la formulación de etinilestradiol 30 µg + 3 mg de drospirenona. El efecto de los AC en el hirsutismo es limitado, y depende fundamentalmente de la severidad del crecimiento del vello. Rara vez es necesario emplear análogos de la GnRH para bloquear la función ovárica y la secreción de andrógenos; en este caso es necesario añadir estrógenos para evitar el hipoestrogenismo y sus consecuencias.

Antiandrógenos

Los antiandrógenos (p. ej., acetato de ciproterona, espironolactona, flutamida) no han demostrado eficacia para la reducción del hirsutismo, a menos que se utilicen combinados con otros fármacos. En el caso de la flutamida, su mayor inconveniente es la hepatotoxicidad.

Sensibilizadores de insulina

El fármaco más empleado para el tratamiento del SOP es la metformina; se debe enfatizar que su uso debe limitarse a los casos en los que se corrobora que existe RI y/o alteraciones en el metabolismo de los carbohidratos. En estas pacientes se debe considerar como el tratamiento farmacológico de primera elección. La administración del medicamento disminuye las concentraciones de insulina y de andrógenos. No obstante, no se acompaña de mejoría clínica del hirsutismo, ni de las tasas de embarazo cuando se administra sola, a menos que se asocie al citrato de clomifeno o a inhibidores de la aromatasa. Aquellas mujeres tratadas con metformina y que logran el embarazo, presentan aparentemente disminución en el riesgo de desarrollar diabetes gestacional, sin asociarse a mayor incidencia de malformaciones fetales.

Tratamiento de la infertilidad

La primera intervención a realizar en la mujer con SOP e infertilidad es el brindar consejería preconcepcional, enfatizando la importancia de las modificaciones en el estilo de vida. Estos cambios tienen el objetivo de mejorar las condiciones generales para la búsqueda de embarazo y disminuir el riesgo de morbilidades maternofetales. La anovulación no es el único factor que puede condicionar infertilidad en las pacientes con SOP y, por ello, es conveniente completar el estudio de la pareja infértil antes de iniciar los ciclos de inducción de ovulación.

Tratamiento farmacológico

Existen varias alternativas para inducir la ovulación en pacientes con SOP: el citrato de clomifeno, los inhibidores de aromatasas y las gonadotropinas exógenas, principalmente la FSH. En el SOP, la administración concomitante de LH puede provocar síndrome de hiperestimulación ovárica, por lo que siembre deberá tenerse en presente esta complicación en las pacientes que reciben combinación de LH/FSH para la hiperestimulación ovárica controlada.

Infertilidad

Dr. Saúl Lira Albarrán

La infertilidad es una enfermedad que se define por la incapacidad de lograr un embarazo después de 12 meses o más de relaciones sexuales programadas sin protección o inseminación terapéutica de donante.

a. La evaluación y el tratamiento tempranos se fundamentan en la historia clínica y los hallazgos de la exploración física, y se justifican después de 6 meses de no lograr embarazo en el caso de mujeres mayores de 35 años. Aquí es importante mencionar la participación del endocrinólogo subespecializado en reproducción humana en el diagnóstico, evaluación y tratamiento de la pareja infértil.
b. Los desórdenes de la ovulación y las alteraciones en la espermatobioscopia son dos de las principales causas de infertilidad y el endocrinólogo puede intervenir en su diagnóstico y tratamiento.

Causas endocrinas de infertilidad

a. Las alteraciones hormonales del eje hipotálamo-hipófisis-testículo son causas bien conocidas e infrecuentes de infertilidad. Los desórdenes endocrinológicos son extremadamente raros en varones con espermatobioscopia normal.
b. La infertilidad femenina ocurre en 37% de las parejas infértiles y los desórdenes ováricos primarios, como el síndrome de ovarios poliquísticos (SOP) y la insuficiencia ovárica primaria (IOP), son causas frecuentes (cuadros 41-8 y 41-9).

Cuadro 41-8. Causas endocrinas de infertilidad masculina

Hipogonadismo hipergonadotrópico • Hipogonadismo hipergonadotrópico aislado (síndrome de Kallman) • Otras enfermedades genéticas hipotalámicas (p.ej., síndrome de Laurence-Moon-Biedl, ataxia cerebral familiar, síndrome de Prader-Willi) • Enfermedades hipofisarias Deficiencia aislada de LH o FSH Craneofaringioma Tumores hipofisarios Enfermedades infiltrativas Infarto/apoplejía hipofisaria Daño cerebral por trauma Enfermedades crónicas (p. ej., diabetes *mellitus*, síndrome metabólico y obesidad)	Fármacos (p. ej., anabólicos) Hipogonadismo hipergonadotrópico • Falla testicular primaria Síndrome de Klinefelter Anorquia, falla testicular autoinmune, torsión testicular • Falla primaria de células germinales Deficiencia de 5α-reductasa Resistencia a la acción de los andrógenos Hiperplasia suprarrenal congénita Hipertiroidismo Hipotiroidismo Hiperprolactinemia Síndrome de Cushing

Nota: Aproximadamente del 8 al 15% de las parejas son incapaces de concebir después de un año de relaciones sexuales sin protección. El factor masculino por sí solo es responsable del 20% de los casos de infertilidad y colabora con otro 30 a 40% de las parejas.

Cuadro 41-9. Causas endocrinas de infertilidad femenina

Causas hipotalámicas • Amenorrea hipotalámica funcional (desencadenada por ejercicio excesivo, deficiencias nutricionales o estrés psicológico) • Amenorrea hipotalámica fisiológica (posparto y lactancia) • Anovulación farmacológica (p. ej., opiáceos) • Amenorrea asociada con desórdenes psiquiátricos (anorexia-bulimia) • La amenorrea hipotalámica puede ser resultado de defectos del eje hipotálamo-hipófisis, incluyendo deficiencia congénita de GnRH (hipogonadismo hipogonadotrópico idiopático) Causas hipofisarias • Adenomas hipofisarios funcionales (los prolactinomas son los tumores hipofisarios más frecuentes)	Hiperprolactinemia • Fisiológica (embarazo, lactancia y estrés) • Compresión del tallo hipofisario • Fármacos (p. ej., agonistas dopaminérgicos) • Hipotiroidismo • Enfermedades renales Acromegalia Enfermedad de Cushing Hipertiroidismo Hipotiroidismo Hiperplasia suprarrenal congénita Enfermedad de Addison Síndrome de ovarios poliquísticos Insuficiencia ovárica primaria

Nota: La disfunción ovulatoria se identifica aproximadamente en el 15% de la parejas infértiles y representa hasta el 40% de las causas de infertilidad en mujeres.

Pruebas bioquímicas y de gabinete

a. En la infertilidad por factor masculino o femenino se evalúa el eje hipotálamo-hipófisis-gónada al cuantificar las concentraciones circulantes de las gonadotropinas y las hormonas producidas por los órganos blanco respectivos.
b. El análisis de semen es la piedra angular de la evaluación de laboratorio del varón infértil y ayuda a definir la gravedad del factor masculino (cuadro 41-10).

c. La ultrasonografía permite detectar anomalías del tracto genital masculino que pueden afectar la fertilidad del varón (p. ej., varicoceles).
d. El cariotipo identifica alteraciones cromosómicas, cuya prevalencia es mayor en varones infértiles e inversamente proporcional a la cuenta espermática.
e. El estudio de las microdeleciones del cromosoma Y es de utilidad en varones con espermatogénesis gravemente alterada.
f. Las determinaciones de progesterona permiten evaluar la función ovulatoria.
g. Las determinaciones de hormona luteinizante (LH, *luteinizing hormone*) en orina identifican su secreción máxima en el ciclo.
h. La biopsia endometrial y su análisis histológico documentan el desarrollo de endometrio secretor, resultado de la acción de la progesterona (lo que implica que hubo ovulación).
i. El ultrasonido transvaginal evalúa el tamaño y número de los folículos en desarrollo y proporciona evidencia de ovulación y luteinización.

Evaluación endocrinológica de la infertilidad masculina

a. Está indicada en varones con alteraciones en la espermatobioscopia, en la función sexual u otros hallazgos clínicos que sugieren una endocrinopatía.
b. La evaluación hormonal inicial mínima incluye la cuantificación de hormona foliculoestimulante (FSH, *follicle stimulating hormone*) y T total en suero. Si la T total es baja (<300 ng/mL), se cuantifica nuevamente, temprano por la mañana, además del cociente T/SHBG (reflejo de la T libre), LH y prolactina (PRL) en suero.
c. Las relaciones entre las concentraciones de T, LH, FSH y PRL ayudan a entender el origen de las concentraciones anormales de T total (cuadro 41-11).
d. La cuantificación de TSH se debe obtener en varones que ameriten una evaluación endocrina más completa.

Cuadro 41-10. Límites inferiores de los valores de referencia aceptados para el análisis de semen

Parámetro	Valor de referencia
En al menos dos ocasiones:	
Volumen del eyaculado	1.5 mL
pH	7.2
Concentración espermática	15×10^6 espematozoides/mL
Número total de espermatozoides	39×10^6 espematozoides/eyaculado
Porcentaje de motilidad	40%
Progresión hacia adelante	32%
Morfología normal	4% normal
Aglutinación espermática	Ausente
Viscosidad	<2 cm de filantez después de licuefacción

Nota: Datos de la Organización Mundial de la Salud, 2010.

Cuadro 41-11. Concentraciones hormonales basales en varias condiciones clínicas en varones

Condición clínica	FSH	LH	T	PRL
Espermatogénesis normal	Normal	Normal	Normal	Normal
Hipogonadismo hipogonadotrópico	Baja	Baja	Baja	Normal
Espermatogénesis anormal*	Alta/Normal	Normal	Normal	Normal
Falla testicular completa/ hipogonadismo hipergonadotrópico	Alta	Alta	Normal/Baja	Normal
Tumor hipofisario secretor de PRL	Normal/Baja	Normal/Baja	Baja	Alta

*Muchos varones con espermatogénesis anormal tienen una concentración normal de FSH en suero, sin embargo, una concentración marcadamente elevada de FSH en suero indica de forma clara una alteración en la espermatogénesis. Por otra parte, varones con concentraciones de FSH en suero dentro del límite superior normal pueden tener espermatogénesis alterada.

Evaluación endocrinológica de la infertilidad femenina

a. Las pruebas básicas de laboratorio, además de cuantificar hCG, son las concentraciones en suero de FSH, estradiol, TSH y anticuerpos antiTPO.
b. La PRL se cuantifica en estado basal y, al menos dos ocasiones más, antes de que se soliciten estudios de imagen para evaluar la función de la hipófisis.
c. Si hay evidencia clínica de hiperandrogenismo se cuantifica T total en suero.
d. Se puede cuantificar 17a-hidroxiprogesterona desde el inicio para descartar deficiencia de 21-hidroxilasa y sulfato de dehidroepiandrosterona para investigar el origen suprarrenal del hiperandrogenismo.
e. Ante la sospecha clínica de acromegalia se cuantifica IGF-1 en suero.

Tratamiento de la infertilidad

a. En varones con hipogonadismo hipogonadotrópico se puede iniciar la espermatogénesis y lograr un embarazo con la administración de gonadotropinas (p. ej., gonadotropina coriónica humana [hCG, *human chorionic gonadotropin*], gonadotropina menopáusica humana [hMG, *human menopausal gonadotropin*] y FSH recombinante).
b. En enfermedad hipotalámica, el tratamiento con GnRH también es una opción.
c. No existe tratamiento endocrinológico para la falla testicular primaria, pero la inseminación artificial con semen de donante o la fertilización *in vitro* por inyección intracitoplasmática de esperma son alternativas viables.
d. La hiperprolactinemia se trata con agonistas de dopamina.
e. Lo ideal es tratar la anovulación hipogonadotrópica de origen hipotalámico con la administración de GnRH intermitente. Sin embargo, la administración de gonadotropinas exógenas es más práctico y económico.
f. La estimulación de la ovulación en desórdenes hipotalámicos o hipofisarios también se realiza con gonadotropinas inyectables. Cuando el folículo dominante alcanza 18 mm, se administra una inyección de hCG para inducir ovulación. Por lo general, durante la fase lútea se administra progesterona.

g. La anovulación normogonadotrópica (el SOP representa el grupo más grande) se trata con citrato de clomifeno o con inhibidores de la aromatización (su uso se limita a 6 ciclos) y en casos resistentes a este tratamiento se administran gonadotropinas.
h. La metformina se puede añadir al clomifeno en mujeres resistentes a la insulina.
i. La donación de ovocitos está indicada en anovulación hipergonadotrópica.
j. Las mujeres en riesgo de hipogonadismo hipergonadotrópico (p. ej., aquellas que serán tratadas con quimio o radioterapia) deben ser informadas de criopreservación de ovocitos o de tejido ovárico.

Hipogonadismo masculino

Dr. Julio Mayorga Camargo

La producción de testosterona y la espermatogénesis dependen de la integridad del eje hipotálamo-hipófisis-testículo (véase figura 41-1). Los defectos en cualquiera de estos componentes pueden generar alteraciones en la función testicular.

El hipogonadismo se define como la función testicular anormal que puede manifestarse como gametogénesis deficiente y/o alteración en la secreción de hormonas gonadales; por tanto, puede manifestarse con deficiencia androgénica y/o infertilidad. En general, los pacientes no refieren síntomas atribuibles al estado hipogonádico y los médicos no los identifican en un inicio. Los síntomas y signos son variables y dependen, sobre todo, de la edad a la que se desarrolle la enfermedad; habitualmente no se identifica antes de la pubertad, a menos que se asocie con retraso en el crecimiento o con otras alteraciones endocrinológicas o anatómicas. En los casos en los que se desarrolla antes del inicio de la pubertad, las manifestaciones son propias de retraso puberal: infantilismo sexual, proporciones eunucoides, poco desarrollo de masa muscular y ginecomastia. En presentación en la etapa pospuberal, los signos y síntomas pueden pasar inadvertidos e incluso considerarse como "normales" en los varones >40 años debido a que pueden ser atribuidos al proceso de envejecimiento. En estos casos no existen cambios en la voz ni en las dimensiones del pene; las manifestaciones más frecuentes son disminución progresiva de la masa muscular, disminución de la libido, disfunción eréctil, oligospermia o azoospermia e hipostenia. Muchos casos se identifican únicamente por infertilidad.

Etiología

El hipogonadismo se clasifica, de acuerdo con las concentraciones de las gonadotropinas, en hipogonadismo hipogonadotrópico (gonadotropinas –FSH (*follicle stimulating hormone*) y/o LH (*luteinizing hormone*)- bajas o en límites inferiores normales), que indica un problema a nivel hipotálamo-hipofisario, e hipogonadismo hipergonadotrópico (FSH y/o LH altas) que indica un problema testicular primario. Las causas de hipogonadismo se muestran en el cuadro 41-12. A continuación se describen brevemente las más frecuentes.

Hipogonadismo hipergonadotrópico

Síndrome de Klinefelter

Su frecuencia es de 1:400 varones, siendo una de las aneuploidías más prevalentes. El cariotipo más frecuente es 47,XXY. El cuadro clínico descrito incluye testículos pequeños y aumentados de consistencia, proporciones eunucoides, ginecomastia y azoospermia; sin embargo, existen casos con desarrollo completo de caracteres sexuales secundarios, sin datos de deficiencia androgénica, y que sólo presentan azoospermia. Suele asociarse a trastornos del metabolismo de glucosa y lípidos, obesidad, mayor riesgo cardiovascular y de eventos de trombosis.

Otras causas

Historia de orquitis y/o de criptorquidia. Los fármacos con efecto gonadotóxico tienen efectos nocivos sobre las células germinales y, por tanto, pueden causar azoospermia; sin embargo, es poco frecuente que tengan efecto deletéreo sobre las células de Leydig y en la producción de testosterona.

Hipogonadismo hipogonadotrópico (HH)

En el adulto, las células localizadas en el núcleo arcuato del hipotálamo medio basal producen y secretan GnRH (*gonadotropin releasing hormone*) de manera pulsátil al sistema portal. Esta llega hasta la hipófisis anterior, en donde estimula a las células productoras de gonadotropinas para la secreción de FSH y LH. En la vida intrauterina la migración de las células productoras de GnRH desde la placa

Cuadro 41-12. Clasificación del hipogonadismo en el varón

Hipogonadismo hipergonadotrópico
Defectos en el desarrollo: • Síndrome de Klinefelter • Síndrome del varón XX • Mutaciones del receptor de LH • Anorquia bilateral, aplasia de células de Leydig, criptorquidia
Defectos adquiridos: • Orquitis: viral, trauma, radiación • Fármacos: espironolactona, ketoconazol, agentes citotóxicos • Sustancias tóxicas: alcohol, opiáceos, insecticidas, metales pesados • Autoinmunidad • Enfermedades neurológicas: distrofia miotónica, paraplejia
Hipogonadismo hipogonadotrópico (hh)
Trastornos hipotalámicos: • Deficiencia congénita de GnRH • Deficiencia adquirida de GnRH • Tumores hipotalámicos: craniofaringioma, disgerminoma
Trastornos hipofisarios: • Mutaciones génicas del receptor de GnRH • Tumores: no funcionantes, prolactinoma • Por traumatismo, cirugía o radioterapia • De causa vascular (infarto hipofisario) • Hipofisitis autoinmunitaria • Enfermedades que afectan por infiltración del tejido: tuberculosis, sarcoidosis, histiocitosis, hemocromatosis • Defectos funcionales: desnutrición, enfermedad grave, estrés intenso, obesidad, DM2, insuficiencia renal crónica, VIH-SIDA • Fármacos: que ocasionan hiperprolactinemia; esteroides sexuales

LH: hormona luteinizante; HIV: virus de inmunodeficiencia adquirida; GnRH: hormona liberadora de gonadotropinas; DM2: diabetes *mellitus* tipo 2.

olfatoria hasta el hipotálamo es fundamental para el adecuado funcionamiento del eje hipotálamo-hipófisis-gónada. La secreción de GnRH es pulsátil y su regulación está mediada en gran parte por la kisspeptina, cuyos cuerpos neuronales se localizan también a nivel hipotalámico. Las alteraciones en algunos de estos componentes generan deficiencia de GnRH (véase la figura 41-1).

Alteraciones hipotalámicas

Deficiencia congénita de GnRH

También conocida como HH idiopático, se presenta con una frecuencia de 1/10 000 en hombres y 1/80 000 en mujeres. Diversos genes están involucrados en la formación del bulbo olfatorio y la adecuada migración de las células productoras de GnRH al hipotálamo. Las mutaciones de genes implicados en dichos procesos, tales como *ANOS1*, *FGFR1* y *PROK2*, dan origen al síndrome de Kallman que se caracteriza por HH y alteraciones olfatorias, ya sea anosmia o hiposmia. Además, se han descrito mutaciones en los genes que codifican para la kisspeptina y su receptor, así como para el receptor de GnRH en las formas de HH normoósmico. Existen otras enfermedades hipotalámicas asociadas a hipogonadismo como el síndrome de Prader-Willi, en el cual los pacientes tienen, además, hiperfagia, obesidad mórbida y apnea obstructiva del sueño.

Deficiencia de GnRH adquirida

Se han descrito pacientes con desarrollo puberal normal y deficiencia adquirida de GnRH. Los tumores como el craneofaringioma pueden originarse a nivel hipotalámico y condicionar HH. También puede presentarse HH después de cirugías y radiación al sistema nervioso central (SNC).

Alteraciones hipofisarias

Tumores hipofisarios

Los tumores pueden causar HH por el efecto de masa, la destrucción del gonadotropo o por la producción hormonal, lo cual inhibe la generación de pulsos de GnRH como la prolactina.

Enfermedades infiltrativas

La hemocromatosis, enfermedades granulomatosas, sarcoidosis y diversas infecciones pueden comprometer a la hipófisis y causar HH.

Hipogonadismo hipergonadotrópico funcional

Diversas enfermedades crónicas graves, tales como caquexia neoplásica, síndromes de malabsorción intestinal, diabetes *mellitus* descontrolada, entre otras, pueden causar disfunción del eje hipotálamo-hipófisis-gónada.

Abordaje diagnóstico

De acuerdo con la edad de aparición del padecimiento, se obtiene una historia clínica completa para identificar casos familiares, historia de descenso testicular, desarrollo de caracteres sexuales secundarios, estado de la libido, función eréctil y fertilidad. Se identifican los datos de deficiencia androgénica (cuadro 41-13) y se evalúa la olfacción, defectos en la línea media, la somatometría, las proporciones de los segmentos, la brazada, la presencia de ginecomastia, el Tanner púbico, la longitud y circunferencia del pene y el volumen testicular. Se realiza la cuantificación de gonadotropinas y testosterona para clasificar al hipogonadismo (figura 41-9). En los casos de HH deberá evaluarse la integridad de las otras hormonas hipofisarias, así como realizar una resonancia magnética para evaluar la integridad anatómica hipotálamo-hipofisaria.

Tratamiento

El objetivo del tratamiento será la restitución de la función gonadal a través de la administración exógena de testosterona, así como la inducción de la espermatogénesis, en los casos en los que sea factible. En los casos de hipogonadismo que aparece en la etapa prepuberal, el tratamiento tendrá como objetivo la inducción y mantenimiento de los caracteres sexuales secundarios. Cuando el hipogonadismo se presenta en la etapa pospuberal, el objetivo será el mantenimiento de la virilización y atenuar la disfunción sexual. Las formulaciones disponibles y con mayor frecuencia empleadas en México son las aplicaciones intramusculares que contienen ésteres de testosterona a dosis de 250 mg para administrar de 2 a 4 semanas o de 1 g para su administración cada tres meses. Existe también

Cuadro 41-13. Signos y síntomas de deficiencia androgénica

Específicos	Inespecíficos
• Desarrollo sexual incompleto o ausente • Pérdida de pelo corporal (axilar y/o púbico) • Volumen testicular <6mL	• Disminución de la energía • Depresión • Problema de memoria y concentración • Anemia microcítica hipocrómica de causa desconocida • Disminución de la masa muscular • Incremento de la grasa corporal
Sugestivos	
• Disminución de la libido • Disfunción eréctil • Ginecomastia • Proporciones eunucoides • Oligospermia • Pérdida de peso • Disminución de la densidad mineral ósea	

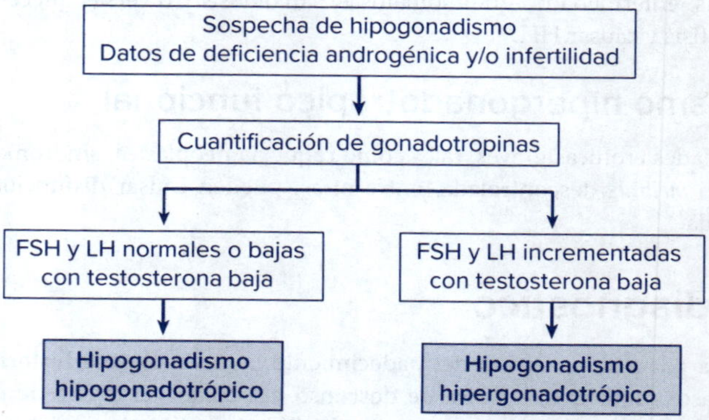

Figura 41-9. Diagrama de flujo para el diagnóstico diferencial entre hipogonadismo e hipergonadotrópico.

testosterona en gel a dosis 50 mg para administración diaria. Los efectos en la mejoría de los síntomas atribuibles a la deficiencia androgénica son similares entre las diversas formulaciones. Antes de iniciar la terapia de reemplazo con testosterona deben analizarse los beneficios y los posibles riesgos del tratamiento. Los beneficios incluyen la mejoría de la libido, aparición y/o mantenimiento de los caracteres sexuales secundarios, aumento de la masa y la fuerza muscular, reducción de la grasa corporal, disminución de la resorción ósea, aumento de la formación de hueso y mejoría del estado de ánimo.

La terapia con andrógenos está contraindicada en pacientes con cáncer de mama, de próstata, hipertrofia prostática severa o poliglobulia. En todos los pacientes deberá realizarse una biometría hemática anual y en aquellos individuos >40 años deberá realizarse el antígeno prostático específico (APE). Los criterios para suspensión del medicamento son incremento del hematocrito ≥54% e incremento en las concentraciones del APE >0.4 ng/mL por año.

El tratamiento para estimular la espermatogénesis está indicado en pacientes con hipogonadismo hipogonadotrópico. Consiste en la administración de gonadotropinas de origen natural o recombinante 2-3 veces por semana por un periodo de 3 meses como mínimo. Los actores de mal pronóstico incluyen volumen testicular <5 cm^3 y HH congénito. En caso de persistir la azoospermia u oligospermia severa a pesar del tratamiento con gonadotropinas, puede evaluarse la presencia de células germinales a través de biopsia testicular, para obtener dichas células con grado de maduración suficiente para realizar inyección intracitoplasmática (ICSI, *intracytoplasmic sperm injection*) al óvulo de la pareja con el objetivo de lograr la fertilidad. En algunos casos de oligospermia y deficiencia androgénica en el adulto se ha utilizado citrato de clomifeno o tamoxifeno durante 3 meses, con resultados inconsistentes en términos de mejoría de la cuenta espermática y de las concentraciones de testosterona. En los casos de hipogonadismo hipergonadotrópico no hay indicación para el uso de gonadotropinas para la estimulación de la espermatogénesis, por lo que, en la mayoría de los casos, la opción es la inseminación de la pareja con semen de donador.

Ginecomastia

Dr. Julio Mayorga Camargo

La ginecomastia es el crecimiento de la glándula mamaria en los varones. Es un problema muy común, cerca de 70% de los niños la presentan en la etapa puberal, dos tercios de los varones adultos tienen crecimiento mamario asintomático, y se identifica hasta en 50% de los estudios de autopsia. En la gran mayoría de los casos, el crecimiento ha estado presente por mucho tiempo, incluso años, antes de identificarse a través de alguna revisión médica. En el estudio histopatológico se observa dilatación de los conductos y fibrosis periductal, hialinización del estroma e incremento de la grasa subareolar. En los casos en los que la ginecomastia se presenta con dolor, el crecimiento es reciente, las características histológicas incluyen la hiperplasia del epitelio ductal, infiltración de células inflamatorias al tejido periductal e incremento de la grasa subareolar. El crecimiento mamario debe diferenciarse de la lipomastia, que es la acumulación de tejido graso. Existen tres momentos, a lo largo de la vida, en los que puede existir crecimiento mamario: en la etapa de recién nacido, en la pubertad y en la tercera edad.

Fisiopatología

El crecimiento se origina por el desequilibrio entre las acciones de estrógenos y de andrógenos en el tejido mamario, el cual puede ocurrir por diversos mecanismos. Durante la pubertad, hay una mayor producción relativa de estrógenos por el testículo y tejidos periféricos que de testosterona, lo que genera una disminución en el cociente andrógenos: estrógenos, originando la ginecomastia. Los testículos pueden secretar directamente demasiado estradiol de un tumor de células de Leydig o de células de Sertoli. También pueden secretar estradiol indirectamente a través de los efectos estimulantes de la gonadotropina coriónica humana (hCG) secretada por tumores gonadales o extragonadales de células germinales. Por otro lado, los testículos pueden secretar poca testosterona, como ocurre en el hipogonadismo primario o secundario. La prevalencia de estas condiciones aumenta con la edad. Un estudio indicó que 50% de los hombres de 70 años tiene una concentración baja de testosterona. Se ha descrito un aumento en la actividad de la aromatasa asociado a diversos padecimientos, como la tirotoxicosis y el síndrome de Klinefelter, entre otros.

Etiología

Las causas de ginecomastia se muestran en el cuadro 41-14.

Abordaje diagnóstico

Clínicamente, lo más relevante es diferenciar entre ginecomastia y lipomastia, e identificar la causa del crecimiento, Para ello, debe conocerse la historia detallada sobre el inicio y la duración del crecimiento mamario, la presencia de dolor o hipersensibilidad, síntomas sistémicos (de hipogonadismo y/o de enfermedad tiroidea, hepática o renal) y aumento o pérdida de peso en los meses anteriores. La historia debe contener el uso de medicamentos, incluidos las sustancias recreativas y los suplementos de venta libre, ya que los fármacos pueden ser la causa de hasta 25% de los casos de ginecomastia.

El verdadero tejido mamario glandular se puede distinguir de la lipomastia al comparar el tejido subareolar con la grasa subcutánea adyacente. La ginecomastia se palpa como tejido glandular simétrico y firme debajo del pezón. La galactorrea es poco común en varones con ginecomastia, pero se ha descrito en algunos casos de prolactinomas con concentraciones muy elevadas de prolactina. En el examen físico general, se debe identificar el grado de virilización y el desarrollo sexual secundario, además de datos de enfermedad tiroidea, y buscar signos de enfermedad renal o hepática crónica.

En niños con ginecomastia puberal o en hombres con ginecomastia asintomática, los estudios de laboratorio pueden no ser necesarios. Los estudios que se recomiendan son las determinaciones de FSH, LH, testosterona y prolactina, además de pruebas de función hepática, renal y tiroidea, si se sospecha una disfunción en estos órganos. En hombres con inicio reciente o con dolor o hipersensi-

Cuadro 41-14. Causas de ginecomastia

Incremento de las concentraciones de estrógenos o mayor actividad estrogénica	Disminución en las concentraciones de testosterona
• Exposición a estrógenos • Incremento en la aromatización de andrógenos a estrógenos • Agonistas de la actividad de estrógenos (digital)	• Hipogonadismo hipogonadotrópico e hipergonadotrópico • Hiperprolactinemia **Antagonistas del receptor de andrógenos** • Cimetidina • Marihuana • Espironolactona • Flutamida, bicalutamida

bilidad mamaria, se deben investigar tumores secretores de estrógenos, tumores secretores de hCG o tumores de células germinales, mediante la cuantificación de estrógenos y de la hCG.

Las mamografías de rutina y la ecografía mamaria no se recomiendan en la evaluación de la ginecomastia y sólo deben realizarse si se sospecha clínicamente de cáncer de mama.

Tratamiento

En pacientes con lipomastia, se recomienda la pérdida de peso. Si con esta estrategia no hay mejoría, la cirugía plástica es una opción razonable. No es necesario ningún tratamiento en niños o en hombres con ginecomastia asintomática. Si se sospecha una causa reversible de ginecomastia (p. ej., medicamentos como la espironolactona, drogas recreativas, exposición ocupacional a estrógenos o hipertiroidismo), el medicamento o la fuente de ginecomastia se debe retirar o tratar. Por lo general, se observa una mejoría en la ginecomastia en pocas semanas. Si la ginecomastia no mejora después de varios meses o los fármacos no se pueden suspender, se puede intentar el tratamiento médico.

El tratamiento está indicado en cualquier varón con ginecomastia sintomática, que presente dolor o hipersensibilidad en la región mamaria, o por razones estéticas (ya que la ginecomastia puede originar ansiedad social considerable en muchos hombres jóvenes).

Terapia médica: La terapia médica se basa en la disminución de la producción de estrógenos (con inhibidores de la aromatasa) o de su acción (con antiestrógenos) y/o el aumento de las concentraciones de andrógenos (con la administración de andrógenos). Sin embargo, son necesarios todavía estudios prospectivos bien diseñados sobre los efectos del tratamiento médico de la ginecomastia, que con frecuencia se utiliza como terapia empírica. El tratamiento puede ser más efectivo si se aplica en los casos de aparición reciente (<2 años), debido a que después de este tiempo, el estroma se vuelve fibrótico y, por tanto, el tratamiento es ineficaz.

Los antiestrógenos, como el tamoxifeno y el raloxifeno, bloquean la acción de los estrógenos en el tejido mamario. A menudo, el tamoxifeno se ha usado como medicamento de primera línea. La dosis de tamoxifeno, 10-20 mg diarios por 3-9 meses, ha demostrado una eficacia de hasta 90% para la resolución de la ginecomastia. Los inhibidores de aromatasa (como anastrozol y testolactona) han sido menos efectivos que los antiestrógenos en el tratamiento de la ginecomastia puberal. La terapia con testosterona generalmente mejora la ginecomastia en hombres con hipogonadismo.

Tratamiento quirúrgico: En pacientes con ginecomastia sintomática de larga duración, la terapia médica será probablemente ineficaz, por lo que se puede contemplar la cirugía. Este tratamiento también puede considerarse en los casos en los que no hay respuesta al medicamento, intolerancia a este o inconsistencia en su aplicación, o bien si el paciente prefiere la cirugía por razones estéticas o desea la corrección inmediata de la ginecomastia. La cirugía podría incluir la lipectomía por succión o la extirpación del tejido mamario glandular a través de una incisión periareolar. Se debe realizar un estudio exhaustivo antes de la cirugía para descartar cualquier causa subyacente de la ginecomastia y para prevenir una posible recurrencia después de la cirugía.

Disfunción eréctil

Dr. Julio Mayorga Camargo

La disfunción eréctil (DE) es la incapacidad persistente para alcanzar y/o mantener una erección para el desempeño sexual.

Fisiopatología y etiología

Factores de riesgo: sedentarismo, obesidad, diabetes, tabaquismo, dislipidemia, síndrome metabólico, hipertensión, disfunción endotelial, causas psicológicas que influyan en el desarrollo de DE, enfermedades del sistema nervioso central (SNC) e insuficiencia renal crónica (cuadro 41-15).

Diagnóstico

Examen clínico

Se deberá elaborar la historia sexual con duración de los síntomas y causas que lo precipitan, así como la historia clínica médica, psiquiátrica, quirúrgica y de pareja, estado actual de las relaciones, relaciones sexuales anteriores, orientación sexual e identidad de género. La exploración física deberá incluir signos vitales, peso y circunferencia de la cintura, examen de tiroides, examen genital y tacto rectal en caso de síntomas genitourinarios o eyaculatorios prolongados.

Exámenes de laboratorio

Glucosa, lípidos y HbA1c. Si hay signos de hipogonadismo, testosterona total (véase sección de hipogonadismo). Si hay datos de hipo o hipertiroidismo, perfil tiroideo. Estudios adicionales: FSH, LH, PRL y antígeno prostático específico.

Sistema cardiovascular

Es un marcador asintomático de enfermedad arterial coronaria. Se deben evaluar los factores de riesgo para enfermedad cerebral vascular; estos deben tratarse para mejorar resultados del tratamiento de la DE.

Cuadro 41-15. Causas de la disfunción eréctil

Vasculogénicas Enfermedad arterial coronaria, vasculopatía periférica. DM, dislipidemia, tabaquismo, cirugía pélvica (Qxp) o radioterapia en pelvis o retroperitoneo. **Anatómicas y estructurales** Hipospadias, epispadias, micropene, enfermedad de Peyronie, cáncer de pene, fimosis. **Fármacos** Antihipertensivos (tiazidas, diuréticos ahorradores de K, β-bloqueadores), antidepresivos (inh. de la recaptura de serotonina, tricíclicos), antipsicóticos y antiepilépticos, antiandrógenos antagonistas de GnRH, alcohol, cocaína, marihuana, anabólicos.	**Neurogénicas** • Causas centrales: enfermedades degenerativas, trauma en médula espinal, accidente vascular cerebral, tumores SNC. • Causas periféricas:DM1, DM2, ERC, prostatectomía, cirugía de uretra. **Hormonal** • Hipogonadismo, hiperprolactinemia, hiper e hipotiroidismo, hiper e hipocortisolismo, panhipopituitarismo. **Psicógenas** • Tipo generalizado (falta del deseo o excitación sexual). • Tipo situacional (problemas con la pareja, con el desempeño por estrés). **Trauma** • Fractura de pene, fractura de pelvis.

SNC: sistema nervioso central; DM: diabetes *mellitus*; ERC:enfermedad renal crónica.

Evaluaciones adicionales

En pacientes jóvenes con dificultades para lograr y/o sostener una erección, con antecedentes de trauma o con alteraciones testiculares, así como en aquellos que no responden al tratamiento médico, evaluar cuidadosamente la función testicular.

Tratamiento

El objetivo del tratamiento es tener una vida sexual satisfactoria. Deben identificarse y tratarse las causas curables de DE (hipogonadismo, hipertiroidismo, hipotiroidismo e hiperprolactinemia). Tratamiento de primera línea: inhibidores de la fosfodiesterasa 5 (PDE5) sildenafil, tadalafil, vardenafil; estos fármacos son eficaces y seguros en pacientes específicos (DM y antecedente de prostatectomía). El sildenafil y vardenafil son de acción corta, con vida media de ~4 horas; el tadalafil tiene una vida media de 17.5 horas. Requieren estimulación sexual. Si reciben 8 dosis, a dosis máximas, y estimulación sexual sin respuesta, se clasifica como paciente no respondedor. Los dispositivos de vacío inducen erecciones independientemente de la causa de la DE. Las tasas de satisfacción son de 35 a 84%.

Tratamiento de segunda línea: inyección intracavernosa, alprostadil intrauretral y alprostadil tópico. Tratamiento de tercera línea: prótesis peneana en DE orgánica severa, (enfermedad de Peyronie o pospriapismo).

Disforia de género

Dr. Juan Carlos Garnica Cuellar ■ Dra. Mitzi Zaira Fong Ponce

La disforia de género por DSM-V o incongruencia de género por CIE-11(HA 60) es la discordancia entre el sexo que un sujeto siente o expresa y el género que se le asigna, con una duración mínima de seis meses. Se requieren dos de los criterios siguientes: 1) incongruencia entre el sexo que uno siente o expresa y sus caracteres sexuales primarios o secundarios, 2) deseo de desprenderse de los caracteres sexuales propios primarios o secundarios, 3) deseo de poseer los caracteres sexuales, tanto primarios como secundarios, correspondientes al sexo opuesto, 4) deseo de ser del otro sexo distinto del que se le asigna, 5) deseo de ser tratado como del otro sexo y 6) la convicción de que uno tiene los sentimientos y reacciones típicos del otro sexo.

Mujer trans: se identifica como una mujer, es biológica y genéticamente varón y hace todo para que su cuerpo se transforme al de una mujer.

Hombre trans: se identifica como un hombre, es biológica y genéticamente mujer y hace todo para que su cuerpo se transforme al de un hombre.

Objetivos del tratamiento

Suprimir la hormona sexual endógena y mantener concentraciones en suero de la hormona sexual administrada dentro del rango normal para el sexo deseado.

Tratamiento de adolescentes con transgénero

Una vez que cumple los criterios diagnósticos de disforia de género se debe iniciar el tratamiento para suprimir el desarrollo puberal. Se sugiere iniciar después de los primeros cambios físicos de la pubertad con análogos de GnRH. Las hormonas sexuales se inician con dosis graduales, una vez que el equipo multidisciplinario (especialistas en salud mental y médicos) ha confirmado la disforia de género y el paciente dé su consentimiento informado, generalmente a los 16 años. Sin embargo, pueden existir razones para iniciar el tratamiento hormonal antes de los 16 años (existe poca evidencia en menores de 13.5 años) y se recomienda que un equipo multidisciplinario estudie estos casos. Se sugiere valorar el desarrollo clínico de la pubertad cada 3 o 6 meses y los parámetros de laboratorio cada 6 o 12 meses durante el tratamiento con hormonas sexuales.

Terapia hormonal para adultos transgénero

Una vez que cumple los criterios diagnósticos de disforia de género, se recomienda realizar una evaluación clínica y el abordaje de las comorbilidades que pueden exacerbarse por la supresión hormonal o por el tratamiento con hormonas sexuales. Se sugiere solicitar concentraciones de hormonas para asegurar que los esteroides sexuales endógenos se supriman y los esteroides sexuales administrados se mantengan en el rango fisiológico normal para el género asignado. También se sugiere que los endocrinólogos brinden la información y educación a personas transgénero sometidas a tratamiento sobre el inicio y los cambios físicos inducidos por el tratamiento con hormonas sexuales.

Criterios para terapia hormonal

1. Tener el diagnóstico de disforia de género.
2. Poder tomar una decisión completamente informada y dar su consentimiento para el tratamiento.
3. En caso de que se detecten problemas relacionados con la salud mental, deben estar bien controlados y tratados.

Contraindicaciones absolutas

Sangrado vaginal no diagnosticado, enfermedad hepática severa, adenoma o cáncer hepatocelular, enfermedad arterial coronaria, trombosis venosa, tromboembolia pulmonar, obesidad mórbida, cáncer de mama, migraña con aura, anticuerpos antifosfolípidos positivos, mutaciones trombogénicas.

Tratamiento en mujeres trans

Cipionato de estradiol 5 mg/medroxiprogesterona 25 mg IM cada 3 semanas y/o valerato de estradiol 2 mg VO además de un antiandrógeno o análogo de GnRH (cuadro 41-16). En caso de no llegar a la meta de estradiol entre 60-200 pg/mL en 3 meses, debe ajustarse la periodicidad de la inyección de medroxiprogesterona o agregar valerato de estradiol por vía oral. En mujeres trans que sean >40 años se recomienda la vía transdérmica para la administración de estradiol. Se sugiere vigilar con estradiol y testosterona cada 3 meses el primer año y como meta adicional concentraciones de testosterona <0.5 ng/mL.

Seguimiento a largo plazo

Evaluación clínica periódica de los cambios físicos y posibles eventos adversos de los esteroides sexuales y seguimiento de laboratorio de las concentraciones de hormonas sexuales cada 3 meses durante el primer año de terapia hormonal para hombres y mujeres transgénero y posteriormente una o dos veces al año. Se sugiere monitorear la prolactina en mujeres transgénero tratadas con estrógenos y evaluar los factores de riesgo cardiovascular. Se recomienda solicitar densidad mineral ósea cuando existen factores de riesgo para la osteoporosis, especialmente en aquellos que suspenden la terapia con hormonas sexuales después de la gonadectomía. Se sugiere que la mujer transgénero, sin un mayor riesgo conocido de cáncer de mama, siga las pautas de detección de mama recomendadas para mujeres no transgénero. En hombres trans se sugiere que se valore el realizar histerectomía total con ooforectomía como parte de una cirugía de reafirmación de género.

Tratamiento en hombres trans

Enantato o cipionato de testosterona cada 21 días o undecanoato de testosterona cada 12 semanas, hasta alcanzar concentraciones de testosterona de 4 ng/mL a 8 ng/mL.

Seguimiento

Biometría hemática anual; el hematocrito no debe superar 54% (véase cuadro 41-16).

Efectos de la terapia hormonal

En mujeres trans que reciben terapia hormonal pueden presentarse cambios de humor, disminución de la libido y erecciones (en caso de conservar el pene), redistribución de grasa corporal, crecimiento del tejido mamario y aumento en peso. En hombres trans, los efectos de esta terapia incluyen mayor masa muscular y menor grasa corporal, acné o alopecia androgénica y aumento de hematocrito.

Cirugía para reasignación de sexo

Este tratamiento deberá ser individualizado en los pacientes que lo desean y que sean candidatos. Se recomienda la cirugía genital de reasignación de género sólo después de completar al menos 1 año de tratamiento hormonal, y cuando el individuo haya tenido un cambio de rol social satisfactorio y esté de acuerdo con los efectos hormonales y exista el deseo de cambios quirúrgicos definitivos.

Cuadro 41-16. Terapia hormonal en personas transgénero

Mujeres trans	
Estrógenos	
Valerato de estradiol oral	2-6 mg/día
Estradiol transdérmico	0.25-0.2 mg/día
Valerato o cipionato parenteral	5-30 mg cada 2 semanas
Antiandrógenos	
Espironolactona	100-300 mg/día
Acetato de ciproterona	25-30 mg/día
Agonista de GnRH	
Acetato de leuprolide	3.75 mg SC mensual 11.25 mg SC cada 3 meses
Hombres trans	
Enantato o cipionato de testosterona	100-200 mg IM cada 2-3 semanas
Undecanoato de testosterona	1 000 mg cada 12 semanas
Gel de testosterona 1.6%	50-100 mg/día
Parche transdérmico	2.5-7.5 mg/día

Complicaciones

En mujeres trans, aumenta el riesgo de trombosis de 1-6% en dependencia del tipo de estrógeno y vía de administración. No aumenta riesgo en cáncer de mama. En hombres trans no aumenta riesgo cardiovascular ni cáncer si no existen factores de riesgo.

Menopausia

Dr. Juan Manuel Malacara Hernández

La menopausia es el cese de la menstruación por el agotamiento de folículos primordiales del ovario, con pérdida de la función reproductiva y la secreción de estrógenos del ovario. Con frecuencia aparecen síntomas físicos y emocionales y aumentan riesgos, como de enfermedad cardiovascular, osteoporosis y otros.

Etapas de la menopausia

La menopausia es la última menstruación, que se corrobora con un año de ausencia de menstruación. Antes de la menopausia, en la *perimenopausia* aparecen irregularidades menstruales y algunos síntomas. El periodo reproductivo previo a la perimenopausia es la *premenopausia.*

En la *perimenopausia*, o transición a la menopausia, periodo de uno a dos años, los últimos ciclos menstruales pueden ser irregulares, con frecuencia anovulatorios y aparecen síntomas físicos y emocionales. Disminuyen los estrógenos y se eleva la hormona foliculoestimulante (FSH, *follicle stimulating hormone*) moderadamente. En este periodo la mujer aún puede ser fértil.

En la *posmenopausia* se ha suspendido la menstruación. Se confirma el diagnóstico por elevación franca de FSH. Se establecen síntomas físicos como *sequedad vaginal*, *dispareunia* y *bochornos* u "oleadas de calor"; los síntomas emocionales pueden ser severos, como *estado de ánimo depresivo* y *angustia*.

Edad de la menopausia

La edad de la menopausia ha sido bastante estable entre 48 y 50 años en la historia, al menos desde la Edad Media. Información reciente indica que está determinada genéticamente, aunque la modifican factores ambientales y psicosociales como estrés, tabaquismo (la adelanta), y obesidad (la retrasa).

La menopausia depende de un nivel crítico de folículos. Los genes involucrados son los mismos que determinan el reclutamiento inicial de folículos: hormona antimülleriana (AMH, *antimülleriana hormone*), el receptor tipo II de AMH y otros relacionados con la reparación del ADN y la función inmune.

Origen evolutivo y fisiológico de la menopausia

Cuando cesa la función del ovario le queda a la mujer un tercio de su esperanza de vida al nacimiento; en cambio, en otras especies la reproducción continúa hasta una edad avanzada. La menopausia es universal, lo que indica que ofrece una ventaja para la sobrevida en el humano. Se ha propuesto un conflicto reproductivo entre generaciones: el cuidado de las abuelas da una ventaja para la sobrevida del infante, que nace muy inmaduro respecto a otras especies. Son importantes los cuidados de personas experimentadas sin obligación de crianza de hijos propios.

Los folículos del ovario se agotan aceleradamente desde los 37 años y la fertilidad disminuye; con el descenso de los estrógenos aumentan la FSH y la hormona luteinizante (LH, *luteinizing hormone*). La secreción de gonadotropinas depende de su hormona liberadora del hipotálamo (GnRH, *gonadotropin releasing hormone*), a su vez está regulada por un trío de neuropéptidos: *kisspeptina*, *neuroquinina-3* y *dinorfina*.

La neuroquinina-3 aumenta al disminuir los estrógenos y es el vínculo con los síntomas vasomotores (bochornos), el bloqueo de su receptor con antagonistas inhibe los bochornos y la secreción de LH, pero afecta levemente FSH.

Síntomas de la menopausia

Los bochornos predominan en cara y tórax, son transitorios, pueden ser seguidos de *sudoración*. Mejoran claramente con los estrógenos, lo mismo que la sequedad vaginal y la dispareunia. Los bochornos, así como los *cambios del estado de ánimo*, por su dependencia a *neuroquinina-3*, se controlan con los antagonistas del receptor de este péptido.

Depresión y angustia

Los cambios del estado de ánimo, además de su dependencia a los estrógenos, se asocian con condiciones socioeconómicas desfavorables. Esto ejemplifica la interacción de efectos hormonales sobre la respuesta al medio ambiente adverso. La angustia es un acompañante casi constante de la depresión.

Los síntomas aparecen en cúmulos y su frecuencia varía de 23 a 73%. Se asocian con factores físicos y psicosociales. En un estudio en tres estados de México, los principales factores asociados son el estado menopáusico, residencia rural, baja escolaridad y obesidad. Los bochornos, la angustia y las alteraciones del sueño son factores para la aparición de ansiedad y depresión.

Trastornos del sueño

Las alteraciones del sueño aumentan claramente en la menopausia y también se atribuyen a la deficiencia de estrógenos en el sistema nervioso, aunque la fisiopatología es compleja. Se asocian con angustia y depresión, con una relación estrecha con los bochornos y cambios en el estilo de vida.

Riesgos de la mujer en la menopausia

Además de los síntomas, la disminución de estrógenos en la menopausia se relaciona con riesgo cardiovascular, osteoporosis, cáncer mamario y otros como de cáncer de colon.

El riesgo cardiovascular

Antes de 45 años, el riesgo cardiovascular es mayor en varones, después aumenta en la mujer hasta hacerse similar. La carencia de estrógenos permite el aumento de la incidencia de angina, infarto del miocardio, accidentes cerebrovasculares e insuficiencia de vasos periféricos. Los mecanismos más estudiados son cambios del metabolismo de lipoproteínas, pérdida de protección contra el daño endotelial y aumento de la inflamación crónica de bajo grado.

El aumento de colesterol ha sido un marcador tradicional de riesgo cardiovascular. La fracción de partículas de lipoproteínas de alta densidad (HDL, *high density lipoproteins*) conduce el transporte de colesterol en reversa, de los tejidos hacia el hígado, lo que indica que es un factor protector. Recientemente se ha propuesto que ApoB es un marcador más confiable del riego cardiovascular.

Desde la transición a la menopausia aumentan el daño endotelial y el deterioro de vasodilatación de arteriolas dependiente de endotelio. Hay evidencia del efecto protector de los estrógenos sobre la función endotelial y la remodelación vascular. El engrosamiento de la íntima media de la carótida, alteración detectable tempranamente, se asocia con factores inflamatorios, la expresión de citocinas, moléculas y aumento de micropartículas celulares.

Un factor de daño vascular con creciente importancia es la inflamación crónica de bajo grado que, por mecanismos heterogéneos, lleva a la formación de la placa y su posterior desestabilización. Recientemente surgió una evidencia convincente del papel de la inflamación en el daño vascular: la inhibición de interleucina 1β con canakinumab disminuye la mortalidad cardiovascular.

Osteoporosis

La disminución de matriz ósea es un problema importante en la mujer madura porque causa fracturas con consecuencias graves. La osteoporosis depende de factores nutricionales, balance hormonal, calcio, fósforo y actividad física. La falta de estrógenos es un factor importante en la osteoporosis de la menopausia natural o iatrogénica como después de ovariectomía. Además, la FSH interactúa con complejos receptores inmunes, lo que activa la expresión del receptor del factor nuclear kappa B (RANKL) y osteoclastos.

Cáncer mamario

El cáncer (Ca) mamario, problema epidemiológico importante, aumenta después de la menopausia. Las evidencias indican que su aparición no depende de la presencia de estrógenos; sin embargo, establecido el cáncer, su evolución adversa puede ser dependiente de estrógenos. Se aconseja evitar el tratamiento hormonal en pacientes con antecedentes familiares de cáncer mamario.

Cáncer endometrial

El cáncer endometrial es relativamente raro y fuertemente dependiente de estrógenos, por ello la supresión de estrógenos es una estrategia útil.

Tratamiento de los síntomas y riesgos de la menopausia

El tratamiento con estrógenos es efectivo para prevenir el daño cardiovascular. Deben considerarse recursos alternos como estatinas (que además de disminuir el colesterol tiene efecto antiinflamatorio), fibratos, dieta y control del peso corporal.

A pesar de la efectividad del tratamiento hormonal para los síntomas y riesgos de la menopausia, pocas mujeres reciben reemplazo hormonal. El estudio *Women's Health Initiative* (WHI) publicado en 2002, concluyó que los estrógenos solos o combinados con progestágenos aumentan diversos riesgos. Pero, al revisar los resultados del estudio, se encontraron sesgos como la edad de las mujeres: la media de 65 años es muy superior a la que se requiere en la práctica clínica. Al examinar los resultados en grupos de edad apropiados, las conclusiones apoyaron la utilidad y seguridad del reemplazo hormonal.

Este tratamiento disminuyó más de 80% desde la publicación del estudio WHI en 2002. Continúa la aprehensión tanto en pacientes como en los médicos. Ahora se propone reconsiderar los criterios, enfatizando que el tratamiento hormonal no debe iniciarse en mujeres mayores de 65 años ni después de 5 años de la menopausia.

Estudios recientes proponen que una alternativa a los estrógenos para tratar los bochornos, y tal vez la angustia y la depresión, son los antagonistas del receptor de neuroquinina-3. Se espera mayor información sobre la eficacia y seguridad de este recurso.

El tratamiento hormonal más efectivo es sistémico. Se recomiendan estrógenos y progestágenos en mujeres con útero intacto y estrógenos solos si el útero ha sido removido. Debe evitarse la prescripción de estrógenos cuando hay cardiopatías valvulares, várices avanzadas o antecedentes familiares de Ca mamario. También se han utilizado progestágenos sintéticos, andrógenos y prasterona.

Los tratamientos naturistas incluyen alimentos potencialmente estrogénicos como la soya y fitoestrógenos naturales. Otros productos de herbolaria y la acupuntura tienen efecto discutible. Ante los bochornos se usan antihipertensivos como clonidina y otros, con resultados inconsistentes. Para la depresión y el estado de ánimo alterado, los antidepresivos y ansiolíticos son recursos valiosos. Para la angustia severa es útil la imipramina a dosis bajas (10-25 mg) con alprazolam.

Para el tratamiento de la osteoporosis, los estrógenos son útiles, pero no indispensables. Los difosfonatos son efectivos para prevenir fracturas. Otro recurso es el denosumab, inhibidor de RANKL (ligando de RANK). Ambos tratamientos, a largo plazo, pueden inducir osteonecrosis o fracturas atípicas, por lo que se han recomendado esquemas intermitentes. De manera auxiliar se prescriben calcio, vitamina D y ejercicio.

Referencias bibliográficas

1. **Amann RP.** The cycle of the seminiferous epithelium in humans: a need to revisit? *J Androl*. 2008;29:469-487.
2. **Ulloa-Aguirre A, Lira-Albarrán S.** Clinical aplication of gonadotropins in the male. *Prog in Mol Biol Transl Sci*. 2016;143:121-174.
3. **Santoro N.** Update in hyper and hypogonadotropic amenorrhea. *J Clin Endocrinol Metab*. 2011;96:3281-3288.
4. The 2017 hormone therapy position statement of the North American Menopause Society. *Menopause*. 2017;24:728-753.
5. **Martin KA, Anderson RR, Chang RJ, *et al*.** Evaluation and treatment of hirsutism in premenopausal women: an Endocrine Society clinical practice guideline. *J Clin Endocrinol Metab*. 2018;103:1233-57.
6. **El-Maouche D, Arlt W, Merke DP.** Congenital adrenal hyperplasia. *Lancet*. 2017;390:2194-2210.
7. **Legro RS, Arslanian SA, Ehrmann DA, *et al*; Endocrine Society.** Diagnosis and treatment of polycystic ovary syndrome. *J Clin Endocrinol Metab*. 2013;98:4565-4592.
8. **Marshburn PB.** Counseling and diagnostic evaluation for the infertile couple. *Obstetrics and Gynecology Clinics of North America*. 2015;42:1-14.
9. **Narula HS, Carlson HE.** Gynaecomastia: pathophysiology, diagnosis and treatment. *Nat Rev Endocrinol*. 2014;10:684-98.
10. **Hackett G, Kirby M, Wylie K, *et al*.** British society for sexual medicine guidelines on the management of erectile dysfunction in men - 2017. *J Sex Med*. 2018;15:430-457.
11. **Hembree W, Cohen-Kettenis P, Gooren L, *et al*.** Endocrine treatment of gender-dysphoric/gender-incongruent persons: An endocrine society clinical practice guideline. *J Clin Endocrinol Metab*. 2017;102:3869-3903.
12. **Murabito JM, Yang Q, Fox C, *et al*.** Heritability of Age at Natural Menopause in the Framingham Heart Study. *J Clin Endocrinol Metab*. 2005;90(6):3427-3430.
13. **Cant M, Johnstone Rufus A.** Reproductive conflict and the separation of reproductive generations in humans. *PNAS*. 2008;105(14):5332-5336.
14. **Fraser GL, Ramael S, Hoveyda HR, *et al*.** The NK3 Receptor Antagonist ESN364 Suppresses Sex Hormones in Men and Women. *J Clin Endocrinol Metab*. 2016;101(2):417–426.
15. **Mittelman-Smith MA, Williams H, Krajewski-Hall SJ, *et al*.** Role for kisspeptin/neurokinin B/dynorphin (KNDy) neurons in cutaneous vasodilatation and the estrogen modulation of body temperature. *PNAS*. 109(48):19846-19851.
16. **Figueroa-Vega N, Moreno-Frías C, Malacara JM.** Alterations in Adhesion Molecules, Pro-Inflammatory Cytokines and Cell-Derived Microparticles Contribute to Intima-Media-Thickness and Symptoms in Post-menopausal Women. *Plos ONE*. 2015;10(5):e0120990. doi: 10.1371/ journal.pone.0120990.

17. **Monteleone P, Mascagni G, Giannini A, *et al*.** Symptoms of menopause - global prevalence, physiology and implications. *Nat Rev Endocrinol*. 2018;14(4):199-215.
18. **Malacara JM, Canto de Cetina T, Bassol S, *et al*.** Symptoms at pre- and Postmenopause in rural and urban women from three states of Mexico. *Maturitas*. 2002;43;11-19.
19. **Benkhadra K, Mohammed K, Nofal AA, *et al*.** Menopausal Hormone Therapy and Mortality: A Systematic Review and Meta-Analysis. *J Clin Endocrinol Metab*. 2015;100(11):4021–4028.
20. **Manson JE, Kaunitz AM.** Menopause Management — Getting Clinical Care Back on Track. *N Engl J Med*. 2016;374(9):803-805.
21. **Ridker PM, Everett BM, Thuren T, *et al*.** Antiinflammatory Therapy with Canakinumab for Atherosclerotic Disease. *N Engl J Med*. 2017;377(12):1119-1131.

CAPÍTULO

42

Fisiología de las glándulas paratiroides

Dr. Alfredo A. Reza Albarrán ▪ Dra. Anabel Rodríguez Romo

Metabolismo del calcio y participación de la paratohormona (PTH) y vitamina D

El calcio (Ca) desempeña múltiples funciones celulares, por lo que su nivel se mantiene de 8.5 a 10.3 mg/dL. En huesos se encuentra 99% y menos de 1%, en plasma, 40% de este unido a albúmina, por lo que se ajusta el nivel de Ca para el nivel de albúmina con la fórmula de Orrell: Ca corregido = Ca total (mg/dL) – {0.8 x [4 – albúmina (g/dL)]}. El consumo dietético de Ca es de 1 000 mg/d, se absorbe de 25 a 35%. La absorción de Ca se realiza por un transporte transcelular (proceso saturable que ocurre en duodeno) y un transporte paracelular (no saturable que ocurre en intestino delgado y grueso).

Las concentraciones plasmáticas de Ca se autorregulan a través de un receptor sensor de Ca (CaSR) que se expresa en paratiroides y riñones. Una ligera disminución en el nivel de Ca es detectada por el CaSR ocasionando un incremento en la secreción de PTH, que ejerce un efecto directo en hueso y riñón, e indirecto en intestino, lo cual eleva nuevamente los niveles de Ca. En riñón, la PTH favorece la reabsorción de Ca y la excreción de fósforo (P) en la orina, aumenta la actividad de 1α hidroxilasa con un incremento en la producción de 1,25 vitamina D (1,25 VD). En el **hueso**, la PTH y 1,25 VD estimulan la resorción ósea e incrementan las concentraciones plasmáticas de Ca y P. En el **intestino**, 1,25 VD incrementa la absorción intestinal del Ca y P dietético. Una vez que se restablece el nivel de Ca, se disminuye la liberación de PTH y se estimula la de calcitonina por las células parafoliculares de la glándula tiroides, esta inhibe la resorción ósea, manteniendo así los niveles de Ca en un rango normal (véase figura 42-1).

Diariamente se filtran 10 000 mg de Ca en los glomérulos renales y se excretan sólo alrededor de 200 mg en la orina. El Ca filtrado se reabsorbe en 1) túbulo proximal (TP): 65% en forma pasiva

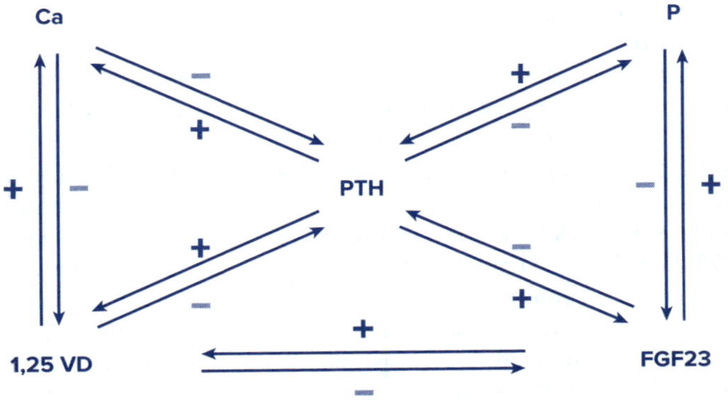

Figura 42-1. Interrelación entre calcio, fósforo, PTH, 1,25 vitamina D y FGF23.

por una ruta paracelular no regulada por PTH. 2) Segmento ascendente del asa de Henle: 25% y de este, la mitad por una vía paracelular y la otra mitad por una vía transepitelial, ambas vías son favorecidas por PTH e inhibidas por el CaSR. Las dos dependen de un gradiente luminal positivo (+) generado por ROMK, canal de potasio (K) que permite la salida de K desde la célula hacia el lumen, y por las claudinas 16 y 19, proteínas de unión paracelular que permiten el paso de sodio (Na) en forma bidireccional (cuando la concentración es mayor en el lado tisular, se moviliza hacia el lumen). Estos movimientos de K y Na generan un gradiente lumen (+) que favorece la reabsorción transepitelial de Ca y la paracelular; esta última utiliza también las claudinas 16 y 19 para el paso de Ca. La claudina 14 inhibe a las claudinas 16 y 19. El CaSR favorece la expresión de claudina 14, mientras que la PTH induce su translocación citosólica para impedir su acción y favorecer la acción de claudinas 16 y 19. De igual forma, el CaSR inhibe la actividad de ROMK, mientras que PTH la favorece a través de la generación de AMPc, que estimula tanto a ROMK como a otro transportador de iones de Na, K, cloro (Cl), el cual es NKCC2. 3) En túbulo distal (TD) se reabsorbe 10% del Ca a través de canales apicales TRPV5 (receptores de potencial transitorio vaniloide 5), el Ca se transporta desde el lado apical al basal unido a calbindina 28k y pasa hacia el lado tisular a través de una ATPasa de Ca (PMCA1b) y de un intercambiador de Na/Ca (NCX), que se encuentran en la membrana basolateral de las células epiteliales (véase figura 42-2).

Hormona paratiroidea: se produce como una preprohormona de 115 aminoácidos (aa), en el retículo endoplásmico se eliminan 25 (prohormona), en el aparato de Golgi se eliminan 6, y da lugar a la PTH madura de 84 aa que se almacena en gránulos de secreción. Los aa 1-34 son los que tienen la actividad biológica (región N-terminal); la PTH tiene una vida media de 5 minutos. La PTH ejerce su efecto al unirse a su receptor PTHR1 que se expresa en osteoblastos y en riñones, donde es reconocido tanto por PTH como por PTHrP (*PTH related protein*, proteína relacionada con PTH). El PTHR1 utiliza distintas vías de señalización intracelular; sin embargo, las acciones calciotrópicas se llevan a cabo a través de la generación de AMPc y la activación de la proteína cinasa A (PKA). Ya revisamos el efecto de PTH en riñón; en el hueso, la PTH actúa en los osteoblastos estimulando la expresión del ligando de receptor activador para el factor nuclear κB (RANKL), al tiempo que disminuye la secreción de osteoprotegerina (OPG), una proteína que, al unirse a RANKL, impide la unión entre este y RANK. La unión de RANKL a RANK permite la diferenciación de precursores de osteoclastos en osteoclastos maduros que llevan a cabo la disolución de la hidroxiapatita. Los productos de la degradación ósea, Ca, P y fosfatasa alcalina, sufren endocitosis por los osteoclastos y se liberan a la circulación.

Vitamina D: vitamina liposoluble que se obtiene de la dieta como ergocalciferol (VD2) o por síntesis dérmica como colecalciferol (VD3); ambas son biológicamente inactivas y requieren de conversión enzimática en el hígado y el riñón a metabolitos activos.

La VD se transporta al hígado por una proteína transportadora de vitamina D (DBP), se hidroxila en la posición 25, pasa al riñón, donde se filtra, y se reabsorbe en el TP a través de los receptores endocíticos megalina y cubilina. Una vez dentro de las células, la DBP se degrada en los lisosomas y la 25 VD entra en las mitocondrias y es convertida a 1,25 VD por la 1α-hidroxilasa bajo influencia de la PTH. La 1,25 VD es la forma activa. La disminución de Ca y P, y la PTH estimula la síntesis de 1,25 VD, mientras que el aumento de Ca y P, la del factor de crecimiento de fibroblastos 23 (FGF23), y de la misma 1,25 VD, la inhibe. La 1,25 VD actúa a través de un factor de transcripción nuclear conocido como receptor de vitamina D (VDR). En relación con el metabolismo de Ca y P, la 1,25 VD ejerce su acción en riñón, hueso, intestino y paratiroides. En riñón, en el TCD, la 1,25 VD promueve la síntesis calbindina 28k, PMCA1b y NCX, regula también la expresión de TRPV5. En TP inhibe la 1α-hidroxilasa y estimula la 24-hidroxilasa, enzima que inactiva la 1,25 VD convirtiéndola en 1, 24,25 VD. En hueso ejerce el mismo efecto que PTH; en intestino actúa en forma similar que en TD, excepto que el canal de Ca expresado es TRPV6 y la calbindina es de 9k. En paratiroides, la 1,25 VD aumenta la expresión de CaSR y suprime la síntesis *de novo* de PTH.

Balance del fósforo, factor de crecimiento de fibroblastos 23 (FGF-23), Klotho

El fosfato (P) desempeña un papel vital en algunos procesos fisiológicos, de ahí la importancia de mantener un nivel normal que va de 2.5 a 4.5 mg/dL. En la matriz mineral del hueso está 85% del P, 14%, en tejidos blandos y menos de 1%, en el compartimento extracelular. Sólo 12% del P está unido a proteínas, por lo que 88% es ultrafiltrable. Se absorbe 60 a 80% (900 mg) en intestino delgado por

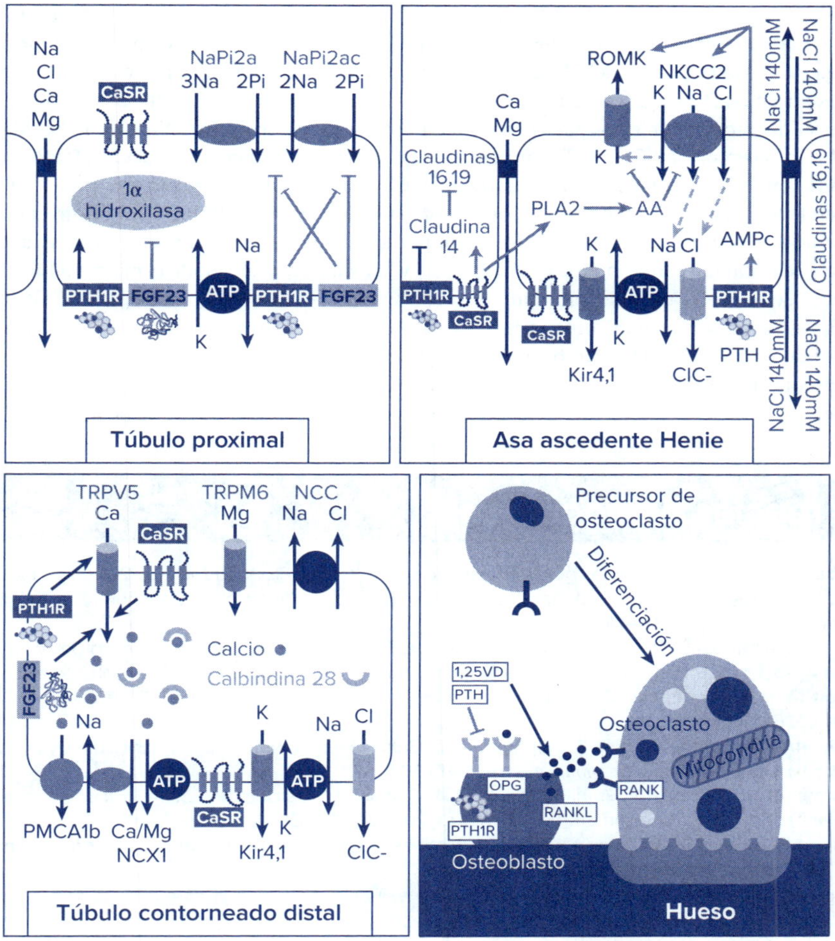

Figura 42-2. Reabsorción renal de calcio y fósforo; su regulación por PTH, CaSR, y FGF23.

mecanismos pasivos paracelulares y activos transcelulares (yeyuno y duodeno) a través de un transportador luminal de P dependiente de sodio (Na), NaPi2b. Si disminuye la ingesta de P, predomina la absorción activa y viceversa.

El P alto estimula la secreción de PTH y de FGF23 e inhibe la síntesis de 1,25 VD para promover la eliminación renal e inhibir la reabsorción intestinal de P. En la homeostasis del P participan intestino, hueso, riñón y paratiroides a través de la interacción de 1,25 VD, PTH y FGF23. En **intestino**, la carga de P y 1,25 VD favorecen la absorción intestinal, mientras que fosfatoninas inhiben su absorción, al inducir la degradación de NaPi2b y al disminuir la síntesis de 1,25 VD. En **hueso**, PTH y 1,25 VD favorecen la resorción ósea y aumentan el P sérico, este disminuye por un aumento en FGF23, que se produce en osteocitos y osteoblastos en respuesta a factores como 1,25 VD, carga de P, ingesta de Ca y PTH. El **riñón** es el principal regulador de la homeostasis de P, ya que ajusta la carga excretada a la carga dietética. El TP reabsorbe 60-70% del P filtrado y otro 10-20% es reabsorbido en el TCD. La reabsorción de P en el TP ocurre por un mecanismo transepitelial mediante los transportadores de P: NaPi2a (mayor afinidad) y NaPi2c, dicha absorción está influenciada por la carga de P, el gradiente de Na y hormonas como PTH y FGF23/Klotho. La PTH y el FGF23 inhiben la reabsorción tubular de P y aumentan su excreción renal disminuyendo sus niveles séricos. La PTH responde en forma aguda a la carga de P y la respuesta del FGF23 parece ser más importante a largo plazo, ambas disminuyen la expresión de NaPi2a y c (véase figura 42-2). El FGF23 también suprime la síntesis de 1,25 VD y favorece su degradación, efecto que se suma para inhibir la absorción intestinal de P. FGF23 actúa a través de un receptor de FGF (FGFR) y necesita la proteína Klotho como cofactor. FGFR1 es el más importante en la homeostasis del P, mientras que FGFR3 y 4 son más relevantes para el efecto del FGF23 en la VD. P y 1,25 VD son reguladores (+) de la FGF23. Klotho también inhibe directamente los transportadores NaPi2a y c en el TP. Otras fosfatoninas que disminuyen la reabsorción renal de P son proteína 4 relacionada con la familia frizzled, FGF7 y la fosfoglicoproteína de la matriz celular (MEPE). En cerebro se encuentran transportadores parecidos a NaPi que son regulados por el P de la dieta y del LCR, se piensa que actúan como sensores de P. Por su efecto en la resorción ósea y el estímulo de la síntesis de 1,25 VD, la PTH (**paratiroides**) eleva los niveles de P, mientras que por su efecto en riñón y en la producción de la FGF23, la PTH disminuye los niveles de P. En esta dualidad del efecto de PTH sobre los niveles de P, el efecto que prevalece es el de disminución en los niveles de P.

Referencias bibliográficas

1. **Erben R.** Physiological Actions of Fibroblast Growth Factor 23. *Front Endocrinol.* 2018;9:article 267.
2. **Ko, B.** Parathyroid Hormone and the Regulation of Renal Tubular Calcium Transport. *Curr Opin Nephrol Hypertens.* 2017;26:405–410.
3. **Mayr B, Schnabel D, Dörr H,** *et al.* Gain and Loss of Function Mutations of the Calcium-Sensing Receptor and Associated Proteins: Current Treatment Concepts. *Eur J Endocrinol.* 2016;174:R189-R208.
4. **Kraft M.** Phosphorus and Calcium: A Review for the Adult Nutrition Support Clinician. *Nutr Clin Pract.* 2015;30(1):21-33.
5. **Felsenfeld A, Levine B,** *et al.* Pathophysiolgy of Calcium, Phosphorus, and Magnesium Dysregulation in Chronic Kidney Disease. *Semin Dial.* 2015;28(6):564–577.
6. **Carmeliet G, Dermauw V, Bouillon R.** Vitamin D Signaling in Calcium and Bone Homeostasis: a Delicate Balance. *Best Pract Res Clin Endocrinol Metab.* 2015;29:621-631.
7. **Chang WT, Radin B, McCurdy MT.** Calcium, Magnesium, and Phosphate Abnormalities in the Emergency Deparment. *Emerg Med Clin N Am.* 2014;32:349–366.
8. **Hoorn E, Zietse R.** Disorders of Calcium and Magnesium Balance: a Physiology-Based Approach. *Pediatr Nephrol.* 2013;28:1195–1206.
9. **Miller T.** Control of Renal Calcium, Phosphate, Electrolyte, and Water Excretion by Calcium-Sensing Receptor. *Best Pract Res Clin Endocrinol Metab.* 2013;27:345-358.

CAPÍTULO 43

Osteoporosis posmenopáusica

Dr. Alfredo A. Reza Albarrán

Introducción

La osteoporosis posmenopáusica es una entidad nosológica muy frecuente, por lo que su detección y su tratamiento son importantes para lograr el objetivo de prevenir la aparición de fracturas vertebrales y no vertebrales. En este capítulo se mencionarán de forma concisa los elementos de la fisiopatología de la enfermedad y, a continuación, las opciones de tratamiento, enfocándose principalmente en las farmacológicas.

Breve fisiopatología de la osteoporosis posmenopáusica

Los estrógenos tienen diversas acciones fisiológicas que promueven la conservación de la masa ósea: inhiben la expresión del ligando de RANK (RANKL, *RANK ligand*) y aumentan la expresión de la osteoprotegerina. El RANKL es una citocina producida por los precursores osteoblásticos y células mesenquimatosas; su efecto es mediado al unirse a su receptor (RANK), que es producido por las células precursoras de la línea osteoclástica. Dicho efecto consiste, precisamente, en favorecer la maduración de los preosteoclastos hacia osteoclastos maduros. Téngase en cuenta que los preosteoblastos y las células mesenquimatosas, además de producir RANKL, producen osteoprotegerina, una molécula que tiende a frenar la acción de la vía RANKL-RANK. La osteoprotegerina es un receptor soluble para el ligando de RANK, de tal manera, a mayor concentración local de osteoprotegerina, menor unión de RANKL a RANK y, consecuentemente, menor resorción ósea (véase figura 43-1). Recién se ha informado que los osteoclastos pueden "secretar" vesículas que contienen RANK y que esta molécula puede actuar como un ligando, unirse a RANKL en la superficie de los osteoblastos, lo cual promueve las vías anabólicas en hueso.

De lo antes mencionado, se puede concluir con facilidad que la acción de los estrógenos sobre el hueso se debe a su potente efecto antirresortivo. Algunas vías anabólicas se activan en hueso en modelos experimentales sometidos a resección ovárica cuando se usa un estrógeno, como incremento en la expresión de factor de crecimiento y transformación beta 3 (TGF beta 3) y de la proteína morfogenética 1 (BMP-1). Se ha sugerido también que la expresión de PACE4, una proproteína convertasa parecida a subtilisina, se incrementa en respuesta al estímulo del receptor de estrógenos y que esa proteína aumenta la diferenciación osteoblástica. La importancia en la fisiología ósea global de estos efectos debe ser menor que su claro efecto antirresortivo.

Con el cese de la función ovárica que acompaña a la menopausia, los efectos benéficos de los estrógenos sobre el tejido óseo se pierden, lo que lleva a una disminución de la masa ósea, de mayor magnitud en los primeros años después de la menopausia, pero que se mantiene el resto de la vida de la mujer. La ausencia de estrógenos estimula la producción de interleucinas 1 y 6, que favorecen la resorción ósea al incrementar la producción del RANKL, en el caso de la interleucina 1 mediante la activación de su receptor tipo 1 (IL-1 R1).

La fisiopatología puede entonces resumirse de la siguiente manera: la pérdida de estrógenos aumenta la producción de interleucinas y la activación de la vía RANKL-RANK, lo que disminuye, relativamente, la producción de osteoprotegerina. Todo lo anterior aumenta la resorción ósea. Por un proceso llamado acoplamiento óseo, el incremento en la resorción se acompaña de un aumento "compensador" (que tiende a "acoplar" el remodelamiento óseo) en la tasa de formación ósea, pero que en magnitud es menor que el incremento en la resorción, por lo que el balance neto es pérdida de masa ósea, a pesar de que en términos absolutos la tasa de formación es mayor que la que tenía la paciente durante la vida reproductiva.

Estimación del riesgo de fracturas

Para decidir que una mujer posmenopáusica debe tratarse para prevenir fracturas osteoporóticas, debe antes haberse valorado su riesgo de fracturas, sobre todo si tiene osteopenia, es decir, una densidad ósea entre -1.0 y -2.5 desviaciones estándar (DS, *standard deviations*) de puntaje T en columna lumbar y/o cadera. La Organización Mundial de la Salud ha creado el sistema FRAX, que calcula el riesgo de fracturas por osteoporosis a 10 años en cadera y las fracturas osteoporóticas mayores (columna, cadera, antebrazo y húmero). Dicho sistema acepta que el riesgo de fractura es alto cuando el cálculo de riesgo es mayor o igual a 3% en cadera y/o es mayor o igual a 20% en las fracturas osteoporóticas mayores. La *National Osteoporosis Foundation* (NOF) en Estados Unidos y la *International* Osteoporosis Foundation (IOF) aceptaron dichos "umbrales" y sugirieron que, si se usa el FRAX y se rebasa alguno de los 2 umbrales mencionados, se justifica el tratamiento farmacológico en mujeres posmenopáusicas con osteopenia. Se justifica también el tratamiento de las mujeres posmenopáusicas si tienen osteoporosis definida por densitometría en columna o cadera (aunque el cálculo por FRAX podría ser

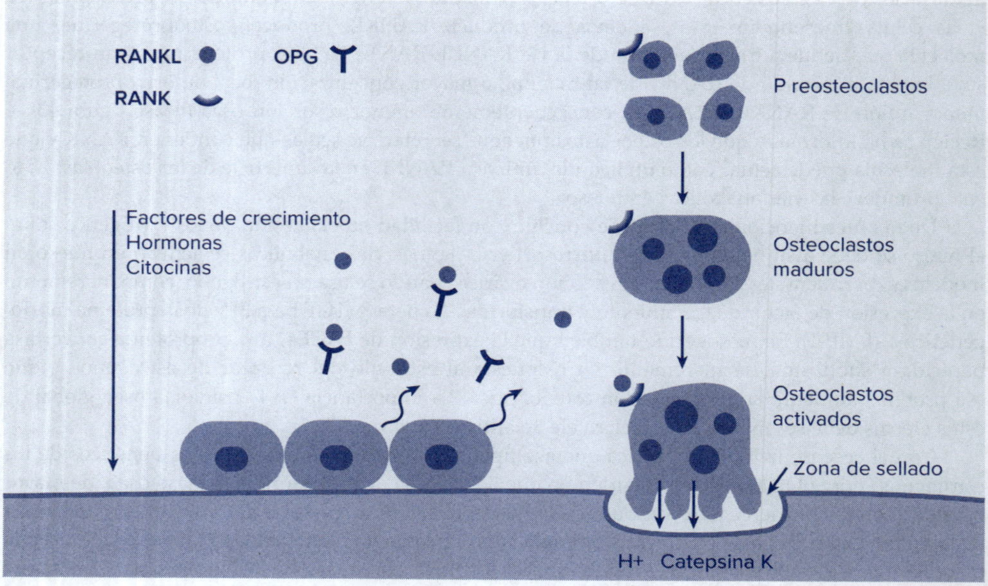

Figura 43-1. Regulación del remodelamiento óseo: La vía RANKL-RANK favorece la diferenciación osteoclástica; la osteoprotegerina es un regulador fisiológico de esta vía.

menor que los umbrales antes mencionados). Así, la principal utilidad del FRAX es seleccionar a las mujeres posmenopáusicas con osteopenia y el riesgo suficientemente alto de fracturas para justificar el inicio del tratamiento farmacológico. Se recomienda consultar la página electrónica del FRAX, así como el uso de su aplicación como herramienta de cálculo en dispositivos móviles como teléfonos celulares o tabletas. Una vez diagnosticada la osteoporosis y reconocida la necesidad de tratamiento, es importante el estudio completo para descartar causas secundarias antes de iniciar el tratamiento de la enfermedad; dicho estudio es relativamente extenso.

El seguimiento de la densidad ósea debe realizarse con el mismo densitómetro que se usó inicialmente, con el objetivo de valorar de manera adecuada los posibles cambios en la masa ósea. Los cambios (incrementos) observados deben ser mayores que el "cambio significativo mínimo", que está determinado, a su vez, por el coeficiente de variación (CV) del densitómetro. El CV en columna es de alrededor de 1%, siendo algo mayor en los sitios importantes de cadera (cuello femoral y cadera total). En general, para que el incremento en la densidad ósea se considere real y no producto del error en la medición del instrumento, debe ser mayor a 2.8% en columna, y aún mayor en el caso de la cadera. La enfermedad articular degenerativa (EAD) y, en menor magnitud, las calcificaciones arteriales pueden incrementar falsamente la densidad ósea en columna; una fractura vertebral también aumenta falsamente la densidad ósea si la fractura ocurre en una de las vértebras incluidas en la medición. En general, es mejor la cadera para diagnosticar osteoporosis en personas con EAD severa, si bien debe reconocerse, por otra parte, que los mayores incrementos en la masa ósea por el tratamiento se observan en la columna, más que en cadera total o en cuello femoral. La densitometría es más importante para el diagnóstico que para el seguimiento de la osteoporosis.

Tratamiento de la osteoporosis posmenopáusica

Una mujer que tiene la menopausia alrededor de los 50 años, con osteoporosis y sin enfermedades coexistentes, tiene que ser manejada con la idea de que su expectativa de vida es, idealmente, de más de 30 años, por lo que es importante establecer un plan de tratamiento con diferentes fármacos, que serán usados por tiempos determinados. Así, debe reconocerse desde el inicio que la paciente no estará tratada el resto de su vida con un solo tipo de fármacos, sino que seguramente usará, en diferentes periodos, diversos fármacos, pues no existe ningún medicamento aprobado para usarse durante 30 o más años en osteoporosis. En el mejor de los casos, si los resultados del tratamiento son buenos, existe la posibilidad de que en algún momento se pueda suspender el tratamiento farmacológico, si se ha alcanzado una masa ósea que se considere le condiciona un riesgo relativamente bajo de fracturas y si durante el periodo que ha recibido tratamiento no ha sufrido dichos desenlaces. Aun en ese caso, existe la posibilidad de que algunos años después de suspender el tratamiento farmacológico, la masa ósea nuevamente disminuya a un punto en el que deba reiniciarse el tratamiento, o de que la paciente se fracture por fragilidad ósea, situación que también llevaría a considerar el reinicio del tratamiento, por lo que resulta muy adecuado establecer un plan teórico de necesidad de uso de fármacos durante un tiempo muy prolongado al tratar a una mujer que tiene osteoporosis y recientemente ha tenido la menopausia.

La secuencia de fármacos del plan de tratamiento mencionado en el párrafo anterior se puede ejemplificar con una paciente hipotética de 50 años de edad, que está justamente en la menopausia y en quien se acaba de diagnosticar osteoporosis, que no tiene enfermedades coexistentes y en quien se han descartado causas secundarias de la enfermedad. Dicha paciente puede ser tratada de los 50 a los 55 años con tratamiento hormonal de reemplazo (TRH), que consistirá en estrógenos y progestágenos si la paciente tiene útero o en estrógenos aislados si la paciente tiene antecedente de histerectomía. Después de dicho periodo de 5 años, se puede cambiar el tratamiento a un modulador selectivo de receptores estrogénicos (SERM, *selective estrogen receptor modulator)*; el único SERM disponible actualmente en México como monoterapia para osteoporosis es raloxifén; este medicamento se puede usar durante un aproximado de 8 años, de tal manera que la paciente tiene ahora 63 años. Si la densidad ósea en columna lumbar se encuentra todavía en un puntaje T menor a -2.5 DS, se puede entonces usar durante 2 años teriparatide, la fracción 1-34 de la hormona paratiroidea; dicho periodo de 2 años de su uso también puede llevarse a cabo en algún momento del tratamiento inicial con estrógenos o del tratamiento con el SERM que se usó después, lo cual representa, entonces, un tratamiento combinado durante 2 años (estrógenos y teriparatide o raloxifén y teriparatide); obviamente el resto del periodo de uso del tratamiento con estrógenos o con el SERM se mantendrá la monoterapia (hasta llegar al total de 5 años de estrógenos y 8 del SERM). Si se optó por la monoterapia con teriparatide después de los 2 tratamientos anteriores, la paciente, ahora de 65 años, debe ser reevaluada para valorar la necesidad de continuar su tratamiento. La opción a esa edad es denosumab, un anticuerpo monoclonal contra el ligando de RANK, tratamiento que se ha probado eficaz y seguro durante 10 años. Una vez que se decida suspender denosumab, la opción es un bifosfonato, preferentemente zoledronato; la duración de dicho tratamiento es discutible, posiblemente debe ser de 5 a 10 años. No se incluirá en este capítulo un apartado para la calcitonina debido a que es un medicamento poco potente, de aplicación nasal, cuya acción antifracturas fue demostrada en un estudio con fallas metodológicas y fue limitada a las fracturas vertebrales; debe reconocerse que tiene cierto efecto analgésico, lo cual pudiera tomarse en cuenta en un evento agudo de fractura, pero ciertamente sería dudoso que, como monoterapia, pudiera aliviar completamente el dolor asociado. El seguimiento de las pacientes tratadas incluye exámenes generales periódicos, radiografías en 2 posiciones de columna torácica y lumbosacra, así como densitometría ósea, cuya frecuencia puede ser de cada 1 a 2 años.

Si una mujer ha llegado a tener una masa ósea en columna lumbar mayor a -2.0 o -1.5 DS y no ha tenido fracturas, además de no tener otros factores de riesgo (como ingesta de glucocorticoides), se podría considerar suspensión del tratamiento y reconsiderar el reinicio de fármacos cada 6-12 meses de acuerdo con las evaluaciones clínica, por densitometría y por radiografías de columna dorsal y lumbosacra en 2 posiciones.

En el cuadro 43-1 se muestran los efectos de los fármacos en los tipos más importantes de fracturas.

Cuadro 43-1. Efectos de los diferentes grupos de tratamientos farmacológicos de la osteoporosis posmenopáusica en los tipos más importantes de fracturas

	Vertebrales	No vertebrales	Cadera
Estrógenos	Sí	Sí	Sí
Raloxifén	Sí	No*	No
Teriparatide	Sí	Sí	No
Alend, rised y zoled	Sí	Sí	Sí
Ibandronato	Sí	Sí	No
Denosumab	Sí	Sí	Sí
Estroncio	Sí	Sí	Sí

* Raloxifén ha demostrado prevenir fracturas no vertebrales en general, pero no de cadera, solamente en el subgrupo de mujeres con una fractura vertebral grado semicuantitativo III de la escala de Genant.

Referencias bibliográficas

1. **Liu Y, Cao Y, Zhang S, *et al.*** Romosozumab treatment in postmenopausal women with osteoporosis: a meta-analysis of randomized controlled trials. *Climacteric*. 2018 Apr;21(2):189-95.
2. **American Society for Bone and Mineral Research.** *Primer on the Metabolic Bone Diseases and Disorders of Mineral Metabolism.* 9na ed. Wiley-Blackwell, *USA;* 2019.
3. **Lindsay R, Cosman F.** Osteoporosis, chapter 404. En: *Harrison´s Principles of Internal Medicine.* 20a ed. McGrawHill; 2018.
4. **Shoback DM, Schafer AL, Bikle DD.** Metabolic Bone Disease, chapter 8. En: *Greenspan´s Basic and Clinical Endocrinology.* 10a ed. Lang; 2018.
5. **DeCastro A, Bragg S, Carek PJ.** Osteoporosis. En: *Kellerman, Bope ed. Conn´s Current Therapy 2018.* Elsevier; 2018.

CAPÍTULO 44

Hipercalcemia e hiperparatiroidismo primario

Dr. Alfredo A. Reza Albarrán ▪ Dra. Anabel Rodríguez Romo

Hipercalcemia

La prevalencia de hipercalcemia es de 1% en la población general y 3% en pacientes hospitalizados.

Etiología

El hiperparatiroidismo primario (HPT1o) y el cáncer son responsables del 90% de los casos. En pacientes ambulatorios predomina el HPT1o y en hospitalizados, el cáncer. La hipercalcemia maligna ocurre hasta en 30% de pacientes con cáncer. El péptido similar a PTH (PTHrP) es responsable de 80% de los casos, principalmente en carcinomas de células escamosas de cabeza y cuello, esófago, cérvix, pulmón y colon, también cáncer renal, vejiga, mama, endometrio y ovarios, y rara vez en neuroendocrinos pancreáticos. El PTHrP no aumenta los niveles de 1,25 vitamina D (1,25 VD). La osteólisis local es responsable de 20% de los casos de hipercalcemia y se asocia con metástasis óseas extensas, se presenta en mieloma múltiple, cáncer de mama, linfoma y leucemia, se produce por liberación local de citocinas del tumor que aumentan la resorción ósea. En el caso del factor de crecimiento transformante (metástasis de cáncer de mama) se estimula la producción local de PTHrP. Algunos tumores, como linfoma y disgerminoma ovárico, producen 1,25 VD, responsable de hipercalcemia en 1% de los pacientes con cáncer. Muy raras veces un tumor produce PTH.

Cuadro clínico

La hipercalcemia leve es asintomática. Los síntomas son gastrointestinales: náusea, vómito, dolor abdominal, estreñimiento; cardiovasculares: QT corto, hipertensión, bradicardia; renales: poliuria, polidipsia, nefrocalcinosis, litiasis y falla renal; neurológicos: fatiga, debilidad, letargia, confusión, estupor, coma, ansiedad y depresión; y óseos: dolor, artritis, osteoporosis y osteítis fibrosa quística.

Diagnóstico

Hay que confirmar con una segunda medición en caso de hipercalcemia. El abordaje diagnóstico se inicia con medición de PTH (idealmente de 3ª generación que no cruza con la PTH truncada que corresponde a los aa 7-84), ya que la respuesta a la hipercalcemia sería una supresión de PTH (véase figura 44-1). Si se encuentra alta, la causa es un HPT1o o 3º. Si la PTH es baja, corresponde medir 25 VD y 1,25 VD. La 25 VD generalmente es normal, excepto en intoxicación. La 1,25 VD se encuentra alta cuando hay aumento en la actividad de 1α-hidroxilasa: enfermedades granulomatosas como sarcoidosis, tuberculosis, enfermedad de Crohn, granulomatosis de Wegener y por silicón, enfermedad por arañazo de gato y linfoma. Si PTH y 1,25 VD están bajas, hay que descartar hipercalcemia por PTHrP, metástasis osteolíticas, inmovilización, uso de medicamentos y endocrinopatías (véase cuadro 44-1).

Tratamiento

La hipercalcemia es leve con calcio (Ca) de 10.5-11.9 mg/dL, moderada, de 12-13.9 y severa, >14; esta última pone en peligro la vida y debe tratarse con urgencia. Los casos leves se corrigen con hidratación

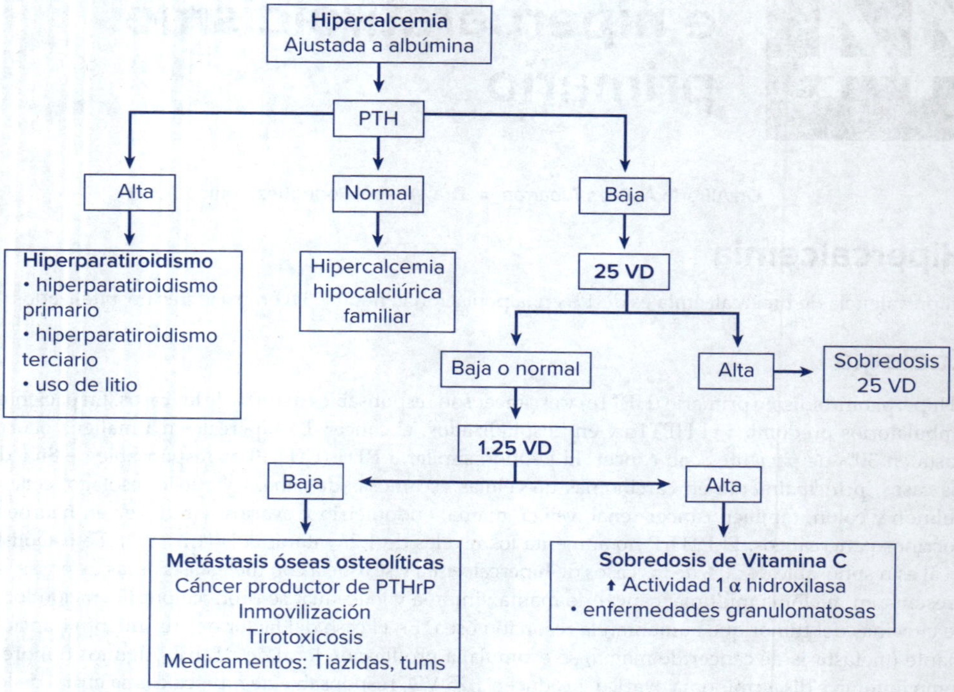

Figura 44-1. Algoritmo para el abordaje de la hipercalcemia.

y se evitan los medicamentos que eleven el Ca. La hidratación es la piedra angular del tratamiento y debe iniciarse pronto en casos severos para corregir la depleción de volumen intravascular típica de estos pacientes. Se puede acompañar de furosemida en casos de sobrecarga hídrica. Los bifosfonatos son efectivos para controlar la hipercalcemia en la mayoría de los casos, se usan en las primeras 48 horas, previa hidratación, y se ajustan con una depuración de creatinina estimada <60 mL/min, no se recomienda si es <30 mL/min. Se asocian a hipocalcemia en 35% de pacientes con cáncer. Cuando se usan para tratar osteoporosis, se presenta hipocalcemia sólo en 0.3%. Se han utilizado pamidronato y zoledronato, este último es más efectivo. Se mencionan otras alternativas de tratamiento en el cuadro 44-2.

Hiperparatiroidismo primario

Resulta de la secreción autónoma de PTH por las paratiroides. Se presenta en 1/1 000 personas/año, en mujeres de 65 a 74 años. La prevalencia es variable según la población; en Escandinavia es de 1.07% en >25 años y de 2.6% en mujeres de 55 a 75 años. Es 3 veces más frecuente en mujeres.

Etiología

El HPT1o es causado por un adenoma en 85% de los casos, por hiperplasia en 15% y carcinoma en 1%. Los adenomas resultan de proliferación clonal y más de 10% de pacientes tienen una mutación genética en oncogenes: ciclina D1 y RET, genes supresores tumorales: MEN1 y HRPT2, y otros genes como CaSR y correceptor LRP5.

Cuadro clínico

Puede manifestarse con osteopenia, osteoporosis, osteítis fibrosa quística, nefrolitiasis por oxalato de Ca, nefrocalcinosis por fosfato de Ca, hipercalciuria, síntomas neuromusculares y gastrointestinales por la hipercalcemia; los síntomas cardiovasculares se deben al aumento de PTH y de Ca, que produce

Cuadro 44-1. Causas de hipercalcemia

Causas de hipercalcemia		Mecanismo
Hormona paratiroidea (PTH)	Hiperparatiroidismo primario (HPT1o) Hiperparatiroidismo terciario (HPT3o) Hipercalcemia hipocalciúrica familiar	↑ secreción de PTH por un adenoma, hiperplasia o carcinoma paratiroideo. ↑ secreción de PTH por autonomía paratiroidea en pacientes con falla renal crónica. ↑ secreción de PTH y ↓ en capacidad de CaSR para sensar calcio (Ca).
Cáncer	Humoral maligna Osteólisis local 1,25 vitamina D PTH ectópica (24 casos reportados)	Por PTHrP (proteína relacionada con PTH). Interleucinas 1, 3, 6, TNFα TGF α y β, prostaglandina E, MIP-1α. ↑ de 1,25 vitamina D producida por linfomas. Pulmón, ovario, endometrio, tiroides, hígado, neuroendócrino, etc.
Vitamina D	Intoxicación Enfermedades granulomatosas y linfoma	↑ absorción intestinal y ↑ resorción ósea. ↑ de 1,25 vitamina D producida en sarcoidosis, tuberculosis, lepra, histoplasmosis, beriliosis.
Falla renal	Tratamiento con calcio y 1,25 vitamina D Trasplante renal	Sobresustitución de calcio con incapacidad para excretarlo. Por restauración en nivel de 1,25 vitamina D postrasplante y por HPT3o.
Endocrinas	Acromegalia Hipertiroidismo Feocromocitoma Insuficiencia suprarrenal	Hormona de crecimiento alta estimula la síntesis de 1,25 vitamina D. ↑ actividad osteoclástica. Producción de PTHrP por el feocromocitoma. Catecolaminas estimulan secreción de PTH. ↑ resorción ósea, ↓ volumen y hemoconcentración, ↓ filtración glomerular, ↑ reabsorción de Ca en túbulo proximal, ↑ unión de Ca a proteínas.
Fármacos	Tiazidas Litio Vitamina A Teofilina Antiácidos (síndrome de leche alcalina)	↑ reabsorción tubular de Ca. ↑ PTH y produce hiperplasia de paratiroides por ↓ en capacidad de CaSR para sensar Ca. ↑ absorción intestinal de calcio y ↑ resorción ósea x interleucina 6. Liberación de AMPc que estimula liberación de PTH. ↑ en ingesta de Ca y alcalosis metabólica que ↑ la reabsorción de Ca en túbulo distal.

Cuadro 44-1. Causas de hipercalcemia (continuación)

Causas de hipercalcemia		Mecanismo
Otros	Inmovilización Alto recambio óseo: enf. de Paget Hiperfosfatemia Hipomagnesemia aguda	↑ resorción ósea. ↑ resorción ósea. ↑ secreción de PTH. ↑ secreción de PTH.
Niños	Hipercalcemia idiopática de la infancia Williams Beuren Hipofosfatasia Condrodisplasia metafisiaria de Jansen Deficiencia congénita de lactasa Necrosis grasa subcutánea	Mutación en 24 hidroxilasa con falla para metabolizar 1,25 vitamina D. ↑ reclutamiento del receptor de VD con ↑ en sensibilidad a vitamina D. ↑ en síntesis de 1,25 vitamina D por ↓ del P. Activación constitutiva del receptor de PTH/PTHrP. ↑ absorción de Ca en íleo en presencia de lactosa no hidrolizada. ↑ en síntesis de 1,25 VD por macrófagos.

TNFα: factor de necrosis tumoral α. TGF α y β: factor de crecimiento transformante α y β. MIP-1α: proteína inflamatoria de macrófagos 1α

Cuadro 44-2. Tratamiento en hipercalcemia

Tratamiento en hipercalcemia				
Fármaco	**Dosis**	**Indicaciones**	**Consideraciones**	**Efectos adversos**
Solución salina intravenosa (IV)	1-2 L en bolo	150-300 mL/h por 2 a 3 días	Ajustar a falla cardiaca o renal. Furosemida 20-40 mg IV en estos casos monitorizando K y P sólo si filtrado glomerular >30 mL/min	Sobrecarga hídrica Deshidratación e hipocaliema con furosemida
Zoledronato **Pamidronato**	4 mg IV en 30 min 60-90 mg IV en 1-4 h	En las primeras 48 h porque tardan de 2 a 4 días en hacer efecto	Duración 32 días Duración 18 días	Hipocalcemia, nefrotoxicidad y fiebre con mialgias y artralgias
Calcitonina	4 UI IM o SC c/12 h	Inicialmente hasta que bifosfonatos tengan efecto	Actúa en primeras 2-4 h, puede usarse en falla cardiaca y renal cuando no es posible hidratación	Taquifilaxis, náusea, ruborización
Hidrocortisona **Prednisona**	200 a 300 mg IV 60 mg VO	En hipercalcemia maligna o por enfermedad granulomatosa	Su acción inicia a los 3 o 5 días	Hiperglucemia, hipocaliemia, inmunosupresión
Hemodiálisis		Si Ca >18 mg/dL, falla renal o cardiaca	Disminuye el calcio en forma muy efectiva, pero recae en 24 h	Cardiovasculares

IV: intravenosa. IM: intramuscular. SC: subcutánea. VO: vía oral. K: potasio. P: fósforo.

alteraciones funcionales y estructurales en el sistema cardiovascular, como hipertrofia del ventrículo izquierdo (HVI), disfunción diastólica, disfunción vascular (endotelial y de músculo liso), aterosclerosis, engrosamiento de la capa íntima y media con endurecimiento arterial, que conllevan a enfermedad arterial coronaria e infarto agudo de miocardio, arritmias, hipertensión, calcificaciones miocárdicas, valvulares y vasculares, aumento en la mortalidad cardiovascular (CV). Se ha encontrado alteración en los niveles de óxido nítrico, aldosterona y factor activador del plasminógeno. En el electrocardiograma se observa acortamiento del QT y bloqueos AV de primer grado. La mortalidad CV es mayor en pacientes con HPT1o y se atribuye a disfunción miocárdica y endotelial. La HVI es el hallazgo más común. A mayor elevación de PTH y Ca por un periodo de tiempo más prolongado, mayor daño CV.

Diagnóstico

Se confirma cuando hay hipercalcemia con PTH alta o inapropiadamente normal (8-12% tiene PTH normal, en mitad superior). Otras alteraciones de laboratorio son P bajo, aumento en marcadores de recambio óseo, hipercalciuria, acidosis metabólica con hipercloremia, deficiencia de VD (50%) y aumento de 1,25 VD (24%). Radiografías simples, densitometría y ultrasonido renal evalúan osteítis fibrosa, osteopenia u osteoporosis, nefrolitiasis y nefrocalcinosis, respectivamente.

Tratamiento

Es quirúrgico. Existen guías que orientan a seleccionar los pacientes candidatos a cirugía; sin embargo, la cirugía es una opción para todos, ya que es la única que ofrece disminución de fracturas y de la frecuencia de litiasis. Se realiza gammagrafía con tecnesio99-sestamibi con o sin SPECT, para identificar glándulas ectópicas y para elegir candidatos a cirugía mínimamente invasiva. El tratamiento médico se usa si hay contraindicación quirúrgica, falla quirúrgica o en quienes rechazan la cirugía. No se recomienda restringir el Ca de la dieta, debe evitarse más de 1 g/d en pacientes con 1,25 VD alta y suplementar con VD a los pacientes con niveles <20 ng/mL. Para aumentar la DMO se utilizan medicamentos que disminuyan la resorción ósea, teniendo en cuenta la edad del paciente para seleccionar el más adecuado (véase cuadro 44-3). Para controlar el nivel de Ca, se usa cinacalcet, este aumenta la afinidad del CaSR con aumento del Ca intracelular y disminución en la síntesis y secreción de PTH. El cinacalcet normaliza el nivel de Ca en 80 a 90% de los pacientes con HPT1o en los primeros 6 meses de tratamiento. Los niveles de Ca han permanecido estables hasta por 5.5 años de uso continuo. La dosis de cinacalcet varía de 30-180 mg/día. El cinacalcet disminuye el nivel de PTH (5-30%) y la excreción urinaria de Ca. Los efectos adversos son náusea (20%), síntomas respiratorios altos (20%), diarrea (22%), mialgias (27%) y artralgias (38%).

Cuadro 44-3. Indicaciones de cirugía en pacientes con HPT1o asintomático

Indicaciones de cirugía en pacientes con HPT1o asintomático Guías de manejo: 4° taller internacional	
Calcio	• 1 mg/dL por arriba de límite normal superior.
Esqueleto	• T-score < -2.5 en columna, cadera, cuello femoral o radio distal. • Fractura vertebral por rayos X, TAC, RMN o evaluación de fractura vertebral.
Renal	• Depuración de creatinina <60 mL/min. • Calcio urinario en 24 h >400 mg/d y riesgo de litiasis aumentado. • Nefrolitiasis o nefrocalcinosis por radiografía, US o TAC
Edad	• <50 años.

Referencias bibliográficas

1. **Tebben P, Singh R, Kumar R.** Vitamin D-Mediated Hypercalcemia: Mechanisms, Diagnosis and Treatment. *Endocrine Reviews.* 2016;37(5):521–547.
2. **Zofková I.** Hypercalcemia. Pathophysiol Aspects. *Physiol Res.* 2016;65:1-10.
3. **Goldner W.** Cancer Related Hypercalcemia. *J Oncol Pract.* 2016;12(5):426-432.
4. **Meng Q, Wagar E.** Laboratory approaches for the diagnosis and assessment of hypercalcemia. *Crit Rev Clin Lab Sci.* 2015;52(3):107–119.
5. **Chang WT, Radin B, McCurdy MT.** Calcium, Magnesium, and Phosphate Abnormalities in the Emergency Deparment. *Emerg Med Clin N Am.* 2014;32:349–366.
6. **Bilezikian J, Brandi M, Eastell R, *et al.*** Guidelines for the Management of Asymptomatic Primary Hyperparathyroidism: Summary Statement from the Fourth International Workshop. *JCEM.* 2014;99(10):3561-9.
7. **Eastell R, Brandi M, Costa A, *et al.*** Diagnosis of Asymptomatic Primary Hyperparathyroidism: Proceedings of the Fourth International Workshop. *JCEM.* 2014;99(10):3570-9.
8. **Silverberg S, Clarke B, Peacock M, *et al.*** Current Issues in the presentation of Asymptomatic Primary Hyperparathyroidism: Proceedings of the Fourth International Workshop. *JCEM.* 2014;99(10):3580-94.
9. **Udelsman R, Åkerström G, Giagini C, *et al.*** The Surgical Management of Asymptomatic Primary Hyperparathyroidism: Proceedings of the Fourth International Workshop. *JCEM.* 2014;99(10):3595-3606.
10. **Marcocci C, Bollerslev J, Khan AA, Shoback DM.** 2014 Medical Management of Primary Hyperparathyroidism: Proceedings of the Fourth International Workshop on the Management of Asymptomatic Primary Hyperparathyroidism. *JCEM.* 2014;99(10):3607-3618.
11. **Hoorn E, Zietse R.** Disorders of Calcium and Magnesium Balance: a Physiology-Based Approach. *Pediatr Nephrol.* 2013;28:1195–1206.
12. **Endres D.** Investigation of hypercalcemia. *Clin Biochemistry.* 2012;(45):954–63.

CAPÍTULO 45

Urolitiasis

Dr. Alfredo A. Reza Albarrán ▪ Dra. Anabel Rodríguez Romo

Introducción

La litiasis es una causa frecuente de consulta en urgencias, de cirugías y hospitalizaciones. Afecta 10% de la población en países occidentales: hombres 8% y mujeres 4% (porque las mujeres tienen niveles más altos de citratos en orina).

Cuadro clínico

La litiasis renal puede variar su presentación: unilateral o bilateral, un solo episodio o recurrencia frecuente, expulsión espontánea u obstructiva. Estas diferencias repercuten en la calidad de vida, así como en la decisión de conducta diagnóstica y terapéutica a seguir que se rige también por la alteración metabólica subyacente que predispone a la formación de cálculos.

Etiología

Existen diferentes tipos de cálculos, siendo los más frecuentes los de: oxalato de calcio (Ca), 80%; fosfato de Ca, <5%; ácido úrico, 10%, estruvita, 10% y cistina, 1%. Diferentes factores de riesgo, en forma aislada o en conjunto, se suman para favorecer el desarrollo de litiasis; estos son 1) hipercalciuria de cualquier origen, ya sea por aumento en la resorción ósea o en la absorción intestinal de Ca, o bien por disminución en la reabsorción renal de este; 2) aumento urinario en las concentraciones de oxalato y fosfato; 3) disminución en las concentraciones urinarias de citrato (estos tres factores favorecen la precipitación del Ca urinario); 4) hiperuricosuria, responsable de los cálculos de ácido úrico; 5) infecciones de vías urinarias por gérmenes proteasa (+) que favorecen los cálculos de estruvita, y 6) cistinuria por mutación en los genes SLC3A1 y SLC7A9, que producen una deficiencia en el transportador transepitelial de aminoácidos dibásicos como cistina, ornitina, lisina y arginina. Otros factores de riesgo son volumen urinario bajo que favorece la formación de cálculos en todos los tipos de litiasis, pH alcalino que favorece la precipitación de los cálculos de fosfato de Ca y de estruvita y pH urinario ácido que precipita los cálculos de ácido úrico (véase cuadro 45-1).

Diagnóstico

La evaluación y el tratamiento médico deben individualizarse según el riesgo de recurrencia, la severidad y la presencia de enfermedades asociadas. La evaluación inicial incluye: 1) historia clínica y examinación física que indague por fármacos y enfermedades predisponentes a la a litiasis, hábitos dietéticos y la historia familiar. 2) Laboratorios de sangre y orina para una evaluación básica si es el primer episodio y una evaluación más extensa en casos de litiasis recurrente. Otros casos que ameritan evaluación extensa son niños, si hay historia familiar de litiasis, si hay compromiso renal, etc. (cuadro 45-2). 3) Estudios de imagen. La tomografía simple tiene una sensibilidad de 96% y una especificidad de 97% y es el estudio de elección para el diagnóstico de cálculos en pacientes con dolor. Evalúa tamaño, localización, valores de atenuación, homogeneidad, distancia a la piel, ayuda a predecir el éxito de la litotripsia. Si se usan bajas dosis de radiación se obtienen iguales resultados excepto en personas con IMC >30 kg/m2. En niños, embarazo y recurrencia debe usarse ultrasonido. 4) Análisis del cálculo al menos una vez utilizando espectroscopía infrarroja, cristalografía de rayos X o microscopía de polarización. 5) Exámenes genéticos en algunos casos. La evaluación de laboratorio se extiende en dependencia de los resultados de la evaluación básica, si el calcio (Ca) es alto, se solicita

Cuadro 45-1. Clasificación y características clínicas de litiasis renal

Tipo	Incidencia	Forma cristal	Rayos X	Factores urinarios	Factores clínicos
Oxalato de Ca o mixta (<50% fosfato de Ca)	80%	Envolvente	Radiopaco	↑ Ca urinario, oxalato, ácido úrico ↓ Volumen urinario, citrato	Hombres de 30 a 50 años
Fosfato de Ca	<5%	Amorfo	Radiopaco	↑ Ca urinario, pH urinario	HPT1o, tratamiento alcalino, Acidosis tubular renal distal
Ácido úrico	10%	Romboide	Radiolúcido	↑ Ácido úrico urinario ↓ pH urinario, volumen urinario	Gota, diabetes *mellitus*, Diarrea crónica
Estruvita	10%	Ataúd	Radiopaco	↑ pH urinario, IVU ureasa (+)	Vejiga neurogénica, Alteraciones anatómicas neurogénicas, Alteraciones anatómicas
Cistina	<1%	Hexagonal	Radiopaco débil		Enfermedades hereditarias

Ca: calcio; HPT1: hiperparatiroidismo primario; IVU: infección de vías urinarias

Cuadro 45-2. Evaluación de laboratorio

Básica	Candidatos a evaluación extensa	Extensa	Valores normales
Creatinina	• Litiasis recurrente	Paratohormona	10 – 65 pg/mL
BUN	• Niños	Ca U 24 h	<4 mg/k
Sodio	• Riesgo renal: ◦ ↓ función renal ◦ 1 riñón	Citrato U 24 h	♀: >550 mg/d, ♂: >450 hombres
Potasio	• Historia familiar de litiasis	Oxalato U 24 h	30 – 50 mg/d
Cloro	• Oxaluria entérica • Cirugía bariátrica	Ácido úrico U 24 h	♀: <750 mg/d, ♂: <800 hombres
Calcio	• Malabsorción	Sodio U 24 h	50 -150 mmol/día
Fósforo	• Anomalías de tracto urinario	Potasio U 24 h	20 - 100 mmol/día
Magnesio	• Infección recurrente de vías urinarias	Creatinina U 24 h	♀: 10-15 mg/k/d, ♂: 15-20 mg/k/d
Ácido úrico	• 2 a 4 semanas del evento agudo se realiza evaluación completa con 2 muestras de orina de 24 horas	Cistina U24 h	<75 mg/d*, 28-115 µmol/d**
Bicarbonato		pH urinario	5.8 – 6.2
		Volumen total 24 h	

*Chicago Stone Clinic. **Mayo Laboratory Reference

PTH para descartar HPT1. Si el pH urinario es alto, hay nefrocalcinosis y el lito es de fosfato de Ca, se debe sospechar acidosis tubular renal tipo 1 (ATR1). Si se presenta litiasis en la infancia y hay historia familiar de cistinuria, se debe medir cistina urinaria y, si hay nefrolitiasis y nefrocalcinosis, hay que descartar hiperoxaluria primaria. En pacientes con trastornos de absorción intestinal o cirugía bariática se debe sospechar hiperoxaluria entérica.

Tratamiento

En el cuadro 45-3 se resume el manejo dietético y médico para prevenir cuadros de recurrencia de litiasis.

Cuadro 45-3. Tratamiento dietético y médico según factores de riesgo

Factor de riesgo	Causas	Tratamiento dietético	Tratamiento médico
Hipercalciuria ♀: >250 mg/24 h ♂: >300 mg/24 h >4 mg/kg/24 h	• ↑ Resorción ósea • ↑ Absorción intestinal de Ca • ↓ Reabsorción renal de Ca	• **Líquidos:** para volumen urinario de 2 000 mL/d • **Ingesta de calcio:** 1 000-1 200 mg/d. • **Sodio:** <2.4 g/d • **Proteínas:** 0.8 g/k/d • **↑ Citrato en dieta**	**Tiazidas**: ↓ riesgo de litiasis 1 año posterior a su uso. • Hidroclorotiazida 12.5-25 mg/d sola combinada con amilorida 5mg. • Clortalidona 25-50 mg/d. • Producen ↓ K e hipocitraturia por ↑ en reabsorción tubular de citrato por acidosis intracelular por lo que se complementa con citrato de K
Hiperoxaluria dieta: 40-80 mg entérica: 80-100 hereditaria: >100	• Dieta ↑ en oxalato y ↓ en Ca • Malabsorción intestinal • (ácidos grasos saponifican el Ca y hay más oxalato libre) • Hiperoxaluria primaria	• **Líquidos:** para volumen urinario de 2 000 mL/d • **Ingesta de calcio:** 1 000-1 200 mg/d • **Sodio:** <2.4 g/d • **Proteínas:** 0.8 g/k/d • **↑ Citrato en dieta.** • **↓ Ingesta de alimentos ricos en oxalato.**	**Alopurinol**: 100 - 300 mg/d si hay falla a intervención dietética. • Si hay rash o ↑ de enzimas hepáticas hay que suspenderlo. Otras reacciones son: náusea, mareo, vértigo, ginecomastia, disgeusia. • No administrar durante ataque agudo de gota por posibilidad de recidiva. **Suplementos de Ca y Mg:** para favorecer la unión intestinal a oxalato.
Hipocitraturia ♀: <550 mg/d ♂: <450 mg/d	• Dieta ↑ en proteínas • Diarrea crónica • Hopocaliemia • Acidosis tubular renal 1 • Hipocitraturia idiopática.	• **Líquidos:** para volumen urinario de 2 000 mL/d • **Ingesta de calcio:** 1 000-1 200 mg/d. • **Sodio:** <2.4 g/d • **Proteínas:** 0.8 g/k/d • **↑ Citrato en dieta**	**Citrato de K:** dosis inicial 20-30 mEq/d en 2 a 3 dosis que puede ajustarse hasta 60 mEq/d. Efectos adversos: náusea y dolor abdominal que ceden al ingerir con alimentos. Hipercaliemia a dosis altas.
Hiperuricosuria ♀: >750 mg/d ♂: >800 mg/d	• Dieta ↑ en purinas • Gota, síndrome metabólico • Leucemia, lisis tumoral • Xantinuria	• **Líquidos:** para volumen urinario de 2 500 mL/d • **Proteínas:** <0.8 g/k/d (proteína animal 150 g/d) • **Reducción de peso:** en sd. metabólico.	**Citrato de K:** dosis inicial 20-30 mEq/d en 2 a 3 dosis que puede ajustarse hasta 60 mEq/d. Efectos adversos: náusea y dolor abdominal que ceden al ingerir con alimentos. Hipercaliemia a dosis altas.

Cuadro 45-3. Tratamiento dietético y médico según factores de riesgo. (Continuación)

Factor de riesgo	Causas	Tratamiento dietético	Tratamiento médico
Estruvita	Bacterias ureasa (+)	Líquidos: para volumen urinario de 2 500 mL/d	**Alopurinol** si hay falla a intervención dietética, gota, mutación renal en transportador de ácido úrico URAT1, enf. mieloproliferativas, lisis tumoral. Mantener pH entre 6 y 7 con citrato de K
Cistinuria 250 -1 000 mg/d	Mutación en genes SLC3A1 y SLC7A9 con deficiencia del transportador transepitelial de aa dibásicos: cistina, ornitina, lisina y arginina.	• Líquidos: para volumen urinario de 3 500 mL/d • Sodio: <2 g/d • Proteínas: 0.8 g/k/d Si no logra un nivel de cistina <300 mg/d = tx. médico	**Inhibidores de ureasa:** Ac. Acetohidroxámico: 10-15 mg/k/d en 3-4 dosis (dosis máxima: 1.5 g/día). Efectos adversos: anemia hemolítica, flebitis, tromboflebitis, anorexia, náusea y vómitos

Ca: calcio; K: potasio; Mg: magnesio; Sd: síndrome; Enf: enfermedad; aa: aminoácidos; Vol: volumen.
Citratos en la dieta: en vegetales y frutas como naranja, limón, tamarindo.
Alimentos ricos en oxalato: nueces, chocolates, soya, vegetales verdes, frutos rojos, café, té.

Referencias bibliográficas

1. **Jung H, Andonian S, Assimos D, *et al.*** Urolithiasis: evaluation, dietary factors, and medical management: an update of the 2014 SIU-ICUD international consultation on stone disease. *World J Urol.* 2017;35:1331-1340.
2. **Türk C, Petrik A, Sarica K, *et al.*** EAU Guidelines on Diagnosis and Conservative Management of Urolithiasis. *European Urology*. 2016;69:468-474.
3. **Türk C, Petrik A, Sarica K, *et al.*** EAU Guidelines on Interventional Treatment for Urolithiasis. *European Urology.* 2016;69:475-482.
4. **Steinberg P, Chang S.** Pain Relief for Acute Urolithiasis: The Case for Non-Steroidal Anti-Inflammatory Drugs. *Drugs*. 2016;76:993-997.
5. **Fisang C, Anding R, Müller S.** Urolithiasis-an Interdisciplinary Diagnostic, Therapeutic and Secondary Preventive Challenge. *Dtsch Arztebl Int*. 2015;112:83–91.
6. **Qaseem A, Dallas P, Forciea M, *et al*.** Dietary and Pharmacologic Management to Prevent Recurrent Nephrolithiasis in Adults: A Clinical Practice Guideline From the American College of Physicians. *Ann Intern Med*. 2014;161:659-667.
7. **Xu H, Zisman A, Coe F, *et al.*** Kidney stones: an update on current pharmacological management and future directions. *Expert Opin Pharmacother.* 2013;14 (4):435-447.
8. **McMahon G, Seifter J.** Challenges in the diagnostic and therapeutic approach to nephrolithiasis. *Curr Opin Nephrol Hypertens*. 2012;21:183-188.
9. **Spernat D, Kourambas J.** Urolithiasis; medical therapies. *BJU International*. 2011;108(suppl 2):9-13.
10. **Moe O, Pearle M, Sakhaee K.** Pharmacotherapy of urolithiasis: evidence from clinical trials. *Kidney International.* 2011;79:385-392.

CAPÍTULO 46

Cirugía de paratiroides

Dr. Mauricio Sierra Salazar

Hiperparatiroidismo primario

El hiperparatiroidismo primario se caracteriza por hipercalcemia e hipofosfatemia asociados a niveles elevados de PTH. La lesión que predomina en los pacientes es el adenoma en 80 y 85% de los casos (2 a 4% adenomas múltiples), hasta un 15% corresponde a hiperplasia y de 0.3 a 1%, a carcinoma.

Indicaciones de cirugía

Se describen en el cuadro 46-1.

Estudios complementarios. Establecido el diagnóstico bioquímico, se sugiere la realización de estudios de imagen con el fin de localizar la lesión o glándulas anormales y, de acuerdo a los hallazgos, planear la intervención quirúrgica, que puede requerir de una exploración cervical formal o bien, un abordaje focalizado o mínimamente invasivo.

Ultrasonido. Junto con el sestamibi, es el estudio de imagen de primera línea. Los adenomas son hipoecoicos comparados con el tejido tiroideo. Tienen forma ovalada, sin embargo, pueden ser alargados, bilobulados o multilobulados. Mayores de 3 cm se denominan adenomas gigantes. Las ventajas del ultrasonido son su bajo costo, es un estudio no invasivo, sin radiación ni uso de contraste, y puede identificar nódulos tiroideos y paratiroideos, aunque su sensibilidad depende mucho de la experiencia del operador. El ultrasonido se considera una opción inadecuada para adenomas subesternales, retrotraqueales o retroesofágicos. La sensibilidad y el valor positivo predictivo son de 51 a 96% y de 50 a 100%, respectivamente, para adenomas paratiroideos.[1]

Medicina nuclear. El sestamibi junto con Tc-99 es el estudio de elección para la localización de glándulas paratiroides anormales, que demostrará una hipercaptación en las imágenes bidimensionales a los 120 minutos posteriores a la inyección del fármaco. Si las imágenes se combinan

Cuadro 46-1. Indicaciones de cirugía

Hiperparatiroidismo sintomático • Litiasis renal o nefrocalcinosis (15 a 20% de los pacientes con HPP) • Hallazgos radiográficos sugerentes de osteítis fibrosa • Enfermedad clásica neuromuscular • Hipercalcemia sintomática o que ponga en peligro la vida
Calcio sérico >1 mg/dL por encima del límite superior normal
Tasa de filtrado glomerular por debajo de 60 mL/min
Calcio en orina de >400 mg/día
Densidad ósea baja (T score <2.5) en cualquier sitio
Fractura secundaria en columna
Paciente joven (<50 años)

con la tomografía (SPECT-CT), el estudio da información de hiperfunción y, además, topográfica, en cuanto a la localización de dichas glándulas en cuello, mediastino o tórax, los dos últimos como posiciones ectópicas de estas.

Algoritmo diagnóstico y conducta quirúrgica. Es importante resaltar que el diagnóstico de hiperparatiroidismo es bioquímico, y los estudios de localización llevan como misión ubicar la glándula afectada o una localización ectópica. Los resultados de una exploración cervical formal son idénticos a los que se obtienen mediante los abordajes focalizados en manos experimentadas (véase figura 46-1).

Anatomía quirúrgica. Número. Aunque raro, 3% de los pacientes pueden tener 3 paratiroides o menos. Igualmente, hasta en 13% de los casos, las personas presentan paratiroides supernumerarias, más frecuentemente halladas en el timo. **Peso**. 40 a 60 mg. **Relación con el nervio laríngeo recurrente.** Las paratiroides se originan de la tercera (inferiores) y cuarta (superiores) bolsa branquial en la etapa fetal. De acuerdo a su trayecto, que recorren hacia el cuello, las inferiores son de localización más variable, pero normalmente se encuentran ventrales al NLR, mientras que las superiores se sitúan dorsales a este y en un área de localización más limitada. **Anatomía vascular.** Tanto las inferiores como las superiores son irrigadas por la arteria tiroidea inferior en la mayoría de los casos (>90%). **Situación**. 80% de las paratiroides superiores se encuentran a 1 cm del cartílago cricotiroideo. Las inferiores se encuentran, en un 50%, a 1 cm del polo inferior de la tiroides y la arteria tiroidea inferior. **Ectópicas**. El sitio más común es el timo y, en segundo lugar, el intratiroideo (1%). Adenoma doble. En alrededor de 4% de los casos existen adenomas dobles. Dentro de estos, 45% son superiores.

Técnicas

Exploración cervical. Durante mucho tiempo, fue el estándar de tratamiento con tasas de éxito por encima de 95%. Hoy se indica en pacientes con estudios de localización negativos o sugerentes de enfermedad multiglandular, o reoperaciones. Consiste en una incisión de mayor tamaño

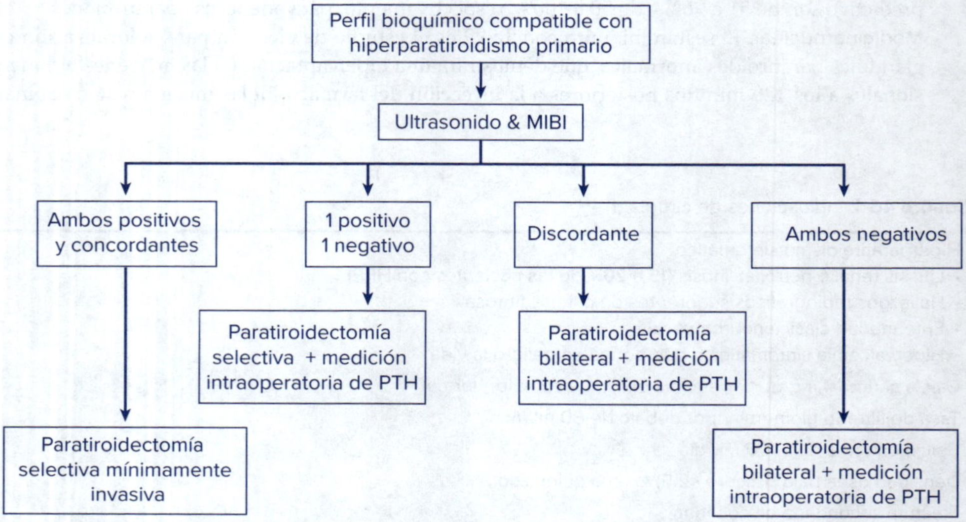

Figura 46-1. Perfil bioquímico con hiperparatiroidismo primario.

(4 a 6 cm), se debe buscar y localizar las 4 glándulas paratiroides. La ausencia de una o más inferiores obliga a descartar una localización tímica y, como último recurso, la necesidad de una hemitiroidectomía.

Paratiroidectomía mínimamente invasiva. Incisión pequeña, de alrededor de 25 mm. Está indicada en pacientes con adenoma único y ultrasonido y sestamibi concordantes. Se busca, de manera intencionada, el adenoma, sin la necesidad de realizar una exploración bilateral. Se logra una tasa de éxito muy similar a la de la exploración cervical formal.

Medición intraoperatoria de PTH. Se ha descrito la medición intraoperatoria de PTH mediante la utilización de un ensayo de medición rápida aprovechando la vida media corta de esta hormona. La medición consiste en tomar una muestra preincisional, una durante la disección de la lesión, y posteriormente, a los 5 y a los 10 minutos después de su extracción. Para considerar exitosa una paratiroidectomía, según los criterios de Miami, los niveles de PTH deberán disminuir 50% del nivel basal más alto. En caso de que no se cumplan los criterios, se deberá convertir una cirugía mínimamente invasiva en una exploración formal, para descartar enfermedad multiglandular.

Complicaciones. Las complicaciones más frecuentes son el sangrado, el hipoparatiroidismo y la lesión transitoria o permanente del nervio laríngeo recurrente. Entre un 20 y 50% de los pacientes pueden presentar síndrome de hueso hambriento, cuadro caracterizado por hipocalcemia, hiperfosfatemia e hipomagnesemia por una supresión de la PTH posterior a una paratiroidectomía. Tanto el sangrado como la lesión permanente del nervio laríngeo recurrente ocurren en menos de 1% de los pacientes.

Hiperparatiroidismo secundario

Etiología

Se presenta en paciente con enfermedad renal crónica (ERC). El perfil bioquímico se caracteriza por hipocalcemia, hiperfosfatemia y niveles muy elevados de PTH (generalmente mayores de 300 pg/mL.

Indicaciones de cirugía

Pacientes con ERC estadio G3a-G5D con hiperparatiroidismo severo refractario a manejo médico y diálisis.

Estudios complementarios. El uso del ultrasonido ha sido útil para la localización de las glándulas y seguimiento de los pacientes poscirugía. Se recomienda el uso de sestamibi en pacientes en diálisis, ya que se ha reportado una mayor incidencia de glándulas supranumerarias (14%) en estos pacientes.

Técnica quirúrgica. La cirugía indicada en pacientes jóvenes y en aquellos candidatos a trasplante renal es la paratiroidectomía subtotal o de 3½ glándulas. Se resecan 3 glándulas (las de mayor tamaño) y se deja una glándula o una porción de esta última de buen tamaño, con el objetivo de preservar la función. En el caso de los pacientes que no son candidatos para trasplante o cuyas glándulas demuestran ser hipertróficas y de mala calidad para dejar en el cuello, está descrita la realización de una paratiroidectomía total y el autotrasplante inmediato en los músculos del antebrazo no dominante.

Complicaciones. El hipoparatiroidismo permanente se presenta en 4 a 12% de los pacientes a los que se les realizó paratiroidectomía total y autotrasplante. El trasplante puede fallar, incluso, 2 años después de la cirugía. El hiperparatiroidismo persistente puede ocurrir en 2 a 12% de los pacientes, generalmente debido a una cirugía primaria incompleta o a glándulas ectópicas. Por lo anterior, se sugiere la realización de timectomía transcervical en la primera intervención, si esta no pone en peligro la irrigación del muñón o glándula que queda *in situ*.

Carcinoma paratiroideo

Es una condición extremadamente rara, ya que representa de 0.3 a 1% de los casos de hiperparatiroidismo primario. Los niveles de calcio y PTH en el contexto de un carcinoma paratiroideo son, por lo general, mucho más elevados que los de un adenoma, estos últimos, de 5 a 10 veces el valor normal. Debido a ello, los pacientes con enfermedad maligna presentan una sintomatología más marcada que los pacientes con adenoma o hiperplasia primaria. La causa de muerte principal en estos pacientes es la complicación por hipercalcemia y no la enfermedad tumoral.

Histología. Los carcinomas paratiroideos son más firmes y, aunque no invaden, sí se adhieren a estructuras adyacentes, por lo que la resección en bloque con el lóbulo tiroideo afectado es, en ocasiones, necesaria, para no romper su cápsula. Son lesiones grandes, en las cuales, el tamaño medio, al momento del diagnóstico, es de 3.3 cm de diámetro.

Técnica quirúrgica. Aunque en los últimos años ha sido motivo de discusión, se recomienda, generalmente, resección del adenoma con el lóbulo tiroideo ipsilateral, los músculos pretiroideos adyacentes y el compartimento fibrolinfático paratraqueal ipsilateral.

Recurrencia. Se ha descrito recurrencia de la hipercalcemia en 40 hasta 100% de los casos a 2-3 años de la cirugía. El sitio de recurrencia más alto en frecuencia es el lecho tiroideo y/o traqueal. Lo anterior puede ocurrir por invasión locorregional (raro) o ruptura de la cápsula durante el procedimiento. El sitio de metástasis más común es el pulmón, seguido del hígado y hueso.

Paratiroides y síndromes hereditarios

El hiperparatiroidismo primario es, con mayor frecuencia, una patología esporádica, sin embargo, puede ser parte de un síndrome familiar en una pequeña parte de los pacientes. Estos desórdenes incluyen neoplasia endocrina múltiple (NEM) tipo 1, NEM 2A, hiperparatiroidismo familiar aislado e hipercalcemia hipocalciúrica familiar. Comúnmente se presentan en pacientes más jóvenes, en los cuales la lesión típica es la multiglandular, independientemente de los niveles de calcio y PTH. Un interrogatorio dirigido a estos antecedentes es obligado y, ante la sospecha, se recomienda descartar que nos encontremos ante un caso índice con estudios de despistaje genético.

Técnica quirúrgica. Los pacientes requieren de una exploración cervical, paratiroidectomía subtotal y timectomía, con remanente en cuello o autotrasplante de tejido en el antebrazo no dominante. La posibilidad de que estos pacientes requieran una reintervención es alta, debido a un mayor porcentaje de glándulas supernumerarias y ectópicas, por lo que se puede prever criopreservación de tejido para su posterior implante si los injertos fallasen.

Referencias bibliográficas

1. **Ebner Y, *et al.*** Parathyroid surgery: correlation between pre-operative localization studies and surgical outcomes. *Clinical Endocrinology.* 2015;83:733–738.
2. **Ho Y, *et al.*** Trends in intraoperative neural monitoring for thyroid and parathyroid surgery amongst otolaryngologists and general surgeons. *Eur Arch Otorhinolaryngol.* 2013;270:2525–2530.

CAPÍTULO 47

Hipocalcemia e hipoparatiroidismo

Dr. Alfredo A. Reza Albarrán ▪ Dra. Anabel Rodríguez Romo

Hipocalcemia

Epidemiología

Es difícil de estimar debido a que su etiología es multifactorial; puede presentarse en el 15% de pacientes hospitalizados, sobre todo en los pacientes graves.

Etiología

El calcio (Ca) participa en funciones como la contracción muscular, la conducción nerviosa, la mineralización ósea, la adhesión plaquetaria, la coagulación; asimismo, interviene en funciones celulares como exocitosis, activación de enzimas, segundos mensajeros, división y crecimiento celular, entre otras. Por ello es importante mantener el Ca ionizado (iCa, *ionized Ca*) en un rango de 4.4-5.2 mg/dL; para este efecto, paratiroides, riñón, intestino y hueso mantienen una interrelación entre Ca, fósforo (P, *phosphorus*), paratohormona (PTH, *parathyroid hormone*) y 1,25 vitamina D (1,25 VD), con lo cual se logra un nivel de iCa estable a pesar de una ingesta variable de Ca. En hueso se almacena 99% del Ca y 1% circula en sangre, 40% unido a albúmina, 10% formando complejos con citrato, fosfato, bicarbonato, sulfato y lactato y 50% en forma libre o ionizada; este último se mantiene en equilibrio en dependencia de la concentración de proteínas y del pH sanguíneo: en acidosis se disminuye la unión a albúmina y en alcalosis se incrementa, por lo que personas con alcalosis respiratoria pueden presentar síntomas de hipocalcemia con un Ca total normal, pero con un iCa disminuido. La ecuación de Orrell, Ca corregido (mg/dL)=[Ca] + [(4-albúmina (g/dL)) x 0.8] se usa para ajustar el Ca a las variaciones en el nivel de albúmina.

En condiciones de hipocalcemia, al no activarse el receptor sensor de Ca (CaSR) que se localiza en las células principales de las paratiroides, se permite que se libere la PTH, la cual ejerce su efecto directamente en riñón y hueso e, indirectamente, en intestino para restaurar los niveles normales de Ca. En riñón se promueve la reabsorción tubular de Ca en rama ascendente gruesa del asa de Henle y en túbulo distal (TD), además de favorecer la conversión de 25 a 1,25 VD en el túbulo proximal (TP); la 1,25 VD ejerce sus efectos en el TD lo que estimula la síntesis de proteínas transportadoras de Ca, y en intestino donde incrementa la absorción de Ca. En hueso actúa en osteoblastos, disminuye la síntesis de osteoprotegerina y aumenta la de ligando de receptor activador para el factor nuclear κ B (RANKL, *receptor activator for nuclear factor κ B ligand*). Este efecto facilita la unión de RANKL a RANK con lo que se activa el osteoclasto y se permite la resorción ósea con la liberación de Ca a la circulación (véase figura 47-1). Es evidente que los principales mediadores en mantener la homeostasis del Ca son la PTH y la 1,25 VD por lo que una disminución en los niveles de PTH, de VD o de resistencia al efecto de estas culminará en hipocalcemia. El abordaje de hipocalcemia se inicia midiendo PTH ya que la respuesta compensatoria sería una elevación de esta. Si se observa una elevación adecuada, se tendrán que descartar causas que interfieran con el metabolismo de la VD (figura 47-2). A grandes rasgos, las causas de hipocalcemia se pueden dividir en aquellas con niveles bajos de PTH que incluyen alteraciones en el desarrollo de las glándulas paratiroideas, mutaciones en el gen que codifica para PTH o mutaciones

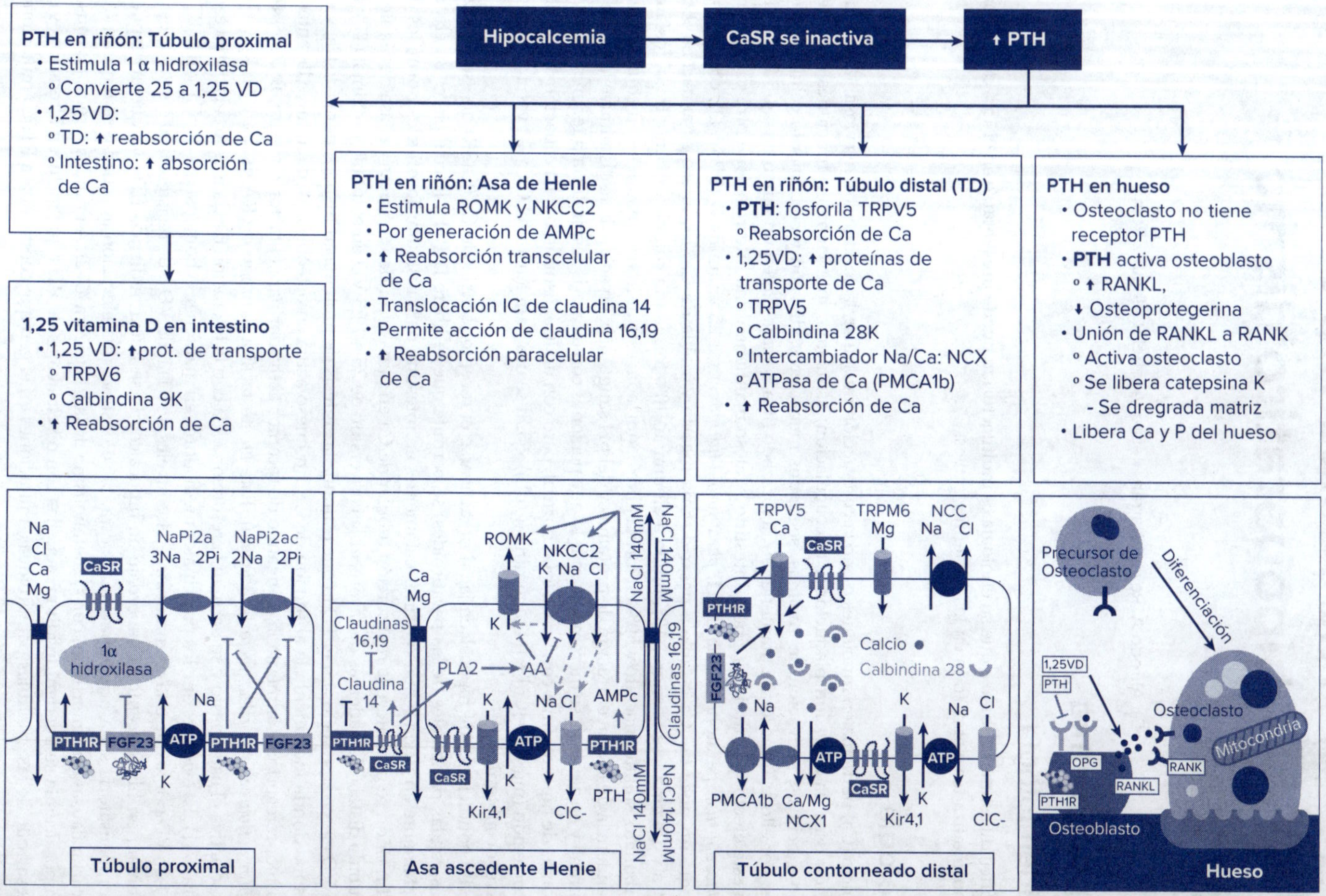

Figura 47-1. Balance entre PTH, 1,25 vitamina D y calcio.

activantes en el CaSR, procesos destructivos, autoinmunes e infiltrativos. Por otro lado, las causas con niveles altos de PTH incluyen la resistencia a PTH, la deficiencia o resistencia a VD, el uso de algunos medicamentos, condiciones en las cuales el Ca se moviliza de la circulación sanguínea y alteraciones en el metabolismo del magnesio (véase cuadro 47-1).

Cuadro clínico

Comprende manifestaciones neuromusculares como parestesias, mialgias, debilidad muscular, espasmos musculares (calambres musculares, biliares, intestinales, disfagia, broncoespasmo, estridor laríngeo, parto prematuro) que pueden culminar en tetania, además de hiperreflexia y signos de Chevostek y Trousseau positivo (este último es el más confiable ya que se presenta en 94% de personas con hipocalcemia y en 4% de individuos sanos); *manifestaciones neuropsiquiátricas* como irritabilidad, ansiedad, psicosis, alucinaciones, confusión, demencia, depresión, síntomas extrapiramidales, aumento de la presión intracraneal, papiledema y convulsiones; *manifestaciones cardiovasculares* como bradicardia, arritmias ventriculares, hipotensión, colapso cardiovascular y QT prolongado; *manifestaciones dentales* como hipoplasia de enamel, dentición retardada, raíces molares cortas, pérdida de dentadura; *manifestaciones cutáneas* como eczema, caída de cabello y uñas quebradizas y *otras manifestaciones* como raquitismo y cataratas.

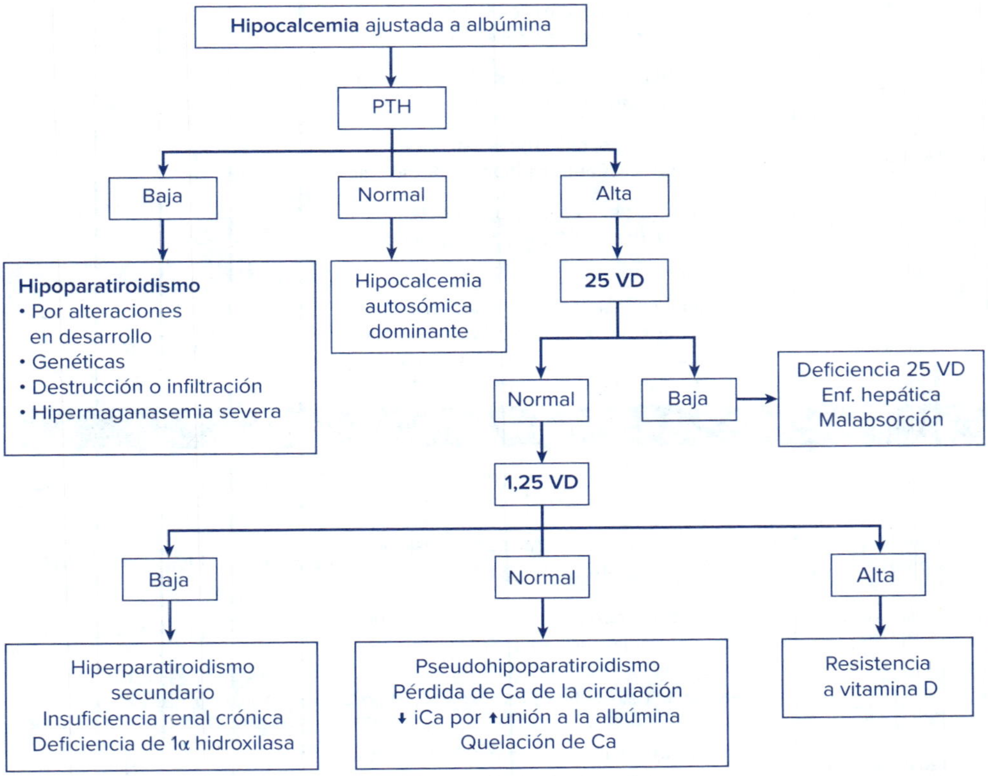

Figura 47-2. Algoritmo para el abordaje de hipocalcemia.

Cuadro 47-1. Causas de hipocalcemia

Causas de hipocalcelmia		Ca	PTH	25D	1,25D*
PTH baja					
Alteración en desarrollo de las paratiroides	DiGeorge: cromosoma22q11, incluye gen TBX1 que codifica para la proteína T-Box 1, factor de la transcripción necesario para desarrollo de paratiroides	↓	↓	N	↓
	HDR: hipoparatiroidismo, sordera y displasia renal causados por mutación en GATA 3 (factor de transcripción esencial para el desarrollo paratiroideo, renal y de la vesícula ótica)	↓	↓	N	↓
	GCMB: (factor de transcripción perdido homólogo B de células gliales): su mutación produce agenesia de paratiroides, es autosómico recesivo	↓	↓	N	↓
	Kenny-Cafeey, Sanjad-Sakati; hipoparatiroidismo, retraso, dismorfia	↓	↓	N	↓
Genéticas con síntesis de PTH ↓	Mutación en gen de PTH: una causa de hipoparatiroidismo familiar aislado, puede ser dominante o recesiva		↓	N	↓
	Mutación activante de CaSR: hipocalcemia autosómica dominante	↓	N	N	↓
Destrucción	Posradiación o **posquirúrgica: esta última es la causa más frecuente de hipoparatiroidismo**	↓	↓	N	↓
	Infiltración: hemocromatosis, talasemia, enfermedades de Wilson y granulomatosas, metástasis	↓	↓	N	↓
	Autoinmune: genética por mutación en AIRE (autoinmunorregulador) con síndrome poli-gladular tipo 1 (hipoparatiroidismo, Addison, candidiasis) o adquirido por anticuerpos activantes del CASR	↓	↓	N	↓
PTH Alta					
Resistencia a PTH	Pseudohipoparatiroidismo, mutación contrasentido en PTH	↓	↑↑	N	N /↓
Deficiencia 25 VD**	Nutricional, malabsorción, falta de exposición a sol, cirrosis hepática	↓	↑↑	↓↓	↓/N/↑
Deficiencia 1,25 VD**	Raquitismo dependiente de vitamina D, tipo 1; insuficiencia renal crónica	↓	↑↑	N/↓	↓↓
Resistencia a 1,25 VD**	Raquitismo resistente a 1,25 vitamina D, tipo 2	↓	↑	N	↑↑
Medicamentos	Bifosfatos, denosumab; foscarnet, fosfato, citrato, EDTA; imitinib, cisplatino, fenitoína, cinacalcet	↓	↑	N	N

Cuadro 47-1. Causas de hipocalcemia. (Continuación)

Causas de hipocalcelmia		Ca	PTH	25D	1,25D*
PTH Alta					
Pérdida de CA de la circulación	Hiperfosfatemia, lisis tumoral, metástasis osteoblástica, hueso hambriento, pancriatitis aguda, alcalosis respiratoria, sepsis	↓	↑	N	N
Alteraciones en Mg	Hipomagnesemia: ↑ PTH por resistencia. Si es severa: ↓ PTH, igual que la hipermagnesemia	↓	↑	N	N/↓

* **La medición de 1,25 vitamina D no es indispensable en el estudio de hipocalcemia.**

** La deficiencia de vitamina D rara vez causa hipocalcemia en adultos ya que el hiperparatiroidismo secundario compensatorio lo previene.

Diagnóstico

Los laboratorios requeridos para iniciar el abordaje de los pacientes con hipocalcemia son: Ca, albúmina, P, magnesio (Mg), creatinina, fosfatasa alcalina, PTH, 25 VD y pH. Según se requiera se pueden solicitar, además, iCa, 1,25 VD y medición en orina de 24 horas de Ca, P, Mg, sodio y creatinina. Se puede solicitar un US renal para valorar por litiasis o nefrocalcinosis.

Tratamiento

Se enfoca en controlar síntomas, mantener el Ca de 8-8.5 mg/dL, el P normal, el producto Ca-P <55 mg/dL, evitar hipercalciuria, nefrocalcinosis y calcificaciones en tejidos blandos. La absorción intestinal de Ca varía de 25 a 35% en dependencia del recurso, de la sal y de si es ingerido con alimentos. El Ca requiere del ácido gástrico para disolverse y facilitar la absorción, por lo que las personas en antiácidos pueden tener una absorción disminuida. La absorción con citrato parece ser superior que con carbonato; el citrato de Ca es la sal de elección en pacientes en antiácidos.

El tratamiento de la hipocalcemia depende de la severidad y progresión de los síntomas y del nivel mismo de Ca. En casos de síntomas como espasmo carpopedal, tetania o convulsiones, si se presenta un EKG con segmento QT prolongado o si la disminución de Ca es súbita y alcanza en forma aguda a ser <7.5 mg/dL, se recomienda administración de Ca intravenoso (IV), inicialmente 1-2 g de gluconato de Ca (90 a 180 mg de Ca elemental) diluidos en 50 mL de dextrosa a 5% o solución salina para pasarse en 10 a 20 minutos. Si se administra más rápido puede haber arresto cardiaco, en pacientes que están tomando digoxina puede haber intoxicación digitálica, no debe administrarse junto con bicarbonato o fosfato porque puede precipitar. La administración de Ca IV aumentará el nivel de Ca por 2 a 3 horas después de lo cual puede administrarse Ca en infusión continua hasta que el régimen de Ca oral sea adecuado. Puede usarse también cloruro de Ca, pero no por vía periférica por el riesgo de necrosis si ocurre extravasación.

La dosis de Ca oral en pacientes con hipoparatiroidismo varía de 1.5 a 4 g de Ca elemental al día, que deberá darse en dosis divididas y con alimentos. En estos pacientes es indispensable también el uso de calcitriol en dosis de 0.25 a 0.5 mcg, dos veces al día. Pacientes con hipocalcemia crónica o leve pueden iniciar con carbonato o citrato de Ca en dosis de 1,5 a 2 g de Ca elemental en dosis divididas. El carbonato de Ca contiene 40% de Ca, mientras que el citrato de Ca sólo 21%. En pacientes con deficiencia de VD se requiere VD2 o VD3 que puede darse en diferentes esquemas, uno sería 50 000 UI semanal por 6 a 8 semanas con posterior dosis de mantenimiento según la edad.

Referencias bibliográficas

1. **Chang WT, Radin B, McCurdy MT.** Calcium, Magnesium, and Phosphate Abnormalities in the Emergency Department. *Emerg Med Clin N Am*. 2014;32:349–366.
2. **Hoorn E, Zietse R**. Disorders of Calcium and Magnesium Balance: a Physiology-Based Approach. *Pediatr Nephrol.* 2013;28:1195–1206.
3. **Kelly A, Levine M.** Hypocalcemia in the Critically ill Patient. *J Intensive Care Med.* 2013;28(3):166-177.
4. **Fong J, Khan A.** Hypocalcemia. Updates in Diagnosis and Management for Primary Care. *Can Fam Physician.* 2012;58:158-161.
5. **French S, Subauste J, Geraci S.** Calcium Abnormalities in Hospitalized Patients. *South Med J.* 2012;105(4):231-237.
6. **Liamis G, Milionis H, Elisaf M.** A Review of Drug Induced Hypocalcemia. *J Bone Miner Metab.* 2009;27:635-642.

CAPÍTULO 48

Enfermedades del metabolismo de la vitamina D

Dra. Victoria Mendoza Zubieta

Introducción

Las funciones clásicas de la vitamina D están dadas por efecto del metabolito activo de la vitamina D, la 1,25-dihidroxivitamina D [1,25(OH) 2D] o calcitriol, que estimula la absorción de calcio y fosfato del intestino haciendo que estén disponibles en el torrente sanguíneo para la mineralización ósea.

En casos de deficiencia de vitamina D leve o moderada, las concentraciones de calcio bajan en la sangre y provocan la estimulación de las glándulas paratiroides. El aumento de la hormona paratiroidea (PTH, *parathyroid hormone*) en el suero incrementa la conversión de 25-hidroxivitamina D [25(OH) D] a 1,25(OH) 2D como mecanismo compensatorio. El aumento de PTH, sin embargo, aumenta la resorción ósea. De esta manera, la deficiencia de vitamina D puede incrementar la pérdida ósea y causar alteraciones de la mineralización ósea.

Las funciones no clásicas de la vitamina D se asocian con la regulación del sistema inmune, disminuyen la proliferación celular (psoriasis), estimulan la diferenciación de muchos tipos de células, así como la liberación y la sensibilidad de la insulina. La deficiencia de vitamina D se ha asociado con un incremento de enfermedades autoinmunes, diabetes *mellitus* tipo 1 y esclerosis múltiple, enfermedades infecciosas, como tuberculosis, diabetes *mellitus* tipo 2, enfermedades cardiovasculares, varios tipos de cánceres y depresión.

En piel se produce la vitamina D3 por exposición a la luz solar, una pequeña parte es disponible de fuentes dietéticas. Los pescados son la principal fuente dietética; algunos alimentos, como los lácteos, están fortificados con vitamina D. La vitamina D es hidroxilada en el hígado a 25(OH) D y en el riñón se hidroxila a 1,25(OH) 2D, que es el metabolito activo. El estado de vitamina D se evalúa midiendo las concentraciones de 25(OH) D. Las concentraciones normales han sido definidas por algunos como las concentraciones en suero de 25(OH) D que suprimen al máximo la PTH sérica. La osteomalacia, por lo general, ocurre con déficit severo de vitamina D menor de 15 nmol/L (6 ng/mL). Con esta concentración, disminuye en el suero la 1,25(OH)2 D, así como la absorción de calcio. En una mesa de expertos, se consideró el nivel mínimo para prevenir fracturas entre 50-75 nmol/L (20-30 ng/mL). Una revisión epidemiológica concluyó que la concentración sérica más ventajosa para evitar pérdida de la DMO, reducir caídas, fracturas y cáncer colorrectal es de más de 75 nmol/L (30 ng/mL). Un consenso en el 13° taller de vitamina D acordó que la 25(OH) D en el suero debe ser superior a 50 nmol/L (20 ng/mL), esta recomendación coincide con la del Instituto de Medicina del 2010. La cantidad diaria recomendada (que satisface a 97.5% de la población) se definió como 600 UI/día en niños de 1 año hasta la edad adulta, 800 UI/día para mayores de 70 años. Se considera deficiencia de vitamina D: 25(OH) D <25 nmol/L (<10 mg/mL), insuficiencia de 25-50 nmol/L (10-20 ng/mL), estas últimas concentraciones se asocian con hiperparatiroidismo secundario y disminución del rendimiento físico.

Raquitismo

Epidemiología

El raquitismo es una condición en la que se produce un fallo en la mineralización normal del hueso en la etapa de crecimiento, antes de la fusión de las epífisis. Las causas más frecuentes son el déficit de vitamina D y de calcio. Un 13% tiene causa genética (véase cuadro 48-1).

Cuadro clínico

- Retraso del crecimiento.
- Dolor óseo y fractura.
- Deformidad esquelética:
  - Reblandecimiento y deformación de los huesos largos. Ensanchamiento y engrosamiento de las placas de crecimiento, muñeca y articulaciones condrocostales, "rosario raquítico".

El raquitismo se caracteriza por disminución del crecimiento longitudinal, ampliación de las zonas epifisarias e hinchazón dolorosa alrededor de estas zonas. La deformación de los huesos largos se debe a la mala mineralización del esqueleto en crecimiento. El rosario raquítico es una característica causada por hinchazón de los cartílagos de las costillas. Los niños con raquitismo pueden tener retraso y lentitud para caminar.

Cuadro 48-1. Causas de raquitismo y osteomalacia

Causas relacionadas con la vitamina D
Nutricional: ingesta deficiente, desnutrición, poca exposición al sol.
Malabsorción (síndrome de intestino corto, pancreatitis, enfermedad inflamatoria intestinal, amiloidosis, enfermedad celiaca, Cx. bariátrica).
Alteraciones de la hidroxilación hepática: insuficiencia hepática, isoniazida.
Incremento del catabolismo: terapia anticonvulsivante, rifampicina.
Alteraciones renales: síndrome nefrótico, disminución del FG <60%, osteodistrofia renal, osteomalacia.
Raquitismo tipo 1, por ausencia de la 1α-hidroxilasa (raquitismo dependiente de vitamina D tipo 1*).
Raquitismo tipo 2, por resistencia del VDR o resistente a vitamina D (raquitismo dependiente de vitamina D tipo 2).
Raquitismo hipofosfatémico/osteomalacia. Pérdida renal de fosfato
Raquitismo hipofosfatémico ligado a X*.
Raquitismo hipofosfatémico autosómico dominante*.
Raquitismo hipofosfatémico autosómico recesivo tipo 1.
Raquitismo hipofosfatémico hereditario con hipercalciuria.
Osteomalacia oncogénica*.
Síndrome de Fanconi, acidosis metabólica.
Deficiencia de calcio
Baja ingesta de calcio en niños.
Misceláneos
Intoxicación por aluminio, por cadmio.
Sobredosis de etidronato (enfermedad de Paget).
Hipofosfatasia.

*Asociado con reducción de la 1,25(OH) 2D en suero.

Cuando el calcio sérico es muy bajo en pacientes con raquitismo u osteomalacia, los síntomas de hipocalcemia pueden prevalecer con parestesias, tetania o convulsiones. Las fracturas pueden presentarse debido a la baja mineralización en la osteomalacia similar a la osteoporosis.

Etiología

La 25(OH) D es el principal metabolito circulante y nos permite determinar el estado de vitamina D en el organismo, sin embargo, sus acciones se atribuyen al metabolito activo 1,25(OH) 2D (calcitriol). La 1,25(OH) 2D es una hormona esteroidea que se une a su receptor nuclear (VDR), se dimeriza con el receptor X retinoico (RXR), y este complejo se une al elemento de respuesta de ADN, y más de 300 genes son activados. Se sintetizan varias proteínas, como la calbindina o proteína de unión de calcio que incrementa la absorción intestinal de calcio. La conversión enzimática de 25(OH) D en 1,25(OH) 2D es estimulada por la PTH, a la vez, por retroalimentación, la 1,25(OH) 2D disminuye la secreción de PTH. En los osteocitos, la 1,25(OH) 2D estimula la producción del factor de crecimiento de fibroblastos 23 (FGF 23). El FGF 23, en el riñón, es una hormona fosfatúrica que inhibe la 1α-hidroxilasa y reduce la síntesis de 1,25(OH) 2D. De esta manera, en forma normal, las concentraciones de calcio y fósforo se mantienen en equilibrio.

En el hueso, la unión de la 1,25(OH) D al VDR de los osteoblastos puede tener un efecto catabólico o anabólico, dependiendo de la maduración de estas células. La acción predominante es el incremento en la producción del ligando del receptor del factor activador nuclear-k B (RANKL) y la reducción de osteoprotegerina, lo que da como resultado una estimulación de la diferenciación y activación de osteoclastos, también se estimulan genes involucrados en la formación, como la osteocalcina y osteopontina.

Diagnóstico

La deficiencia de vitamina D se diagnostica midiendo en el suero la 25(OH) D. Los estudios de laboratorio característicos muestran concentraciones bajas de calcio y fosfato o hipofosfatemia con fosfatasa alcalina elevada. La concentración de PTH generalmente está aumentada (hiperparatiroidismo secundario). La determinación de la 1,25(OH) 2D no es de utilidad, ya que es normal en la mayoría de los pacientes. La excreción de calcio urinario durante 24 horas es muy baja en pacientes con deficiencia de vitamina D, debido a la baja absorción de calcio en el intestino y la reducción de la reabsorción tubular por el HPT secundario.

En pacientes con raquitismo, las imágenes radiológicas muestran disminución de la mineralización alrededor de las epífisis, hay reducción del número de centros de osificación.

El raquitismo tipo I o dependiente de vitamina D se debe a la mutación autosómica recesiva del gen 1α-hidroxilasa. Cursa con hipocalcemia, hipofosfatemia, PTH elevada, elevación de la fosfatasa alcalina y deformidades óseas. Presenta un marcado raquitismo, miopatía e hipoplasia del esmalte. Bioquímicamente, se caracteriza por niveles normales o elevados de 25OHD y disminuidos de 1,25(OH) 2D3.

Por su parte, el raquitismo tipo II o resistente a vitamina D se debe a la mutación autosómica recesiva del gen del receptor de vitamina D (VDR). Cursa con hipocalcemia, hipofosfatemia, tetania, incluso convulsiones. La PTH y las concentraciones de la 1,25(OH) 2D3 se encuentran muy elevadas. La alopecia acompaña frecuentemente a este trastorno, esto demuestra la intervención funcional del VDR en la regeneración del folículo piloso.

Tratamiento

Los pacientes con raquitismo tipo I deben ser tratados con 1,25 (OH) 2D (calcitriol 0.5-1 µg/día) o 1α-hidroxivitamina D (alfacalcidiol 0.5 a 1.5 µg/día) hasta normalizar la 1,25 (OH) 2D, el calcio sérico, fosfato, fosfatasa alcalina y PTH en suero. La sobredosis puede causar hipercalciuria, hipercalcemia, urolitiasis y nefrocalcinosis. Se debe verificar calcio, creatinina, CaU en orina de 24 horas cada 1-3 meses en niños, cada 3-6 meses en adultos. Debe adiestrarse al paciente y a los padres de signos y síntomas de una deficiente dosificación (hipocalcemia: parestesias, calambres, tetania) y sobredosificación (hipercalcemia: poliuria, polidipsia, náuseas, cefalea). En el embarazo, los requerimientos de calcitriol y alfacalcidiol aumentan 50-100%. El tratamiento es de por vida.

En los pacientes con raquitismo tipo 2, el éxito del tratamiento es variable y depende del grado de resistencia a las hormonas. En caso de resistencia completa, los metabolitos de la vitamina D son ineficaces; en ocasiones, se requieren infusiones diarias de calcio y fósforo para superar la absorción intestinal defectuosa del mineral. Esto confirma que la mineralización depende de la presencia de concentraciones adecuadas de calcio y fosfato, en lugar de la acción de la 1,25(OH) 2D. Pueden ser efectivas dosis altas de calcio oral (difusión pasiva).

Osteomalacia

La osteomalacia es una falta de mineralización ósea del osteoide recién formado en los sitios de recambio óseo en adultos. Varios trastornos diferentes pueden causar osteomalacia, a través de mecanismos que producen hipocalcemia, hipofosfatemia o inhibición directa del proceso de mineralización (véase cuadro 48-1).

Epidemiología

La deficiencia nutricional de vitamina D y la malabsorción intestinal son la causa más frecuente de osteomalacia en adultos. Entre los pacientes con riesgo se incluyen los adultos mayores confinados en hogares que tienen poca exposición al sol, dieta insuficiente en contenido de calcio y vitamina D, los pacientes con malabsorción intestinal (cirugía de derivación gastrointestinal, enfermedad inflamatoria intestinal o enfermedad celiaca), exposición al sol limitada debido a la ropa que cubre la mayor parte del cuerpo o por enfermedades de la piel.

Formas de osteomalacia menos frecuentes son las formas hereditarias de deficiencia y resistencia de vitamina D que se identifican en la infancia, cuadros de hipofosfatemia primaria debido a uno de los síndromes hereditarios de raquitismo hipofosfatémico (ligado al cromosoma X, y el autosómico dominante) o formas adquiridas de la pérdida de fosfato, como la osteomalacia inducida por tumor (tumores mesenquimatosos), un síndrome paraneoplásico, síndrome de Fanconi inducido por fármacos, acidosis tubular renal tipo 2 y la exposición prolongada a inhibidores de la mineralización ósea (toxicidad por aluminio y fluorosis endémica) (véase cuadro 48-1).

Cuadro clínico

La osteomalacia se caracteriza por dolor de huesos, debilidad muscular con dificultad para caminar. La debilidad muscular o miopatía proximal predomina en músculos proximales alrededor del hombro y la cintura pélvica. Se manifiesta al levantarse de la silla o subir escaleras. La deformidad ósea y fracturas se presentan cuando hay pérdida de la DMO, y la hipocalcemia, por severa deficiencia de vitamina D y calcio.

Etiología

Las anomalías de la mineralización ocurren como consecuencia de niveles inadecuados de calcio, fosfato y/o fosfatasa alcalina, matriz ósea anormal y la inhibición directa de los procesos de mineralización.

En adultos, la deficiencia severa de vitamina D (25-hidroxivitamina D <10 ng/dL o <de 25 nmol/L) secundaria a una ingesta dietética inadecuada, falta de exposición al sol, malabsorción intestinal es la causa más frecuente de osteomalacia.

Escrutinio

En ancianos confinados en asilos, pacientes con malabsorción intestinal, antecedente de alteraciones del metabolismo de la vitamina D desde la infancia, medicamentos como los bifosfonatos, anticonvulsivos.

Diagnóstico

El diagnóstico se basa en los hallazgos bioquímicos: calcio y fósforo normal o bajo, 25OHD y PTH elevada. Los estudios radiográficos con líneas de Looser's o pseudofracturas son patognomónicos de osteomalacia. Son líneas radiolúcidas a través de la placa cortical con esclerosis en los márgenes. En la práctica clínica, la biopsia marcada con tetraciclina está rara vez indicada. La DMO por DEXA muestra osteopenia u osteoporosis.

Tratamiento

Restaurar la reserva corporal de colecalciferol hasta lograr la corrección de las anomalías bioquímicas y la restauración de las anomalías óseas. Es necesario el tratamiento del factor etiológico.

El tratamiento con 800 a 1 200 UI/día de 25(OH) D o dosis mayores es necesario en alteraciones de la absorción intestinal, como en la enfermedad celiaca. Dosis mayores de hasta 2 000 UI pueden ser necesarias para mantener 25(OH) D en rango mayor de 20 ng/mL (>50 nmol/L). Los niños pueden requerir vitamina D3 en dosis de 400 UI (10 µg). En los adultos, las dosis de mantenimiento son entre 600 a 800 UI/día (15-20 µg/día) de vitamina D3 (colecalciferol) o D2 (ergocalciferol), esta última se considera menos efectiva.

Siempre debe agregarse un suplemento de calcio, como carbonato citrato o gluconato de calcio. Se recomienda 1 000 mg de calcio elemental por día en niños con raquitismo y de 1 500 a 2 000 mg por día en adultos con osteomalacia.

En los pacientes con enfermedad celiaca, una dieta libre en gluten es esencial y, por lo general, se requieren dosis mayores de calcio y vitamina D, se debe evaluar las concentraciones de 25(OH) D en suero. La FA, inicialmente, puede estar elevada, luego se normaliza en algunas semanas o meses. Los cambios radiológicos del raquitismo mejoran con rapidez y las pseudofracturas en el adulto mejoran más lentamente hasta en un año.

Concentraciones entre 50-75 nmol/L (20 a 30 ng/mL) se logran con 800 a 1 000 UI/día, después de 3 meses, en la mayoría de las personas.

El Instituto de Medicina definió, como la dosis máxima tolerable de vitamina D3, 4 000 UI/día (100 µg); la *Endocrine Society*, 10 000 UI/día (250 µg) y la comisión europea, 2 000 UI/día (50 µg) tanto para adultos, en el embarazo y la lactancia.

Referencias bibliográficas

1. Nutritional Rickets and Osteomalacia in the Twenty-first Century: Revised Concepts, Public Health, and Prevention Strategies. *Curr Osteoporos* Rep. 2017;15:293-302.
2. **Rosen CJ** (ed.). *Primer on the Metabolic Bone Diseases and Disorders of Mineral Metabolism*. 8a ed. John Wiley & Sons, Inc.; 2013.
3. **Munns CF, Shaw N, Kiely M, et al**. J Clin Global Consensus Recommendations on Prevention and Management of Nutritional Rickets. *Endocrinol Metab.* 2016;102:394-415.
4. **Ozono K, Michigami T, Minagawa M, *et al.*** Proposal by an expert panel supported by Ministry of Health, Labour and Welfare, Japan. The Japanese Society for Bone and Mineral Research and the Japan Endocrine Society. *Endocrine Journal.* 2015;62:665-671.

CAPÍTULO 49

Hipomagnesemia

Dra. Victoria Mendoza Zubieta

Introducción

La hipomagnesemia es una entidad frecuente que se presenta hasta en 12% de los pacientes hospitalizados. La incidencia aumenta hasta 60-65% en los centros de cuidados intensivos. Se considera como hipomagnesemia concentraciones inferiores de 1.8 mg/dL (normal: 1.5 a 2.5 mg/dL).

Cuadro clínico

La hipomagnesemia leve es una anomalía electrolítica frecuente. La depleción leve de magnesio predispone a arritmias cardiacas cuando ocurre un evento isquémico agudo, insuficiencia cardiaca, torsades de pointes (taquicardia ventricular polimorfa que se presenta en los pacientes con QT largo), después del bypass cardiopulmonar o en pacientes en las unidades de cuidados intensivos. Alteraciones neuromusculares: tetania, hiperreflexia, signos positivos de Chvostek y Trousseau, temblores, fasciculaciones, convulsiones, ataxia, vértigo, apatía, irritabilidad, delirio y psicosis, se presenta en los casos severos en forma concomitante con hipocalcemia e hipocaliemia.

Manifestaciones cardiovasculares: ensanchamiento del QRS y el pico de las ondas T con la depresión moderada de magnesio, y la ampliación del intervalo PR, disminución de las ondas T y arritmias auriculares y ventriculares con la hipomagnesemia severa.

Etiología

Pérdidas gastrointestinales: malabsorción intestinal, vómito, diarrea (contiene más de 10 mEq/L), drenaje intestinal prolongado, fístulas y pancreatitis.

Pérdidas urinarias de magnesio: ocurren por una serie de mecanismos intrínsecos o adquiridos. El uso de diuréticos de asa produce pérdida renal de magnesio, pero la amilorida y otros diuréticos conservadores de potasio y magnesio la disminuyen.

La hipomagnesemia familiar con hipocalcemia secundaria es una enfermedad autosómica recesiva que se debe a mutaciones en el canal de iones TRPM6, lo que produce anomalías de los electrólitos en el recién nacido. Se presenta con tetania y convulsiones con hipocalcemia refractaria hasta la corrección de magnesio. Las mutaciones en la proteína paracelina —de la familia claudina codificada por CLDN16— para el transporte tubular renal, también pueden causar hipomagnesemia, hipocalcemia e hipercalciuria. CLDN19, otro miembro de la familia claudina, ha sido implicado en la hipomagnesemia familiar.

La hipomagnesemia con hipocalcemia secundaria (HSH, *hypomagnesemia with secondary hypocalcemia*) es un trastorno autosómico recesivo por mutaciones en el receptor TRPM6 y TRPM7 moduladores del transporte transepitelial de Mg intestinal y renal, respectivamente.

El síndrome de Gitelman es un trastorno autosómico recesivo de la pérdida de potasio y magnesio con alcalosis metabólica e hipocalciuria que se debe a la mutación del gen que codifica un cotransportador Na-Cl sensible a tiazidas (SLC12A3). Asimismo, otras mutaciones inactivadoras de transportadores Na-Cl, como en el síndrome de Bartter, alteran la reabsorción tubular de magnesio y calcio. La hipomagnesemia puede deberse también a pérdidas renales debidas a toxicidad tubulointersticial como cisplatino, anfotericina B, ciclosporina, tacrolimus, digoxina, foscarnet, cetuximab, aminoglucócidos Además de la hipomagnesemia, pueden presentar hipofosfatemia e hipocalcemia.

Una deprivación dietética marcada puede producir una depleción progresiva de magnesio. El uso crónico de omeprazol (un año) y otros inhibidores de la bomba de protones, pueden producir hipomagnesemia, probablemente por alteraciones en la absorción intestinal.

La diabetes *mellitus* no controlada, los alcohólicos, en la hipocalcemia posterior al hiperparatiroidismo primario, durante la recuperación de la insuficiencia renal aguda y después del trasplante renal, son otras condiciones que cursan con hipomagnesemia probablemente por mayor pérdida renal.

Durante el *bypass* cardiopulmonar, la hipomagnesemia puede desarrollarse y predisponer a arritmias. Los posibles factores que contribuyen son la hemodilución, aumento de la excreción fraccional renal, quelación por ácidos grasos libres y/o citrato y aumento de la captación celular de magnesio inducida por catecolaminas.

Escrutinio

Se debe sospechar hipomagnesemia en pacientes con factores de riesgo: diarrea crónica, uso de inhibidores de la bomba de protones, uso de diuréticos, y en pacientes que presentan manifestaciones clínicas de hipocalcemia inexplicada, hipocalemia refractaria, trastornos neuromusculares y arritmias ventriculares.

Diagnóstico

Pueden ser útiles la excreción urinaria de magnesio en 24 horas o la excreción fraccionada de magnesio en una muestra de orina aleatoria, si la historia clínica no muestra una etiología.

La excreción diaria de más de 10 a 30 mg o una excreción fraccionada de magnesio superior a 2% en un paciente con función renal normal son por pérdida renal de magnesio.

Tratamiento

La vía de repleción de magnesio varía de acuerdo a la gravedad de las manifestaciones clínicas. Los pacientes con signos y síntomas graves de hipomagnesemia deben recibir magnesio intravenoso con monitorización cardiaca. El reemplazo oral se debe indicar al paciente ambulatorio asintomático, de preferencia con una preparación de liberación sostenida, para evitar elevaciones abruptas del magnesio.

Puede administrarse el magnesio empíricamente a pacientes con alto riesgo de depleción de magnesio que presentan hipocalcemia y/o hipocaliemia inexplicables.

Las formas leves se tratan con sales de magnesio por vía oral. Entre 40-60 mEq/día, con dosis mayores puede producirse diarrea.

En las formas sintomáticas el MgCl2 por vía intravenosa se puede administrar con seguridad con infusión continua de 50-100 mEq de Mg^{2+} por día (2-4 mEq/hora), si la función renal se encuentra normal. Se puede administrar en forma de sulfato de magnesio, aunque los aniones de sulfato pueden fijar calcio en el suero y la orina y agravar la hipocalcemia. El tratamiento se debe continuar por varios días debido a la pérdida renal de magnesio (se retiene sólo 50-70% del magnesio diario intravenoso). Es necesario dar en forma simultánea los suplementos de calcio, potasio y fosfato. Pacientes con defectos primarios del metabolismo de magnesio, requieren suplementos en forma prolongada.

Referencias bibliográficas

1. **Mohammadzadeh A, Towfighi F, Jafari N**. Efeccts of magnesium on arrhythmia incidence in patients undergoing coronary artery bypass grafting. *ANZ J Surg*. 2018;88:612-615.
2. **Blaine J, Chonchol M, Levi M.** Renal control of calcium, phosphate and magnesium homeostasis. *Clin J Am Soc Nephorl*. 2015;10:1257-1272.
3. **Rosen CJ *ed***. *Primer on the Metabolic Bone Diseases and Disorders of Mineral Metabolism*. 8th ed. John Wiley & Sons, Inc; 2013.

CAPÍTULO 50

Enfermedad de Paget ósea

Dra. Victoria Mendoza Zubieta

Introducción

También conocida como osteítis deformante u osteopatía de Paget, es un trastorno focal del metabolismo óseo debido a una inadecuada mineralización del hueso en pacientes de edad avanzada (puede afectar a jóvenes). Se caracteriza por una tasa acelerada de remodelación ósea, lo que causa un sobrecrecimiento en un sitio (monostótica) o múltiples sitios (poliostótica). Las áreas más afectadas son el cráneo, columna vertebral, pelvis, huesos largos. La mayoría son asintomáticos, el diagnóstico es incidental, al encontrarse concentraciones elevadas de la fosfatasa alcalina sérica o lesiones características en estudios de imagen.

Epidemiología

Es la enfermedad ósea más frecuente después de la osteoporosis. Muestra variaciones geográficas importantes, es más común en Europa occidental (Gran Bretaña, Francia, Alemania e Italia) y entre los individuos que han emigrado a diversos países. Su prevalencia es mayor en varones y aumenta con la edad. Las autopsias revelan osteopatía de Paget de 3-3.7% en >40 años. La prevalencia puede aumentar hasta un 9% en adultos mayores.

Etiología

Se desconoce la causa. Se han demostrado factores genéticos y virales. Se puede obtener una historia familiar positiva en 12-40% de los pacientes. Las formas familiares pueden diferir de las esporádicas al tener un inicio más temprano, mayor afección esquelética, deformidad y fractura.

El **factor genético** parece ser autosómico dominante con penetrancia variable. La supresión homocigota del gen TNFRSF11B que codifica la osteoprotegerina causa la *osteopatía juvenil de Paget o hiperfosfatasia idiopática familiar*, caracterizada por diferenciación y resorción osteoclástica descontrolada. Las mutaciones en el gen TNFRSF11A que codifica a RANK se asocian con la *osteolisis familiar expansiva, hiperfosfatasia familiar expansiva y la enfermedad de Paget temprana*. Las mutaciones del gen valosina que están asociadas con clatrina producen *miopatía por cuerpos de inclusión y demencia frontotemporal (IBMPFD, Inclusion body myopathy associated with Paget disease of bone and/or frontotemporal dementia) humana*. Se han descrito 3 displasias esqueléticas autosómicas dominantes que comparten algunas características con la enfermedad de Paget: la edad de inicio temprano, pérdida de la audición y pérdida temprana de los dientes adultos.

La evidencia del **origen viral** de la enfermedad de Paget incluye la presencia de inclusiones citoplasmáticas nucleares que semejan a los paramixovirus (virus del sarampión y sincitial respiratorio) en los osteoclastos pagéticos y ARNm viral en osteoclastos precursores y maduros. La incapacidad para cultivar virus vivos a partir del hueso pagético y la imposibilidad de clonar genes virales ha puesto en duda el origen viral de esta enfermedad.

Cuadro clínico

En esta enfermedad, un 90%, son asintomáticos. En pacientes asintomáticos, el diagnóstico es incidental, al encontrarse la fosfatasa alcalina elevada o lesiones óseas sugestivas.

El síntoma más frecuente es el dolor, que es secundario al incremento de la actividad metabólica, hipervascularidad ósea, lesiones líticas, fracturas, artritis, compresión nerviosa, arqueamiento y deformidades en las áreas afectadas. La curvatura del fémur o tibia provoca anomalías en la marcha, con osteoartritis secundaria de la cadera o rodilla.

Las localizaciones más frecuentes de la enfermedad ósea son pelvis (70%), columna lumbar, fémur, cráneo y tibia. La fractura es la complicación más frecuente (8-10%), la localización más típica es a nivel subtrocantéreo en el fémur y en el tercio proximal de la diáfisis tibial. La artropatía más frecuente es la coxopatía pagética secundaria a las vértebras pagéticas hipertróficas, fracturas por compresión vertebral con xifosis del tercio superior de la espalda. La degeneración sarcomatosa (sarcoma) se presenta en menos de 1% de los casos.

Debido a la mayor vascularidad, el hueso pagético durante la cirugía ortopédica puede predisponer a sangrado excesivo. Las complicaciones cardiovasculares ocurren en pacientes con afección extensa (15-35%) del esqueleto, con un alto grado de actividad de la enfermedad (fosfatasa alcalina 4 veces mayor de lo normal). Las fístulas arteriovenosas extensas y el incremento del flujo sanguíneo a través del hueso pagético originan un estado de alto gasto y cardiomegalia.

Escrutinio

Pacientes con elevación de la fosfatasa alcalina o lesiones óseas sugestivas debido a hallazgo incidental.

Diagnóstico

El diagnóstico es sugerido por el hallazgo de deformidades óseas en la pelvis, cráneo, columna o extremidades. Hay una remodelación excesiva y anárquica del tejido óseo, en la que se combinan lesiones líticas y esclerosas con deformaciones e hipertrofia.

En la enfermedad de Paget el diagnóstico es principalmente radiológico. La mayoría de los pacientes en los que la fosfatasa alcalina sérica está elevada no requieren pruebas adicionales de otros marcadores de recambio óseo.

Los cambios radiológicos típicos son engrosamiento cortical, alargamiento y expansión de todo el hueso, cambios líticos y escleróticos. Las radiografías craneales muestran regiones de "algodón" u osteoporosis circunscrita, engrosamiento del diploe y esclerosis. En las vértebras, el engrosamiento de la cortical crea vértebras en "marco de fotografía". El crecimiento radiodenso difuso de las vértebras se denomina "vértebra de marfil". Las radiografías pélvicas muestran destrucción o fusión de las articulaciones sacroiliacas, áreas osteoporóticas y radiodensas del hueso iliaco, engrosamiento y esclerosis de la línea iliopectínea, reblandecimiento y protrusión del acetábulo con deformidad y flexión funcional.

El gammagrama óseo con tecnesio-99m es menos específico, pero más sensible, para identificar los lugares con enfermedad esquelética activa. La TC puede ser útil en caso de una posible fractura y la RM es necesaria para el estudio de sarcoma, tumor de células gigantes o metástasis, aunque el diagnóstico definitivo, ante la sospecha de cáncer, es la biopsia de hueso.

La evaluación bioquímica es útil para el diagnóstico y tratamiento de la enfermedad de Paget. La fosfatasa alcalina sérica total es el análisis de elección tanto para el diagnóstico como para la evaluación de la respuesta al tratamiento. La FA específica ósea o PINP en suero (procolágeno tipo 1) como marcador de formación está indicada en pacientes con enfermedad hepática o cuando se presenta una lesión ósea característica con FA normal. La elevación de la fosfatasa alcalina guarda relación con la extensión de la afectación ósea y sirve para monitorizar la respuesta al tratamiento. Las concentraciones de calcio y fosfato son generalmente normales en los pacientes con enfermedad de Paget.

Tratamiento

El objetivo del tratamiento farmacológico es aliviar el dolor y normalizar la tasa de remodelación ósea que está incrementada en pacientes no tratados. El éxito del tratamiento se evalúa mediante el control periódico de la FA. Las consecuencias secundarias deben tratarse con otras modalidades, como audífonos, analgésicos para el dolor de la artritis, terapia física y ayudas para la deambulación, y apoyo psicosocial.

Se indica el tratamiento médico en pacientes con enfermedad de Paget sintomático, asintomático, con cirugía planeada de un sitio pagético activo y en caso de hipercalcemia asociada a la inmovilización por enfermedad poliostótica.

Los bifosfonatos que contienen nitrógeno (ácido zoledrónico, pamidronato, risedronato, alendronato, ibandronato, neridronato) son los principales agentes utilizados para el tratamiento inicial. Los bifosfonatos simples y la calcitonina se usan con menos frecuencia.

En pacientes mayores o en pacientes con enfermedad extensa, se recomienda el tratamiento con ácido zoledrónico, en lugar del bifosfonato oral. El ácido zoledrónico es altamente potente, se administran 5 mg por infusión intravenosa en 15 a 20 minutos premezclados en 100 mL de solución salina o dextrosa a 5%, y produce una respuesta más sostenida que otros bifosfonatos disponibles. Las remisiones bioquímicas que duran uno a dos años se logran, en la mayoría de los pacientes, con una sola dosis. Asimismo, es eficaz en pacientes previamente tratados con otros bifosfonatos.

Por su parte en pacientes más jóvenes o en aquellos con enfermedad menos extensa, la elección del bifosfonato que contiene nitrógeno puede basarse en la preferencia del paciente por la terapia intravenosa u oral, la disponibilidad y el costo. La terapia con risedronato (a 30 mg/día por 2 meses) o alendronato (40 mg/día durante 6 meses) puede preferirse en pacientes más jóvenes con enfermedad más limitada.

El pamidronato es un agente intravenoso alternativo, pero es menos potente que el ácido zoledrónico y tarda más tiempo en infundirse, algunos pacientes desarrollan resistencia a los medicamentos.

Para aquellos pacientes que no toleran los bifosfonatos tanto parenterales como orales, se sugiere el tratamiento con calcitonina o con bifosfonatos simples, como etidronato o tulodronato. La calcitonina se prefiere en pacientes con daño renal marginal y en pacientes cuyo mayor objetivo es aliviar el dolor en lugar de lograr la remisión de la enfermedad.

En pacientes con TFG <35 mL/min/1.73m2, los bifosfonatos que contienen nitrógeno a las dosis habituales están contraindicados. Cuando están clínicamente justificados, en pacientes con enfermedad renal crónica, se requieren dosis más bajas y tiempos de perfusión más largos, se debe controlar el desarrollo de hipocalcemia y otros efectos adversos.

Los bifosfonatos orales que contienen nitrógeno deben tomarse con agua, a primera hora de la mañana y al menos 30 minutos antes del desayuno. Los pacientes no deben acostarse durante este periodo, para prevenir el reflujo gastroesofágico.

Cuando de los pacientes requieren un trabajo dental extenso, como extracciones dentales, este debe realizarse 3 a 6 meses antes de indicar el bifosfonato, para reducir el riesgo de osteonecrosis de la mandíbula.

En todos los pacientes que recibirán tratamiento con bifosfonatos, se deben documentar niveles séricos de calcio y 25-hidroxivitamina D. Los suplementos de vitamina D (800 UI/día) y de calcio (1 200 mg/día de calcio elemental) deben administrarse para evitar la hipocalcemia.

Referencias bibliográficas

1. **Singer FR, Bone HG 3rd, Hosking DJ, *et al*.** Paget's disease of bone: an endocrine society clinical practice guideline. *J Clin Endocrinol Metab.* 2014;99:4408-4422.
2. **Nebot EV, Pietschmann P.** Epidemiology and pathology of Paget's disease of bone-a review. *Wien Med Wochenschr.* 2017;167:2-8.
3. **Rosen CJ (ed.).** *Primer on the Metabolic Bone Diseases and Disorders of Mineral Metabolism.* 8thq ed. John Wiley & Sons, Inc; 2013

CAPÍTULO 51

Enfermedad mineral ósea asociada a enfermedad renal crónica

Dra. Lourdes Josefina Balcázar Hernández ■ Dra. Victoria Mendoza Zubieta

La enfermedad renal crónica (ERC) se relaciona con múltiples alteraciones sistémicas, que incluyen la afección en el metabolismo mineral óseo y condicionan un profundo impacto negativo en la sobrevida y calidad de vida del paciente. El daño óseo relacionado con ERC es devastador y requiere el abordaje diagnóstico y tratamiento de un equipo multidisciplinario.

Complejo enfermedad renal crónica enfermedad ósea metabólica

Recientemente se ha utilizado el concepto de enfermedad renal crónica-enfermedad ósea metabólica (ERC-EOM) para describir, de manera integral, las alteraciones del metabolismo mineral óseo relacionadas con los cambios fisiopatológicos de la nefropatía crónica. La ERC-EOM incluye las alteraciones bioquímicas del metabolismo mineral, las alteraciones en la densidad mineral ósea y calidad del hueso (osteodistofia renal y osteoporosis) y la presencia de calcificaciones vasculares; es una entidad que se asocia no sólo al aumento en la morbimortalidad por enfermedad ósea, sino también a enfermedad cardiovascular.

Dentro de los factores relacionados con su fisiopatogenia destacan el hiperparatiroidismo, la hipocalcemia, la hipovitaminosis D, la hiperfosfatemia, la reducción y pérdida en la expresión de klotho, alteraciones en ADAM17 y el aumento en la secreción de factor de crecimiento fibroblástico 23 (FGF23), la resistencia hormonal a hormona paratiroidea (PTH), vitamina D y FGF23.

El aumento en la expresión de Dkk1 y la elevación de esclerostatina, proteína ósea morfogenética tipo 9 (BMP-9, *bone morphogenetic protein 9*) y activina también se relacionan con su etiopatogenia, principalmente en el contexto de la calcificación vascular.

Osteodistrofia renal

El término osteodistrofia renal incluye todas las alteraciones en el volumen, recambio óseo y mineralización que se evidencian en la biopsia de hueso (diagnóstico histológico) y que guardan relación con la nefropatía crónica. La osteodistrofia renal se clasifica en enfermedad por recambio óseo elevado y enfermedad por recambio óseo disminuido.

Dentro de la enfermedad por recambio óseo acelerado (aumento de la actividad en los sitios de remodelación) se encuentra la enfermedad ósea hiperparatiroidea u osteodistrofia hiperparatiroidea (EOH) y la osteodistrofia renal mixta (ORM).

En la enfermedad por recambio óseo disminuido (disminución de la actividad en los sitios de remodelación) se incluye la enfermedad ósea adinámica (EOA) y la osteomalacia (OM).

La enfermedad ósea hiperparatiroidea se caracteriza por un aumento en el recambio óseo, con un patrón irregular de hueso trabecular con numerosos sitios anormales de remodelación y una cantidad inusualmente elevada de células óseas en disposición y forma irregular.

La osteodistrofia urémica mixta se caracteriza por defectos en la mineralización, con o sin aumento en la formación del hueso, aunado al aumento en la resorción ósea mediada por parathormona. Se evidencia un aumento de la actividad en los sitios de remodelación y en el número de osteoblastos.

La osteomalacia se caracteriza por la acumulación anormal de matriz no mineralizada debido a la reducción del proceso de mineralización que precede o es más pronunciado que la inhibición del depósito de colágeno. En consecuencia, existe una disminución del volumen óseo mineralizado, independientemente del volumen óseo total.

En la enfermedad ósea adinámica, la reducción de la mineralización es paralela a la reducción en la formación del hueso. Se caracteriza por la ausencia completa de la actividad metabólica ósea, ausencia de acumulación de osteoide y concentraciones séricas de PTH bajas o inapropiadamente normales.

Recién se ha descrito la enfermedad ósea por depósito de amiloide (β2-microglobulina) como parte del espectro de la osteodistrofia renal. En resumen, la pérdida del volumen óseo ocurre en todos los tipos de osteodistrofia donde la resorción excede a la formación ósea, como en la EOH, ORM y EOA. Las entidades relacionadas con alteración en el recambio óseo incluyen la ORM, EOH y EOA; por último, las alteraciones de la mineralización incluyen la EOA y OM.

Disminución de densidad mineral ósea, osteopenia y osteoporosis en enfermedad renal crónica

La osteopenia y la osteoporosis son frecuentes en pacientes con ERC en los que aumenta el riesgo de fracturas y de morbimortalidad. La osteoporosis es la disminución en la resistencia mecánica global del hueso; esta resistencia está determinada tanto por la densidad mineral ósea como por la calidad del hueso.

La presencia de ERC no sólo es un factor de riesgo independiente de fractura, sino que también aumenta la frecuencia de caídas por debilidad muscular, sarcopenia o mioneuropatía, con lo cual se perpetúa el riesgo. La evaluación de la densidad mineral ósea (DMO) debe establecerse en todo paciente con ERC que cuente con factores de riesgo para osteoporosis (cuadro 51-1).

Abordaje de la enfermedad ósea metabólica en enfermedad renal crónica

El abordaje diagnóstico de ERC-EOM incluye la evaluación del eje calciotrópico e identificación de alteraciones bioquímicas, la medición de la densidad mineral ósea y el escrutinio de calcificaciones vasculares (cuadro 51-2).

La evaluación de las alteraciones bioquímicas debe iniciar en el estadio 3a e incluye la determinación de calcio sérico, fósforo, PTH y fosfatasa alcalina. La temporalidad con la que se realicen sus mediciones dependerá, tanto de la presencia y magnitud de sus alteraciones, como del estadio de la ERC en el que se encuentre (cuadro 51-3).

La evaluación de la DMO debe establecerse en todo paciente con ERC que presente factores de riesgo para osteoporosis (cuadro 51-1). Se recomienda utilizar el Z score con fines diagnósticos de DMO baja (Z score $\leq$-2.0) en mujeres premenopáusicas y hombres menores de 50 años. En mujeres posmenopáusicas y hombres >50 años, se recomienda la determinación de T score para el diagnóstico de osteopenia (T entre -1 y -2.5), osteoporosis (T $\leq$-2.5), osteoporosis establecida (T $\leq$-2.5 y fractura) y osteoporosis grave (T $<$-3.5).

Cuadro 51-1. Factores de riesgo para osteoporosis y caídas

Factores de riesgo para osteoporosis	
• Antecedente personal de fractura previa (cadera, columna, carpo) • Edad ≥65 años • IMC ≤20 kg/m² • Antecedente de fractura de cadera en familiar de primer grado • Malnutrición crónica o síndromes de malabsorción • Tratamiento con glucocorticoides (≥5 mg/día de prednisona o su equivalente durante ≥3 meses) • Hipogonadismo • Caídas en el último año (≥2) • Hiperparatiroidismo • Aumento de FGF23 • Sedentarismo • Hipovitaminosis D	• Sexo femenino • Tabaquismo • Consumo de ≥3 unidades de alcohol/día • Diabetes *mellitus* • Insuficiencia hepática • Artritis reumatoide • Hipertiroidismo • Osteogenesis imperfecta • Fármacos: diuréticos de asa, uso crónico de heparina o anticoagulantes, inhibidores de la bomba de protones, antihistamínicos, inhibidores de la recaptura de serotonina, bloqueadores hormonales de estrógenos y testosterona, antiepilépticos, inhibidores de la aromatasa
Factores de riesgo de caídas	
• Inestabilidad postural • Disminución de agudeza visual • Discapacidad auditiva • Enfermedad vascular periférica • Neuropatía diabética • Hipotensión ortostática o disfunción autonómica	• Fármacos: sedantes e hipnóticos, antihipertensivos, narcóticos • Trastornos neurológicos: Parkinson, epilepsia o convulsiones, neuropatía periférica, demencia. Alteraciones del equilibrio • Miopatía proximal y osteopenia • Factores ambientales
Alteraciones bioquímicas	
• Hiperparatiroidismo • Hipocalcemia • Hiperfosfatemia	• Elevación de fosfatasa alcalina • Hipovitaminosis D
Alteraciones en densidad mineral ósea y calidad del hueso	
Osteodistrofia renal Alto recambio • Enfermedad ósea hiperparatiroidea • Osteodistrofia renal mixta Bajo recambio • Osteomalacia • Enfermedad ósea metabólica	Amiloidosis con afección ósea • Osteoporosis y osteopenia • Fracturas
Calcificación vascular	
Calcificaciones vasculares	Calcificación valvular

La estimación de FRAX®, a pesar de que no incluye ajustes para el filtrado glomerular estimado (FGe), puede ser una herramienta útil para la valoración inicial del riesgo de fractura en pacientes con ERC, sin olvidarse de la posibilidad de infraestimación del riesgo real de fractura.

En pacientes con ERC y alteración en la DMO se recomienda realizar biopsia ósea para clasificar el tipo de osteodistrofia de acuerdo al patrón histomorfométrico y, con ello, normar la conducta terapéutica adecuada. No se recomienda la medición rutinaria de marcadores de recambio óseo como el propéptido aminoterminal o carboxiterminal del procolágeno tipo 1 (formación) e hidroxiprolina, piridinolina (Pir), deoxipiridinolina (Dpir), telopéptido N/C-terminal del colágeno tipo I (NTX/ICTP) o α-CrossLaps (α-CTX) (resorción).

La evaluación de la serie ósea metabólica es útil en el paciente con ERC, se pueden encontrar cambios tempranos que indican daño óseo, como la resorción subperióstica en falanges y la resorción subendosteal e intracortical de los huesos largos. En etapas avanzadas, se puede evidenciar una reducción del hueso cortical, deformidad por arqueamiento o fracturas patológicas a nivel de huesos largos; asimismo, deformidades o fracturas costales, en región sacroilíaca o en columna vertebral. La osteodistrofia hiperparatiroidea se puede manifestar radiológicamente con la presencia de osteítis fibrosa quística, tumores pardos y/o un patrón granular difuso descrito como "sal y pimienta" debido al engrosamiento trabecular. En casos muy severos, pero excepcionales, puede evidenciarse la "leontiasis ossea" de etiología urémica caracterizada por deformidades (hiperostosis) craneofacial. La demostración radiológica de pseudofracturas o líneas de Looser-Milkman ayuda al diagnóstico de osteomalacia. En la osteodistrofia renal mixta, no es posible la distinción clara de un patrón, pueden coexistir diferentes alteraciones de las ya mencionadas.

El escrutinio de calcificaciones vasculares se indica desde el estadio 3a, e incluye la realización de radiografía AP y lateral de abdomen, ecocardiograma (evaluación de calcificación valvular) y, opcionalmente, tomografía axial computarizada. Todo paciente con evidencia de calcificación vascular debe considerarse de alto riesgo cardiovascular.

Tratamiento de la enfermedad ósea metabólica en enfermedad renal crónica

El objetivo del tratamiento está enfocado en la reducción de las concentraciones de fósforo sérico y PTH, normalización del calcio sérico, prevención de la pérdida de la DMO o, en su defecto, tratamiento de la osteoporosis y prevención de fracturas.

Las metas del tratamiento incluyen la normalización de las concentraciones de calcio sérico (de acuerdo al ensayo), la presencia de un calcio dializable entre 1.25 y 1.50 mmol/L (2.5 y 3.0 mEq/L), mantenimiento de concentraciones de fósforo en rangos de normalidad para su ensayo, vitamina D >30 ng/mL y concentraciones de PTHi dentro de un rango de 2 a 9 veces el límite normal superior para el ensayo (principalmente en pacientes en estadio 5).

En pacientes con enfermedad renal crónica se recomienda el establecimiento de una dieta con adecuada ingesta de calcio, aunado a la suplementación de calcio y vitamina D (tanto colecalciferol como calcitriol o análogos de vitamina D).

La limitación en la ingesta de fosfato en la dieta, optimización del tratamiento sustitutivo de la función renal y los quelantes de fósforo, como sevelamer, permiten la normalización de las concentraciones de calcio. Se recomienda evitar el uso de quelantes de fósforo que contengan aluminio para impedir la intoxicación por dicho metal.

En pacientes con hiperparatiroidismo, se deben modificar los factores que perpetúan el aumento de PTH, como hiperfosfatemia, hipocalcemia, alto consumo de fosfato e hipovitaminosis D. En pacientes en estadio 3a-4 y 5 sin TSFR, se sugiere el tratamiento con colecalciferol, reservándose el uso de calcitriol, análogos de vitamina D y calcimiméticos para pacientes con hiperparatiroidismo severo y progresivo o pacientes con estadio 5 en TSFR. La paratiroidectomía se reserva para pacientes en estadio 3a-5 con hiperparatiroidismo severo y falta de respuesta a la terapia médica-farmacológica.

En cuanto al tratamiento de osteoporosis, en pacientes en estadio 1, 2 y 3 con PTH normal, se deben seguir las recomendaciones establecidas para la población general. En pacientes en estadio 3a-5 con alteraciones bioquímicas, DMO baja y riesgo elevado de fractura o evidencia de esta, se recomienda el tratamiento con bifosfonatos solo cuando la TFG se encuentre por arriba de 30 mL/min/1.73 m^2.

El denosumab ha demostrado ser una opción terapéutica segura, ya que su eliminación no depende de la función renal y, por tanto, no es necesario el ajuste de dosis en ERC (denosumab). Por otra parte, el uso de teriparatide y raloxifeno han demostrado mejoría en la DMO en pacientes con ERC, sin embargo, se requieren más estudios al respecto. El rol de romosozumab en ERC aún permanece incierto.

Cuadro 51-3. Recomendaciones para la evaluación de la enfermedad ósea metabólica en paciente con enfermedad renal crónica (KDIGO, 2017)

	Estadio de acuerdo a TFG (mL/min/1.73 m^2)					
	Estadio 1	**Estadio 2**	**Estadio 3a**	**Estadio 3b**	**Estadio 4**	**Estadio5**
			Inicio de monitoreo			
Calcio sérico			6-12 meses		3 a 6 meses	1 a 3 meses
Fósforo sérico			6-12 meses		3 a 6 meses	1 a 3 meses
Fosfatasa alcalina			6-12 meses		3 a 6 meses	1 a 3 meses
PTH intacta			Una vez y normar medición de acuerdo a valor y progresión de ERC		6 a 12 meses	3 a 6 meses
25 (OH) VD	Medición inicial con controles de acuerdo al requerimiento de tratamiento en miras de normalización [25 (OH) VD >30 ng/mL]					
1,25 (OH)VD	Sin recomendación					
Enfermedad mineral ósea detectada			Normar mediciones de acuerdo a evolución del paciente en relación con las intervenciones terapéuticas			
Densidad mineral ósea	Evaluación en pacientes con factores de riesgo para osteoporosis					
Biopsia renal			Se recomienda en pacientes con enfermedad mineral ósea para clasificación de osteodistrofia renal y tratamiento preciso			
Calcificaciones vasculares			Escrutinio con radiografías de abdomen, ecocardiograma y tomografía axial computarizada			

Referencias bibliográficas

1. **Kidney Disease: Improving Global Outcomes (KDIGO) CKD-MBD Update Work Group.** KDIGO 2017 Clinical Practice Guideline Update for the Diagnosis, Evaluation, Prevention, and Treatment of Chronic Kidney Disease–Mineral and Bone Disorder (CKD-MBD). *Kidney Int Suppl.* 2017;7:1–59.
2. **Hruska KA, Sugatani T, Agapova O, Fang Y.** The chronic kidney disease—Mineral bone disorder (CKD-MBD): Advances in pathophysiology. *Bone*. 2017;100:80-86.
3. **Villanueva LS, González CS, Tomero JAS, *et al.*** Bone mineral disorder in chronic kidney disease: Klotho and FGF23; cardiovascular implications. *Nefrología*. 2016;36(4):368–375.
4. **Perna AF, Pizza A, Di Nunzio A, *et al.*** ADAM17, a New Player in the Pathogenesis of Chronic Kidney Disease–Mineral and Bone Disorder. *J Ren Nutr.* 2017;27(6):453-457.

5. **Malluche HH, Monier-Faugere MC, Herberth J.** Bone disease after renal transplantation. *Nat Rev Nephrol*. 2010;6(1):32-40.
6. **Bover J, Ureña-Torres P, Torregrosa JV, *et al.*** Osteoporosis, bone mineral density and CKD-MBD: Diagnostic consideration. *Nefrología*. 2017;470:1-15.
7. **Thibedi B, Raubenheimer EJ, Noffke CE.** Chronic kidney disease and the skeleton: Pathogenesis, complications and principles of management. *SA Orthop J*. 2014;13(1):29-33.
8. **Camacho PM, *et al.*** American Association of Clinical Endocrinologists and American College of Endocrinology Clinical Practice guidelines for the diagnosis and treatment of postmenopausal osteoporosis—2016. *Endocr Pract*. 2016;22:suppl 4:1-42.
9. **Bover J, Bailone L, López-Báez V, *et al.*** Osteoporosis, bone mineral density and CKD–MBD: treatment considerations. *J Nephrol*. 2017;30(5):677-87.
10. **Jamal SA, Ljunggren Ö, Stehman-Breen C, *et al.*** Effects of denosumab on fracture and bone mineral density by level of kidney function. *J Bone Miner Res*. 2011;26(8):1829-1835.
11. **Haghverdi F, Farbodara T, Mortaji S, *et al.*** Effect of raloxifene on parathyroid hormone in osteopenic and osteoporotic postmenopausal women with chronic kidney disease stage 5. *Iran J Kidney*. 2014 nov 8;(6):461-466.
12. **Moe SM, Chen NX, Newman CL, *et al.*** Anti—sclerostin antibody treatment in a rat model of progressive renal osteodystrophy. *J Bone Miner Res*. 2015;30(3):499-509.

CAPÍTULO 52

Osteogénesis imperfecta (OI)

Dr. Alfredo A. Reza Albarrán ▪ Dra. Anabel Rodríguez Romo

Introducción

Es un trastorno del tejido conectivo que afecta la producción de colágeno tipo 1, se caracteriza por fragilidad ósea y susceptibilidad a fracturas. El colágeno tipo 1 es la proteína más abundante del hueso y se sintetiza en el retículo endoplásmico como molécula precursora, está constituido por tres cadenas polipeptídicas de procolágeno (2 cadenas $\alpha1$ más 1 cadena $\alpha2$ codificadas por COL1A1 y COL1A2, respectivamente). Cada cadena está plegada sobre sí misma y se agrupa con las otras dos en una disposición helicoidal. Las cadenas $\alpha1$ y $\alpha2$ están compuestas de 1 000 aminoácidos (aa) que se encuentran distribuidos en 333 secuencias de 3 aa. Cada una de estas 333 secuencias contiene glicina más otros 2 aa que pueden ser prolina, lisina y otros. A estos tripletes de aa se les ha denominado Gli-XY. En la posición X, generalmente va prolina y en la posición Y, lisina. En el proceso de síntesis intervienen enzimas del retículo endoplásmico y chaperonas moleculares que realizan modificaciones postraduccionales (hidroxilación de prolina y lisina, y glucosilación en determinadas hidroxilisinas) necesarias para el plegamiento adecuado de los trímeros de colágeno y su posterior entrecruzamiento en la matriz extracelular (figura 52-1).

Epidemiología

Se presenta en 1 de 15-20 000 nacidos vivos.

Etiología

Las mutaciones heterocigotas autosómicas dominantes (AD) o *de novo* en COL1A1 y A2, genes que codifican para las cadenas $\alpha1$ y $\alpha2$ del colágeno tipo 1 y que intervienen en la síntesis, estructura y procesamiento del colágeno, son responsables de 85-90% de los casos de OI; 10% restantes son mutaciones autosómicas recesivas (AR) que interfieren en los procesos de modificación postraduccional, doblamiento y entrelazamiento del colágeno, en la mineralización y en el desarrollo del osteoblasto.

Cuadro clínico

Hallazgos esqueléticos, como fracturas con trauma mínimo, deformidad de huesos largos, talla baja, macrocefalia, cara media aplanada, fascies triangular, deformidades en base de cráneo, pectus excavatum, tórax en tonel, xifosis y escoliosis, y manifestaciones extraesqueléticas, como esclera azul, dentinogénesis imperfecta, hipoacusia, hiperlaxitud de ligamentos, función pulmonar disminuida y regurgitación valvular. Estas últimas predominan en las formas AD clasificadas por Sillence en 1979. La clasificación inicial incluía 4 tipos de OI y actualmente se conocen 16 (cuadro 52-1). Las complicaciones pulmonares con neumopatía restrictiva por fracturas vertebrales y escoliosis son la principal causa de muerte.

Diagnóstico

Se basa en el cuadro clínico, densidad ósea disminuida y hallazgos radiográficos específicos. Se clasifica mediante exámenes genéticos; por costo, puede investigarse para las formas AD primero y completar la secuenciación genética en caso de un resultado negativo.

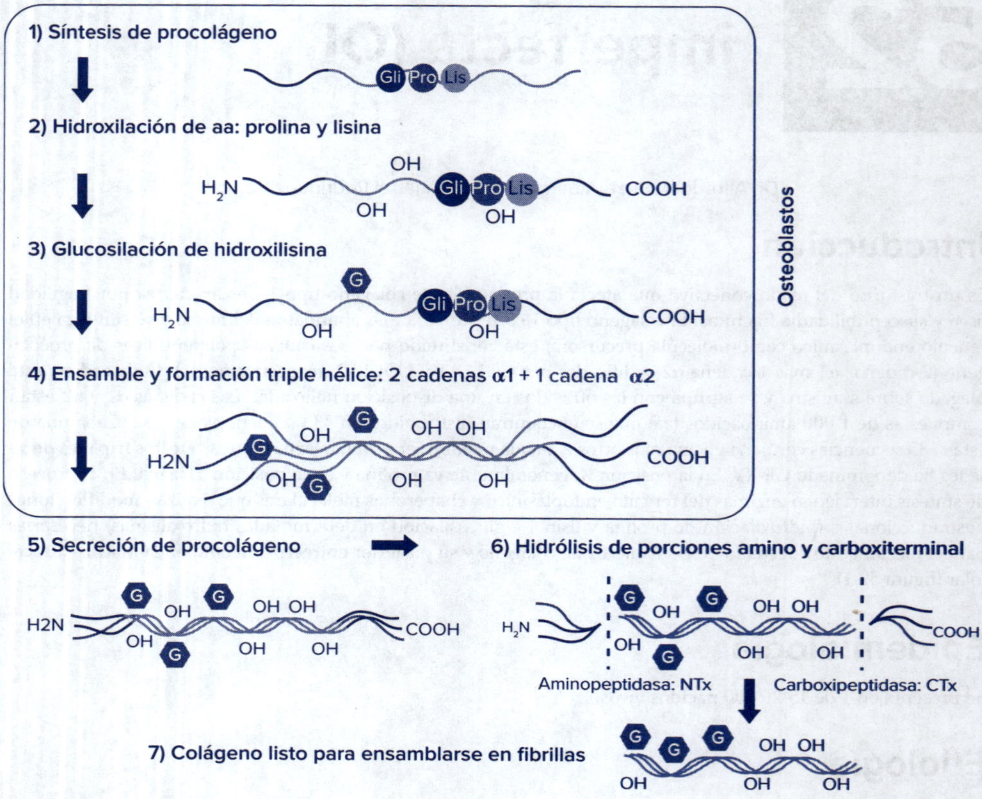

Figura 52-1. Síntesis de colágeno.

Tratamiento

Comprende rehabilitación física para maximizar función y lograr independencia, rehabilitación pulmonar, corrección de los defectos auditivos, tratamiento médico para prevenir fracturas y mejorar densidad y calidad ósea, y cirugía ortopédica correctiva. Se han utilizado bifosfonatos para aumentar el volumen óseo y contrarrestar el recambio óseo acelerado; en niños, tienen un efecto positivo en vértebras desde el primer año, con máximos beneficios en la densidad ósea a los 3 años, más allá de este tiempo, su uso es debatible. Aunque el principal objetivo del tratamiento es reducir fracturas, no se ha demostrado que usar bifosfonatos reduzca la aparición de fracturas de huesos largos, tampoco impactan en la evolución de la escoliosis. Existen varios protocolos de tratamiento con risedronato, zoledronato y pamidronato. Este último ha sido el más usado en niños, aunque se ha incrementado el uso de zoledronato en dosis de 0.05 mg/kg (máximo 4 mg), con ajuste de dosis a la mitad en el ciclo subsecuente, si el paciente tuvo hipocalcemia severa en el ciclo previo. El zoledronato se diluye en 50 cc de solución fisiológica, se administra IV en 45 minutos y se repite cada 6 meses. Los efectos secundarios que pueden presentarse son cuadro pseudogripal con fiebre, hipocalcemia, gastroenteritis y broncoespasmo en los bebés. Puede usarse calcio oral y vitamina D desde la semana previa a la administración de bifosfonatos IV, para minimizar el riesgo de hipocalcemia, y acetaminofén durante la administración, para evitar la fiebre. También se ha usado denosumab 1 mg/kg SC cada 3 meses (cada 8 semanas pareciera ser más adecuado).

Cuadro 52-1. Formas autosómicas dominantes (AD) clásicas y nuevas formas recesivas (AR) de osteogénesis imperfecta

Clasificación de Forlino modificada: formas autosómicas dominantes (AD) clásicas y nuevas formas recesivas (AR) de osteogénesis Imperfecta								
Herencia	**Locus**	**Gen**	**Proteína**	**Tipo**	**Fenotipo**	**Esclera**	**Dentinogénesis imperfecta**	**Pérdida de audición**
a) Defectos en síntesis, estructura o procesamiento de colágeno								
AD AD	17q21,33 17q21,3	COL1A1 COL1A2	Colágeno 1, α1 Colágeno 1, α2	i i	Leve a muy severo	Normal, gris o azul	Ausente a presente	Ausente a presente
AD AD	17q21,33 17q2,3	COL1A1 COL1A2	Colágeno 1, α1 Colágeno 1, α2	II II	Leve a muy severo	Normal, gris o azul	Ausente a presente	Ausente a presente
AD AD	17q21,33 17q21,3	COL1A1 COL1A2	Colágeno 1, α1 Colágeno 1, α2	III III	Leve a muy severo	Normal, gris o azul	Ausente a presente	Ausente a presente
AD AD	17q21,33 17q21,3	COL1A1 COL1A2	Colágeno 1, α1 Colágeno 1, α2	IV IV	Leve a muy severo	Normal, gris o azul	Ausente a presente	Ausente a presente
AR	8p21,3	BMP1	Proteína morfogenética ósea 1	XIII	Leve a severo	Normal	Ausente	Ausente
b) Defectos en la modificación de colágeno								
AR	3p22,3	CRTAP	Proteína asociada a cartílago	VII	Severo, Rizomelia	Normal, gris	Ausente	Ausente
AR	1p34,2	LEPRE 1/ P3H1	Proteoglicano 1 enriquecido en leucina-prolina Prolil-3-hidroxilasa 1	VIII	Severo, Rizomelia	Normal	Ausente	Ausente
AR	15q22,31	PPIB	Peptidilprolil isomerasa B (Ciclofilina B)	IX	Severo	Gris	Ausente	Ausente
AR	9q31,2	TEM38B	Proteína 38B, trasmembrana	XVI	Severo	Normal, azul	Ausente	Ausente
c) Defectos en doblamiento y entrelazamiento de colágeno								
AR	11q13,5	SERPINH1	Inhibidor de peptidasa de serpin, clado H, miembro 1	X	Severo	Azul	Ausente	Ausente

Cuadro 52-1. Formas autosómicas dominantes (AD) clásicas y nuevas formas recesivas (AR) de osteogénesis imperfecta. (Continuación)

Clasificación de Forlino modificada: formas autosómicas dominantes (AD) clásicas y nuevas formas recesivas (AR) de osteogénesis Imperfecta								
Herencia	**Locus**	**Gen**	**Proteína**	**Tipo**	**Fenotipo**	**Esclera**	**Dentinogénesis imperfecta**	**Pérdida de audición**
c) Defectos en doblamiento y entrelazamiento de colágeno								
AR	17q21,2	FKBP10	Proteína de unión, miembro FK506-65	XI	Leve a severo	Normal, gris	Ausente	Ausente
AR	3q24	PLOD2	Procolágeno-lisina, 2-oxoglutarato, 5-dioxigenasa 2	—	Moderado a severo	—	—	—
d) Defectos en la mineralización								
AD	11p15,5	IFITM5	Proteína trasmembrana inducida por interferón 5	V	Variable	Normal, azul	Ausente	Ausente
AR	17p13,3	SERPINF1	Factor derivado del epitelio pigmentario	VI	Moderado a severo	Normal	Ausente	Ausente
e) Defectos en el desarrollo de osteoblastos con colágeno insuficiente								
AR	12q13,13	SP7	Factor de transcripción 7 (Osterirx)	XII	Severo	Normal	Ausente	Ausente
AR	12q13,12	WNT1	Familia del sitio de la integración de MMTV tipo wingless, 1	XV	Severo	Blanca	Ausente	Ausente
AR	11p11,2	CREB3L1	Proteína de unión al elemento de respuesta a AMPc	XVI	Severo	—	Ausente	Ausente

Referencias bibliográficas

1. **Palomo T, Vilac T, Lazaretti-Castro M.** Osteogenesis imperfecta: diagnosis and treatment. *Curr Opin Endocrinol Diabetes Obes*. 2017;24:381–388.
2. **Biggin A, Munns C.** Long-Term Bisphosphonate Therapy in Osteogenesis Imperfecta. *Curr Osteoporos Rep*. 2017;15:412–418.
3. **Marom R, Lee Y, Grafe I, *et al*.** Pharmacological and Biological Therapeutic Strategies for Osteogenesis Imperfecta. *American Journal of Medical Genetics Part C*. 2016;172 C:367–383.
4. **Forlino A, Marini J**. Osteogenesis imperfecta. *Lancet.* 2016;387:1657–71.
5. **Trejo P, Rauch F.** Osteogenesis imperfecta in children and adolescents—new developments in diagnosis and treatment. *Osteoporos Int.* 2016;27:3427–3437.
6. **Van Dijk FS, Sillence DO.** Osteogenesis imperfecta: Clinical diagnosis, nomenclature and severity assessment. *Am J Med Genet Part A*. 2014;164 A 2014:1470–1481.
7. **Lindahl K, Langdahl B, Ljunggren O, *et al*.** Treatment of osteogenesis imperfecta in adults. *European Journal of Endocrinology.* 2014;171:R79–R90.
8. **Gutiérrez M, Molina M, Prieto L, *et al*.** Osteogénesis Imperfecta: Nuevas Perspectivas. *Rev Esp Endocrinol Pediatr.* 2013;4:suppl:75-85.

CAPÍTULO

53 Hipofosfatemia

Dr. Alfredo A. Reza Albarrán ▪ Dra. Anabel Rodríguez Romo

Epidemiología

El raquitismo hipofosfatémico ligado al X (XLH, *X linked hypophosphatemia*) es la forma más común de las causas genéticas y su prevalencia estimada es de 1 en 20 000.

Etiología

Las causas de hipofosfatemia se clasifican en genéticas y adquiridas. Entre las causas adquiridas se encuentran cirugía hepática, alcoholismo, medicamentos como dopamina, teofilina, hierro intravenoso, salicilatos, paracetamol, rapamicina, ifosfamida, suramina, imatinib, bifosfonatos, acetazolamida, estrógenos y otros que producen síndrome de Fanconi como cisplatino, gentamicina, valproato y antivirales. Las causas genéticas y la osteomalacia inducida por tumor se enlistan en el cuadro 53-1, en el que se clasifican en función de si son hipofosfatemias mediadas por FGF23 (factor de crecimiento de fibroblastos 23) o no. El FGF23 es una fosfatonina que disminuye la reabsorción tubular renal de fósforo (P) y la síntesis de 1,25 vitamina D (1,25 VD).

Cuadro clínico

Depende de la causa (comparten signos y síntomas) y la edad de aparición. En niños: retraso en la deambulación, talla baja y deformidades óseas como extremidades en varo o valgo, ensanchamiento metafisario (rosario raquítico cuando es costocondral), arqueamiento de huesos largos; en adultos: osteomalacia, dolor óseo, osteoartrosis degenerativa, rigidez articular por entesopatía con calcificaciones en ligamentos y tendones, debilidad muscular, abscesos dentales y pérdida auditiva. Existen fracturas en ambos grupos. En la forma autosómica dominante puede ocurrir resolución espontánea durante la adultez y puede exacerbarse cuando existe deficiencia de hierro. La forma autosómica recesiva tiene una mayor densidad ósea. La forma hereditaria con hipercalciuria es la única con 1,25 vitamina D alta y PTH baja. En el síndrome de McCune Albright se encuentran manchas color café con leche.

Diagnóstico

Se basa en el cuadro clínico y estudios bioquímicos (cuadro 53-1) y puede complementarse con estudios genéticos para identificar la mutación.

Tratamiento

Fosfato y calcitriol en niños hasta que finalicen crecimiento. En adultos no hay consenso, debe ponderarse necesidad de tratamiento y riesgo de nefrocalcinosis e hiperparatiroidismo (HPT). Se da tratamiento si hay dolor, fracturas, cirugías correctivas, implantes dentales o embarazo. La meta no es normalizar el P sino mejorar síntomas, regeneración ósea posfractura, osteomalacia y disminuir el número de cirugías. Se utiliza una mezcla neutra de fosfatos (50% fosfato monobásico de potasio (K) y 50% fosfato dibásico de K) en dosis iniciales de 1-2 gr/d en dosis divididas, con alimentos, se aumenta a requerimiento y se ajusta para evitar diarrea, dolor abdominal e hiperparatiroidismo, así como hipercalcemia, hipercalciuria y nefrocalcinosis al usarse con calcitriol. No debe usarse fosfato solo por el riesgo de HPT. La dosis de calcitriol varía de 0.25-1 mcg/d, esta se disminuye si hay hipercalcemia o hipercalciuria y se aumenta en caso de PTH alta; en este caso también se disminuye el fosfato. Se sugiere ultrasonido renal cada 2-5 años para evaluar por nefrocalcinosis. La cirugía correctiva está indicada en casos de deformidad severa de huesos largos, torsión tibial y fracturas patológicas. En pocos casos se ha utilizado cinacalcet 30-60 mg/noche para disminuir PTH y FGF23. Se han realizado estudios fase 1-3 con KRN23 (burosumab), un anticuerpo monoclonal que neutraliza FGF23, y que ha logrado disminuir la pérdida renal de P y aumentar los niveles de 1,25 VD; en abril 2018 se aprobó por FDA su uso para XLH. En el raquitismo hipofosfatémico hereditario con hipercalciuria no se usa calcitriol por el riesgo de nefrocalcinosis. La cirugía con resección del tumor es el tratamiento de elección para la osteomalacia inducida por tumor.

Cuadro 53-1. Hipofosfatemia: causas hereditarias y osteomalacia inducida por tumor

Mediados por FGF23								
Trastorno	**Gen**	**Mecanismo**	**Ca**	**CaU**	**PTH**	**P**	**Temp/ GFR**	**1,25 VD**
Raquitismo hipofosfatémico ligado al X	PHEX	Endopeptidasa inactiva que no degrada FGF23	N	N/↓	N/↑	↓	↓	↓/N
Raquitismo hipofosfatémico autosómico dominante	FGF23	FGF23 resistente a escisión proteolítica	N	N/↓	N	↓	↓	↓/N
Raquitismo hipofosfatémico autosómico recesivo	DMP1/ ENPP1	↑ Transcripción de FGF23	N	N/↓	N/↑	↓	↓	↓/N
Síndrome de McCune Albright	GNAS1	Producción por la displasia fibrosa FGF23	N/↑	N	N/↑	N/↓	N/↓	N/↓
Osteomalacia inducida por tumor		Producción por el tumor FGF23	N	N/↓	N/↑/↓	↓	↓	↓
No mediados por FGF23								
Raquitismo hipofosfatémico hereditario Hipercalciuria	SLC34A3	↓ de cotransportadores NAPi: NPT2c	N	Alta	N/ Baja	↓	↓	Alta

Cuadro 53-1. Hipofosfatemia: causas hereditarias y osteomalacia inducida por tumor. (Continuación)

No mediados por FGF23									
Síndrome de Falconi	Varios (SLC34A1)	Daño en la función de los túbulos proximales terminales	N/↓/↑	N/↑	N/↑	N/↓	N/↓	N/↓

PEHX: Endopeptidasa neutra reguladora de fosfato; FGF23: Factor de crecimiento de fibroblasto 23; DMP1: Fosfoproteína ácida de la matriz dentinaria; ENNP1: Pirofosfatasa/fosfodiesterasa 1; GNAS1: Subunidad α de la proteína G; SLC34A3: Transportadores de soluto de la familia SLC; NPT2c: Transportador de fósforo y sodio 2c; Ca: Calcio; CaU: Calcio urinario; PTH: Parathormona; P: Fósforo; Temp/GFR: Reabsorción máxima de fósforo; 1,25 VD: 1,25 dihidroxivitamina D

Referencias bibliográficas

1. **Thakker RV, Newey PJ, Walls GV, *et al.*** Clinical practice guidelines for multiple endocrine neoplasia type 1 (MEN1). *J Clin Endocrinol Metab*. 2012;97:2990–3011.
2. **Wells SA, Pacini F, Robinson BG, *et al.*** Multiple endocrine neoplasia type 2 and familial medullary thyroid carcinoma: an update. *J Clin Endocrinol Metab.* 2013;98:3149–3164.
3. **Brandi ML, Gagel RF, Angeli A, *et al.*** Guidelines for diagnosis and therapy of MEN type 1 and type 2. *Clin Endocrinol Metab*. 2001;86:5658–5671.
4. **Lakhani VT, You YN, Wells SA.** The multiple endocrine neoplasia syndromes. *Annu Rev Med.* 2007;58:253–265.
5. **Moline J, Eng C.** Multiple endocrine neoplasia type 2: An overview. *Genet Med*. 2011;13(9):755–764.
6. **Varshney N, Kebede AA, Owusu-Dapaah H, *et al.*** A review of Von Hippel-Lindau syndrome. *J Kidney Cancer VHL*. 2017;4(3):20–29.
7. **Richard S, Graff J, Lindau J, *et al.*** Von Hippel–Lindau disease. *Lancet.* 2005;363:1231–1234.
8. **Maher RM, Hartmut PH, Richard S.** Von Hippel–Lindau disease: a clinical and scientific review. *Eur J Hum Genet.* 2011;19:617–623.

CAPÍTULO 54 Neoplasias endocrinas múltiples y enfermedad de Von Hippel Lindau

Dr. José Gotés Palazuelos

Neoplasia endocrina múltiple

Los síndromes de neoplasia endocrina múltiple (NEM) se refieren a los tumores que aparecen de las células APUD (*amine precursor uptake descarboxilase*) y que presentan un componente de herencia autosómica dominante. Se han distinguido dos síndromes de forma particular: neoplasia endocrina múltiple tipo 1 (NEM-1) y neoplasia endocrina múltiple tipo 2 (NEM-2).

Neoplasia endocrina múltiple tipo 1 (NEM-1)

Epidemiología

Síndrome raro, posee una prevalencia calculada de 0.02 a 0.2 por 1 000 individuos. Afecta a todos los grupos etarios, tomando en consideración que presenta una alta penetrancia.

Definición

Se caracteriza por la aparición combinada de tumores o hiperplasia paratiroidea, adenomas hipofisarios y tumores neuroendocrinos pancreáticos funcionales (de los islotes pancreáticos) o no funcionales. De forma más rara, pueden observarse tumores suprarrenales o tiroideos.

El diagnóstico se establece con base en tres tipos de criterios: a) clínico: presencia de dos o más tumores característicos, b) familiar: existencia de un tumor característico en un familiar de primer grado con diagnóstico de NEM-1 y c) genético: portador de la mutación de menina sin manifestación de la enfermedad.

Fisiopatología y base genética

El gen afectado en la NEM-1 es el gen menina, que se encuentra localizado en el brazo largo del cromosoma 11 (11q13). Se postula que regula funciones de división y proliferación celular. Este es un gen supresor de tumores del que se han descrito más de 1 000 mutaciones productoras de NEM-1, la mayoría de ellas son sin sentido (casi 70%). La transmisión es autosómica dominante.

A diferencia de la NEM-2, no parece existir una correlación entre la mutación genética y el fenotipo tumoral expresado. Esto, asociado a la gran cantidad de mutaciones, genera que el diagnóstico mutacional sea más complicado en NEM-1 que en NEM-2.

Manifestaciones clínicas

Los datos clínicos se relacionan con la hipersecreción hormonal causada por la aparición de tumores productores, por lo que el diagnóstico de cada entidad es similar a la presentación esporádica, aunque pueden mostrar mayor tendencia a tumores pequeños, múltiples (como en el caso de los tumores pancreáticos) o a la hiperplasia (como en el tejido paratiroideo).

Hiperparatiroidismo primario: constituye la manifestación más común (90%). Puede presentarse de forma asintomática o con datos como cansancio, poliuria, dolor abdominal, constipación, litiasis urinaria o, en su defecto, con déficits de mineralización ósea. La hipercalcemia es, la mayoría de las ocasiones, leve; se asocia con hipofosfatemia y hormona paratiroidea elevada (PTH). A diferencia de los casos esporádicos, lo más frecuente es la existencia de hiperplasia paratiroidea, por lo que, en el análisis imagenológico con ultrasonido o gammagrafía con sestamibi, no se observará un adenoma franco.

Adenomas hipofisarios: estos aparecen en 30 a 50% de los pacientes con NEM-1, con un rango de edades de aparición entre 30-40 años. Este tipo de lesiones presenta un comportamiento más agresivo que el de los casos esporádicos, tomando en consideración que hay mayor proporción de macroadenomas y de adenomas cosecretores, lo que implica la existencia de síntomas por compresión (hemianopsia bitemporal, hipopituitarismo) e hipersecreción hormonal. De los adenomas hipofisarios en NEM-1, 60% son prolactinomas, 25% secretan hormona del crecimiento (GH) y 5% producen hormona adrenocorticotropa (ACTH).

Tumores de los islotes pancreáticos: se ha calculado que aparecen en un 30 a 80% de los pacientes con NEM-1. A diferencia de los casos esporádicos, los tumores productores de páncreas en pacientes con NEM-1 aparecen a edades más tempranas, son pequeños, múltiples y con mayor tendencia a la malignidad. Entre 40 a 50% de los tumores son gastrinomas, que causan un cuadro de hipersecreción de gastrina que genera enfermedad ácido péptica grave, con ulceraciones pépticas múltiples, recurrentes y en sitios anormales (síndrome de Zollinger Ellison). Poseen un comportamiento agresivo, ya que metastatizan de forma rápida a ganglios linfáticos y, si su tamaño es mayor de 4 cm, 25 a 40% de ellos generan metástasis hepáticas. Su diagnóstico se establece con la medición de gastrina en ayuno, asociado a la existencia de un incremento en la secreción ácida del estómago. El insulinoma secreta insulina de forma no regulada, por lo que produce hipoglucemias en ayuno o después de ejercicio, así como ganancia de peso e incremento en la ingesta. Su diagnóstico se establece en la demostración de concentraciones elevadas de insulina, con aumento asociado de péptido C, proinsulina en el contexto de una hipoglucemia espontánea o provocada por un protocolo de ayuno de 72 h. De forma más rara, también pueden aparecer glucagonomas, somatostatinomas o VIPomas.

Tumores neuroendocrinos no funcionales del páncreas: se ha calculado que pueden encontrarse en 60% de los sujetos con NEM-1. No generan síntomas de hipersecreción hormonal, sin embargo, deben evaluarse tomando en consideración su potencial de malignidad. En la actualidad, este tipo de lesiones se considera la causa más importante de mortalidad en los pacientes con NEM-1.

Otras lesiones: tumores adrenocorticales (5-40%), lipomas múltiples (30%), meningiomas (10%), angiofibromas faciales y colagenomas (70-88%).

Tratamiento

Dada la complejidad de estos pacientes, es necesario un abordaje multidisciplinario para buscar el control de los procesos patológicos.

Hiperparatiroidismo: El tratamiento de elección en estos pacientes es quirúrgico. Se han propuesto dos alternativas: la paratiroidectomía subtotal con resección de 3.5 glándulas de paratiroides y la paratiroidectomía total con trasplante de una glándula en antebrazo. La tasa de recurrencia a 10 años de la paratiroidectomía subtotal es de 40 a 60% (mucho más alta que en los casos esporádicos). En la paratiroidectomía total con trasplante, la recurrencia de la hipercalcemia se calcula en 50% de los casos. La elección quirúrgica se basa en la experiencia del centro y en el riesgo de hipoparatiroidismo, que es mayor en la paratiroidectomía con trasplante en relación con la paratiroidectomía subtotal (30 *vs.* 10%).

Adenomas hipofisarios: similar a lo que sucede en el caso de los prolactinomas no relacionados con NEM-1. El manejo inicial de los casos de prolactinoma en el contexto de NEM-1 es con agonistas dopaminérgicos (cabergolina o bromocriptina), aunque se ha observado que la tasa de respuesta con esta terapia es menor que en los prolactinomas esporádicos (42 *vs.* 90%). En consecuencia, la resección transesfenoidal de hipófisis pudiera utilizarse en aquellos sujetos que fallen al tratamiento médico. A diferencia de los prolactinomas, el tratamiento de primera línea de los adenomas secretores de GH y ACTH es la hipofisectomía transesfenoidal. En caso de falla de control de la secreción de GH, se sugieren abordajes de tratamiento con ligandos del receptor de somatostatina (octreótido o lanreótido) o radioterapia. En contraparte, para la persistencia de secreción de ACTH, se consideran como alternativas, el tratamiento médico a base de ligandos del receptor de somatostatina (pasireótido), agonistas dopaminérgicos, ketoconazol o mifepristona, además de radioterapia.
Tumores de los islotes pancreáticos: el tratamiento inicial de los pacientes con gastrinoma asociado a NEM-1 es el uso de inhibidores de la bomba de protones y, en caso necesario, manejo sinérgico con antagonistas de los receptores H2. Usualmente, los pacientes con gastrinoma en NEM-1 requieren dosis altas de estos medicamentos, que deben ser tituladas hasta que se produzca la reducción de la secreción ácida basal (menor a 10 mmol/L). La cirugía es el manejo de elección en el caso de gastrinomas no metastásicos localizados en el páncreas. Desafortunadamente, la mayoría de los gastrinomas en NEM-1 se han diseminado y, por ende, la cirugía falla en 84% de los individuos para lograr el control de la enfermedad, cifra que empeora a los 5 años después del procedimiento (falla 94%). Para el caso de los insulinomas, el tratamiento ideal consiste en la enucleación quirúrgica de la o las lesiones pancreáticas. Sin embargo, dada la posibilidad de focos de hiperplasia de los islotes difíciles de localizar por estudios imagenológicos o palpación quirúrgica, es posible realizar una pancreatectomía parcial o distal. El tratamiento médico es poco efectivo (plan de alimentación con carbohidratos, diazóxido), por lo que pudiera utilizarse en caso de pacientes con falla al manejo quirúrgico o contraindicación de este.
Tumores neuroendocrinos no funcionales del páncreas: su abordaje terapéutico aún no se ha establecido del todo. Algunas pautas de manejo sugieren que se realice resección quirúrgica de las lesiones mayores de un centímetro, tomando en cuenta el riesgo de invasión. Algunos sitios han establecido este punto de corte como de 2 cm o en aquellas lesiones que muestren un incremento de 2 veces su tamaño en un periodo de 6 meses. En la actualidad, se está evaluando el tratamiento con inhibidores de los receptores de tirosina cinasa para el tratamiento de los casos avanzados.

Escrutinio

Los familiares de los casos diagnosticados con NEM-1 por criterios clínicos, familiares o genéticos deben someterse a escrutinio bioquímico o radiológico y consejo genético. Es deseable que el análisis molecular pueda realizarse antes de los 10 años, ya que existen alteraciones que pueden comenzar antes de esa edad. En el cuadro 54-1 se muestran los estudios y tiempos sugeridos para el escrutinio.

Neoplasia endocrina múltiple tipo 2

Epidemiología

Síndrome raro que, se ha calculado, ocurre en 1 de 200 000 nacimientos. La NEM-2A constituye 95% de los casos y la NEM-2B, 5%.

Cuadro 54-1. Estudios sugeridos para el escrutinio de pacientes en riesgo de NEM-1

Tipo de tumor	Edad de inicio para su medición (años)	Exámenes bioquímicos e imagenológicos sugeridos
Hiperparatiroidismo primario	8	Calcio, fósforo sérico, PTH.
Gastrinoma	20	Gastrina.
Insulinoma	5	Glucosa en ayuno, insulina.
Otros tumores neuroendocrinos	Menor de 10	Cromogranina-A, glucagón, péptido intestinal vasoactivo. TAC de abdomen, resonancia magnética o ultrasonido transendoscópico anual.
Hipófisis anterior (adenomas)	5	Prolactina, IGF-1. Resonancia magnética de hipófisis cada 3 años.
Suprarrenal	Menor de 10	Ninguno si no hay síntomas o tumores superiores a 1 cm. TAC o resonancia anual (la misma para tumores pancreáticos).

Definición

La NEM-2 se caracteriza por afección de glándula tiroides, paratiroides y médula suprarrenal.

La NEM-2A se caracteriza por la presencia de carcinoma medular de tiroides (CMT) en 70-95% de los casos (casi 100%, si se considera que algunos pacientes poseen hiperplasia de las células C o parafoliculares), feocromocitoma (50%) e hiperparatiroidismo primario (15-30%).

La NEM-2B es la entidad más agresiva de las NEM-2. Se presenta con CMT (100%) y feocromocitoma (50%). Asimismo, se agregan otras manifestaciones como neuromas mucosos, neuromas de los párpados, ganglioneuromatosis del tracto gastrointestinal, alteraciones oculares (conjuntivitis seca) y fenotipo marfanoide (75%).

Alrededor de 10 a 20% de los pacientes con NEM-2 se consideran como el subtipo de carcinoma medular de tiroides familiar (CMTF), cuya única manifestación es la existencia de CMT relacionado con la historia familiar.

El diagnóstico se establece con base en los siguientes criterios: a) MEN-2A, ocurrencia de dos o más tumores de la entidad en un individuo o en familiares cercanos; b) MEN-2B, presencia de CMT asociado a la existencia de feocromocitoma o las manifestaciones extraglandulares y c) CMTF, presencia de CMT en un individuo con antecedentes de 4 o más familiares en ausencia de feocromocitoma o hiperparatiroidismo. Todos los pacientes con sospecha de NEM-2 poseen la indicación del examen molecular para mutación al gen RET.

Ahora, se les debe ofrecer el examen molecular a todo individuo con CMT, independientemente de los antecedentes familiares, y a aquellos con datos clínicos sugestivos de NEM-2.

Fisiopatología y base genética

La NEM-2 posee un patrón de herencia autosómica dominante causada por la mutación en el protooncogén RET localizado en el cromosoma 10 (10q11.2). Este gen codifica un receptor transmembrana de la familia de tirosina quinasa y se expresa en células derivadas de los arcos branquiales (paratiroides) y, en particular, en las derivadas de la cresta neural (médula suprarrenal, células C tiroideas y ganglios entéricos). De forma fisiológica, la activación del receptor codificado por RET genera una gran cantidad de señales intracelulares que participan en la proliferación y diferenciación celular. Las mutaciones en la NEM-2 generan ganancia de la función, lo que conlleva un aumento en el riesgo de neoplasia.

En el caso de la NEM-2, la presencia de mutaciones específicas favorece el desarrollo de cierto subtipo, lo que subraya la potente correlación genotipo-fenotipo de estos tumores. Por ejemplo, 95% de los sujetos con NEM-2B poseen una mutación puntual en el codón 918 del exón 16 de RET, mientras que 50% de los pacientes con MEN-2A presentan una mutación en el codón 634 del mismo gen.

Manifestaciones clínicas

La neoplasia clave en el contexto de NEM-2 es el CMT; sobre la base de la presencia de manifestaciones asociadas, se podrá concluir en alguno de los subtipos, situación relevante ya que conlleva diferencias en la evaluación y tratamiento.

MEN 2A: por lo general, el CMT es el primer tumor en aparecer en este subtipo. El dato clínico inicial constituye la presencia de un nódulo tiroideo antes de los 35 años de edad, que puede acompañarse, en un 70% de los casos, de adenopatías cervicales. Asimismo, el CMT tiende a ser multifocal, se disemina primero a ganglios cervicales y después a hígado, pulmón, hueso y cerebro. En estos casos, la medición de calcitonina funciona como marcador tumoral. En la mayoría de los pacientes, se encuentra por encima de 10 pg/mL en hombres y 5 pg/mL en mujeres. No existe un punto de corte claro para el diagnóstico de CMT con calcitonina, pero el valor que con más frecuencia se ha asociado es mayor de 40 pg/mL. Niveles 10 veces arriba de lo normal de calcitonina se correlacionan con datos clínicos, como diarrea, y señalan un mal pronóstico. De forma similar, la medición de antígeno carcinoembrionario (ACE) se ha asociado con el avance tumoral, por lo que se usa como marcador de seguimiento. El feocromocitoma aparece en 50% de los pacientes. Los feocromocitomas en el contexto de NEM-2 aparecen en edades más tempranas (30-40 años), son bilaterales y multicéntricos, asimismo, la mayoría de los casos son benignos y generan síntomas más sutiles que, en casos esporádicos o familiares, por succinato deshidrogenasa. En pacientes con sospecha, se solicita como estudio de escrutinio la medición de metanefrinas fraccionadas en plasma o urinarias, o ambas. La presencia de un valor 3 a 5 veces por encima del límite superior normal sugiere la existencia de feocromocitoma, por lo se deberá valorar la realización de un estudio tomográfico o resonancia magnética para su localización. Estos pacientes deben evaluarse con medición de calcio sérico, fósforo sérico y PTH. El hiperparatiroidismo primario es leve o asintomático (85%), sin embargo, es necesario evaluarlo para disminuir el riesgo de complicaciones óseas o renales. A diferencia de los casos esporádicos, se relaciona con hiperplasia de las glándulas paratiroides. En 10% de los pacientes puede encontrarse amiloidosis cutánea liquenoide o enfermedad de Hirschsprung.

MEN-2B: este subtipo se caracteriza por una aparición temprana y agresiva de las neoplasias, en particular del CMT, en el que puede existir diseminación en edades tempranas en sujetos que no se han sometido a tiroidectomía profiláctica. Por otra parte, estos pacientes pueden desarrollar feocromocitomas múltiples y bilaterales que se diagnostican de manera similar a lo ya comentado. Algunos datos agregados son la facies característica, neuromas de los párpados, nervios corneales prominentes, fenotipo marfanoide con xifoescoliosis o lordosis y laxitud articular. Casi 40% de los pacientes presentan ganglioneuromatosis difusa del tracto gastrointestinal, lo que implica la presencia de síntomas gastrointestinales, como distensión abdominal, constipación o megacolon.

CMTF: en este grupo de individuos, sólo existe la presencia de un CMT. La penetrancia de este tumor es baja, en consecuencia, los pacientes se presentan de forma más tardía que los casos con NEM-2A o 2B, por lo usual a los 50 años. Ahora, para que se pueda establecer este diagnóstico, se requiere descartar la existencia de otros tumores o datos clínicos.

Tratamiento

Dada la complejidad de este grupo de pacientes, se requiere la valoración multidisciplinaria. El pronóstico es dependiente de la etapa de la enfermedad, 90% de los casos de CMT localizado en la glándula tiroides poseen una sobrevida mayor de 10 años.

La tiroidectomía total con disección linfática del compartimento central es el tratamiento estándar para el CMT en NEM-2A y 2B. A los 6 meses después del procedimiento, los pacientes se deben evaluar con medición de calcitonina y ACE para comprobar resección tumoral. En caso de que los niveles de calcitonina se encuentren por encima de 150 pg/mL, entonces se requiere un estudio de tomografía extenso para evaluar metástasis. Si la calcitonina o el ACE doblan antes de los 6 meses, el pronóstico a 5 años es pobre (25%). En el caso de CMT metastásico, el pronóstico es pobre, 26% a 5 años. Las opciones terapéuticas de estos estadios son variadas y dependen de la situación clínica de cada individuo. La terapia sistémica con quimioterapéuticos (doxorrubicina) ha mostrado tasas bajas de respuesta. Por ello, se continúan evaluando agentes, como inhibidores de tirosina quinasa para CMT. Algunos estudios III con vandetanib y cabozantinib han producido respuestas significativas en relación con el placebo, pero aún no se ha extendido su uso, por la alta tasa de toxicidad asociada a estos tratamientos.

Los pacientes sometidos a tiroidectomía deben tratarse con sustitución hormonal a base de levotiroxina.

La suprarrenalectomía unilateral laparoscópica con previo bloqueo farmacológico es el tratamiento de elección para el manejo del feocromocitoma. Los pacientes que se presenten con feocromocitomas bilaterales, entonces se deberán someter a suprarrenalectomía bilateral con subsecuente sustitución con gluco y mineralocorticoide. El seguimiento se realiza con la medición de las metanefrinas fraccionadas con frecuencia anual o, en su defecto, si existen datos clínicos que justifiquen su medición.

Para el manejo del hiperparatiroidismo, se ha recomendado la realización de paratiroidectomía subtotal (3.5 glándulas) o paratiroidectomía total con autotrasplante de una glándula de paratiroides en el antebrazo, sobre todo en los pacientes con demostración quirúrgica de las 4 glándulas paratiroides crecidas o en aquellos con mutación RET de alto riesgo para hiperparatiroidismo. De no encontrarse el paciente en ninguno de estos casos, entonces se podría valorar la resección sólo de las glándulas hiperplásicas. Por lo general, el procedimiento quirúrgico se lleva a cabo durante la tiroidectomía para el CMT.

La tiroidectomía profiláctica es la estrategia de elección para aquellos individuos con una mutación identificada de RET que aún no hayan desarrollado manifestaciones asociadas a CMT. Para los pacientes con mutación demostrada de muy alto riesgo (p. ej., mutación en codón M918T) se sugiere la tiroidectomía antes del año de edad, mientras que, en las mutaciones de alto riesgo, se puede realizar antes de los 5 años (véase cuadro 54-2). De no ser posible el examen molecular, entonces se deberá consensuar con la familia afectada sobre el procedimiento quirúrgico, tomando en cuenta que, en manos expertas, es seguro y su potencial es curativo.

Cuadro 54-2. Categoría de riesgo con base en mutación de RET y tiempo recomendado de tiroidectomía profiláctica

Nivel de riesgo	Moderado	Alto	Muy alto
Codones mutados	609, 768, 790, 791, 804, 891	8 611, 618, 620, 634	MEN-2B conocida o 883, 918
Edad recomendada para cirugía profiláctica	5 a 10 años, o edad en que calcitonina se altere	Antes de los 5 años de edad	Antes del año de edad (preferible antes de los 6 meses)

Escrutinio

Si consideramos que más de 95% de los pacientes con NEM-2A y CMTF presentan un familiar afectado por la transmisión autosómica dominante de la entidad, es muy importante que todos los familiares de primer grado sean evaluados tanto clínica como bioquímicamente. Además, a todos se les debe ofrecer la realización del examen molecular para mutación RET, comenzando a los 5 años de edad. En aquellos con mutaciones somáticas específicas, se puede examinar sólo la mutación puntual, pero en los que se desconoce esta, entonces es posible evaluar aquellas más comunes.

A los familiares de un probando con NEM-2B, se debe ofrecer la evaluación clínica, de laboratorio y genética tan pronto sea posible. Si hay un nacimiento de un probando de NEM-2, el examen molecular debe hacerse al momento del nacimiento.

Síndrome de Von-Hippel-Lindau

Epidemiología

El síndrome de Von-Hippel-Lindau (VHL) afecta a 1 de 36 000 nacimientos.

Definición

Se caracteriza por la presencia de mutaciones en el gen VHL que generan tumores benignos y malignos en diferentes sistemas, como sistema nervioso central (SNC), riñones, páncreas, glándulas suprarrenales y órganos reproductivos.

Es un síndrome con presentaciones variables, pero el diagnóstico se confirma con la presencia de un familiar de primer grado afectado o con la existencia de dos o más hemangioblastomas, o de un hemangioblastoma y una alteración ocular.

Fisiopatología y base genética

El gen VHL se encuentra localizado en el brazo corto del cromosoma 3. Es un gen supresor involucrado en una gran cantidad de vías de señalización intracelulares, en particular relacionadas con la hipoxia a través del factor de transcripción inducible de hipoxia (HIF, *hypoxia-inducible factor*). Como resultado de ello, hay un incremento en la producción de factor de crecimiento vascular endotelial (VEGF, *vascular endothelial growth factor*), lo que genera las manifestaciones de las lesiones vasculares.

De los pacientes, 80% hereda de forma autosómica dominante una mutación somática. Existe una buena correlación genotipo-fenotipo, por lo que es posible subclasificar el síndrome en tipo 1 y tipo 2 (véase cuadro 54-3). Casi 20% de los casos son esporádicos.

Manifestaciones clínicas

Los hemangioblastomas del SNC son los tumores (de predominio en el cerebelo) más comunes en los pacientes con síndrome de VHL, afectan a 60-80% de los sujetos y se presentan en la tercera década de la vida. Los hemangioblastomas retinianos aparecen alrededor de los 20 años y se observan en 60% de los pacientes. Los quistes renales bilaterales se detectan en casi 50 a 70% de los casos, mientras que 30% desarrollan carcinoma de células renales, evento que diferencia al VHL tipo 2A del 2B y que genera la mayor mortalidad. Asimismo, existen otras lesiones, como tumores del saco endolinfático, quistes pancreáticos, adenomas pancreáticos, quistes hepáticos, pulmonares y angiomas esplénicos.

Las manifestaciones endocrinológicas y su manejo son:

Feocromocitoma: se presenta en 20% de los pacientes, tiende a ser bilateral y multifocal. La edad media de inicio es a los 20 años. Su potencial de malignidad es bajo. A partir de los 5 años, se sugiere la medición anual de metanefrinas fraccionadas en plasma u orina. Si hay datos clínicos compatibles con feocromocitoma, las pautas de diagnóstico y tratamiento son similares al feocromocitoma esporádico.

Tumores neuroendocrinos pancreáticos: se encuentran en 15% de los sujetos con VHL. Se ha recomendado que deban seguirse con resonancia magnética a partir de los 15 años y que se traten de forma quirúrgica en caso de encontrase lesiones superiores a 2 cm.

Cuadro 54-3. Tipos de síndrome de Von-Hippel-Lindau

Tipo	Datos clínicos	Mutación
Tipo 1 (riesgo bajo de feocromocitoma)	Hemangioblastomas retinianos y en el sistema nervioso central, carcinoma de células renales, quistes pancreáticos y tumores neuroendocrinos	Truncantes o sin sentido
Tipo 2 (riesgo aumentado de feocromocitoma)		
Tipo 2A (bajo riesgo de carcinoma de células renales)	Hemangioblastomas retinianos y en el sistema nervioso central, feocromocitoma	Sin sentido
Tipo 2B (alto riesgo de carcinoma de células renales)	Hemangioblastomas retinianos y en el sistema nervioso central, carcinoma de células renales, quistes pancreáticos, tumores neuroendocrinos y feocromocitoma	
Tipo 2C	Sólo feocromocitoma	

Referencias bibliográficas

1. **Thakker RV, Newey PJ, Walls GV, *et al*.** Clinical practice guidelines for multiple endocrine neoplasia type 1 (MEN1). *J Clin Endocrinol Metab.* 2012;97:2990–3011.
2. **Wells SA, Pacini F, Robinson BG, *et al*.** Multiple endocrine neoplasia type 2 and familial medullary thyroid carcinoma: an update. *J Clin Endocrinol Metab.* 2013;98:3149–3164.
3. **Brandi ML, Gagel RF, Angeli A, *et al*.** Guidelines for diagnosis and therapy of MEN type 1 and type 2. *Clin Endocrinol Metab.* 2001;86:5658–5671.
4. **Lakhani VT, You YN, Wells SA.** The multiple endocrine neoplasia syndromes. *Annu Rev Med.* 2007;58:253–265.
5. **Moline J, Eng C.** Multiple endocrine neoplasia type 2: An overview. *Genet Med.* 2011;13(9):755–764.
6. **Varshney N, Kebede AA, Owusu-Dapaah H, *et al*.** A review of Von Hippel-Lindau syndrome. *J Kidney Cancer VHL.* 2017;4(3):20–29.
7. **Richard S, Graff J, Lindau J, *et al*.** Von Hippel–Lindau disease. *Lancet.* 2005;363:1231–1234.
8. **Maher RM, Hartmut PH, Richard S.** Von Hippel–Lindau disease: a clinical and scientific review. *Eur J Hum Genet.* 2011;19:617–623.

CAPÍTULO 55

Síndrome de McCune-Albright y neurofibromatosis

Dra. Claudia Ramírez Rentería

Síndrome de McCune Albright

Cuadro clínico

El síndrome de McCune Albright (SMCA) se presenta en menos de 1/100 000 habitantes por año, con mayor frecuencia en mujeres (6:1), se caracteriza por la tríada de Salpea:

Displasia fibrosa poliostótica: se presenta en 70% de los casos, más frecuente en fémur proximal y base de cráneo, desde los 5 años de edad. Las lesiones son expansivas, onduladas, el hueso cortical es delgado y la médula tiene apariencia de "vidrio esmerilado". La compresión puede causar daño a nervios o cerebro.
Manchas café con leche: respetan un lado de la línea media y aparecen desde la infancia.
Hiperfunción endocrina:

a. **Pubertad precoz:** la manifestación hormonal más frecuente (93%) y la primera descrita. Más común en mujeres, inicia con menarca antes que telarca, incluso desde los 4 años de edad. Hay elevación de estradiol por activación intermitente de ovarios. En hombres hay tumores testiculares con exceso de testosterona. Es independiente de gonadotropinas.
b. **Alteraciones hipofisarias con adenomas hipofisarios:** los productores de hormona del crecimiento o prolactina son comunes. Hay adenomas productores de hormona adrenocorticotropa (ACTH, *adrenocorticotropic hormone*) y no funcionantes.
c. **Hipertiroidismo:** 38-63% de los casos, algunos sólo con elevación de T3 y supresión de TSH. Pueden existir también nódulos tiroideos.
d. **Síndrome de Cushing**: asociado al síndrome neonatal, se produce por hiperplasia suprarrenal nodular, adenomas suprarrenales.
e. **Hiperparatiroidismo primario.**

Se han asociado también:

1. Fosfaturia con o sin osteomalacia o raquitismo: una tubulopatía asociada a liberación de FGF-23 por el tejido displásico.
2. Alteraciones cardiacas (cardiomiopatía) o hepáticas (enfermedad colestásica), hiperplasia tímica, mielofibrosis, pólipos gastrointestinales.

Etiología

El SMCA está causado por una mutación activadora del gen GNAS (proteína de unión a nucleótido guanina) en el cromosoma 20q13. Este gen produce la subunidad alfa que forma un trímero con las subunidades beta y gamma. En conjunto, estas proteínas forman la llamada proteína G a la que se unen múltiples receptores de membrana (de la familia de los de 7 dominios transmembranales). De manera natural, esta subunidad se activa cuando el receptor se une a un ligando (como las hormonas) y se inactiva cuando el efecto del ligando se acaba. La mutación hace que la subunidad esté activa aun cuando no hay ligando presente y, por tanto, la señal se genera todo el tiempo, sin ningún control (véase figura 55-1).

La mutación se produce en el estadio poscigótico, ya que, al parecer, las mutaciones germinales son incompatibles con la vida, por lo que el paciente es un mosaico. La expresión del gen, además, se modifica por la "impronta", este fenómeno genético se origina cuando ciertos genes se expresan de modo específico en un tejido en dependencia del sexo del progenitor. En la hipófisis, la impronta depende del alelo materno, mientras que en tiroides y gónadas, 20-30% depende del paterno. Las mutaciones más frecuentes generan sustituciones de los aminoácidos 201 y 227.

Escrutinio y diagnóstico

No se sugieren estudios de tamización en la población general ya que es una enfermedad rara. El diagnóstico se hace con los datos clínicos y un alto grado de sospecha. La falta de antecedentes familiares y el patrón de las lesiones orientan al diagnóstico. Los pacientes presentan, por lo menos, dos de los datos pivote y la exploración cuidadosa ayuda a establecer el diagnóstico. Las patologías asociadas, como la pubertad precoz y otras alteraciones hormonales, deben estudiarse de acuerdo a las guías de cada patología, para establecer el diagnóstico, la severidad del cuadro y el mejor tratamiento individualizado. El estudio genético solamente se requiere para establecer el diagnóstico en los casos en los que hay sólo una de las características de la tríada. La mutación puede estar presente sólo en el tejido afectado (hueso, tiroides, etc.) y no en sangre, por lo que sólo 33% de los pacientes se detectan por este método.

Displasia fibrosa poliostótica

Representa un 7% de todas las displasias fibrosas; la deformidad ósea suele ser visible en radiografías simples. Se pueden usar rastreos óseos en fases iniciales. Las lesiones son de apariencia lítica, esclerótica o expansiva, el hueso se puede deformar en forma de cayado. Se solicita inicialmente información de base de cráneo y fémur. La biopsia de hueso en casos dudosos revela un patrón de "escritura china", con trabéculas delgadas e irregulares, fibrosis y áreas desmineralizadas. Se puede asociar a dolor, fracturas, deformidad, complicaciones neurológicas y raramente a osteosarcomas, especialmente cuando reciben radioterapia.

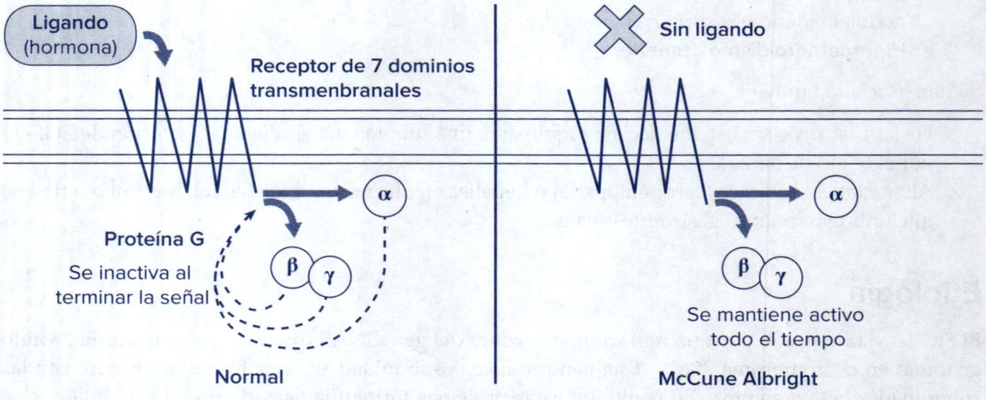

Figura 55-1. Representación gráfica de la alteración que origina el SMCA. El gen GNAS codifica para la subunidad alfa (α Representaciína G, acoplada al receptor transmembranal de 7 dominios). La proteína G tiene otras dos subunidades: beta (β) más la proteína. De manera normal, el receptor se activa por un ligando y se inactiva al terminar la señal. En el SMCA, la subunidad está siempre activa aun sin ligando.

Manchas café con leche

También se diagnostican clínicamente y la distribución en un solo lado de la línea media es muy característica. Sólo se requiere biopsia cuando hay duda diagnóstica. Varían de 1 mm a 20 cm y suelen ser múltiples (más de 2). Las manchas grandes, segmentales, múltiples en pacientes jóvenes ameritan vigilancia para determinar si hay otras comorbilidades presentes.

Tratamiento

Ya que es una alteración genética, no hay cura, sólo se controlan las manifestaciones y se busca mantener la calidad de vida. La evidencia para estos manejos es baja, ya que se basa en series de casos.

- **Displasia fibrosa:** analgésicos, bifosfonatos en ciclos parecidos a la enfermedad de Paget, vitamina D, suplementos calcio y fósforo. La cirugía se indica para corregir deformidades y prevenir fracturas. No se pueden hacer injertos autólogos y no debe dejarse progresar la deformidad. Se coloca material de osteosíntesis y ocasionalmente osteotomía.
- **Manchas café con leche:** no requieren tratamiento por razones médicas, sólo cosméticas. El manejo con láser puede ser efectivo en decolorar algunas lesiones.
- **Pubertad precoz en niñas:** se usan inhibidores de esteroidogénesis, inhibidores de aromatasa, anastrazol, letrozol o fluvestrant. Los análogos de la hormona liberadora de gonadotropina (GnRH, *gonadotropin-releasing hormone*) sólo funcionan cuando se involucra al eje hormonal al aumentar los estrógenos por tiempo suficiente, los antiestrógenos no impactan la patofisiología. La cistectomía y ooforectomía no se recomiendan, ya que hay riesgo de recurrencia.
- **Pubertad precoz en niños:** resección de tumores significativos, inhibidores de aromatasa combinados con bloqueadores del receptor de andrógenos.
  En ambos géneros se busca conservar la velocidad de crecimiento y limitar la progresión puberal, pero hay pocos reportes del uso de los fármacos a largo plazo.
- **Tumores de hipófisis:** la resección quirúrgica es indispensable, siempre que sea posible, pero es complicada debido a la displasia. Los tumores productores de hormona del crecimiento (GH, *growth hormone*), prolactina (PRL), o mixtos, son comunes; raramente se pueden extraer por completo y el control hormonal se obtiene en <20% de los pacientes. La respuesta al gamma knife e hipofisectomía es peor que en los casos clásicos. El tratamiento médico con análogos de somatostatina o agonistas dopaminérgicos, en dependencia del caso, tiene una respuesta baja también, pero debe intentarse mejorar el control y limitar el crecimiento tumoral.

Para otras patologías no hay un plan específico, se recomienda tratarlas de acuerdo a las guías para cada una de ellas y buscar tratamientos definitivos o curativos en la medida de lo posible. El riesgo de recurrencia es alto en todas las alteraciones neoformativas.

Pronóstico y seguimiento

Los pacientes requieren seguimiento de por vida, vigilancia de la presencia y progresión de las manifestaciones pivote y manejo multidisciplinario para dar la mejor alternativa al paciente. La expectativa de vida puede verse reducida, los pacientes pueden fallecer en las cirugías, existe el riesgo de sarcoma de la base de cráneo y otras alteraciones óseas. Se desconoce el potencial oncogénico de las hormonas asociadas y se considera que hay un riesgo importante de morir a consecuencia de la compresión encefálica por la displasia severa. No hay datos epidemiológicos suficientes para determinar la sobrevida real de los pacientes, sin embargo el manejo sintomático, hormonal y el control de las comorbilidades asociadas a las alteraciones endocrinas y no endocrinas es indispensable.

Neurofibromatosis

Las neurofibromatosis son un grupo heterogéneo de síndromes oncológicos hereditarios que originan tumores del sistema nervioso central y periférico, así como de otros órganos.

- Neurofibromatosis tipo 1 (NF1): 96% de los casos
- Neurofibromatosis tipo 2 (NF2): 3%
- Schwannomatosis: tipo reconocido recientemente: 1%

Cuadro clínico

No hay predilección por género o raza. Se presenta desde etapas pediátricas.

- **NF1 o síndrome de von Recklinghausen:** es autosómica dominante presente en 1 de 2 500 a 3 000 nacidos vivos.
  - **Neurofibromas en nervios periféricos**: 60% de los pacientes, son más grandes que los esporádicos, cutáneos (pedunculados, nodulares o en placas) o internos (periorbitarios, retroperitoneales, gastrointestinales, mediastinales). Es patognomónico el neurofibroma plexiforme que involucra varios fascículos y se palpa como "bolsa de gusanos". Ejercen efecto de masa.
  - **Manchas café con leche:** son inespecíficas, a menos que cumplan criterios diagnósticos.
  - **Otros tumores neuronales:** gliomas, tumores malignos de la vaina neuronal (sarcomas de células ahusadas), presentes en 8 a 13% de los pacientes, especialmente con neurofibromas plexiformes.
  - **Feocromocitomas y paragangliomas:** <3% de los pacientes, se consideran subdiagnosticados, algunos pueden ser no funcionantes y se tratan, en su mayoría, como los esporádicos, ya que no se ha demostrado mucho mayor riesgo de recurrencia, pero se propone una cirugía que conserve la corteza suprarrenal.
  - **Otros tumores:** leucemia, tumores estromales (GIST), rabdomiosarcomas.
  - **Otras manifestaciones:** deformidades óseas, osteopenia, talla baja, deficiencia de vitamina D, fracturas patológicas.
- **NF2**: conocida como neurofibromatosis acústica bilateral o neurofibromatosis central, con incidencia de 1/25 000.
  - **Tumores acústicos:** se presentan con tinnitus, pérdida de agudeza visual y equilibrio antes de los 30 años, compatible con datos del par craneal VIII.
- **Schwannomatosis:** son tumores múltiples periféricos sin involucro del nervio vestibular. Puede sobreponerse al fenotipo de NF2. Los pacientes tienen de 30 a 60 años de edad y se presentan por los datos compresivos asociados al tumor.

Etiología

NF1: mutación del gen de la neurofibromina, gen supresor de tumores en el cromosoma 17q11.2 que codifica una GTPasa que inactiva el guanosín trifosfato (GTP, *guanosine triphosphate*), acoplado a receptores de factores de crecimiento. Al permitir que el GTP siga presente y active a la proteína RAS, se activa la cascada de señalización que favorece crecimiento celular. Tiene una penetrancia, 80% es de origen paterno y hay múltiples mutaciones. La deleción completa genera formas muy agresivas, mientras que los mosaicos tienen formas leves; parece haber variaciones epigenéticas que modifican su presentación.

NF2: mutación del gen NF2 en el cromosoma 22q12 que codifica para la merlina o schwannomina, un gen supresor de tumores que impacta en la vía de mTOR y cinasas MAP. Este gen parece estar relacionado con la comunicación intercelular. La mitad son mutaciones *de novo* con una penetrancia de 95%. Puede haber mosaicos y el estudio genético no siempre es positivo. La severidad se asocia al sitio de la mutación.

Schwannomatosis: está asociada a mutación del gen SMARCB1, también llamado INI1, BAF46, hSNF5 en el cromosoma 22q11.2. Son mutaciones *de novo* en más de 50%.

Escrutinio

No se hacen estudios en población abierta. Se sospecha con bases clínicas desde etapas tempranas ya que los pacientes cumplen criterios pronto. Los síntomas neurológicos son los que guían la evaluación por imagen. Las alteraciones endocrinas suelen tener características clínicas clásicas de feocromocitoma o ser hallazgos de imagen.

Diagnóstico

- **NF1:** los criterios diagnósticos son:
  - Dos o más de los siguientes: >6 manchas café con leche de >5 mm prepuberales y >15 mm pospuberales. Pecas en regiones axilares o inguinales. Glioma óptico, dos nódulos de Lisch (iris), lesión ósea distintiva (displasia del esfenoides o pseudoartrosis tibial), un familiar de primer grado afectado.
  - Al año de edad, 30% tiene por lo menos uno de ellos; a los 8 años, 97% tiene por lo menos 2 criterios, y para los 20 años, todos los pacientes cumplen criterios.
  - Las alteraciones endocrinas asociadas son pubertad precoz, deficiencia de GH o hipersecreción, síndrome diencefálico.
- **NF2:** los criterios diagnósticos son:
  - Principales: schwannomas vestibulares bilaterales o un familiar de primer grado con diagnóstico + un schwannoma unilateral o meningioma, glioma, schwannoma u opacidad lenticular posterior juvenil. Los criterios adicionales son schwannoma vestibular unilateral más dos de los criterios adicionales o, por lo menos, dos meningiomas y un schwannoma unilateral y dos de los criterios adicionales.
  - 41% de los pacientes con NF2 corroborados no tienen los schwannomas bilaterales. A los 20 años ya presentan los criterios diagnósticos.
- **Schwannomatosis:** los criterios diagnósticos son:
  - Dos schwannomas no dérmicos probados por biopsia, sin evidencia de lesiones vestibulares en resonancia o un schwannoma por biopsia o meningioma intracraneal en un paciente con familiar directo diagnosticado.

Tratamiento

- **NF1:** la causa genética no es curable, se tratan las manifestaciones de acuerdo a las recomendaciones para cada una de ellas.
  - Los tumores neuronales se tratan quirúrgicamente si dan datos compresivos importantes y son resecables o malignos, pero el riesgo de recurrencia no lo hace la mejor alternativa. La quimioterapia se indica en astrocitomas, los inhibidores de tirosina cinasa tienen efectos limitados en sarcomas.
  - Las manchas café con leche sólo requieren manejo cosmético.
- **NF2:**
  - Los neurinomas acústicos se tratan quirúrgicamente para preservar la audición, lo que se logra en 50%. La radiación tiene poca respuesta, la quimioterapia con bevacizumab se encuentra en estudio.

- Los schwannomas periféricos se encuentran en 70%, se asocian a dolor, neuropatía periférica y debilidad. Puede haber tumorlets (tumores pequeños).
- Otros tumores se tratan de manera similar a los esporádicos.

• **Schwannomatosis:** vigilancia de los pacientes asintomáticos y tratamiento de los tumores sintomáticos con cirugía.

Seguimiento

• **NF1:** reduce la expectativa de vida a 54 años debido a malignidad. Los tumores malignos de la vaina neuronal tienen pobre sobrevida. Las neoplasias malignas tienen una mortalidad estandarizada de 5.45 (IC 95% de 4.02-7.23) en estos pacientes, pero también hay mortalidad cardiovascular, respiratoria, asociada a demencia.
• **NF2:** hay pocos casos reportados hasta el fallecimiento, no hay datos epidemiológicos suficientes, pero los registrados murieron alrededor de los 52 años de edad, comparado con los 69-78 años de la población general.
• **Schwannomatosis:** no hay datos.

Referencias bibliográficas

1. **Salpea P, Stratakis CA.** Carney complex and McCune Albright syndrome: An overview of clinical manifestations and human molecular genetics. *Mol Cell Endocrinol.* 2014;386:85-91.
2. **Hernández L, Espinosa de los Monteros AL, Méndez V, *et al.*** Síndrome de McCune-Albright: características clínicas en una población pediátrica y adulta. *Rev Endocrinol Nut.* 2012;20(1):11-18.
3. **Dumitriescu CE, Collins MT.** McCune-Albright síndrome. *Orphanet J Rare Dis.* 2008;3:12.
4. **Agiopantz M, Jouraneau P, Lenon-Labich B, *et al.*** McCune-Albright syndrome, natural history and multidisciplinary management in a series of 14 pediatric cases. *Ann Endocrinol* (Paris). 2016:77(1):7-13.
5. **Chapurlat RD.** Fibrous dysplasia of bone and McCune-Albright syndrome. *Best Pract Res Clin Rheumatol.* 2008;22(1):55-69.
6. **Shah HN.** The diagnostic and clinical significance of café–au-lait macules. *Pediatr Clin North Am.* 2010;57(5):1131-53.
7. **Neyman A, Eugster E.** Treatment of Girls and Boys with McCune-Albright Syndrome with Precocious Puberty – Update 2017. *Pediatr Endocrinol Rev.* 2018 Jun 1.
8. **Kresak JL, Walsh M.** Neurofibromatosis: a review of NF1, NF2 and Schwannomatosis. *J Pediatr Genet.* 2016;5(2):98-104.
9. **Bizzarri C, Bottaro G.** Endocrine Implications of Neurofibromatosis 1 in Childhood. *Horm Res Paediatr.* 2015;83:232-241.
10. **Gruber LM, Erickson D, Babovic-Vuksanovic D, *et al.*** Pheochromocytoma and paraganglioma in patients with neurofibromatosis type 1. *Clin Endocrinol.* 2017;86:141-9.
11. **Uusitalo E, Leppävirta J, Koffert A, *et al.*** Incidence and Mortality of Neurofibromatosis: A Total Population Study in Finland. *J Invest Dermatol.* 2015;135(3):904-6

CAPÍTULO

56 Complejo de Carney

Dr. Alfredo A. Reza Albarrán ▪ Dr. José Gotés Palazuelos

Definición

Complejo sindrómico de transmisión autosómica dominante que se caracteriza por la presencia de lesiones cutáneas pigmentadas, mixomas y neoplasias endocrinas.

El diagnóstico se establece cuando existen dos o más de los siguientes síntomas: displasia suprarrenal micronodular pigmentada bilateral, mixomas cardiacos, mixomas cutáneos, lentiginosis, adenoma ductal mamario, tumores testiculares, quistes ováricos, acromegalia, tumores tiroideos y schwannoma melanocítico.

Fisiopatología y base genética

Se ha relacionado con la presencia de mutaciones inactivantes heterocigotas en el gen PRKAR1A localizado en el brazo largo del cromosoma 17. Se ha implicado como gen supresor de tumores y es componente de la vía de señalización del AMPc, de tal manera que la inactivación de la subunidad regulatoria de la proteína cinasa A causa una desinhibición corriente abajo de la señalización de segundos mensajeros.

Su modo de herencia es autosómico dominante.

Manifestaciones clínicas y manejo

El cuadro clínico es muy variado y vasto. La lentiginosis es uno de los datos más comunes en estos pacientes, mientras que los mixomas cardiacos pueden ser motivo de muerte súbita en estos individuos.

La manifestación endocrinológica más común es el síndrome de Cushing independiente de ACTH por enfermedad suprarrenal nodular pigmentada primaria, EANPP, llamada así por la apariencia macroscópica de múltiples nódulos pigmentados menores a un centímetro en las glándulas suprarrenales. Este trastorno es frecuente en la segunda década de la vida y puede progresar de forma indolente a lo largo de varios años, lo que provoca datos clínicos de síndrome de Cushing. En el análisis bioquímico, se observa hipercortisolismo en los estudios de escrutinio y que es independiente de ACTH. Por ello, el estudio de elección es la tomografía computarizada, mediante la cual es posible observar micronódulos (menores a un centímetro) en ambas suprarrenales y, en 30% de los casos, glándulas normales. El manejo de estos casos incluye suprarrenalectomía bilateral y subsecuente substitución hormonal.

En 10% de los casos, es posible encontrar datos clínicos de acromegalia. En un inicio, son difíciles de detectar, por lo que es necesario un alto índice de sospecha. Se evalúan y tratan de forma similar a los casos esporádicos.

Los tumores tiroideos aparecen en 10 a 25% de los casos; la mayoría de ellos son benignos, sin embargo, se han descrito lesiones de carcinoma papilar diferenciado agresivas, por lo que es conveniente realizar ultrasonido de tiroides y, de estar indicado, biopsia por aspiración para descartar neoplasia.

Referencias bibliográficas

1. **Losada Grande EJ, Kassam Martínez D, González Boillos M.** Carney complex. *Endocrinol Nutr.* 2011;58(6):308-314.
2. **Groussin L, Cazabat L, René-Corail F, *et al.*** Adrenal pathophysiology: lessons from the Carney complex. *Horm Res*. 2005;64(3):132-139.
3. **Reza-Albarrán AA, Gómez-Pérez FJ, López JC, *et al.*** Myelolipoma: a new adrenal finding in Carney´s complex? 1999 Sept;10(3):251–257.

CAPÍTULO

57

Síndrome de Cowden

Dr. Alfredo A. Reza Albarrán

Introducción

El síndrome de tumores hamartomatosos PTEN se refiere a un espectro de alteraciones asociadas a mutaciones germinales en el gen homólogo de fosfatasa y tensina (PTEN), que incluyen el síndrome de Cowden, el síndrome de Bannayan-Riley-Ruvalcaba (BRRS), la enfermedad de Lhermitte-Duclos (LDD, *Lhermitte-Duclos disease*) y alteraciones del espectro autista asociadas con macrocefalia.

El síndrome de Cowden es una enfermedad rara, multisistémica, que causa un incremento en el riesgo de cáncer de mama, tiroides y endometrio, además de crecimiento hamartomatoso benigno de piel, colon, tiroides y otros tejidos.

La LDD consiste en la aparición de un gangliocitoma displásico del cerebelo, que es un hamartoma benigno, de crecimiento lento que aparece generalmente entre los 20 y 40 años de edad. La prevalencia de LDD en síndrome de Cowden no se conoce claramente; se ha informado que puede ser de hasta 15%. El inicio de la LDD en la edad adulta es más sugerente de la presencia de una mutación en PTEN que cuando inicia en la infancia.

El BRRS es una alteración congénita que incluye macrocefalia, poliposis intestinal hamartomatosa, lipomas y máculas hiperpigmentadas en el pene; otras características incluyen retraso en el desarrollo, anomalías vasculares, peso alto al nacer e hiperextensión articular.

La más reciente propuesta de criterios diagnósticos de síndrome de Cowden fue publicada a fines de 2013 y se anota en el cuadro 57-1. Se dispone en la actualidad de la búsqueda de la mutación en PTEN. El tratamiento se enfoca a las diversas alteraciones que componen este síndrome, sin existir un tratamiento que influya en la totalidad de las alteraciones.

Cuadro 57-1. Criterios diagnósticos revisados del síndrome de tumores hamartomatosos PTEN

Criterios mayores

- Cáncer de mama
- Cáncer endometrial (epitelial)
- Cáncer folicular de tiroides
- Hamartomas gastrointestinales (se incluyen ganglioneuromas, pero se excluyen pólipos hiperplásicos; deben ser al menos 3)
- Enfermedad de Lhermitte-Duclos (del adulto)
- Macrocefalia (percentil mayor o igual a 97:58 cm en mujeres, 60 cm en hombres)
- Pigmentación macular del glande
- Lesiones mucocutáneas múltiples (cualquiera de las siguientes):
  - Triquilemomas múltiples (3 o más; al menos uno probado por biopsia)
  - Queratosis acral (3 o más cicatrices queratósicas palmoplantares y/o pápulas hiperqueratósicas palmoplantares)
  - Neuromas mucocutáneos (al menos 3)
  - Papilomas orales (particularmente gingivales o linguales) múltiples (al menos 3), o probados por biopsia o diagnosticados por un dermatólogo

Cuadro 57-1. Criterios diagnósticos revisados del síndrome de tumores hamartomatosos PTEN. (Continuación)

Criterios menores

- Alteración del espectro autista
- Cáncer de colon
- Acantosis glucogénica del esófago
- Lipomas (al menos 3)
- Cociente intelectual menor o igual a 75
- Carcinoma de células renales
- Lipomatosis testicular
- Cáncer papilar o variante folicular del cáncer papilar de tiroides
- Lesiones estructurales de la tiroides (adenoma, bocio multinodular)
- Anomalías vasculares (incluyendo anomalías venosas del desarrollo intracraneales y múltiples)

Diagnóstico operacional en una persona (cualquiera de los siguientes):

1. Tres o más criterios mayores; uno de ellos debe incluir macrocefalia, LDD o hamartomas gastrointestinales
2. Dos criterios mayores y 3 criterios menores

Diagnóstico operacional en una familia en la que un individuo cumple con los criterios del síndrome de tumor hamartomatoso PTEN o tiene una mutación en PTEN:

1. Dos criterios mayores o
2. Un criterio mayor y 2 menores o
3. Tres criterios menores

Referencias bibliográficas

1. **Pilarski R, Burt R, Kohlman W, *et al.*** Cowden syndrome and the PTEN hamartoma tumor syndrome: systematic review and revised diagnostic criteria. *J Natl Cancer Inst.* 2013;105:1607-1616.
2. **Taghavi A, Mirfazaelian H, Shirian S, *et al.*** Cowden syndrome. *Br J Hosp Med* (Lond). 2018 Jun 2;79(6):352-353.
3. **Yehia L, Eng C.** 65 years of the double helix: One gene, many endocrine and metabolic syndromes: PTEN-opathies and precision medicine. *Endocr Relat Cancer.* 2018 Aug;25(8):T121-T140.

CAPÍTULO

58 Síndrome de POEMS

Dr. Antonio Felipe del Río Prado

Introducción

El síndrome de POEMS es un trastorno paraneoplásico asociado a una neoplasia clonal de células plasmáticas, es una enfermedad poco frecuente y se denomina así por sus siglas en inglés correspondientes a polineuropatía, organomegalia, endocrinopatía, trastorno monoclonal de células plasmáticas y cambios en la piel.

Etiología

La patogenia del síndrome de POEMS se desconoce. Se ha atribuido al rol de varias citocinas proinflamatorias. Sin embargo, el principal rol patogénico involucrado en la actualidad es el factor de crecimiento endotelial vascular tipo 1 (VEGF-1), que induce un aumento en la permeabilidad vascular y se considera importante en el proceso de angiogénesis.

La sobreexpresión de VEGF-1 afecta los ejes endocrinos, debido a alteraciones en el balance de los factores angiogénicos que participan en la regulación hormonal y la secreción de glándulas endocrinas.

Cuadro clínico

La mayoría de los pacientes con síndrome de POEMS son hombres de 45 a 55 años de edad. La presentación clínica más común es la neuropatía sensoriomotora, periférica simétrica y distal. Usualmente, hay pérdida de la sensibilidad, vibración y disminución de los reflejos tendinosos profundos, predominantemente en las extremidades inferiores.

La neuropatía es lentamente progresiva. Los hallazgos de electromiografía y biopsias de nervio son más consistentes con la desmielinización y la degeneración axonal. El papiledema está presente en 40–80% de los casos. El daño a los nervios puede ser el resultado de la reactividad cruzada de la mielina con las inmunoglobulinas producidas por el plasmocitoma que se origina en las lesiones osteoescleróticas.

En 70% de los casos pueden estar presentes hepatomegalia, esplenomegalia o linfadenopatías.

La endocrinopatía se presenta en 84% de los pacientes con síndrome de POEMS. La afección más frecuente es el hipogonadismo de origen central, seguido de hipotiroidismo, hiperprolactinemia, insuficiencia suprarrenal, alteraciones en el metabolismo de calcio, hiperglucemia o ginecomastia.

No se han encontrado anticuerpos circulantes contra las hormonas o los receptores específicos de las hormonas. Los estudios de autopsias de órganos endocrinos han sido normales.

Los cambios típicos en la piel incluyen esclerosis, hipertricosis, hiperpigmentación, hiperhidrosis y el hemangioma glomeruloide.

Diagnóstico

La realización del diagnóstico es un reto y se basa en la combinación de hallazgos clínicos y de laboratorio. Todos los pacientes con síndrome de POEMS ameritan una evaluación endocrinológica y la determinación de niveles hormonales completos, debido a que la gran mayoría de los pacientes presentan endocrinopatías múltiples fundamentalmente en los ejes gonadal, tiroideo, glucosa y suprarrenal. En el cuadro 58-1 se mencionan los criterios diagnósticos.

Escrutinio

Cualquier paciente que lleve un diagnóstico de polineuropatía desmielinizante inflamatoria crónica, que no responda de forma adecuada a una terapia estándar, se debe considerar como un posible paciente con síndrome de POEMS y, por tanto, se deben realizar pruebas adicionales para descartar el diagnóstico.

Tratamiento

El algoritmo de tratamiento se basa en la extensión de la infiltración de células plasmáticas. En lesiones limitadas, la radioterapia y la resección quirúrgica han mostrado buenos resultados. Cuando las lesiones son extensas, la quimioterapia (melfalán, dexametasona, ciclofosfamida, talidomina), el trasplante autólogo de células hematopoyéticas han mostrado ser efectivos.

Otras terapias, como lenalidomida, bortezonib, bevacizumab y los agentes antiVEGF, se encuentran en estudio.

Se debe realizar sustitución hormonal del eje endocrino afectado y valoración cada 3 a 6 meses.

Seguimiento

Recientemente, se ha demostrado que la disminución en los niveles de VEGF-1 durante el tratamiento correlaciona con una mejoría en los parámetros clínicos y en la actividad de la enfermedad. Otros cri-

Cuadro 58-1. Criterios diagnósticos del síndrome de POEMS

Criterios mayores (mandatorio)	• Polineuropatía (típicamente desmielinizante) • Desorden proliferativo monoclonal de células plasmáticas (la mayoría λ)
Otros criterios mayores (sólo se requiere uno)	• Enfermedad de Castelman • Lesiones osteoescleróticas • Elevación de niveles de VEGF-1
Criterios menores	• Organomegalia (esplenomegalia, hepatomegalia o linfadenopatía) • Sobrecarga de volumen (edema, derrame pleural, ascitis) • Endocrinopatía (suprarrenal, tiroidea, hipofisaria, gonadal, paratiroidea, pancreática) • Cambios cutáneos (hiperpigmentación, hipertricosis, plétora, hemangioma glomeruloide) • Papiledema • Trombocitopenia y policitemia
Otros signos y síntomas	• Acropaquia, pérdida de peso, hiperhidrosis, enfermedad pulmonar restrictiva, diátesis trombótica, diarrea, déficit de vitamina B12, artralgias, hipertensión pulmonar, hiperproteinorraquia

terios de remisión son disminución de 50% de células plasmáticas M respecto al cáncer basal, mejoría clínica de polineuropatía, ausencia de ascitis, derrame pleural y papiledema. Ausencia de captación de lesiones osteoescleróticas en el estudio de PET-CT.

Referencias bibliográficas

1. **Del Río Prado AF, Reza Albarrán AA, Gómez Pérez FJ.** Hombre de 31 años con polineuropatía, postración e hipogonadismo. *Gac Med Mex.* 2015;151:256-9.
2. **Warsame R, Yanamandra U, Kaapor P.** POEMS Syndrome: an enigma. *Current Hematol Malig Rep.* 2017;12:85-95.
3. **Misawa S, Sato Y, Katayama K, *et al.*** Vascular endothelial growth factor as a predictive marker for POEMS syndrome treatment response: retrospective cohort study. *BMJ Open.* 2015;5:e009157. doi: 10.1136/bmjopen-2015-009157.
4. **Dispenzieri A, Kourelis T, Buadi F.** POEMS Syndrome. Diagnosis and Investigative Work-up. *Hematol Oncol Clin N Am*. 2018;32:119-139.
5. **Gandhi G, Basu R, Dispenzieri A, *et al.*** Endocrinopathy in POEMS syndrome: The Mayo Clinic experience. *Mayo Clin Proc.* 2007;82(7):836-842.
6. **Dispenzieri A.** POEMS syndrome: 2017 Update on diagnosis, risk stratification, and management. *Am J Hematol*. 2017;92:814-829.
7. **Kumar S, Sharma S.** Polyneuropathy, organomegaly, endocrinopathy, M-protein and skin changes (POEMS syndrome): a paraneoplastic syndrome. *Oxford Medical Case Reports*. 2015;3:237-240.

CAPÍTULO

59 Lipodistrofias

Dr. Andrés Muñoz Solís ▪ Dr. Andrés David Litardo Mosquera

Introducción

Grupo heterogéneo de trastornos caracterizados por la desaparición del tejido adiposo en diferentes partes del cuerpo y resistencia a la insulina, en ausencia de alteración nutricional o estado catabólico. Se asocian a alteraciones hormonales, metabólicas y al almacenamiento graso ectópico en músculo o hígado. Se clasifican, según su etiología, en congénitas y adquiridas y, según su distribución, en generalizadas o totales y parciales o localizadas (cuadro 59-1). Actualmente, las más prevalentes son la lipodistrofia inducida por la terapia antirretroviral altamente activa (HAART, *highly active antiretroviral therapy*) en pacientes infectados con VIH, en 11-70% a nivel mundial, y la localizada inducida por fármacos inyectados como insulina o esteroides.

Fisiopatología

La extensión de la lipodistrofia determina la severidad de la complicación. Sólo un pequeño porcentaje de triglicéridos puede almacenarse en los depósitos de grasa no afectada y los ectópicos, lo cual contribuye a la hipertrigliceridemia, resistencia a la insulina y diabetes *mellitus* (DM) tipo 2. Las bajas concentraciones de leptina y adiponectina perpetúan la lipotoxicidad. El síndrome de ovarios poliquísticos (SOP), la acantosis nigricans (AN) y los rasgos acromegaloides derivan de los efectos de la hiperinsulinemia extrema sobre los receptores de insulina o de los factores de crecimiento similares a la insulina tipo 1 (IGF-1).

Lipodistrofia congénita generalizada o síndrome de Berardinelli-Seip

Falta casi completa de tejido adiposo que inicia al nacimiento o en la infancia, con músculos, ombligo y rasgos prominentes, flebomegalia, AN marcada, hepatomegalia; en la infancia, con crecimiento lineal acelerado y edad ósea avanzada y el apetito es voraz por una profunda deficiencia de leptina. Algunas pacientes desarrollan hirsutismo, alteraciones menstruales o clitoromegalia; otros individuos presentan lesiones óseas líticas, cardiomiopatías o arritmias. Los genes vinculados son AGPAT2, BSCL2, CAV1 y PTRF.

Lipodistrofia parcial familiar

Pérdida del tejido adiposo que inicia en la adolescencia, en extremidades, glúteos y caderas, hasta semejar aspecto cushingoide, con hipertrofia muscular. En la etapa adulta se asocia a alteraciones metabólicas, incremento del riesgo cardiovascular y cardiomiopatía temprana. AN y esteatosis hepática son menos marcadas que en LCG, pero con mayor riesgo de hipertrigliceridemia. Pueden presentar SOP con menor grado de infertilidad. Las mutaciones genéticas asociadas son LMNA, PPARG, PLIN1, AKT2, ADRA2A. Los síndromes de progeria son más raros.

Cuadro 59-1. Clasificación de las lipodistrofias

Clasific.	Congénitas o familiares	Adquiridas
Generalizadas	**Síndrome de Berardinelli-Seip (LCG):** pérdida generalizada de tejido adiposo, con fenotipo reconocido al nacimiento. Herencia AR.	**Síndrome de Lawrence (LGA):** pérdida rápida o gradual (semanas a años) de tejido adiposo en la niñez o adolescencia. Asociada a autoinmunidad.
Parciales	**Variedades de LPF:** tipo 1 o Köbberling, tipo 2 o Dunningan, mandibuloacral dismórfica, etc. Pérdida de tejido adiposo durante la pubertad, asociada a datos de síndrome metabólico. Herencia AD.	**Síndrome de Barraquer-Simons (LPA):** con patrón dermatoma o atrofia superior-hipertrofia inferior. Pérdida de tejido adiposo con dirección cefalocaudal, en niñez o adolescencia. Exceso de grasa en miembros pélvicos. Asociada a autoinmunidad. **Otras:** Asociada a VIH, inducida por drogas inyectadas, etc.

Lipodistrofia generalizada adquirida o síndrome de Lawrence

Se presenta con mayor frecuencia en mujeres (M:H, 3:1), de inicio frecuente en la adolescencia. La pérdida progresiva de la grasa afecta al cuerpo entero, incluyendo palmas de las manos y plantas de los pies y, con frecuencia, se asocia a padecimientos autoinmunes, como paniculitis, hepatitis autoinmune o dermatomiositis juvenil.

Lipodistrofia parcial adquirida o síndrome de Barraquer-Simons

La mayor frecuencia se presenta en mujeres (M:H, 4:1), inicia en la infancia o adolescencia, la pérdida de tejido adiposo presenta un patrón craneocaudal, que afecta cara, cuello, hombros, brazos y tronco. Aparece acumulación de grasa en cadera, glúteos y piernas, se ha visto asociada a dermatomiositis y lupus eritematoso sistémico y, en 20% de los casos, a GNMP (glomerulonefritis membranoproliferativa), con disminución del complemento 3 (C3) e incremento del factor nefrítico C3. Las alteraciones metabólicas no son comunes.

Lipodistrofia inducida por HAART en pacientes infectados por VIH

Ocurre generalmente tras 2-4 años de inicio de tratamiento con inhibidores de la proteasa (IP) o con inhibidores de la transcriptasa reversa análogos nucleósidos (ITIN). Se caracteriza por lipoatrofia en cara, extremidades superiores e inferiores y lipohipertrofia intraabdominal y en tronco superior (incluyendo giba dorsal). Los IP, como indinavir o ritonavir, regulan a la baja los PPAR-γ, inhiben y reducen la selectividad intrínseca del glucotransportador 4 (GLUT4), lo que produce estrés oxidativo e induce senescencia celular temprana, así como resistencia a la insulina. Los ITIN, como estavudina y zidovudina, producen disfunción mitocondrial, disminución en la secreción de adiponectina y liberación de citocinas inflamatorias.

Lipodistrofias localizadas

Inducidas por esteroides o antibióticos inyectables y a dosis altas de insulina y se deben a producción local de TNF-α. Asimismo, pueden ser inducidas por presión, asociadas a paniculitis y casos de etiología indeterminada.

Diagnóstico

1. **Establecer la presencia de lipodistrofia:** historia clínica de pérdida localizada o generalizada de tejido adiposo; antropometría, evaluación de composición corporal por absorciómetro dual de rayos X o resonancia magnética de cuerpo entero. Sospechar en pacientes que requieren ≥200 U/día o ≥2 U/kg/día de insulina para contrarrestar la resistencia en la DM. Las concentraciones de leptina no son diagnósticas porque los ensayos no están estandarizados y puede haber traslape entre valores normales en la población general y las LP, pero podrían ayudar a seleccionar el tipo y las dosis del tratamiento.
2. **Establecer el tipo de lipodistrofia:** mediante análisis de árbol genealógico. La presencia de enfermedades autoinmunes incrementa la sospecha de LPA; se sugiere medir C3, factor nefrítico C3, proteinuria o autoanticuerpos. Confirmar con estudios genéticos de rutina a los pacientes y a los miembros de la familia.
3. **Escrutinio de comorbilidades**:

- **DM**: glucosa de ayuno, curva de tolerancia a la glucosa o HbA1c. Los pacientes con LPA pueden desarrollar DM tipo 1 más resistencia a la insulina, por lo que, los autoanticuerpos toman importancia para demostrar el diagnóstico.
- **Dislipidemia**: el perfil de lípidos se debe tomar al momento del diagnóstico y anualmente a partir de los 10 años de edad o en presencia de dolor abdominal o xantomas, y debe incluir colesterol total, HDL-C, LDL-C y triglicéridos.
- **Hepatopatía:** medición anual de ALT y AST, junto con ultrasonido con elastografía o biopsia; los pacientes con LCG tienen riesgo de cirrosis temprana y en LGA hay riesgo de hepatitis autoinmune con esteatosis no alcohólica (NASH, *non-alcoholic steatohepatitis*).
- **Disfunción reproductiva:** determinar esteroides gonadales, gonadotropinas y realizar ultrasonido pélvico; estadificar el estado puberal anualmente en niños.
- **Enfermedad cardiaca:** tomar la tensión arterial al menos una vez al año; realizar electrocardiograma y ecocardiograma sobre todo en la LCG y alteraciones progeroides, ya que la isquemia, falla cardiaca, cardiomiopatía, arritmias y muerte súbita son más frecuentes.
- **Falla renal:** la determinación de proteínas urinarias debe realizarse al menos anualmente, por medio de la recolección urinaria de 24 horas o en muestra única con relación proteinuria/creatinuria.
- **Oncológicos:** los linfomas periféricos de células T ocurren en 7% de las LGA; debe realizarse anualmente examen de piel y nódulos linfáticos. Se recomienda escrutinio de tumores cerebrales en niños con formas idiopáticas de LGA o atípicas de LCG.

Diagnóstico diferencial

En casos de pérdida de peso: malnutrición, caquexia maligna, anorexia nerviosa, DM descontrolada, tirotoxicosis, insuficiencia suprarrenal, infecciones crónicas, síndrome consuntivo asociado a VIH. Acromegalia, síndrome de Cushing, obesidad troncal, progeria y lipomatosis simétrica múltiple.

Tratamiento

Dieta y ejercicio: dieta con 50-60% de carbohidratos complejos ricos en fibra, 20-30% de grasas (ácidos grasos omega 3, de cadena mediana o monoinsaturadas-cis) y 10-20% de proteínas. Todos los pacientes deben realizar actividad física regular, pero se desaconseja ejercicio intenso o de contacto en presencia de cardiomiopatía, esplenomegalia o lesiones óseas líticas.

Metreleptina (metionil-leptina humana recombinante): en las LG, junto con la dieta, es el tratamiento de primera línea (recomendación clase I, nivel de evidencia B), es la indicación aprobada desde el año 2010 por la FDA y se administra vía subcutánea, a dosis de 0.04-0.24 mg/kg, una vez al día. Se puede indicar a cualquier edad, la dosis debe ajustarse según el peso y parámetros metabólicos y requiere controles de laboratorio cada 3-6 meses. Disminuye la hiperfagia, mejora la glucosa de ayuno en la primera semana y reduce 2% de HbA1c tras el primer año de tratamiento, por lo que, si la DM está bien controlada, se sugiere reducir la mitad de la dosis total de insulina al iniciar la leptina recombinante. También reduce las concentraciones de triglicéridos, colesterol total y LDL (sin afectar el HDL); reduce el acúmulo ectópico graso en hígado y músculos y mejora la sensibilidad a la insulina. En hombres mejora las concentraciones de testosterona y en mujeres normaliza la secreción de gonadotropinas, lo que mejora la progresión de la pubertad y la fertilidad. Otra indicación, aprobada en Japón, es en LP con hipoleptinemia (leptina <4 ng/mL) con descontrol metabólico severo como HbA1c >8% o triglicéridos >500 mg/dL o para prevenir complicaciones en niños. Los efectos adversos más comunes son la hipoglucemia, cefalea, fatiga y reacciones en los sitios de aplicación (eritema o urticaria) en <30% de casos. También se ha reportado el desarrollo de anticuerpos no neutralizantes contra la metreleptina, riesgo de linfoma de células T, pancreatitis o agravamiento de enfermedad hepática o renal.

Cosmético: la lipohipertrofia puede requerir liposucción o lipectomía. En lipoatrofia facial, pectoral, glútea o del colchón de pies, se colocan implantes de colágeno animal o silicona, o trasplante de fascia, músculo o grasa de los muslos.

Dislipidemia: están indicadas las estatinas y una dieta con <15% de grasas totales en casos de hipertrigliceridemia severa (>500 mg/dL) y con riesgo de pancreatitis, así como ejercicio físico regular y control glucémico estricto. De no mejorar, se deben adicionar fibratos y ácidos grasos omega 3. Evitar ingesta de alcohol, sobre todo en NASH. Debido al riesgo cardiovascular incrementado, las metas son más estrictas: LDL <100 o <70 mg/dL, no-HDL <130 o <100 mg/dL, triglicéridos <150 mg/dL.

Control glucémico y DM: metformina 1 500-2 000 mg diarios de primera elección; en los pacientes que requieran más de 400 UI diarias de insulina, se sugiere la insulina altamente concentrada (500 UI/mL). La cinética de las insulinas glargina y degludec se puede alterar en áreas lipodistróficas. Las TZD y los agonistas del GLP-1R pueden ser útiles en LP. Se indica el mismo seguimiento para la prevención de las complicaciones agudas y crónicas.

Hipertensión arterial: de primera línea se trata con IECA o ARA-II.

Anticoncepción y terapia hormonal de reemplazo: están contraindicados los estrógenos orales, porque empeoran la quilomicronemia y aumentan el riesgo de pancreatitis por hipertrigliceridemia. De ser muy necesarios, sólo se recomiendan por vía transdérmica. Para el control de la natalidad, se sugieren los progestágenos orales y los métodos no hormonales.

Embarazo: empeora la resistencia insulínica preexistente y el retiro de la metreleptina se asocia a rebote grave de la hipertrigliceridemia; sin embargo, los efectos secundarios de la metreleptina en el feto son desconocidos (categoría C de la FDA).

Consideraciones especiales en la infección por VIH: el cambio de los IP puede mejorar el perfil de lípidos, pero no suelen revertir los depósitos grasos alterados, excepto raltegravir, que es el primer inhibidor de la integrasa, y con este se ha visto recuperación de tejido celular subcutáneo.

Ya que el metabolismo de algunas estatinas puede verse afectado por estos antirretrovirales, las mejores alternativas hipolipemiantes son ezetimiba y pravastatina. La tesamorelina, que es un agonista de GHRH, ha demostrado una redistribución favorable del depósito graso visceral.

Pronóstico

La lipodistrofia no tiene cura. Los pacientes con LG tienen predisposición a cirrosis, pancreatitis aguda, muerte súbita, retinopatía y nefropatía diabéticas. Los pacientes con LPF mueren por cardiopatía coronaria, alteraciones del ritmo, cardiomiopatía o falla renal por glomeruloesclerosis focal y segmentaria. Los pacientes con LPA, que desarrollan GNMP, caen en falla renal, y los pacientes con lipodistrofia asociada a VIH están más predispuestos a coronariopatía y esteatosis hepática no alcohólica.

Referencias bibliográficas

1. **Brown RJ, Araujo-Vilar D, Cheung PT, *et al.*** The Diagnosis and Management of Lipodystrophy Syndromes: A Multi-Society Practice Guideline. *J Clin Endocrinol Metab.* 2016;101:4500-4511.
2. **Cortés VA, Fernández-Galilea A.** Lipodystrophies: adipose tissue disorders with severe metabolic implications. *J Physiol Biochem.* 2015;71:471-478.
3. **Diker-Cohen T, Cochran E, Gorden P, Brown RJ.** Partial and Generalized Lipodystrophy: Comparison of Baseline Characteristics and Response to Metreleptin. *J Clin Endocrinol Metab.* 2015;100:1802-1810.
4. **Fiorenza CG, Chou SH, Mantzoros CS.** Lipodystrophy: pathophysiology and advances in treatment. *Nat Rev Endocrinol.* 2011;7:137-150.
5. **Garg A.** Lipodystrophies: Genetic and Acquired Body Fat Disorders. *J Clin Endocrinol Metab.* 2011;96:3313-3325.
6. **Handelsman Y, Oral EA, Bloomgarden ZT, Brown RJ, *et al.*** The clinical approach to the detection of lipodystrophy – an AACE consensus statement. *Endocr Pract.* 2013;19:107-116.
7. **Huang-Doran I, Sleigh A, Rochford JJ, *et al.*** Lipodystrophy: metabolic insights from a rare disorder. *J Endocrinol.* 2010;207:245-255.
8. **Hussain I, Garg A.** Lipodystrophy Syndromes. *Endocrinol Metab Clin N Am.* 2016;45:783-797.
9. **Lake JE, Currier JS.** Metabolic disease in HIV infection. *Lancet Infect Dis.* 2013;13:964-75.
10. **Nolis T.** Exploring the pathophysiology behind the more common genetic and acquired lipodystrophies. *J Hum Genet.* 2014;59:16-23.
11. **Tsoukas MA, Farr OM, Mantzoros CS.** Leptin in congenital and HIV-associated lipodystrophy. *Metab Clin Exp.* 2015;64:47-59.
12. **Villarroya F, Domingo P, Giralt M.** Lipodystrophy in HIV 1-infected patients: lessons for obesity research. *Int J Obes.* 2007;31:1763-1776.

CAPÍTULO

60 Síndromes poliglandulares autoinmunes

Dr. Mauricio Vera Zertuche ▪ Dr. Alfonso Gulías Herrero

Introducción

Los síndromes poliglandulares autoinmunes son asociaciones de endocrinopatías que ocurren en el contexto de individuos con regulación defectuosa del sistema inmune.

Puede existir un amplio intervalo de tiempo entre la presentación de estas entidades, lo que permite anticipar tratamiento de las deficiencias hormonales.

En la mayoría de los procesos autoinmunes se produce una disfunción irreversible de la glándula, por lo que se requiere tratamiento sustitutivo de por vida.

En la literatura se encuentran descripciones de hasta 4 subtipos de la enfermedad:

- **Síndrome poliglandular autoinmune tipo I (SPA I):** tipo juvenil, de herencia monogénica (mutación en gen AIRE [autoinmune regulator]). Está asociado a candidiasis mucocutánea crónica, hipoparatiroidismo primario e insuficiencia suprarrenal primaria. Normalmente, sus componentes se manifiestan antes de los 15 años y existen variedades tanto autosómico dominantes como autosómico recesivas.
- **Síndrome poliglandular autoinmune tipo II (SPA II):** también conocido como síndrome de Schmidt. Se presenta en edad adulta, la enfermedad de Addison (EA) es esencial para su diagnóstico. Generalmente se acompaña de diabetes *mellitus* tipo 1 (DM1) e hipotiroidismo.
- **Síndrome poliglandular autoinmune tipo III (SPA III):** también conocido como síndrome de Carpenter, el más común, exactamente igual al SPA II, excepto que no desarrolla EA. Está compuesto por DM1 y enfermedad tiroidea autoinmune (ETA), se presenta como tiroiditis de Hashimoto o enfermedad de Graves.
- **Síndrome poliglandular autoinmune tipo IV:** grupo heterogéneo no clasificable en los anteriores; pueden coexistir hipopituitarismo autoinmune, hipogonadismo hipergonadotrófico, hipoparatiroidismo primario, diabetes *mellitus* tipo 1 con otras enfermedades autoinmunes no glandulares.

Al compartir los mismos mecanismos fisiopatológicos, la mayoría de los autores sugieren englobar el SPA II, III y IV únicamente como SPA del adulto o SPA II.

En el cuadro 60-1 se expresan las generalidades de los SPA.

Fisiopatología

Los factores genéticos y ambientales llevan al desarrollo de autoinmunidad celular y serológica, lo que puede producir inflamación y disfunción glandular, o hiperfunción en el caso de enfermedad de Graves.

Los fenómenos observados en el desarrollo de autoinmunidad en este grupo específico de pacientes se pueden resumir en los siguientes procesos:

1. Falla en la supresión de células T autorreactivas a nivel tímico.
2. Mimetismo molecular de antígenos microbianos producen reacciones inmunes aberrantes.
3. El desarrollo de inflamación glandular favorece la expresión de nuevos epítopos autorreactivos que perpetúan la respuesta autoinmune.

4. Activación policlonal de linfocitos B que llevan a hipergamaglobulinemia.
5. La presencia de ciertos alelos de HLA clase II localizados en el brazo corto del cromosoma 6 genera afinidades peptídicas aumentadas ante autoantígenos.

Síndrome poliglandular autoinmune tipo 1

Etiología

Defecto específico en el gen AIRE localizado en el brazo largo del cromosoma 21 (21q22.3).

La mutación más frecuente es la R257X en el exón 6. La proteína codificada es un factor transcripcional que se expresa en las células epiteliales del timo, encargadas de la expresión ectópica de autoantígenos en el timo. Dicha expresión es fundamental para la selección positiva o negativa (apoptosis) de linfocitos T autorreactivos.

Diagnóstico

Cuadro clínico

El cuadro clínico es el específico acorde a cada glándula afectada, sin embargo, la combinación de endocrinopatías en relación con la edad de presentación debe hacer sospechar un SPA.

Se caracteriza por la presencia de 2 de 3 componentes cardinales: enfermedad de Addison (EA), hipoparatiroidismo primario (HPTP), candidiasis mucocutánea crónica (CMC).

El HPTP es la manifestación más común y se presenta en 75-90% de los pacientes. La EA se presenta en 65-80% de los pacientes. La CMC es de prevalencia variable, en ocasiones transitoria y se ha reportado en diferentes series en 20 a 95% de los pacientes.

Cuadro 60-1. Características generales del SPA

	SPA tipo I	SPA tipo II-III y IV		
Edad	<15 años	20-40 años		
Incidencia	<1:100 000	1-2:100 000		
Género (M:F)	3:4	1:3		
Herencia	Monogénica (AIRE)	Poligénica		
Serología	Anticuerpos anti-interferón	Anticuerpos órgano-específicos		
Endocrinopatías	Hipoparatiroidismo (85%) EA (65%) DM1 (20%) Hipogonadismo (12%) ETA (10%)	**SPA II** • ETA (75%) • DM1 (50%) • EA (40%)	**SPA III** • ETA (75%) • DM1 (50%)	**SPA IV** • DM1 (50%) • Hipoparatiroidismo (<5%) • Hipogonadismo (<3%) • Hipopituitarismo (<2%)
Enfermedades autoinmunes no endocrinológicas	Candidiasis mucocutánea (75%) Hepatitis autoinmune (20%) Gastritis atrófica (20%) Alopecia areata (20%) Vitiligo (4%) Queratoconjuntivitis	Gastritis atrófica Anemia perniciosa Eccema atópico Miastenia gravis Lupus eritematoso generalizado Artritis reumatoide Hepatitis autoinmune		

SPA (síndrome poliglandular autoinmune), AIRE (*autoinmune regulator*, gen regulador autoinmune), ETA (enfermedad tiroidea autoinmune), EA (enfermedad de Addison), DM1 (diabetes *mellitus* tipo 1).

Los pacientes con SPA-I pueden presentar enfermedades ectodérmicas tales como alopecia, queratopatías, hiperplasia gingival, defectos del esmalte y distrofias ungueales. Hasta 24% de los pacientes tienen disfunción intestinal de etiología incierta, manifestada por diarrea crónica y malabsorción; 20% de los pacientes pueden desarrollar hepatitis autoinmune.

Otras endocrinopatías observadas en <10% de esta población se exponen en el cuadro 60-1.

Consideraciones diagnósticas

La presencia de un componente cardinal de SPA-I en un familiar de primer grado de un paciente diagnosticado con SPA-I hace el diagnóstico.

Las pruebas de mayor utilidad para el diagnóstico de SPA juvenil son:

- Anticuerpos anti-interferón-ω y anti-interferón-α se encuentran presentes en 95-100% de los pacientes con SPA-I.
- Prueba genética confirmatoria para demostrar la mutación en el gen AIRE.

Tratamiento

Requiere abordaje multidisciplinario por parte de un endocrinólogo, inmunólogo e infectólogo.

El tratamiento de la CMC se realiza con nistatina o amfotericina B oral, para evitar desarrollo de resistencias.

No se recomienda el uso de azoles (fluconazol, ketoconazol), debido a la inhibición de la esteroidogénesis por este grupo de medicamentos, lo cual no es recomendable en el contexto de EA concomitante o subclínica.

La presencia concomitante de queratitis, neumonitis, hepatitis o enteritis requiere de tratamiento inmunosupresor específico.

En este grupo de pacientes se ha descrito la asplenia funcional, por lo que se recomienda la vacunación contra neumococo, meningococo, *Haemophilus influenzae* tipo b e influenza.

Síndrome poliglandular autoinmune tipo 2

Etiología

Multifactorial y poligénica.

Se asocia específicamente con los haplotipos HLA DR3 y DR4, así como con los alelos HLA clase II DQ2 y DQ8 (también asociados a enfermedad celiaca).

La presencia del haplotipo DR3 confiere mayor susceptibilidad para DM1.

Factores ambientales, como tabaquismo, infecciones e influencia hormonal, se involucran en su desarrollo.

Diagnóstico

Cuadro clínico

Su pico de prevalencia es entre los 20-40 años.

La ETA es la característica más común, que está presente en 75% de los pacientes y puede presentarse clínicamente como hipotiroidismo (tiroiditis de Hashimoto) o hipertiroidismo (enfermedad de Graves) con o sin orbitopatía.

La segunda endocrinopatía más prevalente es la DM1, la cual se observa en 50-60% de los pacientes. La tercera en prevalencia es la EA, en 40-50% de los pacientes.

La presencia de EA y DM1 es esencial para el diagnóstico de SPA II.

Se asocia frecuentemente a enfermedad celiaca.

En el adulto, la manifestación de endocrinopatías múltiples es de forma secuencial, pudiendo pasar varios años entre una y otra.

Otras endocrinopatías observadas en esta población se exponen en el cuadro 60-1.

Consideraciones diagnósticas

La presencia de dos familiares con enfermedad endocrinológica autoinmune monoglandular es indicación para estudios de escrutinio en pacientes asintomáticos.

El diagnóstico de endocrinopatía autoinmune monoglandular es indicación para estudios de escrutinio en búsqueda de otras afecciones glandulares.

Actualmente no existe ningún estudio único que identifique la presencia de SPA II o III.

La positividad de autoanticuerpos órgano específicos precede las manifestaciones clínicas de la enfermedad por años.

Hasta 50% de los pacientes con EA desarrolla SPA II.

Lo anterior resulta importante, ya que se pueden anticipar complicaciones graves que pongan en peligro la vida (crisis suprarrenal), así como complicaciones crónicas de enfermedades no tratadas (neuropatía, retinopatía y nefropatía diabética).

Toda medición de anticuerpos, de resultar positiva, debe asociarse con pruebas funcionales de las glándulas estudiadas.

Las pruebas de mayor utilidad para el diagnóstico de SPA II, seguidas de las pruebas funcionales a solicitar en caso de resultar positivas, se resumen en el cuadro 60-2.

Tratamiento

En general, el tratamiento va enfocado al reemplazo hormonal de las glándulas afectadas. A continuación, se exponen particularidades de cada entidad.

El reemplazo hormonal es la base del tratamiento en este grupo de pacientes.

Cuadro 60-2. Pruebas para el diagnóstico de SPA II

Enfermedad	Autoanticuerpos	Prueba funcional
Enfermedad tiroidea autoinmune	AntiTPO AntiTg TSI	Pruebas de función tiroidea (TSH, T4, T3)
Diabetes *mellitus* tipo 1	AntiGAD 65 Antiislote (IA2) AntiZnT8	Glucosa en ayuno Curva tolerancia a la glucosa Hba1c
Insuficiencia suprarrenal primaria	Anti-21hidroxilasa Anti-17hidroxilasa	Cortisol AM ACTH
Enfermedad celiaca	AntiIgA TTG Antigliadina deaminada HLA DQ2, DQ8	Carotenos en sangre D-Xilosa

TPO (tiroperoxidasa), Tg (tiroglobulina), TSI (*thyroid stimulating inmunoglobulin*, inmunoglobulinas estimuladoras de hormonas tiroideas), TSH (*thyroid stimulating hormone*, hormona estimulante de tiroides), GAD (*glutamic acid decarboxylase*, descarboxilasa de ácido glutámico), ZnT8 (*zinc transporter*, transportador de zinc), TTG (*tissue transglutaminase*, transglutaminasa tisular)

La enfermedad de Graves requiere tratamiento antitiroideo específico.

Se deben considerar las interacciones fisiopatológicas entre las enfermedades y sus tratamientos:

- Levotiroxina aumenta el metabolismo hepático del cortisol, lo que puede provocar crisis suprarrenal en pacientes mal sustituidos.
- Los pacientes con EA tienen menos requerimientos de insulina y mayor propensión a la hipoglucemia y sus complicaciones.
- Glucocorticoides para EA pueden suprimir la secreción de TSH.

Síndrome poliglandular autoinmune tipo 3

La presencia de HLA-DRB1*03, *04, -DQA1*03 y –DQB1*02 localizados en el brazo corto del cromosoma 6 ayuda a diferenciar entre ETA aislada y ETA como componente de SPA III.

Es más común que el SPA II, ya que hasta 40% de los pacientes con DM1 tienen anticuerpos contra antígenos tiroideos (comparado con 5-10% de la población general).

La combinación de ETA y DM1, en ausencia de EA, define el SPA III.

Únicamente 1% de los pacientes con ETA desarrollan EA, por lo que no resulta costoefectivo realizar pruebas de rutina con anticuerpos antiglándulas suprarrenales en pacientes que sólo padecen ETA.

En general, el tratamiento va enfocado al reemplazo hormonal de las glándulas afectadas.

Otras endocrinopatías observadas en <10% de esta población se exponen en el cuadro 60-1.

Síndrome poliglandular autoinmune tipo 4

Se refiere a la presencia de EA asociada a dos o más enfermedades autoinmunes órgano específicas no definitorias de SPA I, II o III. Estas enfermedades pueden ser endocrinológicas o no endocrinológicas (cuadro 60-3).

Se asocia a la presencia de HLA-DR3.

Se ha descrito que la prevalencia de enfermedades autoinmunes en familiares de primer grado es similar a la de la población general.

La edad media de presentación es a los 36 años.

El tratamiento va enfocado al reemplazo hormonal de las glándulas afectadas.

Se requiere de tratamiento inmunosupresor específico para las afecciones autoinmunes no endocrinológicas.

Se recomienda la vacunación contra neumococo, meningococo, *Haemophilus influenzae* tipo b e influenza en paciente con asplenia funcional.

Cuadro 60-3. Enfermedades asociadas

Endocrinológicas	No endocrinológicas
Hipogonadismo Hipoparatiroidismo Hipofisitis	Vitiligo Alopecia Gastritis atrófica Anemia perniciosa Enfermedad celiaca Hepatitis autoinmune Otras enteropatías Asplenia

Referencias bibliográficas

1. **Kahlay GJ, Frommer L.** Polyglandular autoimmune syndromes. *J Endocrinol Invest.* 2018;41(1):91.
2. **Cutolo M.** Autoimmune polyendocrine syndromes. *Autoimmun Rev.* 2014;13(2):85–89. doi:10.1016/j.autrev.2013.07.006.
3. **Kisand K, Peterson P.** Autoimmune polyendocrinopathy candidiasis ectodermal dystrophy. *J Clin Immunol.* 2015;35(5):463–478. doi:10.1007/s10875-015-0176-y.
4. **Chan AY, Anderson MS.** Central tolerance to self-revealed by the autoimmune regulator. *Ann N Y Acad Sci.* 2015;1356(1):80–89. doi:10.1111/nyas.12960.
5. **Huang W, Connor E, Rosa TD, *et al.*** Although DR3- DQB1*0201 may be associated with multiple component diseases of the autoimmune polyglandular syndromes, the human leukocyte antigen DR4-DQB1*0302 haplotype is implicated only in beta-cell autoimmunity. *J Clin Endocrinol Metab.* 1996;81(7):2559–2563. doi:10.1210/jcem.81.7.8675578.
6. **Flesch BK, Matheis N, Alt T, *et al.*** HLA class II haplotypes differentiate between the adult autoimmune polyglandular syndrome types II and III. *J Clin Endocrinol Metab.* 2014;99(1):E177–E182. doi:10.1210/jc.2013-2852.
7. **Levin L, Tomer Y.** The etiology of autoimmune diabetes and thyroiditis: evidence for common genetic susceptibility. *Autoimmun Rev.* 2003;2:377–386.
8. **Ahonen P, Myllarniemi S, Sipila I, Perheentupa J.** Clinical variation of autoimmune polyendocrinopathy-candidiasis-ectodermal dystrophy (APECED) in a series of 68 patients. *N Engl J Med.* 1990;322(26):1829–1836. doi:10.1056/NEJM199006283222601.
9. **Husebye ES, Perheentupa J, Rautemaa R, Kampe O.** Clinical manifestations and management of patients with autoimmune polyendocrine syndrome type I. *J Intern Med.* 2009;265(5):514–529. doi:10.1111/j.1365-2796.2009.02090.
10. **Dittmar M, Kahaly GJ.** Polyglandular autoimmune syndromes: immunogenetics and long-term follow-up. *J Clin Endocrinol Metab.* 2003;88(7):2983–2992. doi:10.1210/jc.2002-021845.
11. **Husebye ES, Perheentupa J, Rautemaa R, Kampe O.** Clinical manifestations and management of patients with autoimmune polyendocrine syndrome type I. *J Intern Med.* 2009;265(5):514–529. doi:10.1111/j.1365-2796.2009.02090.
12. **Husebye ES, Anderson MS, Kämpe O.** Autoimmune Polyendocrine Syndromes. *N Engl J Med.* 2018;378:1132-1141.
13. **Husebye ES, Perheentupa J, Rautemaa R, Kämpe O.** Clinical manifestations and management of patients with autoimmune polyendocrine syndrome type I. *J Intern Med.* 2009;265:514-29.
14. **Schneller C, Finkel L, Wise M, *et al.*** Autoimmune polyendocrine syndrome: a case-based review. *Pediatr Ann.* 2013;42(5):203-8. doi: 10.3928/00904481-20130426-12.

CAPÍTULO 61

Trastornos del crecimiento

Dr. Raúl Calzada León

Métodos para identificar el crecimiento anormal

Se debe diagnosticar un estado patológico cuando existen una o más de las siguientes características:

1. **Talla en decúbito o estatura de pie menor al percentil 3 o 2 DE por debajo de la media para la edad cronológica.** Cuando la talla en decúbito (0 a 3 años) o estatura de pie (de los 2 años en adelante), se extrapola a las gráficas poblacionales para sexo y edad, sólo se podrá demostrar que esta es diferente a la habitualmente expresada en individuos de la misma edad y género y, por tanto, la posibilidad de hacer un diagnóstico oportuno de talla baja dependerá de parámetros estadísticos, ya que, por definición, sólo 2.2% de la población se encuentra más de dos desviaciones estándar por debajo de la media, y sólo 3% estarán por debajo del percentil 3. Sin embargo, pasarán desapercibidos todos aquellos niños o adolescentes que, aunque tengan un déficit de crecimiento, manifiesten una estatura similar o mayor a la esperada para un límite de confianza de 97 a 98%. Es decir, si un niño que ha perdido una cantidad significativa de centímetros no es más bajo que 97 a 98% de la población, no será identificado como portador de una patología. Tampoco serán identificados un buen número de aquellos que, por presentar un desarrollo temprano de pubertad, hayan iniciado su brote de crecimiento a menor edad, y, en cambio, habrá un porcentaje elevado de pacientes con retraso en el desarrollo de la pubertad que por no estar realizando su aceleración en la velocidad de crecimiento expresen, de manera transitoria, una menor talla.
2. **Talla acumulada más de 4 cm por debajo de la esperada para la talla diana familiar.** La importancia que tiene esta determinación es que, cuando se consideran los parámetros familiares de crecimiento, se sitúa al paciente dentro de un contexto biológico más cercano a sus características genéticas, independientemente de que se encuentre dentro o fuera de los límites habituales de estatura poblacional. Aunque existen varios métodos para calcular la talla diana familiar o potencial epigenético de crecimiento, se recomienda utilizar las fórmulas de Tanner, en las que la diferencia entre varones y mujeres adultos es en promedio de 13 cm.

$$\text{Potencial genético (varones)} = \frac{\text{Talla padre} + (\text{talla madre} + 13)}{2}$$

$$\text{Potencial genético (mujeres)} = \frac{(\text{Talla padre} - 13) + \text{talla madre}}{2}$$

Una vez calculada la estatura final epigenética esperada, se traza una línea paralela al resto de los percentiles polacionales, desde la talla final hasta los dos años de edad, con lo cual se construye el canal familiar de crecimiento. La frecuencia con que se puede diagnosticar talla baja en este caso oscila entre 10 y 15% de la población general y es mucho más cercana al porcentaje real estimado con que ocurren las alteraciones del crecimiento. Otra ventaja de utilizar este método es que, al no ser importante si la estatura es similar a la de otros individuos de su edad y género, sino sólo si se sitúa más de 4 cm por debajo del canal epigenético, se anulan las diferencias que pudieran existir al utilizar gráficas de crecimiento realizadas en otro país o población diferentes a los del paciente.

3. **Velocidad de crecimiento menor a la expresada en el percentil 10 poblacional.** Para evaluar este parámetro se utilizan gráficas con percentiles poblacionales, que asumen que la especie humana debe mostrar, por lo menos desde los dos años de edad, incrementos similares de estatura por cada año transcurrido y para una edad cronológica determinada. Sin embargo, debe considerarse que el crecimiento no es un fenómeno continuo ni regular, y que, en realidad, la estatura se modifica por la alternancia de etapas de aumento rápido, de hasta un centímetro por día, con otras de detención total, y será la suma de ambos procesos lo que determinará la cantidad de centímetros crecidos por año. Además, en términos generales se crece más rápido durante el verano y el otoño que durante el invierno y la primavera. Por tanto, las limitantes para realizar un buen diagnóstico son: a) tratar de calcular la velocidad de crecimiento en periodos de observación menores a un año, en los que la ganancia de centímetros puede estar influida por diversos aspectos, pero muy particularmente por las variaciones estacionales de crecimiento, y b) no considerar el grado de desarrollo puberal expresado por el o la paciente.
4. **Edad biológica más de un año menor a la edad cronológica del paciente.** Ya que el crecimiento pasado y presente es función de la maduración somática, es imposible determinar la normalidad de esta, si no se realiza una evaluación aproximada de la velocidad a la que se ha "envejecido" en relación a la edad cronológica. Esto se determina a través de los gradientes de maduración esquelética, genital, sexual y dental. El parámetro más aceptado es la edad ósea, analizada mediante una radiografía de mano no dominante y contrastada con los parámetros internacionales de referencia (los atlas de Greulich y Pyle o de Tanner-Whitehouse en su segunda o tercera versión). También puede determinarse en pie, rodilla y codo. La determinación de la edad ósea en rodilla al momento del nacimiento tiene una representación clínica más significativa que el análisis de la mano no dominante. Se debe ajustar la expresión de estatura del paciente para la edad ósea (en lo que se ha denominado edad-talla o talla para la edad biológica) antes de decidir si tiene o no una expresión anormal de estatura.
5. **Proporciones corporales disarmónicas.** El análisis de la relación entre los distintos segmentos corporales permite establecer la armonía del crecimiento y determinar, grosso modo, el momento en que pudo modificarse la progresión del mismo y la intensidad con la que una patología incidió sobre la estatura. Considerando que, en la etapa posnatal, el segmento inferior (brazos y piernas, pero sobre todo las segundas), es más sensible que la columna vertebral a los cambios en la homeostasis orgánica, es frecuente encontrar una relación entre el segmento superior y el inferior (o entre la brazada y la talla de pie), mayores a las esperadas para la edad cronológica en los pacientes que presentaron enfermedades capaces de modificar su estado nutricional. Sin embargo, la causa más frecuente de desproporción corporal moderada a severa son las condiciones que afectan en forma primaria o secundaria el crecimiento del hueso (displasia ósea, raquitismo, desnutrición, insuficiencia renal crónica, hipotiroidismo y tratamiento por tiempo prolongado con dosis elevadas de glucocorticoides).
6. **Inicio de la pubertad 2 años antes o 2 años después de la edad media poblacional.** Debe utilizarse la aparición de telarca en las mujeres (excluir lipomastia y presencia de tejido pseudomamario) y de la gonadarca en los varones (volumen testicular mayor a 4 cc), y no la presencia de adrenarca (cambios en el aroma del sudor, comedones en la parte central de la cara) ni de pubarca (vello púbico), pues estas no están originadas por la maduración de las gónadas, sino de las glándulas suprarrenales.

Abordaje sindromático de la talla baja

Las características físicas del paciente con estatura baja pueden orientarnos hacia la etiología de la misma. Sin embargo, es mejor hacer un abordaje sindromático y establecer el tipo de crecimiento:

Patrón intrínseco de crecimiento

Se caracteriza por una edad ósea acorde con la cronológica y una velocidad de crecimiento normal.

Los pacientes tienen un crecimiento actual normal, aunque es posible que en etapas previas existieran una o más condiciones transitorias limitantes del crecimiento que no modificaron la velocidad de maduración somática. Por tanto, la pubertad y la osificación de los núcleos de crecimiento se realizarán a la edad habitual para el sexo y población, de tal manera que la estatura final será baja.

Cuando la estatura del paciente corresponde a la esperada para el "percentil familiar", el paciente tiene proporciones corporales armónicas, y no hay evidencia clínica ni paraclínica de enfermedad, se asume que corresponden a una talla baja familiar, y lo que procede es vigilar la progresión del crecimiento. En estos casos debe descartarse la existencia de factores socioambientales negativos, y en caso de identificarse uno o varios, tratar de producir modificaciones a través de un programa de educación.

Cuando la estatura del paciente es inferior a la esperada para el "percentil familiar", debe pensarse que existe o existió un factor patológico involucrado, y debe descartarse:

a. Retraso de crecimiento intrauterino sin recuperación posnatal: longitud al nacer <48 cm, con peso inferior o no al esperado para la longitud.
b. Alteraciones genéticas (aún con cariotipo normal): habitualmente existen dismorfias que pueden orientarnos hacia el diagnóstico etiológico.
c. Displasias óseas con afección leve, o que afecten con magnitud similar el crecimiento del segmento superior y del inferior y, por tanto, no desproporcionan al paciente de forma severa. Algunos casos de displasias óseas mantienen una velocidad de crecimiento normal a pesar de que existe una ligera desproporción en las relaciones somáticas.

Patrón retardado de crecimiento

Caracterizado por una edad ósea retrasada con respecto a la cronológica, con velocidad de crecimiento normal.

En este grupo se encuentran pacientes cuya velocidad de maduración es menor a la observada para el promedio de la población y, por tanto, presentarán su pubertad y alcanzarán su estatura final a mayor edad que a la que habitualmente sucede esto.

Deben descartarse enfermedades orgánicas y factores nutricionales adversos, a través de una exploración física cuidadosa (que debe contener un análisis de las proporciones corporales) y un interrogatorio exhaustivo hacia la existencia o no de patología.

En forma intencionada, debe buscarse anemia, procesos inflamatorios o infecciones-infestaciones enterales, enfermedad por reflujo gastroesofágico, enfermedades alérgicas de vías respiratorias superiores, nefropatías sin insuficiencia renal (acidosis tubular renal y otras tubulopatías, infecciones y malformaciones), enfermedades neoplásicas en sus primeras etapas, procesos infecciosos agudos de repetición, cardiopatías acianógenas y no descompensadas.

No es infrecuente que los pacientes con retraso de crecimiento intrauterino presenten un patrón retardado de crecimiento durante los primeros 6 a 7 años de vida. Es probable que procesos resueltos actualmente, presenten este patrón de crecimiento.

Dado que muchas veces el paciente es asintomático y asignológico, el laboratorio y gabinete son particularmente útiles en este patrón de crecimiento.

Cuando el paciente no presenta patología ni antecedentes personales patológicos de ningún tipo (independientemente de la edad a la que haya padecido cualquier enfermedad), y existen antecedentes heredofamiliares de "maduración lenta" (adultos con talla final normal pero que tuvieron estatura baja prepuberal y retrasaron la aparición de características sexuales secundarias en relación a sus compañeros de escuela), puede establecerse el diagnóstico de retraso constitucional del crecimiento, y vigilar a partir de este momento la progresión de velocidad de crecimiento y edad ósea. En este caso los padres refieren con frecuencia e incluso se puede constatar, por mediciones anteriores, que el crecimiento fue normal hasta los 18-24 meses, lento desde este momento hasta los 3-4 años de edad, y normal y paralelo a los percentiles poblacionales (aunque por debajo de lo esperado para el percentil familiar) desde entonces.

Patrón atenuado de crecimiento

Los pacientes presentan una edad ósea retrasada con respecto a la cronológica con velocidad de crecimiento baja.

A diferencia de los dos grupos anteriores, en los que existen variantes normales del crecimiento, todos los pacientes que corresponden a las características de este grupo son portadores de patología y, por tanto, deben estudiarse con el fin de identificarla, ya que está presente en el momento actual.

Si el paciente presenta proporciones corporales armónicas, las causas más frecuentes son: enfermedades crónicas con afección sistémica severa, patologías que afectan el sistema de la hormona del crecimiento, exceso de glucocorticoides endógenos, y si esta alteración se presenta a partir de los 10-12 años de edad, deficiencia de esteroides sexuales.

Si, por el contrario, las proporciones corporales son disarmónicas, debe descartarse hipotiroidismo, displasias óseas, uso crónico de medicamentos con efecto glucocorticoide y raquitismos.

Todos los pacientes que corresponden a este grupo, deben enviarse a un centro especializado con la finalidad de realizar un diagnóstico etiológico y proporcionarles el manejo más adecuado.

Utilidad de los estudios de laboratorio

Cuando no se ha logrado identificar la causa de la talla baja, es recomendable hacer una evaluación que permita descartar las principales entidades que lesionan el crecimiento.

El médico que indica la realización de cualquier estudio debe asegurarse que el laboratorio recomendado garantiza la validez técnica de su determinación, así como la reproducibilidad de los resultados, y que se encuentra certificado de acuerdo a los estándares internacionales de calidad (DIN ISO 9001, ISO 15189, ISO 17025, etc.).

Es responsabilidad del médico especializado y no de los químicos ni de los trabajadores administrativos del laboratorio, indicar al paciente de manera clara y comprensible la utilidad del o los exámenes que requiere y hacer énfasis en las siguientes condiciones:

a. Momento del día en que se debe realizar
b. Influencia de la nutrición (horas previas de ayuno total o relativo, indicaciones o restricciones nutricionales especiales, momento posprandial, etc.)
c. Características generales que se deben garantizar (duración del reposo o del ejercicio previos, higiene, etc.)
d. Efectos de la medicación concomitante cuando esta existe
e. Cuándo, cómo y dónde recolectar muestras de excremento, orina y/o moco, obtener exudados, cultivos, etc.
f. Situaciones especiales a vigilar (uso, o no, de ligaduras para toma de muestras sanguíneas, depósito de la(s) muestra(s) en hielo en forma inmediata, etc.)
g. Manejo y características de la muestra biológica: sangre total, plasma, suero, tipo de anticoagulante (EDTA, citrato, etc.), temperatura de la jeringa-muestra-transporte, orina espontánea o colectada durante un lapso mínimo de tiempo, etc.

La interpretación de los resultados requiere que el médico esté consciente de que los límites marcados como inferior y superior de la normalidad corresponden a un intervalo de confianza de 95%, equivalente a los valores encontrados entre los percentiles 2.5 y 97.5 o, dicho de otra manera, a la media ±1.96 DE.

Asimismo, es importante considerar que el valor reportado para una determinación en particular no es absoluto, ya que cuando se repite el estudio de una misma muestra en el mismo ensayo (variación intraensayo), se aceptan como adecuadas diferencias de hasta 8%, en tanto que, cuando la muestra procesa en dos ensayos diferentes (variación interensayo), las diferencias aceptables corresponden a 12%, lo que obliga a interpretar el resultado en función de las características del paciente y no al paciente con base en los resultados del estudio.

Si bien en cada paciente se deben elegir los estudios conducentes, en términos generales los más recomendables son: biometría hemática, química sanguínea, electrólitos séricos, examen general de orina, coproparasitoscópico y coprológico. Por su parte, los menos recomendables son perfil hepático, coprocultivo y electroforesis de inmunoglobulinas.

Si todos estos son normales, y continúa sin diagnosticarse la causa de la detención del crecimiento, se pueden solicitar estudios hormonales (perfil tiroideo y análisis del sistema de la hormona del crecimiento) o bien la valoración por un endocrinólogo pediátrico, pero nunca se debe dejar de realizar la búsqueda etiológica.

Tratamiento

La mayoría de las causas que lesionan el crecimiento tienen un tratamiento específico que puede permitir, además, expresar un crecimiento de recuperación.

El uso de hormona del crecimiento está indicado formalmente sólo en:

1. Deficiencia de hormona del crecimiento (congénita, genética o adquirida)
2. Síndromes genéticos: Turner, Prader-Willi, Noonan, Silver-Russell, SHOX
3. Retraso de crecimiento intrauterino sin recuperación posnatal
4. Insuficiencia renal crónica previo al trasplante renal
5. Desgaste metabólica por VIH
6. Talla baja idiopática

Referencias bibliográficas

1. **Riquelme J, Linares J, Mericq V.** Talla baja: Enfoque diagnóstico y bases terapeúticas. *Rev Venez Endocrinol Metab.* 2015;13(2):64-77.
2. **GPC IMSS-510-11** Abordaje diagnóstico y seguimiento del paciente pediátrico con talla baja. Disponible en: *http://www.imss.gob.mx/sites/all/statics/guiasclinicas/510GRR.pdf*
3. **Muñoz CMT, Pozo RJ.** Talla baja. *Rev Soc Esp Med Adolesc.* 2014; II(2):29-44.

CAPÍTULO 62

Trastornos de la pubertad

Dra. Consuelo Barrón Uribe

Pubertad normal

La pubertad es el periodo del desarrollo en el que se alcanza la madurez somática, la capacidad reproductiva y la estatura adulta.

Se caracteriza por cuatro rasgos distintivos: a) aparición de los caracteres sexuales secundarios, b) crecimiento rápido de gónadas y genitales, c) aceleración del crecimiento en estatura, d) cambios en la composición corporal.

Pubertad normal es la que acontece entre los 9 y los 14 años en varones y entre los 8 y los 13 años en mujeres. Fuera de este rango, hablaremos de pubertad precoz o retrasada.

Las diferentes fases del desarrollo de las características puberales externas se designan convencionalmente por los estadios descritos por Tanner, que utilizan el desarrollo mamario, el genital y el vello púbico, en donde el estadio 1 es la ausencia de cualquier cambio físico.

El primer signo clínico de pubertad en el varón es el aumento del volumen testicular a más de 4 mL (estimado mediante el orquidómetro de Prader) alrededor de los 11.9 años. La presencia de espermatozoides en primera orina de la mañana (espermarquia) ocurre, como promedio, a los 13.4 años.

En las niñas, el primer signo es el crecimiento del botón mamario a más de 2.5 cm a partir de los 10.9 años. La menarca suele ocurrir dos y medio años después del primer cambio, en promedio alrededor de los 12.8 años. Al principio, los ciclos menstruales son irregulares y anovulatorios, en 80% de las niñas se harán regulares y ovulatorios en los siguientes 5 años.

El vello púbico es independiente de la activación del eje hipotálamo-hipófisis-gónadas y lo producen los andrógenos secretados por la corteza suprarrenal (adrenarquia).

Inicio de la pubertad

El disparador preciso del inicio de la pubertad aún no se conoce. Se produce por un incremento en la producción hipotalámica de hormona liberadora de gonadotropinas (GnRH, *gonadotropin releasing hormone*), la cual estimula a la hipófisis a producir hormona luteinizante (LH, *luteinizing hormone*) y hormona folículo estimulante (FSH, *follicle stimulating hormone*). Este aumento de gonadotropinas produce un incremento de esteroides sexuales (estradiol y testosterona) por el ovario y el testículo que determinan la aparición progresiva de los caracteres sexuales secundarios.

Las neuronas peptidérgicas productoras de GnRH están bajo inhibición tónica durante toda la niñez por neuronas GABAérgicas y encefalinas locales. La liberación de este "freno" inhibitorio requiere un mecanismo acelerador-excitador que incluye impulsos glutaminérgicos locales, impulsos adrenérgicos de larga distancia y de la actividad preponderante de las neuronas productoras de kisspeptina.

Es importante la nutrición en el inicio y ritmo de la pubertad con asociaciones con el índice de masa corporal (IMC) y el porcentaje de grasa. El inicio de la pubertad ha sido identificado también como indicador sensible de la exposición a disrruptores endocrinos (químicos ambientales que afectan la función endocrina normal a través de acciones agonistas o antagonistas).

El inicio de la pubertad parece ser una característica fuertemente heredable. Se han identificado diversas mutaciones desactivadoras y activadoras.

Recientemente, se ha propuesto que el sistema biológico regulatorio es epigenético, cambios heredables en la expresión genética -ambientalmente dirigidos- que ocurren sin cambiar la secuencia primaria de nucleótidos de un gen, que interrumpen el tono cerebral represor o previenen la activación precoz del generador de pulsos de GnRH (2) y que tienen un gran influencia en la aceleración secular del inicio de la pubertad observada en el último siglo.

Variantes normales de la pubertad

Formas clínicas sugerentes de patología puberal, que en realidad son variantes de la normalidad, pero que exigen un diagnóstico diferencial adecuado.

Pubarquia prematura

Aparición de vello púbico y/o axilar con aumento del olor corporal antes de los 8 años en niñas o 9 años en niños, sin desarrollo mamario o crecimiento de pene o clítoris.

Se produce por una maduración temprana de la zona reticular de la corteza suprarrenal que ocasiona aumento de la secreción de dehidroepiandrosterona sulfato (DHEA-S). Se desconoce la causa, pero es más frecuente en niñas con antecedentes de prematuridad y/o retraso del crecimiento intrauterino.

No suele presentar aceleración de la velocidad de crecimiento ni de la maduración ósea, por lo que no tiene efectos adversos sobre el inicio y la progresión de la pubertad ni en la estatura final.

Requiere de la exclusión de otras causas de exceso de andrógenos, como la hiperplasia suprarrenal c ongénita de aparición tardía y los tumores productores de andrógenos.

Diagnóstico: determinación DHEA-S (ligeramente alta para la edad), androstenediona, testosterona, FSH, LH y estradiol en niveles prepuberales normales. Medición de 17-α-OH progesterona y cortisol, para excluir hiperplasia suprarrenal tardía.

Tratamiento: no se requiere. Se recomienda seguimiento periódico por la mayor incidencia de sobrepeso, irregularidades menstruales e hirsutismo.

Telarquia prematura

La presentación típica es la aparición de tejido mamario glandular palpable, uni o bilateral, en niñas menores de 2 años, que incrementa un poco o permanece estable durante muchos meses y que no se acompaña de vello, aceleración del crecimiento ni de la maduración ósea. Tiende a la regresión espontánea entre 6 meses y 3 años.

Hay otro pico de presentación entre los 5 y los 7 años, y en estos casos se ha descrito una telarquia exagerada, ya que hasta un 14% de estas pacientes progresan a una pubertad precoz central.

Se desconoce la etiología. Se han propuesto la activación transitoria del eje hipotálamo-hipófisis-ovario con aumento de FSH, microquistes ováricos con fallo de la involución folicular, sensibilidad excesiva del tejido mamario a niveles normales de estrógenos, contaminantes ambientales o alimentarios con actividad estrogénica.

Diagnóstico

En menores de 2 años, radiografía de mano para edad ósea. Si es acorde a la edad cronológica, vigilancia periódica cada 3-6 meses hasta desaparición del crecimiento mamario. En caso de que no haya regresión del botón mamario, se recomienda seguimiento anual hasta los 8-9 años. En los casos de aparición en mayores de 2 años y que el botón persista, se recomienda una ecografía pélvica y, de acuerdo con los hallazgos, prueba de estimulación con GnRH, para descartar pubertad precoz incipiente.

Tratamiento

La telarquia prematura es un proceso autolimitado que tiende a la remisión espontánea y que, en general, no precisa estudios complementarios ni tratamiento.

Menarquia prematura

Más rara que las dos variedades anteriores, se caracteriza por uno o varios episodios aislados de sangrado transvaginal antes de los 9 años, sin otros signos de desarrollo sexual, que ceden espontáneamente y no afectan el desarrollo puberal normal ni la edad de la menarquia.

Etiología

Se desconoce. Se postulan las mismas teorías que para la telarquia prematura.

Diagnóstico diferencial

Con entidades que cursan con sangrados periódicos, como el síndrome de McCune-Albright, procesos tumorales vaginales o uterinos, enfermedad inflamatoria pélvica, cuerpo extraño en vagina y exposición a estrógenos exógenos.

Tratamiento

No requiere tratamiento, se recomienda sólo vigilancia periódica.

Pubertad temprana o adelantada

El desarrollo puberal se inicia en el rango normal inferior, antes de los 9 años en niñas y de los 10 años en niños. Este evento puede ocurrir por herencia familiar, relacionado con peso excesivo o por razones desconocidas. Es una entidad frecuente (10-12% de las niñas) y el tratamiento con análogos de GnRH es controversial, ya que no parece tener efecto significativo sobre la estatura final. La edad de la menarquia suele situarse, en promedio, a los 11.3 años, aproximadamente 2.6 años después de la telarquia.

Ginecomastia

La ginecomastia puberal del varón es una variante de la pubertad normal. Se caracteriza por crecimiento mamario visible o palpable y ocurre, al menos, en dos tercios de los niños normales. En la mayoría de los casos, el tejido mamario que se palpa es sólo una pequeña induración bajo el pezón, uni o bilateral, que remite espontáneamente en 6 a 18 meses. En adolescentes con sobrepeso debe distinguirse de la lipomastia. No requiere tratamiento.

Etiología

Se desconoce. Se especula que es el resultado del desbalance en la relación estrógenos/testosterona o que existe una hipersensibilidad del tejido mamario.

Pubertad precoz

Se define como el desarrollo de caracteres sexuales secundarios antes de los 8 años en niñas y antes de los 9 años en niños. Es 5-10 veces más común en mujeres.

A lo largo del tiempo, el inicio de la pubertad ha mostrado una tendencia a presentarse más temprano, con un promedio de adelanto entre 3-4 meses por decenio (aceleración secular). La edad de la menarquia, en cambio, no parece haber cambiado significativamente durante las últimas décadas.

Las condiciones patológicas en las que ocurre desarrollo puberal precoz se clasifican en: a) pubertad precoz central (dependiente de gonadotrofinas) y b) pubertad precoz periférica (independiente de gonadotrofinas) causada por la secreción autónoma de esteroides gonadales.

Pubertad precoz central (PPC)

La causa de la PPC no puede identificarse en 80% de las niñas ni en 40% de los niños. Además de estos casos idiopáticos, la PPC puede resultar de lesiones orgánicas en el hipotálamo y la hipófisis, en especial en los varones. Tumores (hamartoma hipotalámico, glioma, astrocitoma y germinoma), hidrocefalia, traumatismo craneoencefálico o radioterapia a cráneo pueden causar pubertad precoz. Debe realizarse resonancia magnética de cerebro cuando se sospeche causa orgánica. Recientemente, se identificaron mutaciones en el gen MKRN3 que representan la causa genética conocida más frecuente de pubertad precoz familiar (40% de los casos).

La secreción prematura e incrementada de esteroides sexuales puede acortar el periodo de crecimiento, al acelerar la maduración ósea, y producir una talla final menor que la talla familiar esperada e, incluso, debajo del percentil 3.

Puede provocar trastornos psicológicos y sociales en el proceso de adaptación de los adolescentes y exponerlos a conductas de riesgo. Puede asociarse con trastornos del ciclo menstrual, así como alteraciones metabólicas en la edad adulta.

Diagnóstico

Aceleración de la maduración ósea, niveles de estradiol (niñas) y testosterona (niños) marcadamente elevados para la edad cronológica, pero correspondientes con el estadio puberal.

El ultrasonido pélvico revela aumento del volumen uterino (relación cuerpo/cuello 1:1), eco endometrial visible, ovarios con más de 6 folículos de 4 mm o más de diámetro.

Tratamiento

Requiere el uso de análogos de GnRH. Su objetivo es inhibir la liberación de gonadotrofinas por la hipófisis e hiposensibilización de los receptores LH y FSH a nivel gonadal, impidiendo así la liberación de hormonas sexuales.

El resultado del tratamiento es la involución de los caracteres sexuales secundarios y desaceleración de la maduración ósea, para preservar el potencial de crecimiento y minimizar los trastornos psicosociales. Con el tratamiento, los niveles de FSH, LH, estradiol y testosterona deben permanecer indetectables o en niveles muy bajos. En casos dudosos puede realizarse una prueba de GnRH, antes de la siguiente dosis del análogo, para determinar si ocurrió supresión de gonadotrofinas y decidir si se incrementa la dosis o se acorta el intervalo de aplicación. Todos los análogos de GnRH disponibles son efectivos, cualquiera sea la presentación, vía de administración y duración del efecto. Los más utilizados, por su adherencia al tratamiento, son las preparaciones de depósito leuprorelina y triptorelina. Los implantes subdérmicos de histrelina no están disponibles en nuestro país. El beneficio del tratamiento se mide en la efectividad para detener la progresión del desarrollo puberal y evitar el deterioro de la talla final.

Factores relacionados con el éxito

Diagnóstico oportuno, edad de inicio del tratamiento, característica evolutiva de la pubertad (rápida o lentamente progresiva), adherencia al tratamiento y patologías asociadas.

Suspensión del tratamiento

Al alcanzar una edad cronológica puberal (11 años niñas-12 años niños) o una edad ósea ≥12 años en niñas o ≥14 años en niños, o si la velocidad de crecimiento es menor de 2 cm/año.

Pubertad precoz periférica (PPP)

Ocurre antes e independientemente de la maduración del eje hipotálamo-hipófisis-gónadas. La aparición de caracteres sexuales secundarios se debe al incremento de las hormonas sexuales.

Su etiología es multifactorial, puede deberse a factores externos, como ingestión terapéutica o accidental de estrógenos o andrógenos; tumores secretores de hormonas en SNC (pineal e hipófisis), tumores en suprarrenal (que secretan hormonas sexuales), o en hígado (tumores que secretan βhCG) o tumores o quistes ováricos (que secretan estrógenos). Se debe realizar resonancia magnética cerebral, ultrasonido abdominal o pélvico, además de medir las hormonas. Los tumores de células de Leydig que secretan testosterona deben considerarse, si se identifica asimetría testicular, y debe realizarse una ecografía testicular.

La PPP familiar (testotoxicosis) se debe a una mutación activadora del receptor de LH que causa maduración temprana de las células de Leydig y una producción aumentada de testosterona. Los signos de pubertad precoz aparecen a la edad de 1 a 4 años.

El síndrome de McCune-Albright se caracteriza por manchas café con leche en la piel y displasia fibrosa poliostótica que puede ocasionar fracturas patológicas o deformidades óseas. La pubertad precoz ocurre como resultado del desarrollo de quistes ováricos que, incluso, pueden ocasionar sangrados uterinos por deprivación en la niñez temprana. La causa es una mutación somática en la subunidad alfa de la proteína G que lleva a una activación continua de la adenilciclasa y a la secreción patológica de varias diferentes hormonas (hipertiroidismo, Cushing, acromegalia).

Tratamiento

Debe dirigirse a resolver la causa de la PPP. En testotoxicosis y McCune-Albright se ha utilizado ketoconazol (inhibidor de esteroidogénesis de testosterona), inhibidores de aromatasa (testolactona, anastrozol y letrozol), inhibidores del receptor de estrógenos (tamoxifeno) o aspiración de quistes ováricos por laparoscopía.

Pubertad retrasada

Ausencia de aparición de caracteres sexuales secundarios a los 13 años en niñas y a los 14 años en niños. Se considera que existe desarrollo incompleto de la pubertad cuando transcurren más de cinco años entre los primeros signos de pubertad y el desarrollo genital completo en el varón y la menarquia en la mujer.

Se clasifica en cuatro grupos: retraso constitucional del crecimiento y la pubertad, secundaria a enfermedades crónicas, hipogonadismo hipogonadotrópico secundario o terciario e hipogonadismo hipergonadotrópico primario.

Retraso constitucional del crecimiento y la pubertad

Es la primera causa de retraso puberal en el varón. El crecimiento es lento y la estatura alcanzada desciende de percentil en los primeros años, para después mantenerse paralela, pero por debajo de la talla familiar, y acelerar tardíamente al iniciarse los cambios puberales. La estatura final adulta se alcanza más tarde que lo usual y es habitualmente, pero no siempre, similar a la talla blanco familiar.

A menudo, los padres de estos niños tienen historia de estatura corta en la niñez con pubertad retrasada y estatura adulta normal. Ocurre con más frecuencia en niños que en niñas. La edad ósea está retrasada, pero es consistente con la edad por talla.

Es un diagnóstico de exclusión y sólo se confirma cuando inicia espontáneamente la pubertad entre los 14-16 años de edad. La prueba de GnRH tiene un valor discriminatorio escaso respecto al hipogonadismo hipogonadotrópico, ya que la respuesta normal se convierte en puberal seis meses antes del desarrollo de los caracteres sexuales secundarios.

Recientemente, se ha propuesto la determinación de inhibina B (hormona producida exclusivamente por las células de Sertoli) como una alternativa para distinguir esta entidad del hipogonadismo hipogonadotrópico.

La mayoría de los pacientes consultan por el crecimiento lento más que por el retraso puberal y, habitualmente, no requieren tratamiento. Cuando hay problemas de adaptación al retraso, está indicada la administración de enantato de testosterona 50-100 mg cada 3-4 semanas por 3 a 6 meses.

Pubertad retrasada secundaria a enfermedades crónicas

La mayoría de las enfermedades crónicas, si no están compensadas, inducen una desaceleración del crecimiento y ausencia o retraso de la pubertad, o bien una detención de esta, si se había iniciado.

En la mayoría de los casos, la malnutrición es un factor determinante, aunque los mecanismos pueden ser multifactoriales. El tratamiento es el de la enfermedad causal.

Hipogonadismo hipergonadotrópico

Niveles elevados de FSH y LH indican deficiencia gonadal primaria, la cual puede ser congénita o adquirida.

Las causas congénitas más frecuentes son síndrome de Klinefelter (46,XXY) en el varón y síndrome de Turner (45,X0) en las niñas. El cariotipo confirma el diagnóstico. Causas menos frecuentes son disgenesia gonadal (X0/XY) y síndrome de Noonan.

Por otra parte, las causas adquiridas incluyen orquitis bilateral, quimio y radioterapia, falla ovárica prematura y castración traumática o quirúrgica.

Hipogonadismo hipogonadotrópico

El diagnóstico se basa en niveles bajos de testosterona o estradiol, con valores normales o bajos de FSH y LH en ausencia de desarrollo puberal. Las causas también pueden ser adquiridas o congénitas.

Las causas adquiridas incluyen tumores (craniofaringioma), procesos infiltrativos (histiocitosis, sarcoidosis, hemocromatosis), traumatismo craneoencefálico, infecciones del SNC, accidentes cerebrovasculares, radioterapia craneal, prolactinoma y enfermedades crónicas que afectan la nutrición, en especial la anorexia nerviosa.

Dentro de las causas congénitas destacan la deficiencia aislada de gonadotropinas, los defectos en la síntesis, secreción o acción de GnRH con o sin anosmia (síndrome de Kallmann) y el panhipopituitarismo.

Tratamiento

El objetivo es producir el desarrollo puberal lo más parecido al fisiológico y, con posterioridad, mantener los caracteres sexuales secundarios, conseguir un crecimiento adecuado sin desproporción de segmentos corporales, tener libido y relaciones sexuales satisfactorias y, si es posible, fertilidad.

Para inducir la pubertad en los estados hipogonádicos, el método más común es el enantato de testosterona IM. En los niños se inicia con dosis bajas de 50 mg cada 4 semanas con aumentos graduales, hasta alcanzar la dosis adulta de 200 a 250 mg cada 2-3 semanas. Hay muy poca experiencia en pediatría con las preparaciones de aplicación tópica (parches y gel).

En las niñas, la terapia con estrógenos induce desarrollo mamario. Puede iniciarse con estrógenos conjugados o con etinilestradiol a dosis bajas para alcanzar dosis de sustitución adulta en 12 a 18 meses. Cuando se alcanza desarrollo mamario adecuado o aparece sangrado menstrual, se asocia un progestágeno (progesterona o cloromadinona). Para el mantenimiento puede continuarse con píldoras anticonceptivas o con parches, que tienen mejor tolerancia y menos efectos secundarios.

La administración pulsátil de GnRH, en algunos casos, ha resultado en la inducción de pubertad, pero, en general, es usada con más frecuencia para la estimulación de espermatogénesis o inducción de ovulación en adultos. Asimismo, la terapia con gonadotropina coriónica y FSH recombinante se reserva para manejar la infertilidad en los adultos.

Referencias bibliográficas

1. **Kaplowitz P, Bloch C.** Evaluation and Referral of Children With Signs of Early Puberty. *Pediatrics.* 2016;137(1):e20153732.
2. **Utriainen P, Laakso S, Limatta Jääskeläinen J, Voutilainen R.** Premature adrenarche—,a common condition with variable presentation. *Horm Res Paediatr.* 2015;83:221-231. DOI:10.1159/000369458.
3. **Khokhar A, Mojica A.** Premature telarche. *Pediatr Ann.* 2018;47:e12-e15.
4. **Carel JC, Leger J.** Clinical practice. Precocious puberty. *N Engl J Med.* 2008;358:2366-2377.
5. **Willemsen RH, Elleri D, Williams RM, *et al.*** Pros and cons of GnRHa treatment for early puberty in girls. *Nat Rev Endocrinol.* 2014;10:352-363.
6. **Savas-Erdeve S, Siklar Z, Hacihamdioglu B, *et al.*** Gonadotropin-releasing hormone analog treatment in females with moderately early puberty: no effects on final height. *J Clin Res Pediatric Endocrinol.* 2016;8:211-217.
7. **Villanueva C, Argente J.** Pathology or Normal Variant: What constitutes a Delay in Puberty. *Horm Res Paediatr.* 2014;82:213-221. DOI: 10.1159/000362600.
8. **Palmer MR, Dunkel L.** Clinical Practice. Delayed puberty. *N Engl J Med.* 2012;366:443-453.
9. **Wei C, Crowne EC.** Recent advances in the understanding and management of delayed puberty. *Arch Dis Child.* 2016;101:481-488.
10. **Dunkel L, Quinton R.** Transition in endocrinology: induction of puberty. *Eur J Endocrinol.* 2014;170:229-239

CAPÍTULO 63

Trastornos de diferenciación sexual

Dra. Patricia Guadalupe Medina Bravo ▪ Dra. Ana Carolina Hill de Titto

Diferenciación sexual normal

La diferenciación sexual es el resultado de varios fenómenos que se dan durante la vida intrauterina para establecer el dimorfismo sexual. Puede haber alteración en cualquiera de estas fases, la cromosómica, la gonadal o la genital, que puede dar lugar a trastornos o alteraciones de la diferenciación sexual.

Entre las etapas de determinación sexual, la primera es la cromosómica, que ocurre en el inicio de la fecundación del óvulo y se establece por el cromosoma X o Y de origen paterno. La presencia del cromosoma Y con el gen SRY va a ser de suma importancia para la diferenciación posterior de la gónada indiferenciada hacia testículo.

Una vez que se establece el sexo cromosómico, se inicia un periodo de gónada indiferenciada que deriva del mesodermo intermedio y lateral. La cresta urogenital aparece en la cuarta semana de desarrollo. A los 32 días de vida intrauterina se empieza a distinguir un engrosamiento que es la gónada primitiva, constituida sólo por células somáticas.

Las células germinales primordiales se originan en el epiblasto, cerca del amnios, desde donde viajan en la 4ª y 5ª semana por el intestino posterior hasta llegar a la cresta gonadal. Durante la migración se multiplican, y una vez que llegan a la gónada se diferenciarán, en dependencia de su entorno, en ovogonias o en espermatogonias.

La diferenciación en testículo comienza en la 6ª semana. El primer dato es la formación de cordones de células de Sertoli rodeados de una membrana basal y células peritubulares. Las células de Sertoli, Leydig y peritubulares inicialmente se originan del mesonefros y las células germinales se incorporan en los túbulos con posterioridad.

En el cromosoma Y se encuentra el gen SRY, que fue de los primeros factores de determinación testicular descritos. Este gen induce señales en las células preSertoli para la migración de distintos tipos celulares, y dichas células inducen maduración de las células de Sertoli. Con esto aumentan algunos factores de transcripción y hormonas, como el SOX9, hormona antimülleriana (AMH, *antimülleriana hormone*) e inhibición de DAX1, y se forman los cordones seminíferos.

La diferenciación en ovario pasa por un estado indiferenciado más prolongado que en testículo. Las ovogonias se dividen por mitosis hasta el 5º mes de gestación. Sin embargo, desde la 9ª semana algunas ya comienzan con la primera división meiótica y permanecen en arresto en diploteno de la primera fase de división meiótica hasta la pubertad. Los ovocitos se rodean de células foliculares que darán lugar a las células de la granulosa y se forman los folículos primarios. Luego, se presenta una degeneración intensa de células germinales en el ovario fetal y el posnatal, que disminuyen de 6 a 8 millones en el 5º mes de gestación a 300 000 a los 7 años.

El mesodermo da lugar a la gónada, a los conductos mesonéfricos de Wolff en la 3ª semana, así como a los paramesonéfricos, conocidos también como de Müller, alrededor de la 5ª semana, que darán lugar a los genitales internos del feto. Estos últimos dependen de la expresión de genes de la familia de Wnt para la expresión de receptores de AMH, lo cual es indispensable para la regresión de estos en el feto masculino. Las estructuras müllerianas dan lugar a las trompas de Falopio, al útero y al tercio proximal de la vagina, de manera independiente de las hormonas ováricas. Los conductos de Wolff, bajo la acción de la testosterona y acción adecuada de esta sobre su receptor, dan lugar al epidídimo, al conducto deferente y a la vesícula seminal del lado correspondiente. Si no se exponen a andrógenos entre la semana 9 y 13 estos conductos degeneran. Para que esta etapa ocurra de manera correcta es indispensable que la esteroidogénesis, tanto gonadal como suprarrenal, sea adecuada.

Los genitales externos comienzan su formación en la 8ª semana de gestación y se originan a partir de estructuras comunes para ambos sexos. Las estructuras comunes son el tubérculo genital (que dará lugar al pene o al clítoris), los repliegues uretrales, y los repliegues labioescrotales (que dan lugar al escroto y a los labios mayores). En el feto masculino los pliegues uretrales se fusionan para formar la uretra peneana y el cuerpo esponjoso. Los cuerpos cavernosos y el glande provienen del tubérculo genital.

El crecimiento importante del pene se da a partir de la semana 14 por acción de los andrógenos. El seno urogenital en el varón da lugar a los brotes prostáticos. La testosterona se metaboliza a un andrógeno más potente que es la dihidrotestosterona (DHT), por acción de la 5-alfa-reductasa tipo 2. En ausencia de acción androgénica, los genitales externos se diferencian a femeninos.

Clasificación de los trastornos de diferenciación sexual (TDS)

Los estados "intersexuales" siempre han presentado un reto tanto para el diagnóstico como para su clasificación, ya que se deben de tomar en cuenta múltiples aspectos para poder hacerlo de manera correcta.

En 2006 se realizó el consenso internacional y se elaboró una nueva clasificación de los trastornos de diferenciación sexual. En esta clasificación desaparecen los términos de pseudohermafroditismo para sustituirse por las categorías de trastornos de diferenciación sexual (TDS) XX, XY o cromosómicos (cuadro 63-1).

Abordaje del paciente con ambigüedad de genitales

Los genitales ambiguos en un paciente recién nacido constituyen una urgencia diagnóstica. Existen patologías que pueden poner en peligro la vida, como la hiperplasia suprarrenal congénita (HSC) perdedora de sal. Por otro lado, no tener definido el género y/o sexo en un hijo, produce angustia a los padres. La gran mayoría de pacientes con TDS 46,XX tienen diagnóstico de HSC. Sin embargo, sólo 50% de los pacientes 46,XY tendrán un diagnóstico definitivo.

En ocasiones la asignación de sexo tiene que ver con la anatomía de los genitales externos y la posibilidad de reconstrucción de estos. La tendencia actual de asignación de sexo considera el sexo cromosómico así como la anatomía interna y externa de genitales y la función endocrina para realizar dicha asignación. Esta se realiza por un equipo multidisciplinario donde participan endocrinólogos pediatras, psicólogos, urólogos pediatras y genetistas, y siempre se involucra a los padres en la decisión final.

Dentro del abordaje inicial de un paciente con genitales ambiguos, el punto clave para iniciar su estudio es la palpación o no de gónadas en el canal inguinal y/o escroto. Si se palpan gónadas podemos pensar que se trate, con probabilidad, de tejido testicular y, por ende, un probable TDS 46,XY. Un ovotestes o un ovario pueden encontrarse en esta posición y será imposible distinguirlo de un testículo sólo por palpación. Por el contrario, si no se palpan gónadas, el diagnóstico inicial sería de un probable TDS 46, XX virilizado, y nuestra primera sospecha diagnóstica debe confirmar o descartar una hiperplasia suprarrenal congénita (HSC) por la gravedad que pueden presentar estos cuadros.

La exploración física del paciente es de suma importancia, especialmente en la región genital y una adecuada descripción de las estructuras que encontramos. Es importante describir el tamaño,

Cuadro 63-1. Clasificación de los trastornos de diferenciación sexual

Categoría	Causa	Entidades diagnósticas
TDS 46,XX	Trastornos del desarrollo gonadal	TDS ovotesticular o quimera 46,XX TDS testicular (SRY+, duplicación SOX9) Disgenesias gonadales 46,XX
	Exceso de andrógenos	Fetal: HSC (deficiencia de 21 hidroxilasa, deficiencia de 11 B hidroxilasa) Tumor productor de andrógenos Fetoplacentario: Deficiencia de aromatasa placentaria, deficiencia de oxidoreductasa Maternos: luteoma o tumor productor de andrógenos, exógenos, HSC materna
	Otros	Agenesia mülleriana Malformaciones urogenitales sin etiología hormonal: extrofia cloacal, atresia vaginal
TDS 46,XY	Trastornos del desarrollo gonadal	Disgenesia gonadal pura o mixta Regresión testicular TDS ovotesticular 46,XY
	Alteración en síntesis o acción de andrógenos	Defectos en síntesis de andrógenos (deficiencia de 17-hidroxiesteroide deshidrogenas, deficiencia de 5-alfa-reductasa, mutación de StAR) Defectos en acción de andrógenos (insensibilidad a andrógenos) Defectos del receptor de LH (hipoplasia de células de Leydig) Defectos de antimülleriana (persistencia de conductos müllerianos)
	Otros	Extrofia de cloaca, hipospadias severa
TDS cromosomas sexuales		45,X0 – Síndrome de Turner 47,XXY – Síndrome de Klinefelter 46,XX/46,XY (Quimerismo) 45,X/46,XY (Disgenesias gonadales)

localización y textura de las gónadas, del falo y del meato urinario, además de la pigmentación y las características de los pliegues labioescrotales.

Para describir el estado de los genitales podemos usar repetidamente la escala de Prader, que nos habla de que tan virilizada está una paciente femenina o que tan subvirilizado está uno masculino.

La presencia de cualquier otra malformación sistémica acompañante debe de registrarse, ya que esto puede orientar a algunos TDS sindromáticos.

Dentro de los estudios que nos pueden ayudar en el diagnóstico tenemos, en primer lugar, el cariotipo. Este estudio debe realizarse de inmediato, en cuanto se identifica la ambigüedad de genitales. En caso de sospecha de mosaicismos, como en algunas disgenesias gonadales o TDS ovotesticular, lo ideal es que el estudio se lleve a cabo en 100 metafases.

El ultrasonido y el genitograma son otros estudios que pueden realizarse para tratar de identificar genitales internos y estructuras müllerianas. Asimismo, con el ultrasonido puede intentarse la localización de las gónadas y la identificación de sus características.

Además de los estudios de imagen, contamos con estudios hormonales que nos hablan de la función de dichas gónadas. Si se palpan las gónadas y estamos sospechando de un TDS 46,XY podemos medir testosterona, dihidrotestosterona (DHT), hormona antimülleriana o inhibinas. Si hay tejido testicular, estas hormonas estarán presentes. También podemos hacer una prueba de estímulo con gonadotropina coriónica humana (GCh) para ver la respuesta gonadal en cuanto a la producción de testosterona, e incluso ver cuánta se convierte a DHT.

Si la sospecha clínica es de un TDS 46,XX, debemos valorar los niveles de 17α-hidroxiprogesterona, así como la posible elevación de andrógenos y ACTH, acompañada de disminución del cortisol. Si el paciente está en fase asintomática, y se identifica este diagnóstico, se debe iniciar tratamiento con sustitución esteroidea a la brevedad. En caso de que se encuentre descompensado debe de darse manejo en un servicio de urgencias para una crisis suprarrenal con dosis de estrés de esteroides y líquidos.

Referencias bibliográficas

1. **Merchant-Larios H, Moreno-Mendoza N, Buehr M.** The role of the mesonephros in cell differentiation and morphogenesis of the mouse fetal testis. *Int J Dev Biol.* 1993;37:407-415.
2. **Speiser PW, White PC.** Congenital Adrenal Hyperplasia. *N Engl J Med.* 2003;349: 776-788.
3. **Ross AJ, Capel B.** Signaling at the crossroads of gonad development. *Trends Endocrinol Metab.* 2005;16:19-25.
4. **Hughes IA, Houk C, Ahmed SF, *et al.*** Consensus statement on management of intersex disorders. *Arch Dis Child.* 2006;91:554-63.
5. **Lambert SM, Vilain EJN, Kolon TF.** A practical Approach to Ambiguous Genitalia in the Newborn Period. *Urol Clin N Am.* 2010;37:195-205.
6. **Ahmed SF, Rodie M.** Investigation and initial management of ambiguous genitalia. *Best Pract Res Clin Endocrinol Metab.* 2010;24:197-218.
7. **Chavhan GB, Parra DA, Oudjhane K, *et al.*** Imaging of ambiguous genitalia: classification and diagnostic approach. *Radiographics*. 2008;28:1891.
8. **Cools M, Nordenström A, Robeva R, *et al.*** Caring for individuals with a difference of sex development (DSD): a Consensus Statement. Nat Rev Endocrinol. 2018;14:415-429.
9. **Mooij CF, van Herwaarden AE, Claahsen-van der Grinten HL.** Disorders of Adrenal Steroidogenesis: Impact on Gonadal Function and Sex Development. *Pediatr Endocrinol Rev.* 2016 Dec;14:109-128.0

CAPÍTULO 64

Generalidades de hipoglucemia e hipoglucemia funcional

Dr. Francisco J. Gómez Pérez

Introducción

La disminución de la glucemia por debajo de 50 mg/dL en suero o plasma se considera anormal en todas las edades, a excepción del periodo neonatal, en el cual el límite inferior es de 30 mg hasta las 72 horas de vida; en prematuros, las cifras pueden ser menores.

La hipoglucemia se confirma con la tríada de Whipple: signos y síntomas consistentes con hipoglucemia; una glucosa menor de 50 mg/dL, medida con un método preciso en suero o plasma de sangre venosa y resolución de los síntomas después de aumentar los niveles de glucosa.

Los síntomas por hipoglucemia se dividen en síntomas autonómicos y neuroglucopénicos. Los primeros que surgen son los autonómicos, mediados por los ejes adrenérgico y colinérgico del sistema nervioso simpático. Los síntomas adrenérgicos consisten en palpitaciones, temblor y ansiedad, mediados por la suprarregulación de epinefrina y norepinefrina. Los síntomas colinérgicos incluyen hambre, diaforesis y parestesias, y se derivan de la acetilcolina liberada de las neuronas simpáticas posganglionares. Si bien la respuesta simpática genera el primer tipo de síntomas, no es la primera respuesta reguladora contra la hipoglucemia. La primera respuesta fisiológica ante una glucosa baja es la infrarregulación de la insulina, seguida de una segunda defensa que es el glucagón elevado. Únicamente después de que esto falla, viene la respuesta adrenérgica. Un segundo tipo de síntomas son los neuroglucopénicos. Estos síntomas se presentan por deprivación de glucosa en el sistema nervioso central y van de la confusión a la amnesia, visión borrosa, disartria, convulsiones y, si es suficientemente profunda, pérdida de la conciencia. La hipoglucemia prolongada puede causar muerte cerebral y se ha visto que puede aumentar la mortalidad por todas las causas en pacientes cardiópatas.

Las cifras menores de 40 mg/dL pueden no asociarse a síntomas adrenérgicos, en dependencia de si el descenso es lento o acelerado. Puede haber síntomas de liberación adrenérgica cuando el descenso es rápido, aunque las cifras sean mayores, y haber pocos síntomas cuando las cifras han llegado ahí lentamente. En estos casos predominan los síntomas de neuroglucopenia e, incluso, pueden aparecer datos neurológicos a diferentes niveles del sistema nervioso. Estos síntomas se manifiestan de acuerdo al nivel del SNC comprometido: síntomas **corticales** con somnolencia, hipotonía, excitación, problema para hablar, disminución del equilibrio y cambios de personalidad que pueden simular cuadros psiquiátricos o de intoxicación etílica. Cuando el compromiso es **subcortical diencefálico** y se produce liberación de núcleos motores subcorticales, tálamo e hipotálamo, existe inconsciencia, movimientos de succión y gesticulaciones, y puede haber convulsiones, movimientos mioclónicos, espasmos clónicos y movimientos oculares no conjugados. Cuando progresa el compromiso al nivel **mesencefálico**, existe coma profundo, espasmos tónicos y de torsión y movimientos oculares inconjugados. En el nivel **promielencefálico** acaecen espasmos extensores de la extremidades y espasmos de flexores contralaterales, semeja rigidez de decerebración. A nivel **mielencefálico**, el riesgo de choque cardiovascular y/o apnea es muy alto. Existe respiración superficial, bradicardia y miosis pupilar, hipotermia, hiporreflexia y flaccidez muscular.

En virtud de no poderse predecir hasta qué punto y cuándo es reversible el daño neurológico, el cuadro de hipoglucemia debe tratarse en forma inmediata. Normalmente, responde en pocos minutos con solución glucosada; en caso de falta de respuesta a esta, se debe recurrir a dexametasona y, si es necesario, a manitol, para disminuir el edema del sistema nervioso. Ambos medicamentos deben administrarse con vigilancia estrecha del volumen circulante, en ocasiones durante tiempo prolongado.

La causa más común de hipoglucemia es la asociada al tratamiento de los pacientes con diabetes. Después de esta causa, la hipoglucemia funcional es la más frecuente, sobre todo la hipoglucemia como manifestación de disinsulinismo asociado a la resistencia a la insulina en pacientes con predisposición a la diabetes (cuadro 64-1).

Cuadro 64-1. Clasificación etiopatogénica de la hipoglucemia*

1. Hipoglucemia funcional	2. Hipoglucemia orgánica	3. De causa exógena
Hipoglucemia reactiva idiopática **Hipoglucemia reactiva por predisposicion a diabetes (por resistencia a la insulina)** **Hipoglucemia alimentaria** • Secundaria a cirugía gastrointestinal • No relacionada con cirugía • Por ingestión de alcohol (en ayuno prolongado o durante dietas de reducción) **Hipoglucemia neonatal y de la infancia** • En hijos de madres diabéticas • En prematuros • S. de Beckwith-Wiedemann o emg • (Exoftalmos, macroglosia, gigantismo) • Hipoglucemia cetogénica • Por nesidioblastosis • Por endocrinopatías **Por ejercicio físico excesivo** **Por inanición**	**De origen pancreático** Tumoral: • Insulinoma: benigno, maligno • Elemento de la neoplasia endocrina múltiple • Men-1. No tumoral • Hiperplasia de células β • Nesidioblastosis (controversial en adultos) • Hipoglucemia secundaria a pancreatitis • (Por deficiencia de glucagón). **Asociada a tumores no pancreáticos** • Por secreción de insulina o substancias • Insulinoides: "big igf-2", igf-2, igf-1 • Por consumo de glucosa • Destrucción hepática por metástasis **Por endocrinopatías** • Deficiencia de grh o crh • Hipopituitarismo • Insuficiencia suprarrenal • Hipotiroidismo **Insuficencia hepática grave** • Hepatitis viral aguda • Congestión pasiva crónica • Hepatopatía crónica con daño extenso (raro) **De origen inmunológico** • Por anticuerpos a insulina: principalmente • Posprandial • Por anticuerpos agonistas al receptor de insulina **Por molécula de insulina anormal** **Por insuficiencia renal grave en pacientes con diabetes**	• Iatrogénica por agentes hipoglucemiantes (antidiabéticos, salicilatos, idometacina, quinolonas) **Facticia (insulina, antidiabéticos)** **Por defectos congenitos hepáticos** **Glucogenosis** • Deficiencia de glucosa-6-fosfatasa (Enfermedad de Von Gierke o glucogenosis hepatorenal) • Deficiencia de amilo 1,6 glucosidasa (Enfermedad de Cori o deficiencia de la enzima desramificante) • Deficiencia de fosforilasa hepática (Enfermedad de Hers) • Deficiencia de 1,6 difosfatasa • Deficiencia de fructosa 1,6 difosfatatasa • Deficiencia de fructosa 1 fosfato aldolasa B (intolerancia hereditaria a la fructosa) • Deficiencia de galactosa 1 fosfato uridiltransferasa (galactosemia)

Hipoglucemias reactivas posprandiales o funcionales (HF)

Estas se presentan después de comer. En nuestro medio, son las más comunes, después de las causadas por agentes hipoglucemiantes.

En la actualidad, la idea que prevalece en la literatura es que no existe la hipoglucemia reactiva y, por lo mismo, no es necesario llevar a cabo pruebas de tolerancia a la glucosa orales (PTGO). El principal opositor de la existencia de la HF es FJ Service, de la Clínica Mayo, quien llegó a esta conclusión con base en los siguientes criterios: 10% de los sujetos normales tienen glucemias <50 mg/dL durante una PTGO de 5 horas, hay poca relación entre las cifras de glucemia y reproducibilidad del cuadro, los síntomas pueden inducirse administrando placebo en lugar de glucosa y no existe elevación de hormonas contrarreguladoras cuando la glucosa es baja. Por otro lado, en algunos casos, los síntomas no se desencadenan con una comida mixta y viceversa. El doctor Service es la figura dominante en la literatura actual y quien escribe la mayor parte de artículos de hipoglucemia en las principales revistas del mundo. Su liderazgo ha llevado a desconocer la existencia de una de las condiciones más frecuentes, por lo menos en México, en pacientes con resistencia a la insulina y predisposición a la diabetes. Es importante reconocer que la HF no es una entidad aislada, sino más bien un conjunto de síntomas que pueden asociarse a diversas situaciones o entidades patológicas.

En casos comunes relacionados con etapas precursoras de diabetes debe considerarse que:

- Sea repetitiva.
- Que ceda con alimentos azucarados (triada de Whipple).
- Que ocurra en relación con cantidad alta de azúcar en el desayuno.
- Que ocurra más comúnmente en pacientes con antecedentes familiares de diabetes o con intolerancia a la glucosa.
- Que se tenga un pico retrasado y prolongado de secreción de insulina (un valor a las 3 horas mucho mayor que en ayunas).
- Que se presenten datos de resistencia a la insulina.

En algunos casos, la hipoglucemia sólo se presenta después de una comida mixta, en la que se demuestra una correlación entre los niveles de insulina con la hipoglucemia.

El manejo de estos casos es con una dieta baja en hidratos de carbono (40-45%), con restricción de azúcares simples, con colaciones a media mañana. Rara vez es necesaria la colación por la tarde. La colación deberá ser de carbohidratos complejos con proteína y evitar fruta y azúcares simples en ella. Los casos que no responden favorablemente pueden recibir tratamiento con un inhibidor de DPP4, con lo que observamos mejoría atribuible a recuperación de la fase temprana de secreción de insulina.

Hipoglucemia reactiva idiopática

Este es uno de los diagnósticos que, con frecuencia, se establecen sin que se llenen los requisitos para justificarlos, sobre todo con base en PTGO. En este caso, los datos de hipoglucemia ocurren en el periodo comprendido en las primeras 3 horas (la mayoría entre 60 y 180 min) de administrada la carga de glucosa o comida. Se presenta más en jóvenes fácilmente angustiables, predomina entre las mujeres, ocurre en forma intermitente y asociada a tensión emocional, es autolimitada y de magnitud leve a moderada. Su fisiopatología es desconocida, se han postulado cambios en la sensibilidad a la insulina, se ha invocado la participación de secretagogos intestinales de insulina y, en algunos casos, disminución de la velocidad de vaciamiento gástrico. Estos casos raros pueden mejorar con medicamentos propulsivos, como la domperidona. En estos pacientes, como se menciona en los sujetos con predisposición a diabetes, las manifestaciones pueden ocurrir sólo con comida o sólo durante la PTGO.

Hipoglucemia autoinmune por anticuerpos a la insulina

Este síndrome, conocido también como síndrome de Hirata, es una causa rara de hipoglucemia, usualmente posprandial, aunque puede ocurrir en ayunas. En estos casos existen títulos elevados de anticuerpos antiinsulina sin exposición previa a insulina; puede ser primario sin una causa aparente y puede resultar del uso de antitiroideos, captopril, hidralazina, diltiazem, isoniazida, penicilina, imipenem, alfa interferón, pantoprazol, clopidogrel, gliclazida y esteroides. Se han descrito medicamentos con grupos sulfidrilos en su molécula, como las conexiones de sulfidrilos que conectan las cadenas A y B de la insulina. Infecciones por virus de parotiditis, rubéola, coxsackie, hepatitis C y sarampión pueden desencadenarla. Se ha encontrado una predisposición genética en población japonesa ligada a HLA-DRB1*0406, país donde es más frecuente.

El cuadro clínico varía de leve a intenso. El aumento de la insulina inducida por la comida sobrepasa la saturación de los anticuerpos y existe más insulina libre responsable de la reducción de la glucosa. El cuadro disminuye con el uso de metfor-mina con reducción de la insulina posprandial, como lo informamos en un estudio en el que medimos insulina total y libre.

Hipoglucemia alimentaria

Existen 2 variedades, la asociada a cirugía gastrointestinal y la no asociada a esta. La primera se relacionó con anastomosis gastroduodenales, gastroyeyunales o piloroplastías en la época en la que estos procedimientos eran frecuentes y se utilizaban para resolver úlcera duodenal con hemorragias recurrentes. En estos casos se usaba una boca anastomótica más grande de lo conveniente y la hipoglucemia resultaba de un vaciamiento gástrico acelerado y aparecía entre los 90 y 180 min después de la ingestión de la comida. En la PTOG se observa un pico prematuro inicial alto de glucosa e insulina, con una reducción acelerada de la glucosa y de la insulina plasmática hasta niveles de hipoglucemia, que se favorece con el ortostatismo. Hoy este cuadro se asocia a cirugía bariátrica, sobre todo en procedimientos con puente gastrointestinal en Y de Roux.

Antes se había postulado que esta hipoglucemia ocurría por cambios inherentes a la masa de células beta, sin embargo, recientemente se informó un estudio en el que la hipoglucemia desapareció al revertir la alteración anatómica. Por otro lado, no se han encontrado diferencias en las concentraciones de GLP-1 entre los pacientes con o sin hipoglucemia.

Referencias bibliográficas

1. **Martens P, Tits J.** Approach to the patient with spontaneous hypoglycemia. *Europe J Intern Med.* 2014;25:415-421.
2. **Cuevas-Ramos D, Almeda-Valdés P, Meza-Arana CE, *et al.*** Sitaglitpin phosphate treatment in patients with reactive hypoglycemia secondary to dysinsulinism. Controlled, randomized, double-blind study. *Gac Med Mex.* 2017;153:suppl 2:S51-S59.
3. **Miranda-Garduño LM, Gómez-Pérez FJ, Rull JA.** Improvement of autoimmune hypoglycemia by decreasing circulating free insulin concentrations with metformin. *Endocr Pract.* 2008;14:511-3.
4. **Davis DB, Khoraki J, Ziemelis M, *et al.*** Roux en Y gastric bypass hypoglycemia resolves with gastric feeding or reversal: confirming a non-pancreatic etiology. *Mol Met.* 2018;9:15-27.

CAPÍTULO

65

Hipoglucemia orgánica

Dr. Francisco J. Gómez Pérez ▪ Dra. Sandra I. Rodríguez Carranza

Introducción

La causa principal y más común de la hipoglucemia orgánica, que ocurre en condiciones de ayuno, es el insulinoma; sin embargo, deben descartarse otras causas que incluyen las que se señalan en el cuadro 65-1. El insulinoma ocurre en 1-4 personas/millón de habitantes, sucede a cualquier edad y en igual proporción en ambos géneros. De los insulinomas, 90% son menores de 2 cm, solitarios y benignos; pueden localizarse en cualquier parte del páncreas. En menos de 2% de los casos son extrapancreáticos, más comúnmente localizados en la pared del duodeno. El cuadro clínico se ilustra en el cuadro 65-2.

Aunque habitualmente se consideraba que el cuadro clínico ocurría en ayunas, en una serie de la Clínica Mayo se encontró que el cuadro se presentó sólo en ayunas en 73% de los casos, 6% posprandial y 21% en ambas situaciones.

El diagnóstico se establece durante una prueba de ayuno de 72 horas. De acuerdo con los criterios que se señalan en el cuadro 65-3.

La prueba de ayuno en adultos es de 72 horas y en niños de 48 horas como máximo. Se ha considerado, sin embargo, que 48 horas es un periodo suficiente también en adultos. Está permitido el consumo de líquidos sin calorías ni cafeína. Es la prueba estándar de oro en el estudio del paciente con sospecha de hipoglucemia orgánica.

Condiciones de la prueba

Todos los datos deben anotarse en el expediente, el paciente debe mantenerse activo salvo las horas de dormir, debe consignarse la fecha y hora de la última comida, se descontinúan los medicamentos no indispensables, el paciente debe ser monitorizado constantemente y un familiar debe permanecer con él en forma continua. El paciente debe estar canalizado con una infusión con goteo lento (sólo para conservar la vía) de salina isotónica. Lo ideal es que la sangre se obtenga de otra vena. Se toman muestras cada 6 horas para medir insulina, glucosa, péptido-C, proinsulina, hasta que la glucemia sea menor de 60 mg/dL. A partir de entonces se toman muestras cada 1-2 horas. Se toman dos tipos de muestras: las venosas para el laboratorio y mediante glucómetro en sangre capilar en el momento de la hipoglucemia. Además se toman muestras para β-hidroxibutirato y sulfonilureas. La prueba termina si la glucemia es menor de 45 mg/dL, el paciente tiene síntomas francos de hipoglucemia, o cuando el ayuno llega a 48 horas en niños o 72 horas en adultos. Se termina el ayuno con una comida o, en caso necesario, con la administración de glucosa IV.

Por costos, las mediciones de anticuerpos al receptor y de niveles de IGF2 e IGF1 deberán enviarse en el caso de que los resultados de los otros parámetros obtenidos durante la prueba así lo indiquen. De acuerdo a estudios previos, durante una prueba de ayuno 43% de los pacientes tuvieron síntomas e hipoglucemia en las primeras 12 h, 67% en 24 h, 95% en 48 h y 100% en 72 h.

Cada vez existen más informes de tumores insulares pancreáticos productores de hipoglucemia que en la prueba de ayuno muestran concentraciones de insulina normales. La anterior ausencia de estos informes se explica por el uso de inmunoensayos poco específicos que median la inmunorreactividad combinada de insulina, proinsulina y péptido C. Actualmente contamos con ensayos altamente específicos para insulina y proinsulina que permiten esta distinción.

Localización del tumor productor de hipoglucemia

Los estudios de localización son caros y sólo deben efectuarse cuando existe ya la demostración bioquímica del tumor. Se acepta que el mejor método son las manos de un cirujano experimentado, sin embargo la manipulación del páncreas no es deseable y la localización preoperatoria facilita la intervención. El US transendoscópico seguido de US transoperatorio se consideran los métodos más sensibles y específicos de abordaje, aunque es operador dependiente y requiere de experiencia en la interpretación. La TAC y RM pueden identificar tumores grandes, pero con frecuencia dan resultados falsos positivos y negativos. La TAC helicoidal parece tener mayor sensibilidad y especificidad. El PET utilizando octreótido 68Ga-DOTA-Nal3 tiene utilidad limitada para localizar el insulinoma primario, pero puede ser útil para diferenciar insulinomas benignos de malignos. Aunque la estimulación selectiva con calcio por vía arterial es altamente útil en manos experimentadas, requiere de material caro y de radiólogos con amplia experiencia en la colocación de catéteres en los sitios precisos.

Hipoglucemia por IGF2 precursor de IGF2, IGF1

Este tipo de hipoglucemia por tumores que no son de los islotes, señala a la hipoglucemia por tumores asociados a neoplasias que son distintas de los insulinomas. Es una causa rara de hipoglucemia recurrente y ocurre en pacientes con tumores sólidos benignos o malignos de origen mesenquimatoso (41%), epitelial (43%), hematopoyético y neuroendocrino (1%) y de origen desconocido (14%); como parte de un síndrome paraneoplásico. Esta alteración se ha informado en carcinomas de corteza suprarrenal, carcinoides, tumores de conductos biliares, mama, cérvix, colon, esófago, laringe, pulmones, pleura, ovario, páncreas, próstata, estómago, fibrosarcoma, hemangiopericitoma, hepatoma, hipernefroma , leiomiosarcoma, meningioma, mieloma, tumores de tejido nervioso, feocromocitoma, tumor de Wilms, entre otros. Estos tumores expresan IGF2 de alto peso molecular que es un precursor de IGF2, el cual es estructuralmente similar a la insulina y estimula al receptor de insulina y los receptores de IGF, disminuye la producción hepática de glucosa y aumenta la captación de glucosa de la circulación sistémica a partir del músculo y tejidos periféricos con la hipoglucemia resultante. Las células tumorales no son capaces de un proceso enzimático normal de proIGF2 a IGF2 madura por lo que el tumor secreta proIGF2 incompletamente procesada, llamada big IGF2 (o IGF "grande"). La hipoglucemia por estos tumores generalmente ocurre en estado posabsortivo. Una elevación de IGF2 grande, con un índice de IGF2/IGF1 ≥10, establece el diagnóstico. Otros mecanismos para la hipoglucemia causada por estos tumores incluye la disminución en la producción de glucosa por el hígado debido a infiltración hepática por el tumor. En algunas ocasiones la hipoglucemia es el primer síntoma del tumor. En cuanto al tratamiento, la resección del tumor puede curar la hipoglucemia, sin embargo, esto no siempre es posible y es necesario tratarlo con quimioembolización, quimioterapia y/o radioterapia; mientras, se requiere el uso de glucocorticoides, comidas frecuentes y/o infusiones intravenosas de glucosa para controlar la hipoglucemia; en algunos casos puede ser necesaria la nutrición parenteral total o parcial.

Referencias bibliográficas

1. **Dufey A; Köhler Ballan B; Philippe J**. Non diabetic hypoglycemia: diagnosis and management. *Rev Med Suisse*. 2013;9(389):1186-1190.
2. **Martens P, Tits J.** Approach to the patient with spontaneous hypoglycemia. *Eur J Intern Med.* 2014;25(5):415-21.
3. **Gómez-Pérez FJ, Cuevas-Ramos D, Almeda-Valdés P, *et al.*** Beta-cell adenomas without hyperinsulinemia with use of highly specific insulin radioimmunoassay. *Case report and review of literature Endocrine Practice*. 2010;16:660-663.
4. **Kittah NE, Vella A.** Management of endocrine disease: Pathogenesis and management of hypoglycemia. *Eur J Endocrinol.*2017;177(1):R37-R47.
5. **Kantarova D, Sagova I, Stancik M, Sadlonova, J.** Hypoglycemia associated with non-islet tumors. *Neoplasma.* 2015;62:841-5.
6. **Bodnar TW, Acevedo MJ, Pietropaolo M**. Management of non-islet cell tumor hypoglycemia: a clinical review. *J Clin Endocrinol Metab.* 2014;99(3):713-22.
7. **Kandaswamy L, Raghavan R, Pappachan JM.** Spontaneous hypoglycemia: diagnostic evaluation and management. *Endocrine*. 2016;53:47-57.
8. **Mathur A, Gorden P, Libutti SK.** Insulinoma. *Surg Clin N Am*. 2009;89:1105–1121.
9. **Sharma P, Arora S, Karunanithl S, Khadgawat R, *et al.*** Somatostatin receptor based PET/CT imaging with 68Ga-DOTA-Nal3-octreotide for localization of clinically and biochemically suspected insulinoma. *The Quart J Nuclear Med Mol Image*. 2016 March; 60:69-76.

CAPÍTULO 66

Cirugía para insulinoma y otros tumores neuroendocrinos pancreáticos

Dr. Mauricio Sierra Salazar

Tratamiento quirúrgico de insulinomas

La cirugía pancreática en el tratamiento del insulinoma está indicada una vez confirmado su diagnóstico bioquímico e, idealmente, la localización de la lesión. La modalidad de procedimiento quirúrgico a realizar depende de múltiples factores, como el tipo de lesión, el tamaño, el sitio anatómico de localización y la relación con otras estructuras anatómicas (el conducto pancreático y otras estructuras vasculares). Clásicamente, los procedimientos pancreáticos pueden categorizarse en: 1) atípicos (enucleaciones, pancreatectomías parciales o pancreatectomía central), los cuales permiten preservar tejido pancreático y, por tanto, la función endocrina y exocrina, y 2) en radicales o típicos, tales como la pancreatoduodenectomía (o procedimiento de Whipple) y la pancreatectomía distal.

Al igual que en otras neoplasias con origen en un órgano endocrino, los pacientes requieren de una preparación preoperatoria. Se recomienda que sean hospitalizados la noche previa al evento quirúrgico. A los pacientes se les inicia una infusión intravenosa con dextrosa a 10% la noche antes de la cirugía, para evitar eventos de hipoglucemia inadvertidos. Al inicio de la intervención quirúrgica, la solución con dextrosa se suspende y los valores de glucosa se monitorean de forma continua. Sea un abordaje abierto o mínimamente invasivo, el cirujano debe explorar la cavidad abdominal, en búsqueda de enfermedad metastásica no detectada con anterioridad por estudios de imagen, y, posteriormente, la totalidad de la glándula pancreática, con la finalidad de excluir lesiones múltiples. Para esta maniobra, se recomienda la utilización del ultrasonido intraoperatorio convencional o laparoscópico, si está disponible. Este permite confirmar la localización de la lesión en la glándula, así como su relación con respecto a otras estructuras de vital importancia, como lo es el conducto pancreático, la vía biliar y las estructuras vasculares.

Técnicas

Enucleación: debido a que 90-93% de los insulinomas son lesiones benignas, este procedimiento es de elección en aquellos pacientes en los que es técnicamente factible. Se recomienda esta técnica en lesiones menores de 2 cm, de características benignas, únicas y de localización superficial, que se encuentran, al menos, 2-3 mm alejadas del conducto pancreático principal (por el riesgo de fístula pancreática). En el procedimiento, se debe resecar la lesión, incluyendo la cápsula, y cualquier estructura vascular o similar a un conducto pancreático debe ser ligada.

Pancreatectomía distal/pancreatoduodenectomía: estas técnicas se reservan para casos en los que el tumor se localiza de manera profunda dentro del parénquima pancreático y, técnicamente, es imposible enuclear. Dependiendo de la localización, los pacientes pueden llevarse a una pancreatectomía distal con o sin preservación del bazo para lesiones en el cuerpo y cola, o a pancreatoduodenectomía con preservación de píloro en lesiones no enucleables de la cabeza pancreática.

Pancreatectomía central: opción potencial para pacientes con lesiones de localización en el cuello del páncreas o cercanos al cuerpo, en los que se intenta preservar la función pancreática. Es especialmente útil en aquellos pacientes en los que pudieran ocurrir lesiones secundarias, como en los portadores de un síndrome hereditario.

Situaciones especiales: para pacientes con adenomas múltiples, la pancreatectomía total o subtotal se considera como la mejor opción de tratamiento, sin embargo, algunos grupos con experiencia han propuesto abordar estos pacientes realizando una pancreatectomía distal con enucleación de la o las lesiones en la cabeza pancreática. El manejo quirúrgico óptimo de pacientes con diagnóstico de neoplasia endocrina múltiple tipo 1 (que tienen mayor probabilidad de lesiones múltiples y de malignidad) aún es controversial. Se ha propuesto tratar estos casos con pancreatectomía subtotal (85% del parénquima), con la vena porta como límite de resección y enucleación de lesiones localizadas en la cabeza.

En el posoperatorio inmediato, la glucemia en niveles de 120 a 140 mg/dL refleja la resección completa de la lesión o lesiones resecadas. Se requiere de una monitorización de la glucemia posterior al evento quirúrgico, debido a que la mayoría de los pacientes presenta hiperglucemias que requieren del manejo transitorio con insulina a bajas dosis. Con frecuencia, se realiza el alta al lograse una glucosa en ayuno entre 90 y 115 mg/dL.

Enfermedad maligna o metastásica: a diferencia del resto de tumores neuroendocrinos del páncreas, los insulinomas malignos tienen un comportamiento menos agresivo, de tal manera que se recomienda el abordaje quirúrgico en este grupo de pacientes. La cirugía en estos pacientes debe comprender un procedimiento pancreático radical, incluyendo disección ganglionar (debido a que es el sitio más frecuente de metástasis) y, en caso de ser necesario, procedimientos hepáticos para el tratamiento de metástasis a dicho órgano, tales como metastasectomía, hepatectomías parciales o trasplante hepático, que pueden o no ser precedidas de quimioterapia, embolización o ablación por radiofrecuencia.

Papel del abordaje laparoscópico

Desde 1996, año en el que Gagner y cols. reportaron el primer tratamiento exitoso de un tumor de células insulares por vía laparoscópica, el abordaje con mínima invasión ha tomado importancia en el tratamiento del insulinoma y otros tumores neuroendocrinos del páncreas. Si bien a la fecha actual no existen ensayos clínicos con diseño aleatorio que comparen cirugía pancreática abierta y laparoscópica para el manejo de insulinomas, las series reportadas y los metaanálisis subsecuentes a dichos estudios han mostrado ventajas en cuanto a la recuperación del paciente y la estancia intrahospitalaria que favorecen el abordaje laparoscópico, no siendo así en cuestión de costos, tiempo operatorio, morbilidad y mortalidad. En general, la enucleación y la pancreatectomía distal se presentan ideales para el abordaje laparoscópico en la actualidad, mientras que la pancreatoduodenectomía laparoscópica se recomienda que se lleve a cabo en centros de alto volumen con experiencia.

Otros tumores neuroendocrinos del páncreas

En relación con el resto de los tumores neuroendocrinos del páncreas, el tipo de resección y abordaje quirúrgico es similar al descrito para el insulinoma, excepto el procedimiento de enucleación. Algunas otras consideraciones especiales incluyen las siguientes:

Tumores neuroendocrinos no funcionales del páncreas

En general, los pacientes con tumores neuroendocrinos no funcionales del páncreas pueden ser vigilados cuando las lesiones son menores de 2 cm, no se encuentran en una localización que condicione obstrucción del algún conducto de la encrucijada pancreatobiliar y se categorizan como de bajo grado en el reporte histopatológico de la biopsia por aspiración que se realiza con la ayuda del ultrasonido endoscópico. Esto último, debido a que el riesgo de incremento de tamaño y, por tanto, de progresión de la enfermedad en este tipo de lesiones es de, aproximadamente, 13%. En aquellos que requirieron de intervención quirúrgica posterior a la vigilancia, fueron lesiones categorizadas como estadio I o II, sin enfermedad metastásica ganglionar y sin invasión de la grasa peripancreática o vascular. Si se toma en consideración las tasas de complicaciones asociadas a la cirugía pancreática, esta estrategia para lesiones no funcionales posee una relación riesgo-beneficio considerable.

Para lesiones de alto grado o lesiones de bajo grado, pero mayores de 2 cm, está indicado el tratamiento quirúrgico.

Tumores asociados a neoplasia endocrina múltiple tipo 1

Debido a que en este grupo de pacientes las lesiones suelen ser múltiples, el tratamiento quirúrgico radical, en pocas ocasiones, suele lograr una curación de la enfermedad. Aunque el manejo aún es controversial, el tratamiento de los tumores neuroendocrinos en estos pacientes se reserva para lesiones mayores de 2 cm, con la finalidad de reducir el riesgo de metástasis hepáticas, ya que el desarrollo de estas últimas impacta de manera significativa en la sobrevida de los pacientes. En el momento del abordaje quirúrgico, se deben considerar los procedimientos radicales (pancreatectomía distal o pancreatoduodenectomía) con linfadenectomía asociada, debido a la alta frecuencia de enfermedad metastásica ganglionar de este tipo de lesiones.

Tumores productores de ACTH

En pacientes con tumores neuroendocrinos pancreáticos con enfermedad metastásica productores de ACTH, la suprarrenalectomía bilateral es una terapia quirúrgica paliativa que considerar en pacientes de difícil control.

Complicaciones

La morbilidad asociada a los procedimientos de resección pancreática ronda entre 30 a 60%. Las complicaciones más frecuentes son las siguientes:

Fístula pancreática posoperatoria: incidencia estimada de 22 a 26% de pacientes posoperados de pancreatoduodenectomía y de hasta 30% en aquellos intervenidos de pancreatectomía distal.
Retraso en el vaciamiento gástrico: con una incidencia aproximada entre 13 y 40% de los pacientes intervenidos de pancreatoduodenectomía.
Hemorragia pospancreatectomía: con una tasa reportada entre 3 a 0% en la mayoría de las series.

Conclusiones

Los tumores neuroendocrinos del páncreas son lesiones en su mayoría benignas. El diagnóstico es bioquímico, mientras que el reto más grande es la localización de las lesiones, que pueden ser múltiples, especialmente en pacientes con síndromes hereditarios. Como en su mayoría son benignas, las lesiones pueden ser resecadas con resultados curativos. La extensión del procedimiento depende de la localización del tumor y su relación con estructuras vecinas.

Referencias bibliográficas

1. **Grant CS**. Insulinoma. *Best Pract Res Clin Gastroenterol.* 2005; 19(5):783-98.
2. **Okabayashi T, Shima Y, Sumiyoshi T, *et al.*** Diagnosis and management of insulinoma. *World J Gastroenterol*. 2013;19(6):829-37.
3. **Mehrabi A, Fischer L, Hafezi M, *et al.*** A systematic review of localization, surgical treatment options, and outcome of insulinoma. *Pancreas.* 2014;43(5): 675-86.
4. **Aggeli C, Nixon AM, Karoumpalis I, *et al.*** Laparoscopic surgery for pancreatic insulinomas: an update. *Hormones*. 2016;15(2):157-69.
5. **Su AP, Ke NW, Zhang Y, *et al.*** Is laparoscopic approach for pancreatic insulinomas safe? Results of a systematic review and meta-analysis. *J Surg Res.* 2014;186(1):126-34.
6. **Taburrino D, Spoletini G, Partelli S, *et al.*** Surgical management of neuroendocrine tumors. *Best Pract Res Clin Endocrinol Metab.* 2016;30(1):93-102.
7. **Boudreaux JP.** Surgery for gastro-enteropancreatic neuroendocrine tumors (GEPNETS). *Endocrinol Metab Clin N Am.* 2011;40(1):163-71.
8. **Knigge U, Hansen CP.** Surgery for GEP-NETs. *Best Pract Res Clin Gastroenterol.* 2012;26(6):819-31.
9. **Malleo G, Vollmer MC Jr.** Postpancreatectomy complications and management. *Surg Clin N Am.* 2016;96(6):1313-1336.

CAPÍTULO 67

Otros tumores del sistema neuroendocrino

Dra. Ivette Cruz Bautista ▪ Dra. Ana Cristina García Ulloa

Tumores neuroendocrinos enteropancreáticos (TNEep)

Los tumores neuroendocrinos enteropancreáticos (TNEep) constituyen un grupo heterogéneo con presentación clínica y pronóstico variables.

La secuenciación completa del genoma de estos tumores ha demostrado mutaciones en los genes de reparación del DNA, MUTYH y mutaciones puntuales en genes que intervienen en remodelamiento de cromatina, activación del blanco de rapamicina (mTOR, *mammalian target of rapamycin*) y en el mantenimiento del telómero, los cuales constituyen blancos terapéuticos importantes.

Los TNEep funcionales constituyen aproximadamente 30-40%, se pueden manifestar en 9 síndromes clínicos diferentes: insulinoma, Zollinger-Ellison (gastrónoma), Verner-Morrison (vipoma), glucagonoma, somatostatinoma, hormona adrenocorticotrópica (ACTH, *adrenocorticotropic hormone*) ectópica y síndromes de péptido relacionado con la hormona paratiroidea (PTH-rP, *parathyroid hormone-related peptide*). También pueden derivarse del intestino medio y producir el síndrome carcinoide, la mayoría de los cuales se derivan del íleon.

El abordaje diagnóstico incluye histopatología con la nueva clasificación de la OMS del 2017, el sistema tradicional TNM y el sistema de clasificación basado en los índices proliferativos del tumor, medidos por conteo mitótico e índice Ki-67. Este sistema de clasificación de tumores puede ser útil para determinar el pronóstico. Además del uso de biomarcadores: cromogranina A y enolasa neuronal específica (CgA, NSE [*neuron-specific enolase*]), radiología e imágenes moleculares que incluyen tomografía computarizada, resonancia magnética (RM), ultrasonido transendoscópico y PET-scan, 68Galio-DOTATEPET, 68Galio-DOTATOC, 68Galio-DOTANOC, etc.

La mayoría de los GEP-NET son tumores bien diferenciados y se dividen en grado 1 (G1, con un índice de proliferación Ki67 ≤3%) y grado 2 (G2, con un índice de proliferación Ki67 entre 3 y 20%). Un porcentaje más pequeño está representado por tumores de grado 3 (G3) con una Ki67 superior a 20%. Sin embargo, se cree que dentro del grupo G3 existe un comportamiento biológico menos agresivo y un mejor pronóstico para los tumores con un índice Ki67 entre 20 y 50%.

Una piedra angular en el tratamiento de los TNEep es la cirugía, que rara vez es curativa, pero puede reducir los síntomas clínicos (paliativo) mediante citorreducción en caso de tumores voluminosos.

Manejo de lesiones hepáticas: terapia ablativa por radiofrecuencia, embolización transarterial, quimioembolización y radiación interna selectiva con microesferas de Y90. Es necesario un manejo multidisciplinario para maximizar la supervivencia del paciente.

El tratamiento médico con análogos de somatostatina ha sido, durante las últimas décadas, la principal terapia para los síntomas clínicos relacionados con los tumores funcionales de bajo grado; dicho tratamiento muestra efectos antiproliferativos (ESTUDIOS PROMID (octreotide), CLARINET (lanreotide) y a menudo, se combina con nuevos agentes dirigidos y quimioterapia.

Para tumores avanzados (G1-G2) y G3, las opciones son quimioterapia citotóxica como estreptozotocina, dacarbazina y temozolamida solas o en combinación con antimetabolitos como 5-fluorouracilo, doxorrubicina con capecitabina.

Se usan, además, el interferón alfa 2b (categoría 3), los agentes dirigidos, como el inhibidor mTOR everolimus, inhibidor de tirosina-cinasa como sunitinib y la terapia con radionúclidos dirigida a receptores peptídicos (PRRT) como Y90- DOTA-Tyr3 Octreotide177 -Lu-DOTATATE, etc.

No están exentas las complicaciones en más de 95% como fatiga, astenia, adinamia; neutropenia 1%, trombocitopenia 2%, linfopenia 9%.

El manejo a largo plazo de los tumores funcionales necesita una combinación de diferentes procedimientos: cirugía, ablación local, agentes dirigidos y análogos de somatostatina, entre otros. Las terapias futuras podrían basarse en los avances recientes en genética molecular y biología tumoral (véase cuadro 67-1).

Cuadro 67-1. Características de diagnóstico y tratamiento de los síndromes principales de tumores neuroendocrinos enteropancreáticos y síndrome carcinoide

Síndrome	Hormona	Prueba diagnóstica	Tratamiento	Malignidad
Carcinoide	Serotoninas, taquicininas	Serotonina sérica 5-HIAA urinaria	Cirugía, farmacológico: análogos de somastostatina, interferón alfa, inhibidores de VEGFR2, inhibidores de tirosín KasinaM, inhibidores de m-TOR	60-90%
Verner-Morrison Vipoma	Péptido intestinal vasoactivo	Niveles de VIP plasmáticos	Líquidos y electrolitos. Cirugía, Farmacológico: análogos de somastostatina, loperamida, atropina y ppeáceos. Antagonistas del receptor de la serotonina. Sunitinib. Radioterapia y la quimioterpia	70-90%
Somatostatinoma	Somatostatina	Somatostatina sérica. Evaluar la presencia de neurofibomatosis 1	Apoyo nutricional. Cirugía, Farmacológico: análogos de somastostatina, insulina	60-70%
Zollinger-Ellison Gastrinoma	Gastrina, CgA	CgA, gastrina, PP(35%), ^{68}Galio-DONATOC ^{68}GaDOTATATE, con tomografía emisión de positrones **USTE (NEM)**	Farmacológico: -IBP, Análogos de Somastostatina, Cirugía	60-90%
Glucagonoma	Glucagon, CgA, glicentina	Glucagon, Proglucagón	• Cirugía, farmacológico: análogos de somastostatina, terapia hipoglucemiante. Apoyo nutricional • Vacunación po neumococo, H influenza en caso de pancreatectomía distal con esplenectomía por localización distal	70-80%

Gastrinoma

Introducción

El gastrinoma (TNEep tipo 2- OMS 2017) es un tumor bien diferenciado, muy infrecuente (5-6%), derivado de las células similares a las enterocromafines de la mucosa gástrica, que conduce a la hipersecreción de gastrina y a hiperclorhidria y produce el síndrome de Zollinger-Ellison (ZES). Dicho síndrome se caracteriza por la presencia de ulceración gástrica y duodenal grave, pliegues gástricos hiperplásicos y diarrea profusa.

Esta enfermedad puede ser esporádica (1-3%) o familiar dentro de la neoplasia endocrina múltiple tipo 1 (NEM-1), la cual se presenta en 25-30% de los casos.

El diagnóstico se basa en hipergastrinemia/hiperclohidria. Los tumores generalmente se localizan en el duodeno-páncreas (70-80%). Los gastrinomas son malignos en 60-90%.

Los gastrinomas duodenales son los más frecuentes (80%), son los más pequeños, son múltiples, generalmente tienen invasión locorregional, las metástasis hepáticas son raras (5-10%), se localizan en el bulbo duodenal o en el duodeno descendente. Los gastrinomas pancreáticos son de mayor tamaño (3 cm en promedio) con metástasis hepáticas en 25-30% de los casos y se localizan en cualquier zona del páncreas.

La localización preoperatoria del tumor mediante tomografía computarizada (TAC), ultrasonido transendoscópico (USTE) y fibroscopia, etc. es indispensable, pero no siempre es posible debido al tamaño pequeño de la lesión (<1 cm) que con frecuencia es múltiple, sobre todo en el contexto de la NEM-1.

El objetivo del tratamiento es controlar la hipersecreción hormonal con inhibidores de bomba de protones (IBP) a dosis altas 80-120 mg al día, así como controlar el crecimiento tumoral, ya que la erradicación quirúrgica de la neoplasia se logra en <50% cuando es esporádica y casi nunca en el caso de NEM-1.

El gastrinoma es un tumor de crecimiento lento y la supervivencia global es buena, con una mediana de supervivencia superior a 10 años y una supervivencia a 5 años superior a 80% en los pacientes resecados quirúrgicamente, cuando el diagnóstico es temprano, y de 25%, cuando hay enfermedad metastásica.

La recurrencia es frecuente; se observa una recurrencia bioquímica en 65% de los casos, y la recurrencia morfológica en 40% de los pacientes a los 2 años. Las metástasis se asocian con un pronóstico sombrío.

Diagnóstico

El paciente cursa con hipergastrinemia/hiperclorhidria (pH gástrico <2, menos de 1% de los pacientes tienen pH >2). En ayuno, el 9% de los sujetos tienen niveles séricos de gastrina en rango confirmatorio absoluto del síndrome de ZE, es decir, >10 ULN sobre el límite normal, o bien 1 000pg/mL, el resto puede tener niveles más bajos de gastrina (1-9.9 límite máximo normal o ULN [*upper limit of normal*]) y se tiene que hacer prueba de estimulación con infusión IV de secretina (2.0 U/kg); esta prueba es positiva cuando se observa un incremento de 50% sobre el valor basal o valores >120 pg/mL en cualquier punto (S: 94%, E: 100%). También se utiliza como alternativa la prueba de estimulación con gluconato de calcio con menor sensibilidad y especificidad y mayor rango de complicaciones. Existen otras entidades que también se pueden encontrar en el rango de gastrina de 1-9.9 ULN, tales como gastritis atrófica, uso de IBP, daño renal, obstrucción gástrica, síndrome de intestino corto, infección por *H. pylori* y pacientes con vagotomía, con las cuales se debe hacer diagnóstico diferencial. Es recomendable suspender el tratamiento con IBP al menos 10-14 días antes de la prueba, en ocasiones puede sustituirse por antagonistas de receptores H2.

Los síntomas más frecuentes, pero inespecíficos, son dolor abdominal (75%), diarrea (73%), dispepsia(44%), pérdida de peso (17%) y pueden confundirse con enfermedad por reflujo o úlcera por AINE o *H. pylori*. Es recomendable la erradicación de *H. Pylori* antes de la determinación de gastrina.

Puede presentarse en el contexto de NEM-1, el cual es más frecuente en la quinta década de la vida. Es común encontrar, en este contexto, hipercalcemia secundaria a hiperparatiroidismo. Se han evidenciado receptores sensibles a calcio en los gastrinomas de los pacientes con NEM-1; la hipercalcemia es un estímulo para la proliferación de células y secreción de gastrina, y en un gran porcentaje, la cirugía de paratiroides alivia los parámetros elevados en el síndrome de ZE. Si la sospecha existe, se debe medir, además, prolactina, IGF-1 y pruebas moleculares confirmatorias para detectar mutación en el gen de la menina.

Dentro del hallazgo endoscópico más común (>90%) se observa engrosamiento de pliegues gástricos y ulceras en localizaciones inusuales como la primera y segunda porción de duodeno.

Los estudios tomográficos y de resonancia magnética tienen alta especificidad, pero su sensibilidad depende del tamaño tumoral y puede ser tan baja como 20% cuando son <1 cm. En general, tienen una buena sensibilidad para detección de metástasis.

El octreoscan con I111 pentatreótido es un estudio útil, sin embargo, detecta únicamente <30% de los gastrinomas que tienen <1 cm; su especificidad es de 94% y su sensibilidad de 77%; su eficacia mejora si se combina con tomografía por emisión de positrones (SRS-SPECT-CT) lo cual aumenta su sensibilidad en un 87%.

La combinación del PET con nuevos radioisótopos como Galio68 ha incrementado la sensibilidad a 97%, como 68Ga-DOTATOC, lo que mejora la capacidad de detección para metástasis óseas, combinando con CT.

El ultrasonido transendoscópico (USTE) es útil para gastrinomas intrapancreáticos en pacientes con NEM-1, menos útil en el caso de los duodenales. El desempeño de la biopsia por aguja fina es mejor por este método *vs.* por TAC.

Pueden estar elevados otros marcadores no específicos como CgA, sinaptofisina y Ki-67/MIBI.

Tratamiento

La respuesta de los síntomas a los IBP es satisfactoria sólo a dosis altas: 80-120 mg de omeprazol, pantoprazol, etc. 2 veces al día. No se observa respuesta con dosis bajas o convencionales, incluso con 80 mg al día, en un gran porcentaje de los pacientes, lo que debe hacer sospechar la presencia de ZE, además de la coexistencia de otros síntomas como la diarrea, o la reaparición inmediata y grave de síntomas ante la suspensión del tratamiento farmacológico, complicaciones como perforación gastrointestinal o sangrado o pruebas negativas para *H. pylori* y esofagitis graves.

Los análogos de somatostatina también pueden reducir la hipersecreción de gastrina y se pueden usar en combinación con IBP. No son fármacos de primera línea, excepto en gastrinomas malignos que sean múltiples, enfermedad metastásica con alta expresión de SSTR2 (receptores de somatostatina) y bajo nivel de Ki-67, confirmada por estudios de imagen con radioisótopos, en los no respondedores a IBP o H2 inhibición, con enfermedad progresiva o tumores no resecables.

El tratamiento es quirúrgico cuando la localización sea posible; la mayoría se localiza en páncreas (30%) y duodeno (70%); rara vez en otro lado (5%) como hígado, pulmón, ovarios, estómago.

Los factores de peor pronóstico son inadecuado control de la secreción ácida, sexo femenino, gastrinoma esporádico, niveles de gastrina, metástasis hepáticas y óseas, localización pancreática, cosecreción con ACTH.

El seguimiento es con determinación de gastrina sérica a los 3, 6 y 12 meses después de la cirugía y luego cada año por 5 años. También es de utilidad la determinación de otros analitos como CgA.

Los estudios de imagen (IRM, TAC, SPECT/CT), estudios con radiosótopos receptores de somatostatina se deben realizar cada 4-6 meses después de la cirugía, luego cada año y, más adelante, cada dos años, en tumores que demuestran receptores de somatostatina.

Glucagonoma

Introducción

Los tumores de células α de islotes pancreáticos que sobreexpresan proglucagón se asocian con el síndrome de glucagonoma, una entidad rara caracterizada por eritema necrolítico migratorio (ENM), intolerancia a la glucosa o diabetes, complicaciones tromboembólicas, caquexia, anemia, hipoaminoacidemia y trastornos neuropsiquiátricos tales como ataxia, depresión, atrofia óptica, demencia, debilidad muscular proximal.

Estos tumores son raros, representan <10% de los TNEp. Son más frecuentes en la quinta década de la vida y se presentan por igual en ambos sexos. Por lo general se encuentran en la cola del páncreas; hasta 20% de los glucagonomas están asociados con la NEM-1.

Generalmente miden más de 5 cm, 70% son metastásicos y 80% dan metástasis a hígado.

El ENM se caracteriza por eritematosis con máculas que se convierten en pápulas pruriginosas y, a menudo, se vuelven necróticas y secundariamente infectadas antes de, por último, cicatrizar y pigmentarse. Se localizan en extremidades inferiores, muslos y perineo. Las membranas mucosas también pueden afectase y producir glositis, queilitis, estomatitis y blefaritis. Se puede asociar cirrosis, enfermedad celíaca, pancreatitis.

Diagnóstico

Un nivel de glucagón sérico >500-1 000 pg/mL (50-150 pg/mL normal) puede asegurar el diagnóstico de un glucagonoma. Sin embargo, una única medida de glucagón debe interpretarse con precaución, ya que la secreción de glucagón puede ser episódica.

Se deben descartar otros síndromes asociados con niveles séricos elevados de glucagón, que incluyen diabetes *mellitus*, sepsis, quemaduras, insuficiencia renal, acromegalia, cirrosis, pancreatitis, hiperglucagonemia familiar y enfermedad de Mahvash, etc.

Los métodos radiológicos convencionales pueden detectarlos (CT, IRM, USTE).

Tratamiento

Deben recibir heparina perioperatoria a dosis profiláctica para prevenir trombosis.

El tratamiento del síndrome incluye manejo de diabetes o de la intolerancia a la glucosa. En pacientes con catabolismo severo es necesario el soporte nutricional. Las infusiones de aminoácidos se han descrito como parte del manejo administrado con NPT, aunque estos no tienen efecto sobre crecimiento tumoral ni otros síntomas.

El octreótido es el tratamiento de elección para los síntomas relacionados con la glucagonemia. Esta terapia (dosis de 100-500 μg tres veces al día por inyección subcutánea) disminuye niveles plasmáticos de glucagón en más de 80% de los casos y resuelve el ENM completamente en 30% de los casos.

Un 70% de los glucagonomas son metastásicos en el momento de la presentación. Estas lesiones se encuentran con mayor frecuencia en la cola del páncreas. Los pacientes, por lo general, no se someten a la resección de la lesión primaria una vez que se han formado metástasis, a menos que sea con fines de citorreducción. También se puede requerir hepatectomía parcial, aunque la resección de márgenes negativos sólo se logra en 30% de los casos.

Carcinoide

Al menos 70% de los carcinoides se encuentran en el cuerpo y cola del páncreas. De ellos, 60-90% son tumores malignos que producen serotonina y taquicininas. Los tumores carcinoides son un tipo de cáncer de crecimiento lento, que generan deficiencia pancreática exocrina y pueden aparecer en diferentes lugares de todo el cuerpo, aunque suelen comenzar en el tracto digestivo (estómago, apéndice, intestino delgado, colon o recto) o en los pulmones.

Los tumores carcinoides no suelen producir signos ni síntomas hasta que la enfermedad está más avanzada. Cuando se presentan, los signos y síntomas son leves y dependen de la ubicación del tumor.

- Factores de riesgo
  - Edad avanzada
  - Ser mujer
  - Antecedentes familiares: antecedentes de neoplasia endocrina múltiple, tipo I (NEM I)

Diagnóstico

Los síntomas comunes son dolor abdominal, diarrea, sibilancias, enrojecimiento. Para el diagnóstico se requiere medición de serotonina sérica y metabolitos derivados de 5-HIAA.

Tratamiento

El tratamiento incluye cirugía, además de coadyuvancia con análogos de somatostatina que son los fármacos de primera línea en tumores de bajo grado. Cuando hay progresión de la enfermedad se pueden utilizar otras alternativas, tales como interferón alfa, telotristat etil, inhibidores de VEGFR2, inhibidores de tirosina cinasa, inhibidores de mTOR, terapia citotóxica, terapia con radionúclidos dirigida a receptores peptídicos. La resección de metástasis puede tener buena respuesta por diversas alternativas arriba planteadas (figura 67-1).

VIPoma

Es un potente vasodilatador, induce relajación del músculo liso y aumenta el aporte sanguíneo del tubo digestivo. Suelen ser esporádicos y se presentan como lesiones solitarias >3 cm de diámetro.

Al síndrome producido por tumores que secretan VIP se le llama, con frecuencia, síndrome de Verner-Morrison o cólera pancreático. Se presenta como diarrea acuosa, la cual lleva a deshidratación (45–95%), hipocaliemia (70–100%) y aclorhidria (35–76%). El volumen de las heces es mayor a 3 L/d en 70 a 80% y continúa incluso en ayuno (por su naturaleza secretora).

Otras anomalías electrolíticas incluyen acidosis metabólica, hipercalcemia (25-50%) e hiperglucemia (20-50%). Otros síntomas son el resultado de la vasodilatación, que incluye enrojecimiento (15-30%) e hipotensión, deshidratación e hipocaliemia, con letargo, náuseas, vómitos y calambres y debilidad muscular.

Un 80% de los pacientes tienen metástasis al momento del diagnóstico.

Diagnóstico

Su presentación clínica se puede resumir en diarrea acuosa, hipocaliemia y aclorhidria. De los afectados, 50% puede presentar episodios de diaforesis. El diagnóstico se establece con un gran volumen

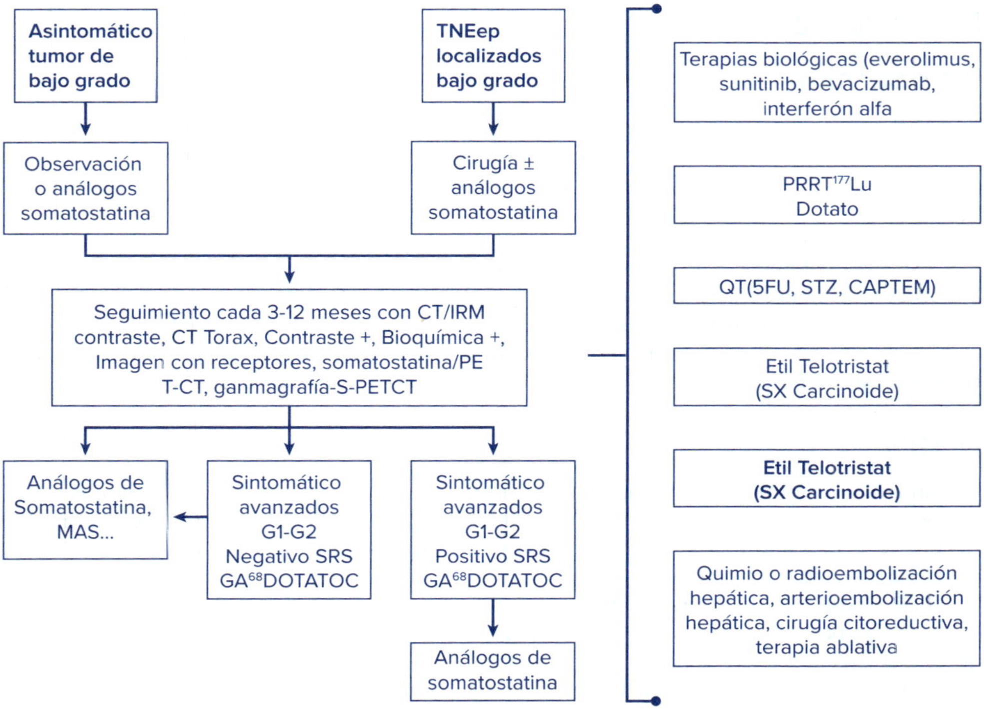

Figura 67-1. Manejo de tumores neuroendocrinos del tracto gastrointestinal. Enfermedad locorregional, avanzada y/o metastásica.

de diarrea acuosa (>700 mL/d), que es de naturaleza secretora (sin brecha osmolar en el líquido de las heces). Medición de VIP plasmático >500 pg/mL.

El ultrasonido es el de menor sensibilidad de estas modalidades, identificando sólo alrededor de 40% de las lesiones pancreáticas en pacientes con metástasis. La TC y la RM captan entre 70 y 80% de estos casos.

Tratamiento

Los VIPomas se tratan de manera asistida con reemplazos de líquidos y electrólitos. La diarrea se puede tratar con loperamida, atropina y opiáceos. La terapia con análogos de somatostatina puede reducir los niveles séricos de VIP en más de 80% de los pacientes. Lamentablemente, la respuesta dura menos de 1 año y es frecuente que se requiera aumentar la dosis.

Los antagonistas del receptor de la serotonina (como el ondansetrón) parecen útiles en pacientes con diarrea que es refractaria al tratamiento con octreótido. Existe alguna evidencia de que el sunitinib, un inhibidor de la tirosina cinasa, puede ejercer un efecto particular en los tumores neuroendocrinos pancreáticos secretores de VIP.

La pancreatectomía rara vez es capaz de proporcionar una cura debido a la frecuencia de metástasis en el momento de la presentación. La cirugía es el tratamiento de elección. La radioterapia y la quimioterapia también pueden disminuir efectivamente la diarrea y el tamaño del tumor.

Somatostatinoma

Introducción

La somatostatina es un polipéptido que tiene un amplio espectro de efectos inhibitorios en la función secretoria del estómago, intestino delgado, páncreas e hígado. También disminuye la motilidad gastrointestinal y el flujo sanguíneo esplácnico. Es producida en duodeno, en el páncreas y en el sistema nervioso. El consumo de alimentos y la acetilcolina inducen su secreción, mientras que las catecolaminas la inhiben.

El somatostatinoma es un tumor insular muy poco frecuente del páncreas, el cual, en casi todos los casos, es maligno y se acompaña de metástasis al hígado. De 60 a 70% son malignos, y el somatostatinoma pancreático es más a menudo maligno que el somatostatinoma duodenal.

Tienen metástasis al momento del diagnóstico 67% de los pacientes. La mayoría de los somatostatinomas, sin embargo, se encuentran de manera incidental.

Diagnóstico

Los síntomas más comunes de los somatostatinomas son causados por el efecto de la masa tumoral. Se observa un verdadero síndrome de somatostatinoma en menos de 10% de los pacientes con estos tumores. Este raro síndrome se caracteriza por diabetes, enfermedad de la vesícula biliar, pérdida de peso, diarrea, esteatorrea y anemia.

El diagnóstico se realiza al encontrar un nivel de somatostatina en suero significativamente elevado (3 veces por arriba del valor de corte). En casi todos los casos no se sospecha el síndrome hasta que se obtienen datos histológicos.

Actualmente, no hay una prueba confirmatoria para pacientes con síntomas típicos, pero sin masa visible. Si se encuentra un somatostatinoma duodenal o periampular, se recomienda la detección genética de neurofibromatosis tipo 1, ya que este síndrome genético representa 48% de todos los somatostatinomas duodenales informados en la literatura.

Tratamiento

El tratamiento incluye soporte nutricional y administración de insulina. Para inhibir la secreción de somatostatina también son útiles el octreótido y el lanreótido, que son efectivos, además, para controlar los síntomas de la hipersecreción de somatostatina. Sin embargo, no muestran actividad antitumoral.

La cirugía es la única terapia definitiva, por lo cual es el tratamiento de elección. Si el tumor se limita al páncreas, la pancreatectomía es efectiva, pero en hasta 90% de los pacientes, las metástasis hepáticas están presentes y la cirugía generalmente no puede ofrecer una cura. Cuando la cirugía no es posible, se deben considerar las mismas opciones de tratamiento que se discutieron anteriormente para los gastrinomas.

Referencias bibliográficas

1. **Parbhu SK, Adler DG.** Pancreatic neuroendocrine tumors: contemporary diagnosis and management. *Hosp Pract* (1995). 2016 Aug;44(3):109-19.
2. **Anderson CW, Bennett JJ.** Clinical Presentation and Diagnosis of Pancreatic Neuroendocrine Tumors. *Surg Oncol Clin N Am*. 2016;25:363-74.

3. **Dimitriadis GK, Weickert MO, Randeva HS, *et al.*** Medical management of secretory syndromes related to gastroenteropancreatic neuroendocrine tumours. *Endocr Relat Cancer.* 2016;23:R423-36. doi: 10.1530/ERC-16-0200.
4. **Belei OA, Heredea ER, Boeriu E, *et al.*** Verner-Morrison syndrome. Literature review. *Rom J Morphol Embryol.* 2017;58:371-376.
5. **Halperin DM, Kulke MH, Yao JC**. A tale of two tumors: treating pancreatic and extrapancreatic neuroendocrine tumors. *Annu Rev Med.* 2015;66:1-16.
6. **Oronsky B, Ma PC, Morgensztern D, Carter CA**. Nothing But NET: A Review of Neuroendocrine Tumors and Carcinomas. *Neoplasia.* 2017 Dec;19(12):991-1002.
7. **Mendelson AH, Donowitz M.** Catching the Zebra: Clinical Pearls and Pitfalls for the Successful Diagnosis of Zollinger-Ellison Syndrome. *Dig Dis Sci.* 2017 Sep;62(9):2258-2265.
8. **Uri I, Avniel-Polak S, Gross DJ, Grozinsky-Glasberg S.** Update in the Therapy of Advanced Neuroendocrine Tumors. *Curr Treat Options Oncol.* 2017 Nov 16;18(12):72.
9. **Cruz-Bautista I, Lerman I, Pérez-Enríquez B, *et al.*** Diagnostic challenge of glucagonoma: case report and literature review. *Endocr Pract.* 2006;12:422-6.
10. **Strosberg J, El-Haddad G, Wolin E, *et al.*** Phase 3 Trial of 177Lu-Dotatate for Midgut Neuroendocrine Tumors. *N Engl J Med*. 2017 Jan 12;376:125-135.
11. **Shah MH, Goldner WS, Halfdanarson TR, *et al.*** NCCN Guidelines Insights: Neuroendocrine and Adrenal Tumors, Version 2. 2018. *J Natl Compr Canc Netw.* 2018 Jun;16(6):693-702.